Vademecum für Pharmazeuten

Vademecum für Pharmazeuten

Begründet von Apotheker
Rudolf Schmidt-Wetter †

Fortgeführt von
Dr. Otto Kranz

15., neu bearbeitete
und erweiterte Auflage

EDITIO CANTOR AULENDORF

CIP-Titelaufnahme der Deutschen Bibliothek

Schmidt-Wetter, Rudolf:
Vademecum für Pharmazeuten / begr. von
Rudolf Schmidt-Wetter. Fortgef. von Otto Kranz. –
15., neu bearb. u. erw. Aufl. –
Aulendorf: Ed. Cantor, 1988
ISBN 3-87193-095-4
NE: Kranz, Otto [Bearb.]

Satz und Druck: A. Sandmaier & Sohn, Bad Buchau
Einband: Großbuchbinderei Moser, Weingarten

ISBN 3 87193 095 4

Inhaltsverzeichnis

5. Taxieren

6. Abgaberichtlinien und -Bestimmungen

7. Hinweise und Auskünfte an Patienten

Erste Hilfe
bei Vergiftungen
siehe Kapitel 7.10.

Verzeichnis der Abkürzungen

ABDA	Arbeitsgemeinschaft der Berufsvertretungen Deutscher Apotheker; jetzt: Bundesvereinigung Deutscher Apothekenverbände
ABO	Apothekenbetriebsordnung
AMG	Arzneimittelgesetz
AMPreisVO	Arzneimittel-Preis-Verordnung
AMWarnVO	Arzneimittel-Warnhinweis-Verordnung
ApG	Apothekengesetz
Apoth.Jahrb.	Apotheker-Jahrbuch
ApothZtg.	Apothekerzeitung
APV	Arbeitsgemeinschaft für Pharmazeutische Verfahrenstechnik
BGBl.	Bundesgesetzblatt
BGA	Bundesgesundheitsamt
BGH	Bundesgerichtshof
BMfG	Bundesminister für Gesundheitswesen
BMI	Bundesminister des Innern
BP	British Pharmacopoeia
BPC	British Pharmaceutical Codex
BtM	Betäubungsmittel
BtMAeVO	Betäubungsmittel-Rechts-Änderungs-Verordnung
BtMG	Betäubungsmittelgesetz
DAB	Deutsches Arzneibuch
DAC	Deutscher Arzneimittel-Codex
DAT	Deutsche Arzneitaxe von 1968
DAV	Deutscher Apotheker Verlag
DAZ	Deutsche Apotheker-Zeitung
DRF	Deutsche Rezept-Formeln
E 1 ...	Ethanol-Warnhinweis nach AMWarnVO
EB	Ergänzungsbuch zum DAB 6
EHG	Einzel-Höchstgabe
Erl.	Erlaß
EuAB	Europäisches Arzneibuch
FMB	Formulae magistrales Berolinenses
GefStoffVO	Gefahrstoff-Verordnung
GiftVO	Gift-Verordnung
GMP	Good Manufacturing Practice
HAB	Homöopathisches Arzneibuch
Hager	Hagers Handbuch der pharmazeutischen Praxis
HAM	Höchstabgabemenge
Hoppe	Hoppe – Drogenkunde. Handbuch der pflanzlichen und tierischen Rohstoffe
Münzel	Münzel-Büchi-Schulz, Galenisches Praktikum
NRF	Neues Rezeptformularium (Anhang zum DAC)
ÖAB	Österreichisches Arzneibuch
PharmZtg.	Pharmazeutische Zeitung
Ph.Eur.	Pharmacopoea Europaea = EuAB
Ph. Helv.	Pharmacopoea Helvetica
PM	Praescriptiones Magistrales
PolVO.	Polizeiverordnung
PriMinErl.	Preußischer Ministerial-Erlaß
PTA	Pharmazeutisch-technische(r) Assistent(in)
RF	Reichsformeln
RGBl.	Reichsgesetzblatt
RW	Rheinisch-Westfälische Magistralformeln
SAV	Schweizerischer Apotheker-Verein
STADA	Standardvorschriften Deutscher Apotheker
THG	Tages-Höchstgabe
USNF	U.S. National Formulary
USP	United States Pharmacopoeia

Vorwort

Hic Rhodos – hic salta!

Diese Aufforderung aus einer Fabel Aesops gilt mehr denn je dem Apotheker und seinen Mitarbeitern in der Offizin. Ziel dieses Buches ist es, diese Forderung, hier und heute die notwendige Leistung zu erbringen, leichter erfüllen zu lassen.

Schon Rudolf Schmidt-Wetter, der Begründer des „Vademecum für Pharmazeuten", hat den unmittelbaren Nutzen für die tägliche Arbeit in den Vordergrund gestellt, und auch in dieser Auflage wird versucht, die alltäglich gebrauchten Daten, Werte und Kenntnisse zusammenzufassen, um so rasch und ohne zeitraubendes Suchen pharmazeutisches Wissen, gesetzliche Grundlagen und Spielregeln verfügbar zu machen. Der Vielfalt der beruflichen Anforderung entsprechend, finden sich deshalb Inhalte der Apothekenbetriebsordnung, des Betäubungsmittelrechtes und des Arzneimittelgesetzes, der Arzneibücher und Vorschriftensammlungen neben physikalischen und chemischen Daten, pharmakologischen Hinweisen, Rechenvorschriften und Organisationshilfen. Beratungshinweise fehlen ebensowenig wie Angaben zu Giften und Gefahrstoffen. Bei der Heterogenität der Angaben, die teils aus der unterschiedlichen Herkunft, teils aus deren historischem Entstehungsalter begründet ist, scheint es nicht möglich, im ganzen Buch formale Einheitlichkeit herbeizuführen: schon in der Nomenklatur, auch in der Schreibweise und in anderen Bereichen der Darstellung wurde eine Vereinheitlichung um jeden Preis nicht für sinnvoll gehalten. Wie im Handel und in der Offizin auch stehen neben Angaben des DAB 9 auch solche des DAB 6, neben den Begriffen der Gefahrstoffverordnung auch Bezeichnungen, die aus den Giftverordnungen vertraut und immer noch üblich sind. Ich hoffe, der Situation im Apothekenbetrieb mit dieser Einstellung am besten gerecht geworden zu sein.

In diesem Zusammenhang, wie auch in allen anderen Belangen des Buches, bin ich für jeden Hinweis dankbar, der mithilft, das Vademecum nützlicher und vollständiger zu machen.

Wangen im Allgäu, Februar 1988 — Dr. Otto Kranz

Gebrauchsanweisung für den künftigen PTA

„Gewußt wo“ ist auch Voraussetzung für den raschen Gebrauch von Handbüchern. Machen Sie sich deshalb zunächst die Mühe, das Inhaltsverzeichnis öfter zu lesen. Sie werden sich so einprägen, wo Sie die gewünschten Auskünfte im „Vademecum“ finden und allmählich ein Gefühl dafür entwickeln, in welchen Situationen Ihnen dieses Buch Informationen bietet.

Rasch werden Sie dann erkennen, daß die Kapitel Nomenklatur (1), Definitionen und Einheiten (2) sowie die Tabellen (11) in erster Linie zum Nachschlagen gedacht sind, während die Abschnitte über die Defektur (4), das Taxieren (5), die Harnuntersuchung (8) und die Berechnungen (9) als Werkzeug und Anleitung zur praktischen Arbeit vorgesehen wurden. Machen Sie es sich zur Regel, Arzneimittel und Hilfsstoffe, die Sie verwenden, in diesen Kapiteln nachzuschlagen. Auf diese Weise können Sie sich Kenntnisse über Namen, Indikationen und Anwendungsgebiete dieser Substanzen erwerben.

Das Kapitel 10 (10.4.) „Homöopathie“ sollte beim Lesen der homöopathischen Verordnungen, die ja häufig abgekürzt und nur schwer lesbar verfaßt sind, ebenso helfen wie die Schrifttafeln im Kapitel 2 (2.5.).

Die Abschnitte über Betäubungsmittel (6.6. und 11.3.), verschreibungspflichtige Arzneimittel (6.7.), Gifte (6.8.) und Explosivstoffe (6.9.) sollten Sie sich bald lernend aneignen, damit dieses Wissen Ihnen bei der Arbeit jederzeit gegenwärtig und verfügbar ist.

Die verbleibenden Kapitel über die Rezeptanfertigung (3), die Abgaberichtlinien (6) sowie die Hinweise im Gespräch mit dem Kunden (7) empfehle ich zur zusammenhängenden Lektüre. Bei diesem Vorgehen wird der Zweck des „Vademecum“ erreicht sein, wenn Ihnen das Buch speziell in diesen Kapiteln hilft, Ihre Tätigkeit in der Apotheke mit vorausschauender Sorgfalt und mit dem Wissen um Ihre Verantwortung für das Wohl des Kranken auszuüben.

Sie werden so die Fertigkeit und persönliche Sicherheit bekommen, die der Kunde von Ihnen als fachkundigem, verläßlichem und integrem Berater erwartet.

1. Nomenklatur und andere Grundlagen

1. Nomenklatur und andere Grundlagen

1.1. Drogen und Drogenzubereitungen

Deutsche und lateinische Nomenklatur

Neben den Arzneibüchern können Angaben zur Nomenklatur von Pflanzendrogen gefunden werden in:

Hoppe, H. A., Drogenkunde (8. Aufl.)
Hoppe, H. A., Europäische Drogen
Hagers Handbuch der pharmazeutischen Praxis
Arends, J., Volkstümliche Namen (16. Aufl.)
Berger, F., Synonyma-Lexikon der Heil- und Nutzpflanzen, Wien (1981)

Hier sind verzeichnet die Pflanzendrogen des DAB, des HAB, der Ph. Eur. und des DAC. Des weiteren sind aufgenommen Drogen und Drogenzubereitungen, die häufiger vorkommen oder wegen der steigenden Beliebtheit von alten Kräuterbüchern auch für die Offizin wieder wichtiger geworden sind. Die deutschen Namen sind nach Möglichkeit den Arzneibüchern entnommen. Ansonsten wurde versucht, einen der geläufigeren Namen, der im Drogenhandel verwendet wird, aufzunehmen. Dem deutschen Namen wurde der lateinische Name in alter Schreibweise und in neuer Schreibweise zugeordnet.

Hier muß darauf hingewiesen werden, daß für viele Drogen mehrere deutsche Namen gebräuchlich sind. Zudem wird bei einigen deutschen Namen in verschiedenen Gegenden eine andere Droge verwendet. Wegen dieser Mehrdeutigkeit der deutschen Namen in beiden Richtungen muß bei der Identifizierung der verlangten Droge Sorgfalt und ausführliche Literatur verwendet werden. Die abgegebene Droge ist auf jeden Fall mit dem korrekten, eindeutigen lateinischen Namen zu kennzeichnen.

Die ABO schreibt seit 1. 7. 87 zudem vor, daß eine **deutsche** Kennzeichnung zu verwenden ist, die sich in erster Linie am DAB, dem DAC und dem Amtlichen Synonym-Verzeichnis (2. Aufl. 1987) orientiert.

Abführlimonade	Limonada purgans cum Magnesio citrico EB 6	Limonada purgans cum magnesii citrate
Ackerwindenkraut	Herba Convolvuli Hager	Convolvuli herba
Adoniskraut	Herba Adonidis DAB 9	Adonidis herba
Adonistinktur	Tinctura Adonidis EB 6	Adonidis tinctura
Agar	Agar Agar DAB 9	Agar
Alantwurzelstock	Rhizoma Helenii EB 6	Helenii rhizoma
Allylsenföl	Oleum Sinapis DAB 7, DAC	Allylis isothiocyanas
Aloeextrakt, eingestellter	Extractum Aloes DAB 9	Aloes extractum siccum normatum
Aloetinktur	Tinctura Aloes DAB 6	Aloes tinctura
Grauer Amber	Ambra grisea EB 6	Ambra grisea
Weiße Ambra	Cetaceum DAB 8	Cetaceum
Ameisenspiritus	Spiritus Formicarum DAB 6	Acidi formicia solutio spirituosa
Ammi-visnaga-Früchte	Fructus Ammi visnagae DAB 9, HAB	Ammeos visnagae fructus
Anisölhaltige Ammoniaklösung	Liquor Ammonii anisatus DAB 6, DAC	Ammonii hydroxidi solutio anisata
Andornkraut	Herba Marrubii EB 6	Marrubii herba
Angelikatinktur	Tinctura Angelicae EB 6	Angelicae tinctura
Angelikawurzel	Radix Angelicae DAC, HAB	Angelicae radix
Anis	Fructus Anisi DAB 9	Anisi fructus
Anisöl	Oleum Anisi DAB 9	Anisi aetheroleum
Apfelschalen	Pericarpium Piri mali	Mali silvestris pericarpium
Arnikablüten	Flores Arnicae DAB 9	Arnicae flos
Arnikaöl	Oleum Arnicae Hager	Arnicae oleum
Arnikatinktur	Tinctura Arnicae DAB 9	Arnicae tinctura
Arnikawurzel	Radix Arnicae ÖAB, HAB	Arnicae radix
Stinkender Asant	Asa foetida DAB 6	Asa foetida gummiresina
Süßer Asant	Benzoe Ph. Eur. I	Benzoe
Artischockenkraut	Herba Cynarae scolymi Hager	Cynarae scolymi herba
Augentrostkraut	Herba Euphrasiae EB 6	Euphrasiae herba
Avocadoöl	Oleum Avocado DAC	Avocado oleum
Bärenlauch	Allii ursini HAB	Allii ursini herba
Bärentraubenblätter	Folia Uvae ursi DAB 9	Uvae ursi folium
Baldrianfluidextrakt	Extractum Valerianae fluidum EB 6	Valerianae extractum fluidum
Baldriantinktur	Tinctura Valerianae DAB 9	Valerianae tinctura
Ätherische Baldrian-tinktur	Tinctura Valerianae aetherea DAB 6	Valerianae tinctura aetherae
Zusammengesetzte Baldriantinktur	Tinctura Valerianae composita DRF	Valerianae tinctura composita
Baldrianwurzel	Radix Valerianae DAB 9	Valerianae radix
Bartflechte	Usnea barbate Hager	Usneae barbatae lichen
Basilikumkraut	Herba Basilici Hager	Basilici herba
Beifußkraut	Herba Artemisiae EB 6	Artemisiae herba

Beinwellwurzel	Radix Symphyti DAC 1979	Symphyti radix
Belladonnablätter	Folia Belladonnae DAB 9	Belladonnae folium
Belladonnaextrakt	Extractum Belladonnae DAB 9	Belladonnae extractum
Belladonnatinktur	Tinctura Belladonnae DAB 9	Belladonnae tinctura
Benediktenkraut	Herba Cardui benedicti DAC	Cnici benedicti herba
Benzoeschmalz	Adeps benzoatus DAB 6	Adeps benzoatus
Benzoetinktur	Tinctura Benzoes DAB 9	Benzoes tinctura
Berberitzenfrüchte	Berberis vulgaris e fructibus HAB	Berberis fructus
Berberitzenrinde	Cortex Berberidis Radicis Hager	Berberidis radicis cortex
Bergamottöl	Oleum Bergamottae EB 6	Bergamottae aetheroleum
Bertramwurzel	Radix Pyrethri EB 6	Pyrethri radix
Besenginsterkraut	Herba Sarothamni scoparii DAC	Sarothamni scoparii herba
Betelnuß	Semen Arecae DAB 6	Arecae semen
Bibergeil	Castoreum canadense EB 6	Castoreum canadense
Bibernellwurzel	Radix Pimpinellae DAB 6	Pimpinellae radix
Bilsenkraut	Hyoscyami niger HAB	Hyoscyamus niger herba
Bilsenkrautöl	Oleum Hyoscyami DAB 6	Hyoscyami oleum
Bingelkraut	Herba Mercurialis	Mercurialis herba
Birkenblätter	Folia Betulae DAB 9	Betulae folium
Birkenrinde	Betula Cortex HAB	Betulae pendulae e cortice
Birkenteer	Pix betulina DAB 6	Betulae pix
Bitterkleeblätter	Folia Trifolii fibrini DAC	Trifolii fibrini folium
Bittermandelwasser	Aqua Amygdalarum amararum DAB 6	Benzaldehydcyan-hydrini solutio
Bittersüßstengel	Stipites Dulcamarae EB 6	Dulcamarae stipes
Bittertee	Species amaricantes ÖAB	Species amaricantes
Blasentee	Species urologicae ÖAB, Ph. Helv.	Species urologicae
Krampflösender Blasentee	Species anticystiticae cum spasmolytico Ph. Helv.	Species anticystiticae cum spasmolytico
Blauholz	Lignum Campechianum EB 6	Haematoxylon campechiani lignum
Blutwurzelstock	Rhizoma Tormentillae DAB 9	Tormentillae rhizoma
Bockshornsamen	Semen Foenugraeci DAB 9	Foenugraeci semen
Bohnenhülsen	Fructus Phaseoli sine Semine DAC	Phaseoli pericarpium
Bohnenkraut	Herba Saturejae EB 6	Saturejae herba
Boldoblätter	Folia Boldo DAC	Boldo folium
Boretschkraut	Herba Boraginis Hager	Boraginis herba
Brechnuß	Semen Stychni DAB 6	Strychni semen
Brechnußextrakt	Extractum Strychni DAB 6	Strychni extractum
Brechsirup	Sirupus emeticus Ph. Helv.	Sirupus emeticus
Brechnußtinktur	Tinctura strychni DAB 6	Strychni tinctura
Brechwurzelsirup	Sirupus Ipecacuanhae DAB 6	Ipecacuanhae sirupus

Breitwegerichkraut	Herba Plantaginis majoris EB 6	Plantaginis majoris herba
Brennesselkraut	Herba Urticae DAC	Urticae herba
Brombeerblätter	Folia Rubi fruticosi DAC	Rubi fruticosi folium
Bruchkraut	Herba Herniariae DAC	Herniariae herba
Brunnenkressenkraut	Herba Nasturtii EB 6	Nasturtii herba
Brustpulver	Pulvis Liquiritiae comp. DAB 6	Liquiritiae pulvis compositus
Brustsirup	Sirupus Ipecacuanhae comp. Ph. Helv.	Ipecacuanhae sirupus compositus
Brusttee	Species pectorales DAB 6	Species pectorales
Buccoblätter	Folia Bucco EB 6	Bucco folium
Buchenteer	Pix Fagi EB 6	Fagi pix
Burgunderharz	Resina Pini burgundica EB 6	Pini resina burgundica
Rektifiziertes Cajeputöl	Oleum Cajeputi rectificatum EB 6	Cajeputi aetheroleum rectificatum
Campheröl	Oleum camphoratum DAB 6	Oleum camphoratum 10 per centum
Starkes Campheröl	Oleum camphoratum forte DAB 7, DAC	Oleum camphoratum 20 per centum
Campherspiritus	Spiritus camphoratus DAB 9	Spiritus camphoratus
Benzoesäurehaltige Camphertinktur	Tinctura Camphorae benzoica EB 6	Camphorae tinctura benzoata
Cascararinde	Cortex Rhamni purshianae DAB 9	Rhamni purshianae cortex
Cayennepfeffer	Fructus Capsici frutescentis DAB 9	Capsia fructus acer
Cayennepfeffer-fluidextrakt	Extractum Capsici fluidum Ph. Helv.	Capsici frutescentis extractum fluidum
Cayennepfeffersalbe	Unguentum Capsici comp. Ph. Helv.	Capsici unguentum compositum
China-Eisenwein	Vinum Chinae ferratum ÖAB	Chinae vinum ferratum
Chinafluidextrakt	Extractum Chinae fluidum DAB 6	Chinae extractum fluidum
Chinarinde	Cortex Chinae DAB 9	Cinchonae cortex
Chinatinktur	Tinctura Chinae DAC	Chinae tinctura
Zusammengesetzte Chinatinktur	Tinctura Chinae composita DAB 9	Cinchonae tinctura composita
Chinawein	Vinum Chinae DAB 6	Cinchonae vinum
Cimicifuga-wurzelstock	Rhizoma Cimicifugae EB 6, HAB	Cimicifuga rhizoma
Zusammengesetzter Citronellgeist	Spiritus Citronellae comp. Ph. Helv.	Citronellae spiritus compositus
Citronellöl	Oleum Citronellae DAB 6	Citronellae aetheroleum
Citronenöl	Oleum Citri DAB 9	Citri aetheroleum
Cochenille	Coccionella Hager	Coccionella
Colaextrakt[1])	Extractum Colae EB 6	Colae extractum
Colafluidextrakt[1])	Extractum Colae fluidum EB 6	Colae extractum fluidum
Condurangorinde[1])	Cortex Condurango DAC	Condurango cortex
Curaçao-Aloe	Aloe barbadensis DAB 9	Aloe barbadensis
Curcumawurzelstock	Rhizoma Curcumae longae DAC	Curcumae longae rhizoma
Digitalis-lanata-Blätter	Folia Digitalis lanatae DAB 9	Digitalis lanatae folium
Digitalis-purpurea-Blätter	Folia Digitalis purpureae DAB 9, HAB	Digitalis purpureae folium

[1]) Siehe auch unter K.

Digitalistinktur	Tinctura Digitalis DAB 7	Digitalis tinctura
Dillfrüchte	Fructus Anethi EB 6	Anethi fructus
Dioscorea-Knollen	Radix Walhabarae HAB	Dioscoreae villosa radix
Distelöl	Oleum Carthamni, Safflower-Oil	Onopordonis acanthii oleum
Kretischer Dost	Herba Origani cretici	Origani cretici herba
Dostenkraut	Herba Origani EB 6	Origani herba
Doversches Pulver	Pulvis Ipecacuanhae opiatus ÖAB	Opii et ipecacuanhae pulvis
Eberraute	Herba Abrotani HAB	Artemisia abrotanum herba
Eberwurzel	Radix Carlinae EB 6	Carlinae radix
Edelgamanderkraut	Herba Chamaedryos Hager	Chamaedryos herba
Ehrenpreiskraut	Herba Veronicae EB 6	Veronicae herba
Eibischblätter	Folia Althaeae DAC	Althaeae folium
Eibischsirup	Sirupus Althaeae DAC	Althaeae sirupus
Eibischtee	Species Althaeae ÖAB	Althaeae species
Eibischwurzel	Radix Althaeae DAB 9	Althaeae radix
Eichenrinde	Cortex Quercus DAC	Quercus cortex
Eisenhutknollen	Tubera Aconiti EB 6, HAB	Aconiti tuber
Eisenhuttinktur	Tinctura Aconiti EB 6	Aconiti tinctura
Eisenkraut	Herba Verbenae EB 6	Verbenae herba
Engelwurzel	Radix Angelicae DAC	Angelicae archangelicae radix
Enzianextrakt	Extractum Gentianae DAB 6	Gentianae extractum
Enziantinktur	Tinctura Gentianae DAB 9	Gentianae tinctura
Enzianwurzel	Radix Gentianae DAB 9	Gentianae radix
Ephedrakraut	Herba Ephedrae EB 6, HAB	Ephedrae herba
Erdbeerblätter	Folia Fragariae EB 6	Fragariae folium
Erdnußöl	Oleum Arachidis DAB 9	Arachidis oleum
Gehärtetes Erdnußöl	Oleum Arachidis hydrogenatum ÖAB, Ph. Helv., DAB 6/3	Arachidis oleum hydrogenatum
Erdrauchkraut	Herba Fumariae EB 6	Fumariae herba
Eschenblätter	Folia Fraxini EB 6	Fraxini folium
Estragonkraut	Herba Dracunculi Hager	Dracunculi herba
Eucalyptusblätter	Folia Eucalypti DAB 9	Eucalypti folium
Eucalyptusöl	Oleum Eucalypti DAB 9	Eucalypti aetheroleum
Farnextrakt	Extractum Filicis DAB 6	Filicis extractum
Farnwurzel	Rhizoma Filicis DAB 6	Filicis rhizoma (radix)
Trockener Faulbaumextrakt	Extractum Frangulae siccum EB 6	Frangulae extractum siccum
Faulbaumfluidextrakt	Extractum Frangulae fluidum DAB 6	Frangulae extractum fluidum
Faulbaumrinde	Cortex Frangulae DAB 9	Frangulae cortex
Feigen	Caricae EB 6	Carica
Zusammengesetzter Feigensirup	Sirupus Caricae comp. EB 6	Caricae sirupus compositus
Fenchel	Fructus Foeniculi DAB 9	Foeniculi fructus
Fenchelöl	Oleum Foeniculi DAB 9	Foeniculi aetheroleum
Zusammengesetzte Fencheltinktur	Tinctura Foeniculi composita EB 6	Foeniculi tinctura composita
Fenchelwasser	Aqua Foeniculi DAB 6	Foeniculi aqua

Fingerhutblätter (s. Digitalis)		
Flohsamen	Semen Psyllii DAB 9	Psyllii semen
Indischer Flohsamen	Semen Plantaginis ovatae DAB 9	Plantaginis ovatae semen
Indische Flohsamenschalen	Testa Plantaginis ovatae DAC 1979	Plantaginis ovatae testa
Fowlersche Lösung	Liquor Kalii arsenicosi DAB 7	Kalii metarsenitis solutio
Frauenmantelkraut	Herba Alchemillae EB 6	Alchemillae herba
Fructose	Laevulosum DAB 9	Laevulosum
Gänsefingerkraut	Herba Anserinae DAC	Anserinae herba
Gänsefußkraut	Herba Chenopodii-ambrosioidis EB 6	Chenopodii herba
Galgant	Rhizoma Galangae DAB 6	Galangae rhizoma
Galläpfel	Gallae DAB 6	Galla
Galläpfeltinktur	Tinctura Gallarum DAB 6	Gallae tinctura
Gallentee	Species cholagogae ÖAB	Species cholagogae
Gamanderkraut	Herba Teucrii ÖAB	Teucrii herba
Gaultheriaöl	Oleum Gaultheriae EB 6	Gaultheriae aetheroleum
Gelatine	Gelatina alba DAB 9	Gelatina
Javanische Gelbwurz	Rhizoma Curcumae xanthorrhizae DAB 9	Curcumae xanthorhizae rhizoma
Gewürznelken	Flores Caryophylli DAB 9	Caryophylli flos
Gewürzsumachwurzelrinde	Cortex Rhois aromaticae Radicis EB 6 ÖAB	Rhois aromaticae radicis cortex
Ginsengwurzel	Radix Ginseng DAB 9	Ginseng radix
Glucose-Monohydrat	Saccharum amylaceum DAB 9	Dextrosum
Glucosesirup	Sirupus amyli hydrolysati DAB 9	Amyli hydrolysati sirupus
Goldrutenkraut	Herba Virgaureae EB 6	Solidaginis herba
Granatrinde	Cortex Granati DAB 6	Granati cortex
Greiskraut	Herba Senecionis	Senecionis herba
Arabisches Gummi	Gummi arabicum DAB 9	Acaciae gummi
Gundelrebenkraut	Herba Hederae terrestris EB 6	Glechomae herba
Hagebutten	Fructus Cynosbati cum Semine EB 6	Cynosbati fructus cum semine
Entkernte Hagebutten, Hagebuttenschalen	Fructus Cynosbati sine Semine DAB	Rosae pseudofructus
Hagebuttensamen	Semen Cynosbati EB 6	Cynosbati semen
Knolliger Hahnenfuß	Herba Ranunculi bulbosi HAB	Ranunculi bulbosi herba
Hamamelisblätter	Folia Hamamelidis DAC	Hamamelidis folium
Hamamelisfluidextrakt	Extractum Hamamelidis fluidum EB 6	Hamamelidis extractum fluidum
Hamamelisrinde	Cortex Hamamelidis DAC	Hamamelidis cortex
Hamamelisrindenwasser	Aqua Hamamelidis Corticis EB 6	Hamamelidis corticis aqua
Haselwurzwurzel	Radix Asari EB 6	Asari rhizoma
Hauhechelwurzel	Radix Ononidis DAC	Ononidis radix
Hefe-Dickextrakt	Extractum Faecis spissum DAB 7	Faecis extractum
Hefe-Trockenextrakt	Extractum Faecis DAB 7	Faecis extractum

Heideblüten	Flores Ericae Hager	Ericae flos
Heidelbeerblätter	Folia Myrtilli EB 6	Myrtilli folium
Heidelbeeren	Fructus Myrtilli DAC	Myrtilli fructus
Heilbuttleberöl	Oleum Jecoris Hippoglossi DAB 8	Hipoglossi jecoris oleum
Henna	Folia Hennae	Hennae folium
Herbstzeitlosensamen	Semen Colchici DAC	Colchici semen
Herzgespannkraut	Herba Leonuri cardiacae EB 6	Leonuri cardiacae herba
Heublumen	Flores Graminis Hager	Graminis flos
Hibiscusblüten	Flores Hibisci DAB 9	Hibisci flos
Himbeerblätter	Folia Rubi Idaei EB 6	Rubi idaei folium
Himbeersirup	Sirupus Rubi Idaei DAB 6	Rubi idaei sirupus
Hirse	Semen Millii	Millii semen
Hirtentäschelkraut	Herba Bursae pastoris EB 6	Bursae pastoris herba
Hohlzahnkraut	Herba Galeopsidis EB 6	Galeopsidis herba
Holunderblüten	Flores Sambuci DAC	Sambuci flos
Gepulverte Holzkohle	Carbo Ligni pulveratus DAB 6	Ligni carbo pulveratus
Holzteer	Pix liquida DAB 6	Pix liquida
Honig	Mel DAB 9	Mel
Hopfendrüsen	Glandulae Lupuli EB 6	Lupuli glandula
Hopfenzapfen	Flores Humuli lupuli EB 6	Lupuli strobulus
Huflattichblätter	Folia Farfarae DAB 9	Farfarae folium
Hydrastisrhizom	Rhizoma Hydrastis DAB 6	Hydrastis rhizoma
Hyoscyamusblätter	Folia Hyoscyami DAB 9	Hyoscyami folium
Hypophysenhinter-lappen	Hypophysis cerebri pars posterior ÖAB	Pituitarium posterius
Ignatiusbohnen	Fabae St. Ignatii	Fabae St. Ignatii
Immergrünkraut	Herba Vincae pervincae	Vincae pervincae herba
Ingwer	Rhizoma Zingiberis DAB 6	Zingiberis rhizoma
Insektenblüten	Flores Chrysanthemi cinerariifolii EB 6	Pyrethri flos
Eingestelltes Ipecacuanhapulver	Pulvis Ipecacuanhae normatus DAB 9	Ipecacuanhae pulvis normatus
Ipecacuanhatinktur	Tinctura Ipecacuanhae DAB 9	Ipecacuanhae tinctura
Ipecacuanhawurzel	Radix Ipecacuanhae DAB 9	Ipecacuanhae radix
Irländisches Moos	Carrageen DAB 6	Carrageen
Isländisch Moos	Lichen islandicus Ph. Helv. VI	Cetrariae lichen
Jaborandiblätter	Folia Jaborandi EB 6	Jaborandi folium
Brasilianische Jalapenknollen	Tubera Jalapae brasiliensis DAC 1972	Jalapae brasiliensis tubera
Jalapenwurzel	Tubera Jalapae DAB 6	Jalapae tuber
Gelbe Jasminwurzel	Radix Gelsemii EB 6	Gelsemii semper-virentis radix
Johannisbrot	Fructus Ceratoniae EB 6	Ceratoniae fructus
Johanniskraut	Herba Hyperici DAC, HAB	Hyperici herba
Johannisöl	Oleum Hyperici EB 6	Hyperici oleum
Kaffeebohnen	Semen Coffeae HAB	Coffea arabica semen
Kakaobutter	Oleum Cacao DAB 9	Cacao oleum
Kalmus	Rhizoma Calami DAB 6	Calami rhizoma
Kalmusöl	Oleum Calami DAB 6	Calami aetheroleum
Kalmustinktur	Tinctura Calami DAB 6	Calami tinctura
Römische Kamille	Flores Chamomillae Romanae DAB 9	Anthemidis flos

Kamillenblüten	Flores Chamomillae DAB 9	Matricariae flos
Kamillenfluidextrakt	Extractum Chamomillae fluidum EB 6	Matricariae extractum fluidum
Kamillenöl	Oleum Chamomillae EB 6	Chamomillae aetheroleum
Fettes Kamillenöl	Oleum Chamomillae infusum AEB 6	Chamomillae oleum infusum
Kamillentinktur	Tinctura Chamomillae EB 6	Chamomillae tinctura
Kaolin	Bolus alba DAB 9	Kaolinum ponderosum
Kardamomen	Fructus Cardamomi DAB 7	Cardamomi fructus
Karmelitergeist	Spiritus Melissae comp. DAB 6	Melissae spiritus compositus
Kartoffelstärke	Amylum Solani DAB 9	Solani amylum
Kassiaöl	Oleum Cinnamomi Cassiae EB 6	Cinnamomi Cassiae aetheroleum
Kastanienblätter	Folia castaneae EB 6	Castaneae folium
Gelbe Katzenpfötchen	Flores Stoechados citrinae EB 6	Stoechados flos
Rote Katzenpfötchen	Flores Pedis Cati rubri	Gnaphalii rubri flos
Kermesbeeren	Fructus Phytolaccae HAB	Phytolacca americana fructus
Kiefernnadelöl	Oleum Pini silvestris DAB 9	Pini silvestris aetheroleum
Kiefernsprossen	Turiones Pini EB 6	Pini turio
Gereinigte Kieselerde	Terra silicea purificata EB 6	Terra silicea purificata
Kinderpulver	Pulvis Magnesiae cum Rheo DAB 6	Magnesii oxidi pulvis compositus
Kirschlorbeerblatt frisches	Folia Laurocerasi recentia Ph. Helv.	Laurocerasi folium recens
Kirschlorbeerwasser	Aqua Laurocerasi normata Ph. Helv.	Laurocerasi aqua titrata
Kirschsirup	Sirupus Cerasi DAB 6	Cerasi sirupus
Klatschrosenblüten	Flores Rhoeados EB 6	Rhoeados flos
Klauenöl	Oleum Pedum Tauri Hager	Pedum tauri oleum
Klettenwurzel	Radix Bardanae EB 6	Bardanae radix
Knoblauchzwiebel	Bulbus Allii sativi EB 6	Allii sativi bulbus
Kockelskörner	Cocculus indicus HAB	Anamirta cocculus fructus
Königssalbe	Unguentum basilicum DAB 6	Unguentum basilicum
Medizinische Kohle	Carbo medicinalis DAB 9	Carbo activatus
Hydriertes Kokosöl	Oleum Cocos hydrogenatum	Cocos oleum hydrogenatum
Kolasamen[1])	Semen Colae EB 6	Colae semen
Kolombowurzel	Radix Colombo DAB 6	Colombo radix
Kolophonium	Colophonium DAB 6	Colophonium
Koloquinthen	Fructus Colocynthidis DAB 6	Colocynthidis fructus
Kondurangofluid-extrakt[1])	Extractum Condurango fluidum DAB 6	Condurango extractum fluidum
Kondurangowein[1])	Vinum Condurango DAB 6	Condurango vinum
Kopaivabalsam	Balsamum Copaivae DAB 6	Balsamum copaivae
Koriander	Fructus Coriandri EB 6	Coriandri fructus
Kornblumenblüten	Flores Cyani EB 6	Cyani flos
Kosoblüten	Flores Koso DAB 6	Koso flos
Krappwurzel	Radix Rubiae tinctorum Hager	Rubiae tinctorum radix

[1]) Siehe auch unter C.

Krauseminzblätter	Folia Menthae crispae DAC	Menthae crispae folium
Krauseminzöl	Oleum Menthae crispae DAC	Menthae crispae aetheroleum
Krauseminzwasser	Aqua Menthae crispae EB 6	Menthae crispae aqua
Bitteres Kreuzblumenkraut	Herba Polygalae amarae cum Radicibus EB 6	Polygalae amarae herba cum radice
Kreuzdornbeeren	Fructus Rhamni catharticae EB 6	Rhamni catharticae fructus
Kreuzkümmel	Fructus Cumini	Cumini fructus
Krotonöl	Oleum Crotonis DAB 6	Crotonis oleum
Kubeben	Fructus Cubebae Hager	Cubebae fructus
Küchenschellenkraut	Herba Pulsatillae EB 6	Pulsatillae herba
Kümmel	Fructus Carvi DAB 9	Carvi fructus
Kümmelöl	Oleum Carvi DAB 9	Carvi aetheroleum
Kürbissamen	Semen Cucurbitae EB 6	Cucurbitae semen
Lactose	Saccharum Lactis DAB 9	Lactosum
Lärchenschwamm	Fungus Laricis EB 6	Laricis fungus
Läuseessig	Acetum Sabadillae DAB 6	Sabadillae solutio acetosa
Lanolin	Lanolinum DAB 9	Lanolinum
Latschenkiefernöl	Oleum Pini pumilionis Ph. Helv. VI	Pini pumilionis aetheroleum
Lavendelblüten	Flores Lavandulae DAC, HAB	Lavandulae flos
Lavendelöl	Oleum Lavandulae DAB 9	Lavandulae aetheroleum
Lavendelspiritus	Spiritus Lavendulae DAB 6	Lavendulae spiritus
Lebertran	Oleum Jecoris DAB 7	Jecoris oleum
Lebertransalbe	Unguentum Olei Jecoris DRF	Jecoris olei unguentum
Lecithin	Lecithinum	Lecithinum
Leinkraut	Herba Linariae EB 6	Linariae vulgaris herba
Leinöl	Oleum Lini DAB 7	Lini oleum
Leinsamen	Semen Lini DAB 9	Lini semen
Liebstöckelwurzel	Radix Levistici DAC	Levistici radix
Lindenblüten	Flores Tiliae DAB 9	Tiliae flos
Lobelienkraut	Herba Lobeliae DAB 6	Lobeliae herba
Lobelientinktur	Tinctura Lobeliae DAB 6	Lobeliae tinctura
Löffelkraut	Herba Cochleariae Hager	Cochleariae herba
Löwenzahn	Radix Taraxaci cum Herba DAC	Taraxaci radix cum herba
Lorbeerblätter	Folia Lauri EB 6	Lauri folium
Lorbeeröl	Oleum Lauri DAB 6	Lauri oleum
Lungenkraut	Herba Pulmonariae EB 6	Pulmonariae herba
Lycopodium	Lycopodium DAB 7	Lycopodium
Märzveilchenwurzelstock	Rhizoma Violae EB 6	Violae Rhizoma
Magenwein	Vinum stomachicum ÖAB	Vinum stomachicum
Maiglöckchenkraut	Herba Convallariae DAB 9	Convallariae herba
Maiglöckchentinktur	Tinctura Convallariae EB 6	Convallariae tinctura
Maikurtee	Species majales ÖAB	Species maiales
Maisgriffel	Stigmata Maidis EB 6	Maidis stigmata
Maisstärke	Amylum Maydis DAB 9	Maydis amylum
Majorankraut	Herba Majoranae EB 6	Majoranae herba
Majoranöl	Oleum Majoranae EB 6	Majoranae aetheroleum

Majoransalbe	Unguentum Majoranae EB 6	Majoranae unguentum
Malvenblätter	Folia Malvae DAB 6	Malvae folium
Malvenblüten	Flores Malvae silvestris DAB 7	Malvae flos
	Flores Malvae silvestris et mauritana HAB	Malvae silv. et Malvae maur. flos
Mandelkleie	Placenta amygdalarum Hager	Amygdalarum placenta
Bittere Mandeln	Amygdalae amarae EB 6	Amygdalae amarae
Süße Mandeln	Amygdalae dulces DAB 6	Amygdalae dulces
Mandelöl	Oleum Amygdalarum DAB 6	Amygdalae oleum
Manna	Manna cannelata DAB 9	Manna
Marantastärke	Amylum Maranthae EB 6	Maranthae amylum
Mariendistelfrüchte	Fructus Cardui mariae DAB 9	Cardui mariae fructus
Mastix	Mastix DAB 6	Mastix
Zusammengesetzte Mastixlösung	Solutio Masticis composita ÖAB	Masticis solutio composita
Mateblätter	Folia Mate EB 6	Mate folium
Matikoblätter	Folia Matico EB 6	Matico folium
Meerzwiebel	Bulbus Scillae DAB 9	Scillae bulbus
Meerzwiebelhonig	Oxymel Scillae EB 6	Scillae oxymel
Meerzwiebeltinktur	Tinctura Scillae DAB 6	Scillae tinctura
Meisterwurzelstock	Rhizoma Imperatoriae EB 6	Imperatoriae rhizoma
Melissenblätter	Folia Melissae DAB 9	Melissae folium
Minzöl	Oleum Menthae arvensis DAB 9	Menthae arvensis aetheroleum
Mistelkraut	Herba Visci albi DAC	Visci herba
Muskatblüte	Macis EB 6	Myristicae arillus
Muskatbutter	Oleum Nucistae DAB 6	Myristicae oleum expressum
Muskatnuß	Semen Myristicae EB 6 Nux moschatae HAB	Myristicae semen
Ätherisches Muskatöl	Oleum Myristicae aethereum DAB 6	Myristicae aetheroleum
Mutterharz	Galbanum DAB 6	Galbanum
Mutterkorn	Secale cornutum DAB 6	Secale cornutum
Myrrhe	Myrrha DAB 9	Myrrha
Myrrhenkerbel	Myrrhis odorata HAB	–
Myrrhentinktur	Tinctura Myrrhae DAB 9	Myrrhae tinctura
Natterwurzel	Radix Bistortae Hager	Polygoni bistortae radix
Nelkenöl	Oleum Caryophylli DAB 9	Caryophylli aetheroleum
Nerventee	Species sedativae ÖAB	Species sedativae
Niaouliöl	Oleum Melaleucae Ph. Helv.	Niaouli aetheroleum
Weiße Nieswurz	Rhizoma Veratri albi DAB 6	Veratri albi rhizoma
Ochsengalle	Fel Tauri EB 6	Tauri fel
Odermenningkraut	Herba Agrimoniae DAC	Agrimoniae herba
Oleanderblätter	Folia Oleandri DAB 9	Oleandri folium
Olivenblätter	Folia Oleae DAC 1972	Oleae folium
Olivenöl	Oleum Olivarum DAB 9	Olivae oleum
Opium	Opium DAB 9	Opium
Opiumextrakt	Extractum Opii DAB 8	Opii extractum
Opiumtinktur	Tinctura Opii DAB 9	Opii tinctura

Safranhaltige Opiumtinktur	Tinctura Opii crocata DAB 6	Opii tinctura crocata
Opodeldok	Linimentum saponato-camphoratum DAB 6	Linimentum saponato-camphoratum
Orangenblüten	Flores Aurantii Ph. Helv.	Aurantii flos
Origanum	Herba Origani cretici	Origani cretici herba
Orthosiphonblätter	Folia Orthosiphonis DAB 9	Orthosiphonis folium
Osterluzeikraut	Herba Aristolochiae HAB	Aristolochiae clematitis herba
Osterluzeiwurzel	Radix Aristolochiae	Aristolochiae radix
Pankreas-Pulver	Pancreatinum EB 6	Pancreatis pulvis
Pappelsalbe	Unguentum Populi EB 6	Populi unguentum
Paprikaextrakt	Extractum Capsici ÖAB	Capsici extractum
Passionsblumenkraut	Herba Passiflorae Ph. Helv.	Passiflorae herba
Pektin	Pectinum ÖAB	Pectinum
Pepsinwein	Vinum Pepsini DAB 6	Pepsini vinum
Perubalsam	Balsamum peruvianum DAB 9	Balsamum peruvianum
Petersilienfrüchte	Fructus Petroselini EB 6	Petroselini fructus
Petersilienwurzel	Radix Petroselini EB 6	Petroselini radix
Petroleum	Oleum Petrae EB 6	Petroleum
Schwarzer Pfeffer	Fructus Piperis nigri DAB 6	Piperis nigri fructus
Weißer Pfeffer	Fructus Piperis albi EB 6	Piperis fructus albus
Pfefferminzblätter	Folia Menthae piperitae DAB 9	Menthae piperitae folium
Pfefferminzöl	Oleum Menthae piperitae DAB 9	Menthae piperitae aetheroleum
Pfefferminzspiritus	Spiritus Menthae piperitae DAB 6	Menthae piperitae spiritus
Pfefferminztinktur	Tinctura Menthae piperitae EB 6	Menthae piperitae tinctura
Pfefferminzwasser	Aqua Menthae piperitae DAB 6, DAC	Menthae piperitae aqua
Pfingstrosenblüten	Flores Paeoniae EB 6	Paeoniae flos
Pfirsichkernöl	Oleum Persicarum DAB 6	Pruni persicae oleum
Piment	Fructus Pimentae EB 6	Pimentae fructus
Piscidiawurzelrinde	Cortex Piscidiae Radicis EB 6	Piscidiae radicis cortex
Indische Podophyllwurzel	Rhizoma Podophylli indici DAC 1972	Podophylli indici rhizoma
Podophyllwurzelstock	Rhizoma Podophylli DAC	Podophylli rhizoma
Unreife Pomeranzen	Fructus Aurantii immaturi DAB 6	Aurantii fructus immaturus
Pomeranzenblüten	Flores Aurantii EB 6	Aurantii flos
Pomeranzenblütenwasser	Aqua Aurantii Floris EB 6	Aurantii floris aqua
Pomeranzenfluidextrakt	Extractum Aurantii fluidum DAB 6	Aurantii extractum fluidum
Pomeranzenschale	Pericarpium Aurantii DAB 9	Aurantii pericarpium
Pomeranzenschalenöl	Oleum Aurantii Pericarpii EB 6	Aurantii pericarpii aetheroleum
Pomeranzensirup	Sirupus Aurantii DAB 6	Aurantii sirupus
Pomeranzentinktur	Tinctura Aurantii DAB 9	Aurantii tinctura
Pomeranzenblütenöl	Oleum Aurantii Floris EB 6	Aurantii floris aetheroleum
Preiselbeerblätter	Folia Vitis Idaei EB 6	Vitis idaei folium
Primelextrakt	Extractum Primulae ÖAB	Primulae extractum
Primelfluidextrakt	Extractum Primulae fluidum ÖAB	Primulae extractum fluidum

Primelsirup	Sirupus Primulae ÖAB	Primulae sirupus
Primelwurzel	Radix Primulae DAB 9	Primulae radix
Quebrachorinde	Cortex Quebracho DAC	Quebracho cortex
Queckenwurzelstock	Rhizoma Graminis EB 6	Graminis rhizoma
Quendel	Herba Serpylli DAB 6	Serpylli herba
Quittenfrüchte	Fructus Cydoniae Hager	Cydoniae fructus
Quittenkerne	Semen Cydoniae EB 6	Cydoniae semen
Rainfarnkraut	Herba Tanaceti EB 6	Tanaceti herba
Ratanhiaextrakt	Extractum Ratanhiae EB 6	Ratanhiae extractum
Ratanhiatinktur	Tinctura Ratanhiae DAB 9	Ratanhiae tinctura
Ratanhiawurzel	Radix Ratanhiae DAB 9	Ratanhiae radix
Rauschpfefferwurzel	Rhizoma Kava-Kava	Piperis methystici radix
Rautenkraut	Herba Rutae DAC	Rutae herba
Rauwolfiawurzel	Radix Rauwolfiae DAB 9	Rauwolfiae radix
Reisstärke	Amylum Oryzae DAB 9	Oryzae amylum
Rhabarber	Rhizoma Rhei DAB 9, HAB	Rhei radix
Rhabarberextrakt	Extractum Rhei DAB 9	Rhei extractum
Weinige Rhabarber-tinktur	Tinctura Rhei venosa DAB 6	Rhei tinctura venosa
Rhododendronzweige	Folia Rhododendri	Rhododendri Folium
Ringelblumenblüten	Flores Calendulae sine Calycibus DAC	Calendulae flos
Ritterspornblüten	Flores Calcatrippae EB 6	Calcatrippae flos
Rizinusöl	Oleum Ricini DAB 9	Ricini oleum
Raffiniertes Rizinusöl	Oleum Ricini raffinatum DAB 9	Ricini oleum raffinatum
Rosenhonig	Mel rosatum EB 6	Mel rosatum
Rosenöl	Oleum Rosae DAB 6	Rosae aetheroleum
Rosenwasser	Aqua Rosae DAB 6	Rosae aqua
Rosmarinblätter	Folia Rosmarini DAC	Rosmarini folium
Rosmarinöl	Oleum Rosmarini DAB 9	Rosmarini aetheroleum
Roßkastanienrinde	Cortex Hippocastani	Hippocastani cortex
Roßkastaniensamen	Semen Hippocastani DAB 9, HAB	Hippocastani semen
Rotholz	Lignum Fernambuci	Fernambuci lignum
Rüböl	Oleum Rapae DAC	Rapae oleum
Ruhrkrautblüten	Flores Stoechados EB 6	Stoechados flos
Saccharose	Saccharum DAB 9	Saccharum
Sadebaumspitzen	Summitates Sabinae ad. us. vet. EB 6	Sabinae herba ad. us. vet.
Safran	Crocus Ph. Eur. I, HAB	Croci stigma
Wilder Safran	Flores Carthami Hager	Carthami flos
Sagradafluidextrakt	Extractum Cascarae sagradae fluidum EB 6	Rhamni purshianae extractum fluidum
Aromatische Salbe	Unguentum aromaticum ÖAB	Unguentum aromaticum
Dreilappiger Salbei	Folia Salviae trilobae DAB 9	Salviae trilobae folium
Salbeiblätter	Folia Salviae DAB 9	Salviae folium
Salbeiöl	Oleum Salviae EB 6	Salviae aetheroleum
Salbeitinktur	Tinctura salviae EB 6	Salviae tinctura
Salep	Tubera Salep DAB 6	Salep tuber
Sanikelkraut	Herba Saniculae	Saniculae herba
Sarsaparille	Radix Sarsaparillae DAB 6	Sarsaparillae radix
Sauerampferkraut	Herba Rumicis acetosae	Rumicis acetosae herba

Sauerdornbeeren	Fructus Berberidis EB 6	Berberidis fructus
Sauerkleeblätter	Folia Oxalidis HAB	Oxalis acetosella folium
Schachtelhalmkraut	Herba Equiseti DAB 9	Equiseti herba
Schafgarbenblüten	Flores Millefolii EB 6	Millefolii flos
Schafgarbenkraut	Herba Millefolii DAC, HAB	Millefolii herba
Schlehdornblüten	Flores Pruni spinosae EB 6	Pruni spinosae flos
Schlehdorntriebe	Summitates Pruni spinosae HAB	Prunes spinosa sumitates
Schlüsselblumenblüten	Flores Primulae sine Calycibus EB 6	Primulae flos
Schlüsselblumentinktur	Tinctura Primulae EB 6	Primulae tinctura
Schöllkraut	Herba Chelidonii DAB 9	Chelidonii herba
Rademachersche Schöllkrauttinktur	Tinctura Chelidonii „Rademacher" EB 6	Chelidonii tinctura „Rademacher"
Schöllkrautwurzel	Rhizoma Chelidonii HAB	Chelidonii majoris radix e rhizoma
Schwamm	Spongia tosta HAB	Euspongia officinalis
Schweineschmalz	Adeps suillus DAB 9	Adeps suillus
Seidelbastrinde	Cortex Mezerei EB 6	Mezerei cortec
Seifenrinde	Cortex Quillaiae DAC	Quillaiae cortex
Seifenrindentinktur	Tinctura Quillaiae EB 6	Quillaiae tinctura
Rote Seifenwurzel	Radix Saponariae rubrae DAC	Saponariae rubrae radix
Selleriewurzel	Radix Apii Hager	Apii radix
Senegaextrakt	Extractum Senegae Ph. Helv.	Senegae extractum
Senegasirup	Sirupus Senegae DAB 6	Polygalae sirupus
Senegawurzel	Radix Senegae DAB 9	Polygalae radix
Weißer Senfsamen	Semen Erucae EB 6	Erucae semen
Schwarzer Senfsamen	Semen Sinapis DAC	Sinapis nigrae semen
Sennesblätter	Folia Sennae DAB 9	Sennae folium
Alexandriner-Sennesfrüchte	Folliculi Sennae DAB 9	Sennae fructus acutifoliae
Tinnevelly-Sennes-früchte	Folliculi Sennae DAB 9	Sennae fructus angustifoliae
Sesamöl	Oleum Sesami DAB 9	Sesami oleum
Mexikanische Skammoniawurzel	Radix Scammoniae mexicanae DAC	Scammoniae mexicanae radix
Sonnenblumenöl	Oleum Helianthi DAC	Helianthi oleum
Sonnenhutpflanze	Herba Echinaceae HAB	Echinacea angusti-folia planta
Sonnenhutwurzel	Radix Echinaceae angustifoliae DAB 9	Echinaceae angusti-foliae radix
Sonnentaukraut	Herba Droserae EB 6	Droserae herba
Spanischpfeffertinktur	Tinctura Capsici DAB 6	Capsici tinctura
Spargelwurzelstock	Radix Asparagi Hager	Asparagi rhizoma
Spierblumen	Flores Spiraeae EB 6	Spiraeae flos
Spiköl	Oleum Spicae EB 6	Spicae aetheroleum
Russischer Spiritus	Spiritus russicus DAB 6	Spiritus russicus
Spitzwegerichblätter	Folia Plantaginis lanceolata Ph. Helv.	Plantaginis lanceolata folium
Spitzwegerichkraut	Herba Plantaginis lanceolatae DAB 9	Plantaginis lanceolatae herba
Spitzwegerichsirup	Sirupus Plantaginis ÖAB	Plantaginis sirupus
Stärken	Amyla Ph. Eur. 1	Amyla
Lösliche Stärke	Amylum solubile EB 6	Amylum solubile
Stärkesirup	Sirupus Amyli hydrolysati DAB 9	Amyli hydrolysati sirupus

Stechapfelsamen	Semen Stramoni EB 6	Stramoni semen
Rademachersche Stechkörnertinktur	Tinctura Cardui Mariae „Rademacher" EB 6	Cardui mariae tinctura „Rademacher"
Steinhirse	Semen Millii solis	Millii solis semen
Steinklee	Herba Meliloti DAB 6	Meliloti herba
Steinkohlenteer	Pix Lithantracis DAC	Lithanthracis pix
Steinkohlenteer-Lösung	Liquor Carbonis degergens DAC	Picis lithantracis liquor
Sternanisfrüchte	Fructus Anisi stellati EB 6	Anisi stellati fructus
Stiefmütterchenkraut	Herba Violae tricoloris DAC	Violae tricoloris herba
Stockrosenblüten	Flores Malvae arboreae EB 6	Alceae rosae flos
Stramoniumblätter	Folia Stramonii DAB 9	Stramonii folium
Strophanthussamen	Semen Strophanthi grati DAC	Strophanti grati semen
Strophantussamen Kombé	Semen Strophanthi kombé EB 6	Strophanthi kombé semen
Strophanthustinktur	Tinctura Strophanthi DAB 6	Strophanthi tinctura
Süßholzfluidextrakt	Extractum Liquiritiae fluidum DAB 9	Liquiritiae extractum fluidum
Süßholzsaft	Succus Liquiritiae DAB 6	Liquiritiae succus
Süßholzwurzel	Radix Liquiritiae DAB 9	Liquiritiae radix
Geschälte Süßholzwurzel	Radix Liquiritiae sine Cortice DAB 8	Liquiritiae radix sine cortice
Sumpfporstkraut	Herba Ledi palustris	Ledum palustris herba
Taigawurzel	Radix Eleutherococcui Hager	Eleutherococci radix
Talkum	Talcum DAB 9	Talcum
Tang	Fucus vesiculosus DAB 9	Fucus
Weiße Taubnessel-blüten	Flores Lamii albi EB 6	Lamii albi flos
Tausendgüldenkraut	Herba Centaurii DAB 9	Centaurii herba
Abführender Tee	Species laxantes DAB 6	Species laxantes
Beruhigender Tee	Species nervinae DAB 6	Species sedativae
Blähungstreibender Tee	Species carminativae EB 6	Species carminativae
Harntreibender Tee	Species diureticae DAB 6	Species diureticae
Quellender Tee	Species gelosae Ph. Helv.	Species gelosae
Schweißtreibender Tee	Species diaphoreticae EB 6	Species diaphoreticae
Teegemische	Species DAB 6	Species
Bitter-aromatische Teemischung	Species amaro-aromaticae Ph. Helv.	Species amaro-aromaticae
Terpentinöl	Oleum Terebinthinae DAB 6	Terebinthinae aetheroleum
Gereinigtes Terpentinöl	Oleum terebinthinae rectificatum DAB 8	Terebinthinae aetheroleum rectificatum
Teufelskralle	Radix Harpagophyti Ph. Helv.	Harpagophyti radix
Theriak	Electuarium Theriaca EB 6	Theriaca
Thymian	Herba Thymi DAB 9	Thymi herba
Thymianblatt	Folia Thymi ÖAB	Thymi folium
Thymianfluidextrakt	Extractum Thymi fluidum DAB 9	Thymi extractum fluidum
Thymian-Hustensaft	Sirupus Thymi compositus DAB 6	Thymi sirupus compositus
Thymianöl	Oleum Thymi DAB 6	Thymi aetheroleum

Thymiansirup	Sirupus Thymi compositus DAB 6	Thymi sirupus compositus
Tierkohle	Carbo animalis EB 6	Carbo animalis
Rohes Tieröl	Oleum animale crudum EB 6	Oleum animale crudum
Tigerlilie	Herba Lilii tigrini HAB	Lilium lancifolium herba
Aromatische Tinktur	Tinctura aromatica Ph. Helv.	Tinctura aromatica
Bittere Tinktur	Tinctura amara DAB 6	Tinctura amara
Blähungstreibende Tinktur	Tinctura carminativa EB 6	Tinctura carminativa
Tollkirschenwurzel	Radix Belladonnae DAC	Belladonnae radix
Tolubalsam	Balsamum tolutanum DAB 6	Balsamum tolutanum
Tolubalsamsirup	Sirupus Balsami tolutani Ph. Helv.	Balsami tolutani sirupus
Tormentilltinktur	Tinctura Tormentillae DAB 6	Tormentillae tinctura
Tormentillwurzel	Rhizoma Tormentillae DAB 9	Tormentillae rhizoma
Tragant	Tragacantha DAB 9	Tragacantha
Vanilleschoten	Fructus Vanillae	Vanillae Fructus
Veilchenwurzel	Rhizoma Iridis DAB 6	Iridis rhizoma
Verbandwatte aus Baumwolle	–, DAB 9	Lanugo gossypii absorbens
Sterile Verbandwatte aus Baumwolle	–, DAB 9	Lanugo gossypii absorbens aseptica
Viburnumrinde	Cortex Viburni prunifolii EB 6	Viburni prunifolii cortex
Vogelknöterichkraut	Herba Polygoni avicularis EB 6	Polygoni avicularis herba
Wacholderbeeren	Fructus Juniperi DAB 9	Juniperi fructus
Wacholderbeeröl	Oleum Juniperi DAB 7	Juniperi aetheroleum
Wacholdergeist	Spiritus Juniperi Ph. Helv.	Juniperi spiritus
Wacholderholzöl	Oleum Juniperi e Ligno EB 6	Juniperi ligni aetheroleum
Wacholderteer	Pix Juniperi DAB 6	Juniperi pix
Flüssiges Wachs	Cera liquida ÖAB	Cera liquida
Gebleichtes Wachs	Cera alba DAB 9	Cera alba
Gelbes Wachs	Cera flava DAB 9	Cera flava
Waldmeisterkraut	Herba Asperulae EB 6, HAB	Asperulae herba
Walnußblätter	Folia Juglandis DAB 6	Juglandis folium
Walrat	Cetaceum DAB 8	Cetaceum
Künstliches Walrat	Cetaceum artificiale DAB 9	Cetylii palmitas
Wasserfenchelfrüchte	Fructus Phellandri EB 6	Phellandrii fructus
Wegwartekraut	Herba Cichorii HAB	Cichorii intybi planta
Wegwartewurzel	Radix Cichorii Hager	Cichorii radix
Weidenrinde	Cortex Salicis EB 6	Salicis cortex
Rosarotblühendes Weidenröschen	Herba Epilobii rosei	Epilobii rosei herba
Schmalblättriges Weidenröschen	Herba Epilobii angustifolii	Epilobii herba
Medizinische Weine	Vina medicata DAB 6	Vina medicata
Weingeisthaltiger Chinaextrakt	Extractum Chinae spirituosum DAB 6	Chinae extractum
Weißdornbeeren	Fructus Crataegi DAC	Crataegi fructus
Weißdornblätter	Folia crataegi Ph. Helv.	Crataegi folium
Weißdornblätter mit Blüten	Folia Crataegi cum Floribus DAB 9	Crataegi folium cum flore
Weißdornblüten	Flores Crataegi DAB 7	Crataegi flos
Weißdornfluidextrakt	Extractum Crataegi fluidum EB 6	Crataegi extractum fluidum
Weißdorntinktur	Tinctura Crataegi Hager	Crataegi tinctura

Weißdorntrocken-extrakt	Extractum Crataegi siccum titratum Ph. helv.	Crataegi extractum siccum normatum
Weizenkleie	Furfur tritici	Tritici furfur
Weizenstärke	Amylum Tritici DAB 9	Tritici amylum
Wermutkraut	Herba Absinthii DAB 9	Absinthii herba
Wermuttinktur	Tinctura Absinthii DAB 6	Absinthii tinctura
Zusammengesetzte Wermuttinktur	Tinctura Absinthii composita ÖAB	Absinthii tinctura composita
Windwasser	Aqua carminativa ÖAB	Aqua carminativa
Rotes Windwasser	Aqua carminativa regia ÖAB	Aqua carminativa rubra
Winthergrünöl	Oleum Gaultheriae EB 6	Gaultheriae oleum
Wollblumen	Flores Verbasci DAC	Verbasci flos
Wollwachs	Adeps lanae anhydricus DAB 9	Adeps Lanae
Wollwachsalkohole	Alcoholes Lanae DAB 8	Lanae alcoholes
Wurmsamenöl	Oleum Chenopodii anthelmintici DAB 6	Chenopodii anthel-mintici oleum
Ysopkraut	Herba Hyssopi EB 6	Hyssopi herba
Zaunrübe	Radix Bryoniae HAB	Bryonia cretica radix
Zedernholzöl	Oleum Cedri ligni	Cedri ligni oleum
Zeitlosentinktur	Tinctura Colchici DAB 6	Colchici tinctura
Zimtöl	Oleum Cinnamomi DAC	Cinnamomi aetheroleum
Zimtrinde	Cortex Cinnamomi DAB 9	Cinnamomi cortex
Zimttinktur	Tinctura Cinnamomi DAB 6	Cinnamomi tinctura
Zitronenschalen	Cortex Citri Fructus DAB 6	Citri pericarpium
Zitronensirup	Sirupus Citri EB 6	Citri sirupus
Zitronentinktur	Tinctura Citri Ph. Helv.	Citri tinctura
Zitwerblüten	Flores cinae DAB 6	Cinae flos
Zitwerwurzel	Rhizoma Zedoariae DAB 6	Zedoariae rhizoma
Zuckercouleur	Tinctura Sacchari tosti Hager	Sacchari tosti solutio
Zuckersirup	Sirupus simplex DAB 9	Sirupus simplex

1.2. Konzentration und Dichte einiger Präparate und Chemikalien

	Deutsche Bezeichnung Lateinische Bezeichnung	%-Gehalt (g/g)	Dichte bei Raumtemperatur	Formel
DAB 9	Aceton Acetonum	99	0,790–0,794	
DAB 9	Aerosil, Hochdisperses Siliciumdioxid Silicii dioxidum colloidale			SiO_2
DAB 8 (Reag.)	Äthanol, absolutes Alcohol absolutus	mind. 99,8 (v/v)	0,7903–0,7894	C_2H_5OH
DAB 9	Äthanol 90%; Weingeist; Ethanol; „Alkohol" Spiritus	90 (v/v)	0,827–0,831	
DAB 7	Äthanol 70%; verdünnter Weingeist; Ethanol 70% Spiritus dilutus	70 (v/v)	0,885–0,887	
DAB 7	Äther; Ether		0,713–0,715	
DAB/R DAC	Ätzkali Kali causticum fusum; Kalii hydroxidum			KOH
DAB 6	Ätzkalk Calcaria usta			CaO
DAB 7	Ätznatron (kaustische Soda) Natrum causticum fusum; Natrium hydricum			NaOH
Ph. Eur.	Alaun Alumen; Aluminium- Kalium sulfuricum			$KAl(SO_4)_2 \cdot 12\ H_2O$
DAB 8	Aluminiumacetattartrat- lösung; „Essigsaure Tonerde"		1,044–1,058	
DAB 7	Ameisensäure, wasserfreie	mind. 98	1,215–1,221	HCOOH
DAC	Ameisensäure, verdünnte	24–25	1,057–1,061	
ÖAB	Ammoniaklösung, konzentrierte Liquor Ammonii caustici triplex	25 (!)	0,910	NH_4OH
DAB 9	Ammoniaklösung „Salmiakgeist"	9,7–10,3	0,955–0,959	
DAB 9	Antichlor; Fixiersalz Natrium thiosulfuricum			$Na_2S_2O_3 \cdot 5\ H_2O$
	Anistropfen Liquor Ammonii anisatus	1,6 NH_4OH		
DAB 9	Benzin; Petroleumbenzin; Wundbenzin Benzinum		0,642–0,656	
DAB 6	Bittermandelwasser Aqua Amygdalarum amararum	0,1 HCN		
DAB 9	Bittersalz Magnesium sulfuricum; Magnesii sulfas			$MgSO_4 \cdot 7\ H_2O$
DAB 7	Bittersalz, getrocknet Magnesium sulfuricum siccatum			$MgSO_4 \cdot 2H_2O$
EB 6	Bleichwasser 1. Liquor Natrii hypochlorosi; Eau de Labarraque 2. Liquor Kalii hypo- chlorosi; Eau de Javelle		1,014	
DAB 6	Bleiessig Liquor Plumbi subacetici		1,232–1,237	
Ph. Eur. I	Blutlaugensalz, rotes Kalium ferricyanatum			$K_3[Fe(CN)_6]$
Ph. Eur. I	Blutlaugensalz, gelbes Kalium ferrocyanatum			$K_4[Fe(CN)_6] \cdot 3H_2O$
DAB 9	Borax; Natriumtetraborat Natrium biboracicum; Borax			$Na_2B_4O_7 \cdot 10\ H_2O$
DAB 8	Borsäurelösung; Borwasser	2,7–3,3		H_3BO_3
DAB 8	Borsalbe	2,7–3,3		
DAB 6	Brechweinstein Tartarus stibiatus			HCOH · COOK | · [½ · H_2O] HCOH · COSbO

	Deutsche Bezeichnung Lateinische Bezeichnung	%-Gehalt (g/g)	Dichte bei Raumtemperatur	Formel
	Chlorbleichlauge Eau de Javelle s. Kalibleichlauge Eau de Labarraque s. Natronbleichlauge			
DAB 9	Chloroform		1,476–1,481	$CHCl_3$
EB 6	Choleratropfen Tinctura anticholerica	0,1 Morphin		
	Eau de Cologne	85 Äthanol	0,830	
DAB 9	Erdnußöl Oleum Arachidis		0,913–0,919	
DAB 9	Essigsäure (Eisessig)	99	1,049–1,051	CH_3-COOH
DAB 9	Essigsaure Tonerde; Aluminiumacetat-tartrat-Lösung Liquor Aluminii acetico-tartarici		1,048–1,058	
DAB 9	Formaldehydlösung	35–37	1,077–1,088	CH_2O
DAB 7	Fowlersche Lösung Liquor Kalii arsenicosi	1		AS_2O_3
	Franzbranntwein (Kapitel 4.1.) Spir. Vini gallici	45 (v/v)		
DAB 9	Gebrannte Magnesia Magnesia usta; Magnesii oxidum leve	95 98	0,25–0,5 (g/v) 0,13 (g/v)	MgO MgO
DAB 7	Gerbsäure; Tannin Acidum tannicum			
DAB 9	Gips, gebrannter; Calciumsulfat-Hemihydrat Calcium sulfuricum ustum			$CaSO_4 \cdot \frac{1}{2} H_2O$
DAB 9	Glaubersalz Natrium sulfuricum; Natrii sulfas decahydricus			$Na_2SO_4 \cdot 10\ H_2O$
DAB 9	Glycerin; Glycerol 85%	86–88	1,224–1,230	$C_3H_8O_3$
DAB 9	Glycerin, wasserfreies; Glycerol Glycerinum anhydricum	mind. 98	1,255–1,261	$C_3H_8O_3$
DAB 6	Hirschhornsalz Ammonium carbonicum			wechselnd
DAB 9	Höllenstein Argentum nitricum; Lapis infernalis; Argenti nitras			$AgNo_3$
DAC	Hoffmannstropfen Spiritus aethereus (1 T. Äther + 3 T. Äthanol)		0,800–0,804	
DAB 6	Holzteer Pix liquida		1,219	
EB 6	Hühneraugenkollodium Collodium salicylatum viride	10 (Acid. salic.)		
DAC	Isopropylalkohol; Isopropanol Alcohol isopropylicus	99 (v/v)	0,787–0,790	
–	Isopropylalkohol, verdünnter Alcohol isopropylicus dilutus	70 (v/v)	0,849–0,851	
DAB 9	Jodlösung, alkoholische; Jodtinktur Tinctura Jodi; Iodi solutio ethanolica	2,4–2,7		
Ph. Eur. II	Kali, übermangansaures Kalium permanganicum			$KMnO_4$
	Kalibleichlauge Liquor Kali hypochlorosi	0,5 akt. Chlor.		KOCl
DAB 6	Kalilauge Liquor Kali caustici	14,8–15,0	1,135–1,137	KOH
DAB 7 (Reag.)	Kalilauge 3-n, R 197	16,6–17,1		
DAC	Kalium-Natriumtartrat			$KNaC_4H_4O_6 \cdot 4H_2O$
DAB 7	Kalomel Hydrargyrum chloratum			Hg_2Cl_2
DAB 9	Kieselsäure, gefällte Silicium dioxydatum praecipitatum			SiO_2

	Deutsche Bezeichnung Lateinische Bezeichnung	%-Gehalt (g/g)	Dichte bei Raumtemperatur	Formel
DAB 9	Kochsalz Natrium chloratum Natrii chloridum			NaCl
DAC	Kochsalzlösung, isotonische („Physiologische K.") Solutio Natrii chlorati isotonica	0,9		
DAB 6	Königswasser (Aqua Regis) (3 T. 10 n–HCl + 1 T. 10 n–HNO_3)			
DAC	Kupfer-Vitriol; Kupfersulfat Cuprum sulfuricum; Cupri sulfas pentahydricus			$CuSO_4 \cdot 5\ H_2O$
DAB 7	Lebertran Oleum Jecoris	Vit. A: 850 E/g Vit. D: 85 E/g	0,918–0,928	
DAB 9	Milchsäure	88–92	1,206–1,216	C_3H_6O
DAB 9	Milchzucker Saccharum Lactis			$C_{12}H_{22}O_{11} \cdot H_2O$
Ph. Eur. III	Natriumcitratlösung, isotonische Solutio Natrii citrici	3,8		$C_6H_5Na_3O \cdot H_2O$
DAB 9	Natron; Natriumhydrogenkarbonat Natrium bicarbonicum; Natrii hydrogenocarbonas			$NaHCo_3$
	Natronbleichlauge Liquor Natrii hypochlorosi 12–15% aktives Chlor	12,0–15,0	1,211	
DAB 6	Natronlauge Liquor Natri caustici	14,8–15,0		NaOH
DAB 7 (Reag.)	Natronlauge 3-n	11,8–12,2		NaOH
DAB 9	Opium	mind. 12[1])		
DAB 9	Opium, eingestelltes Opium titratum	10[1])		
DAB 8	Opiumextrakt Extractum Opii	20[1])		
DAB 8	Opiumtinktur Tinctura Opii (simplex)	1[1])		
DAB 6	Opodeldoc Linimentum saponato-camphoratum			
DAB 6	Opodeldoc, flüssiger Spiritus saponato-camphoratus			
®	Pantopon[2])	50[1])		
DAB 9	Paraffin, dickflüssiges Paraffinum subliquidum		0,866–0,892	
DAB 9	Paraffin, dünnflüssiges Paraffinum perliquidum		0,832–0,872	
EB 6	Pfefferminzplätzchen Rotulae Menthae piperitae	0,5		Ol. Menthae pip.
DAC	Phenol, verflüssigtes Phenolum liquefactum	89–92	1,065–1,070	C_6H_6O
DAB 6	Pottasche Kalium carbonicum			K_2CO_3
DAB 9	Präzipitatsalbe, weiße	10		$HgNH_2Cl$
DAB 9	Quecksilberoxidsalbe, gelbe	5		HgO
EB 6	Rosenhonig mit Borax Mel rosatum cum Borace (boraxatum)	 10 (!)	1,337	
DAB 6	„Salbe, graue" Unguentum Hydrargyri cinereum 30%	 30		 Hg
DAC DRF	„Salbe, schwarze" Unguentum Ichthyoli oder Ungt. nigrum DRF	10, 20, 30, 50		 enthält $AgNO_3$

[1]) Gehalt an Morphin – abgerundet.
[2]) Entspr. „Opium concentratum".

	Deutsche Bezeichnung Lateinische Bezeichnung	%-Gehalt (g/g)	Dichte bei Raum- temperatur	Formel
DAB 9	Salmiak Ammonium chloratum; Ammonii Chloridum			NH_4Cl
DAB 9	Salmiakgeist; Ammoniaklösung Liquor Ammonii caustici	9,7–10,3	0,955–0,959	$NH_3 + H_2O$
DAC	Salpeter Kalium nitricum			KNO_3
DAB 6	Salpetersäure	25	1,146	HNO_3
Ph. Eur. I (Reag.)	Salpetersäure, reine	63–70	1,384–1,416	
Ph. Eur. I (Reag.)	Salpetersäure, rauchende Acidum nitricum fumans	95	1,5	
Ph. Eur. I (Reag.)	Salzsäure 7-m	25	1,122	HCl
DAB 9	Salzsäure, reine, rauchende Acidum hydrochloricum purum fumans (23° Bé)	35–38	1,175–1,190	HCl
EB 6	Salzsäure, rohe (20° Bé) Acidum hydrochloricum crudum	30–33	1,16–1,17	HCl
DAB 9	Salzsäure, verdünnte	10	1,046–1,049	HCl
DAB 9	Schlämmkreide Creta praeparata (= Calcium carbonicum laevigatum)			$CaCO_3$
DAB 6	Scheidewasser	61–65	1,372–1,392	
DAB 6	Schwefelblüte Sulfur sublimatum			S
DAB 8	Schwefel, gereinigter Sulfur depuratum „Nur dieser zum Einnehmen!"			S
DAB 8	Schwefel, gefällter Sulfur praecipitatum Äußerlich!			S
DAB 6	Schwefelleber Kalium sulfuratum pro balneo			K_2S
EuAB I (Reag.)	Schwefelsäure, reine	95–97	1,834–1,837	
DAB 6	Schwefelsäure, rohe	mind. 94	1,829	
DAB 6	Schwefelsäure, verdünnte	ca. 16	1,106–1,118	
	Seignettesalz, s. Kalium- Natriumtartrat			
DAB 9	Soda Natrium carbonicum (crudum)			$Na_2CO_3 \cdot 10_2H\ O$
DAC	Steinkohlenteer Pix Lithanthracis		1,167	
DAB 9	Sublimat Hydrargyrum perchloridum; Hydrargyrum bichloratum			$HgCl_2$
DAB 9	Traubenzucker; Glukose; Dextrose Saccharum amylaceum			$C_6H_{12}O_5$
DAB 9	Vitamin C; Ascorbinsäure Acidum Ascorbicum			$C_6H_8O_6$
DAB 6	Wasserglas Liquor Natrii silicici	35	1,296–1,396	
DAB 9	Wasserstoffperoxidlösung, konzentrierte Hydrogenii Peroxidum	29–31 (g/v)	1,11	
DAB 9	Wasserstoffperoxidlösung, verdünnte Hydrogenii Peroxidum dilutum (fälschlich: „Wasserstoff")	2,5–3,5 (g/v)		
DAC	Weinstein Tartarus depuratus; Kalium bitartaricum; Cremor tartari			HCOH · COOK | HCOH · COOH
DAB 9	Weinsäure; Weinsteinsäure Acidum tartaricum	100		HCOH · COOH | HCOH · COOH

	Deutsche Bezeichnung Lateinische Bezeichnung	%-Gehalt (g/g)	Dichte bei Raumtemperatur	Formel
DAB 9	Wollfett; Wollwachs Adeps Lanae anhydricus			
DAC	Zinnober, rotes; Quecksilbersulfid Hydrargyrum sulfuratum rubrum; Hydrargyri sulfidum rubrum			HgS
DAB 9	Zitronensäure Acidum citricum	100		$C_6H_8O_7$
DAB 9	(Rohr-)Zucker Saccharum; Saccharose			$C_{12}H_{22}O_{11}$
DAB 9	Zuckersirup Sirupus simplex	64	1,302–1,326	

1.3. Generica – Markennamen

Die generischen Bezeichnungen von Arzneistoffen gründen sich in der Regel auf die Internationalen Non-Proprietary Names (INN). Sie sollen dazu dienen, in der wissenschaftlichen Literatur und im grenzüberschreitenden Austausch von Informationen Arzneien unabhängig von den nationalen Marken und Warenzeichen zu kennzeichnen.

Neben dem Gebrauch in der wissenschaftlichen Literatur gewinnen sie dann an praktischer Bedeutung für den Apotheker, wenn – meist nach Ablauf der Patentfristen – Nachahmer-Produkte der ursprünglichen Markenprodukte auf den Markt gebracht werden. Häufig werden diese „Me-too"-Präparate nämlich mit dem generischen Namen oder einem Kürzel des generischen Namens zugelassen.

Für Apotheker und ihre Mitarbeiter ist die sichere Kenntnis der wichtigsten generischen Bezeichnungen selbstverständliche Notwendigkeit, weil

1. Verordnungen Namen von Generica enthalten können
2. Mediziner oft nur die generischen Bezeichnungen kennen
3. wissenschaftliche Literatur und Hilfsmittel sich ihrer bedienen (Interaktionsverzeichnisse!)

Die folgende Tabelle gibt eine Auswahl häufig gebrauchter generischer Bezeichnungen und ein oder zwei Markenbezeichnungen von Präparaten, die diesen Wirkstoff enthalten.

Ausführlichere Verzeichnisse über Generica- und Markenpräparate sind z. B. zu finden in:
Rote Liste®, Stoffliste zum Austria-Kodex, Stoffliste der ABDA, Index Nominum des SAV, Negwer-Arzneimittel Synonyma.

Acebutolol	Prent
Acemetacin	Rantudil
Acetazolamid	Diamox
Acetylcystein	Fluimucil
Acetylsalicylsäure	Aspirin
	Colfarit
Aclometason	Delonal
Acriflaviniumchlorid	Panflavin
Adipiodon	Biligrafin
	Endografin
Aescin	Reparil
Aethylmorphin-HCl	Dionin
Ajmalin	Gilurytmal
Aldosteron	Aldocorten
Alfacalcidol	EinsAlpha
Alimemazin	Theralene
Alizaprid	Vergentan
Allopurinol	Zyloric
Alpha-acetyldigoxin	Dioxanin
	Sandolanid
Alprazolam	Tafil
Alprenolol	Aptin
Alprostadil	Minprog
Amantadin	Pk-Merz
	Symmetrel
Ambroxol	Mucosolvan
Amcinonid	Amciderm
Amfepramon	Regenon
Amfetaminil	AN 1
Amikacin	Biklin
Amilorid	Arumil
Aminoglutethimid	Orimeten
Amiodaron	Cordarex
Amitriptylin	Laroxyl
	Saroten
Ammoidin	Meladinine
Amoxicillin	Amoxypen
	Clamoxyl
Amphotericin B	Ampho-moronal
Ampicillin	Amblosin
	Binotal
Amrinon	Wincoram
Amsacrin	Amsidyl
Aprindin	Amidonal
Aprotinin	Trasylol
Aristolochiasäure	Tardolyt
Ascorbinsäure	Cebion
	Redoxon

Astemizol	Hismanal
Atenolol	Tenormin
Auranofin	Ridaura
Azapropazon	Prolixan
Azathioprin	Imurek
Azidamfenicol	Leukomycin
Azidocillin	Syncillin
Azlocillin	Securopen
Bacampicillin	Penglobe
Baclofen	Lioresal
Bamipin	Soventol
Beclometason	Beconase
	Sanasthmyl
Bencyclan	Fludilat
Benorilat	Benortan
Benperidol	Glianimon
Benzalkoniumchlorid	Zephirol
Benzaron	Fragivix
Benzbromaron	Narcaricin
	Uricovac
Benzoctamin	Tacitin
Benzoylperoxid	Panoxyl
Benzydamin	Tantum
Beta-acetyldigoxin	Digotab
	Novodigal
Betacaroten	Carotaben
Betahistin	Aequamen
	Vasomotal
Betamethason	Betnesol
	Celestan
Betaxolol	Kerlone
Bezafibrat	Cedur
Bifonazol	Mycospor
Biperiden	Akineton
Bisacodyl	Dulcolax
Bisoprolol	Concor
Bornaprin	Sormodren
Bromazepam	Lexotanil
Bromelaine	Bromelain
	Traumanase
Bromhexin	Bisolvon
Bromocriptin	Pravidel
Bromoprid	Cascapride
	Viaben
Bromperidol	Impromen
	Tesoprel
Brotizolam	Lendormin
Budesonid	Pulmicort

Bufexamac	Parfenac
Buflomedil	Bufedil
Bumadizon	Eumotol
Bunitrolol	Stresson
Buphenin	Dilatol
Bupranolol	betadrenol
Buprenorphin	Temgesic
Buserelin	Suprefact
Busulfan	Myleran
Butalamin	Adrevil
Butamirat	Sinecod
Butanilicain	Hostacain
Calcitonin	Karil
Calcitriol	Rocaltrol
Calciumfolinat	Leukovorin
Captopril	Lopirin
Carbachol	Doryl
Carbamazepin	Tegretal
Carbenicillin	Anabactyl
	Carindapen
Carbenoxolon	Biogastrone
Carbimazol	Neo-morphazole
Carbocistein	Mucopront
Carbocromen	Intensain
Carbromal	Adalin
Carprofen	Imadyl
Carteolol	Endak
Cefaclor	Panoral
Cefadroxil	Bidocef
Cefalexin	Ceporexin
Cefalotin	Cepovenin
Cefazedon	Refosporin
Cefazolin	Gramaxin
Cefotaxim	Claforan
Cefotiam	Spizef
Cefoxitin	Mefoxitin
Cefradin	Forticef
	Sefril
Ceftazidim	Fortum
Ceftriaxon	Rocephin
Cefuroxim	Zinacef
Cephacetril	Celospor
Cephapirin	Bristocef
Ceruletid	Takus
Cetobemidon	Cliradon
Cetylpyridiniumchlorid	Dobendan
Chenodeoxycholsäure	Cholanorm
Chlorambucil	Leukeran
Chloramphenicol	Aquamycetin
	Leukomycin
	Paraxin
Chlordiazepoxid	Librium
Chlormezanon	Muskel trancopal
Chloroquin	Resochin
Chlorphenamin	Polaronil
Chlorpromazin	Megaphen
Chlorpyramin	Synpen
Chlorquinaldol	Sterosan
Chlortalidon	Hygroton
Chlortetracyclin	Aureomycin
Chlorzoxazon	Paraflex
Choriongonadotrophin	Predalon
	Pregnesin
Ciclacillin	Ultracillin
Cimetidin	Tagamet
Cinnarizin	Giganten
	Stutgeron
Cinoxacin	Cinobactin
Cisplatin	Platinex
Clemastin	Tavegil
Clemizol-penicillin	Megacillin
Clenbuterol	Spiropent
Clindamycin	Sobelin
Clioquinol	Vioform
Clobazam	Frisium
Clobutinol	Silomat
Clocortolon	Kaban
Clofezon	Perclusone
Clofibrat	Regelan

Clomethiazol	Distraneurin
Clomifen	Dyneric
Clomipramin	Anafranil
Clonazepam	Rivotril
Clonidin	Catapresan
	Dixarit
Clopamid	Brinaldix
Clopenthixol	Ciatyl
Clotiazepam	Trecalmo
Clotrimazol	Canesten
Colecalciferol	D3-vicotrat
	D-Tracetten
Colestyramin	Quantalan
Corticotrophin	Acethropan
	Acortan
Cromoglicinsäure	Intal
	Lomupren
Cyanocobalamin	Cytobion
	Millevit
Cyclandelat	Natil
Cyclobarbital	Phanodorm
Cyclopenthiazid	Navidrex
Cyclophosphamid	Endoxan
Cynarin	Listrocol
Cyproheptadin	Nuran
	Periactinol
Cyproteron	Androcur
Cystein	Phakosklerom
Cytarabin	Udicil
Dacarbazin	DTIC-Deticene
Danazol	Winobanin
Dantrolen	Dantamacrin
Daunorubicin	Daunoblastin
Deferoxamin	Desferal
Dehydrocholsäure	Decholin
Demeclocyclin	Ledermycin
Desipramin	Pertofran
Deslanosid	Cedilanid
Desmopressin	Minirin
Desoximetason	Topisolon
Dexamethason	Auxiloson
	Oecadron
Dexpanthenol	Bepanthen
Dextranomer	Debrisorb
Dextromoramid	Jetrium
	Palfium
Dextropropoxyphen	Develin
Diazepam	Valium
Diazoxid	Proglicem
Dibenzepin	Noveril
Diclofenac	Voltaren
Dicloxacillin	Dichlor-stapenor
Diethylpropion	Regenon
	Tenuate
Diflucortolon	Nerisona
	Temetex
Digitoxin	Digimerck
	Tardigal
Digoxin	Digacin
	Lanicor
Dihydralazin	Nepresol
Dihydroergotamin	DET MS
	Dihydergot
Dihydralazin	Nepresol
Dihydrocodein	Paracodin
Dihydroergocristin	Decme
	Enirant
Dikaliumclorazepat	Tranxilium
Diltiazem	Dilzem
Dimeticon	sab simplex
Dimetinden	Fenistil
Dinoprost	Minprostin F_2 alpha
Dinproston	Minprostin E_2
Diosmin	Tovene
Diphenhydramin	Dolestan
Dipyridamol	Persantin
Disopyramid	Norpace
	Rythmodul

Distigminbromid	Ubretid
Disulfiram	Antabus
Domperidon	Motilium
Doxepin	Aponal
Doxorubicin	Adriblastin
Doxycyclin	Vibramycin
Doxylamin	Gittalun
Dydrogesteron	Duphaston
Econazol	Epi-pevaryl
Emeproniumbromid	Uro-Ripirin
Enalapril	Xanef
	Pres
Ephedrin	Ephetonin
Epicillin	Spectacillin
Eprazinon	Eftapan
Ergotamin	Gynergen
Erythromycin	Erycinum
	Paediathrocin
Estradiol	Progynon
Estramustin	Estracyt
Estriolsuccinat	Synapause
Etacrynsäure	Hydromedin
Ethacridin	Rivanol
Ethambutol	Myambutol
Ethinylestradiol	Progynon
Ethosuximid	Lynoral
	Petnidan
	Suxinutin
Etidronsäure	Diphos
Etilefrin	Effortil
Etofenamat	Rheumon
Etofibrat	Lipo-merz
Etomidat	Hypnomidate
Etozolin	Elkapin
Famotidin	Pepdul
Fenbufen	Lederfen
Fendilin	Sensit
Fenetyllin	Captagon
Fenfluramin	Ponderax
Fenoterol	Berotec
	Partusisten
Flavoxat	Spasuret
Flucloxacillin	Staphylex
Flucytosin	Ancotil
Fludrocortison	Scherofluron
Fludroxycortid	Sermaka
Flufenaminsäure	Sastridex
Flumetason	Locacorten
Flunarizin	Sibelium
Flunitrazepam	Rohypnol
Fluocinolonacetonid	Jellin
Fluocortinbutyl	Vaspit
Fluocortolon	Syracort
	Ultralan
Fluorometholon	Efflumidex
Fluorouracil	Efudix
Flupentixol	Fluanxol
Fluphenazin	Dapotum
	Lyogen
Fluprednyliden	Decoderm
	Etacortin
Flurazepam	Dalmadorm
Flurbiprofen	Froben
Fluspirilen	Imap
Flutamid	Fugerel
Folsäure	Folsan
Fominoben	Noleptan
Fosfestrol	Honvan
Fosfomycin	Fosfocin
Fructose	Laevoral
	Laevosan
Furosemid	Lasix
Fusidinsäure	Fucidine
Gallopamil	Procorum
Gammexan	Jacutin
Gemfibrozil	Gevilon
Gentamicin	Refobacin
	Sulmycin
Gepefrin	Pressionorm

Gestonoroncaproat	Depostat
Glibenclamid	Euglucon
Glibornurid	Glutril
Glipizid	Glibenese
Gliquidon	Glurenorm
Glisoxepid	Pro-diaban
Glucosamin	Dona
Glymidin-natrium	Redul
Gonadorelin	Relefact
Griseofulvin	Likuden
	Fulcin
Guanethidin	Ismelin
Guanfacin	Estulic
Halcinonid	Halog
Halometason	Sicorten
Haloperidol	Haldol
Haloprogin	Mycanden
Halothan	Fluothane
Heparin	Calciparin
	Liquemin
	Frogmin
Hexetidin	Hexoral
Hexoprenalin	Etoscol
Hyaluronidase	Kinetin
Hydrochlorothiazid	Di-chlotride
	Esidrix
Hydrocodon	Dicodid
Hydrocortison	Alfason
	Ficortril
Hydromorphon	Dilaudid
Hydroxycarbamid	Litalir
Hydroxytryptophan	Levothym
Hydroxyzin	Atarax
Hymecromon	Cholspasmin
Ibuprofen	Brufen
Idoxuridin	Virunguent
Ifosfamid	Holoxan
Imipramin	Tofranil
Indapamid	Natrilix
Indometacin	Amuno
	Indocid
Indoramin	Wydora
Interferon alpha	Berofor Alpha 2
Interferon beta	Fiblaferon
Iobenzaminsäure	Bilibyk
Iodamid	Uromiro
Iodoxaminsäure	Endomirabil
Ioglicinsäure	Rayvist
Ioglycaminsäure	Biligram
Iopansäure	Telepaque
Iopodate	Solu-biloptin
Iotalaminsäure	Conray
Iotroxinsäure	Biliscopin
Ioxitalaminsäure	Telebrix
Ipratropiumbromid	Atrovent
Isoaminil	Peracon
Isoconazol	Gyno-Travogen
Isoniazid	Neoteben
	Rimifon
Isoprenalin	Aludrin
	Ingelan
Isosorbiddinitrat	Corovliss
	Elantan
Isosorbidmononitrat	Ismo
	Coleb
Isotretinoin	Roaccutan
Isoxsuprin	Duvadilan
Josamycin	Wilprafen
Kaliumcanrenoat	Aldactone
	Osyrol
Kanamycin	Kanamytrex
Kavain	Neuronika
Kebuzon	Phloguron
Ketazolam	Contamex
Ketoconazol	Nizoral
Ketoprofen	Alrheumun
	Orudis
Ketotifen	Zaditen
Labetalol	Trandate

Lactulose	Lactulose
	Laevilac
Lanatosid	Cedilanid
Leuprorelin	Carcinil
Levallorphan	Lorfan
Levodopa	Larodopa
Levomepromazin	Neurocil
Levomethadon	L-Polamidon
Levonorgestrel	Microlut
Levorphanol	Dromoran
Levothyroxin-natrium	Euthyrox
	Thevier
Lidocain	Xylocain
Lidoflazin	Clinium
Lincomycin	Albiotic
	Cillimycin
Lindan	Jacutin
Liothyronin	Thybon
Lisurid	Dopergin
Lofepramin	Gamonil
Lonazolac	Argun L
Loperamid	Imodium
Lorazepam	Tavor
Lormetazepam	Noctamid
Lynestrenol	Orgametril
Maprotilin	Ludiomil
Mazindol	Teronac
Mebendazol	Vermox
Mebhydrolin	Omeril
Meclofenoxat	Helfergin
Meclozin	Bonamine
	Peremesin
	Postafen
Medazepam	Nobrium
Medroxyprogesteron	Clinovir
Mefenaminsäure	Ponalar
Melphalan	Alkeran
Mepindolol	Corindolan
Mepivacain	Meaverin
	Scandicain
Meprobamat	Miltaun
Meproscillarin	Clift
Mercaptopurin	Puri-nethol
Mesalazin	Claversal
Mesna	Uromitexan
Mesterolon	Proviron
Mesulfen	Mitigal
Mesuximid	Petinutin
Metamizol	Novalgin
Metenolon	Primobolan
Metformin	Glucophage
Methamphetamin	Pervitin
Methandrostenolon	Dianabol
Methaqualon	Revonal
Methenamin	Mandelamine
	Urotractan
Methionin	Acimethin
Methoxsalen	Meladinine
Methyldopa	Presinol
Methylergometrin	Methergin
Methylphenidat	Ritalin
Methylprednisolon	Urbason
Methylthiouracil	Thyreostat
Methyprylon	Noludar
Methysergid	Deseril
Metildigoxin	Lanitop
Metipranol	Disorat
Metixen	Tremarit
Metoclopramid	Gastronerton
	Paspertin
Metolazon	Zaroxolyn
Metoprolol	Beloc
	Lopresor
Metronidazol	Clont
	Flagyl
Mexiletin	Mexitil
Mezlocillin	Baypen
Mianserin	Tolvin

Miconazol	Daktar
	Epi-Monistat
Midazolam	Dormicum
Midodrin	Gutron
Minocyclin	Klinomycin
Minoxidil	Lonolox
Misoprostol	Cytotec
Mitopodozid	Proresid
Mitoxantron	Novantron
Molsidomin	Corvaton
Mopidamol	Rapenton
Muzolimin a.H	Edrul
Nadolol	Solgol
Naftidrofuryl	Dusodril
Naftifin	Exoderil
Nalidixinsäure	Nogram
Naloxon	Narcanti
Naproxen	Proxen
Natamycin	Pimafucin
Natriumpicosulfat	Laxoberal
Nefopam	Ajan
Neostigmin	Prostigmin
Netilmicinsulfat	Certomycin
Nicergolin	Sermion
Nicethamid	Coramin
Niclosamid	Yomesan
Nifedipin	Adalat
Nifluminsäure	Actol
Nifuratel	Inimur
Nimodipin	Nimotop
Nimorazol	Esclama
Nimustin	ACNU
Nitrazepam	Mogadan
Nitrendipin	Bayotensin
Nitrofurantoin	Cystit
	Furadantin
Nomifensin a.H	Alival
Nonoxinol 9	Delfen
Norethisteron	Conceplan
	Noristerat
Norfenefrin	Novadral
Norfloxacin	Barazan
Norpseudoephedrin	Mirapront
Noxiptilin	Agedal
Nystatin	Moronal
Obidoximchlorid	Toxogonin
Ofloxacin	Tarivid
Opipramol	Insidon
Orciprenalin	Alupent
Orgotein Superoxiddismutase	Peroxinorm
Ornidazol	Tiberal
Orphenadrin	Norflex
Oxaceprol	AHP 200
Oxacillin	Stapenor
Oxatomid	Tinset
Oxazepam	Adumbran
	Praxiten
Oxeladin	Dorex
Oxiconazol	Oceral
Oxilofrin	Carnigen
Oxitriptan	Levothym
Oxprenolol	Trasicor
Oxybuprocain	Novesine
Oxycodon	Eukodal
Oxyfedrin	Ildamen
Oxymetazolin	Nasivin
Oxyphenbutazon	Tanderil
Oxytetracyclin	Terravenös
	Tetra-Tablinen
Oxytocin	Pitocin
	Syntocinon
Paracetamol	Ben-u-ron
Paramethason	Monocortin
Paromomycin	Humatin Aminoglycosid
Pecilocin	Supral
Penbutolol	Betapressin
Penfluridol	Semap
Pentazocin	Fortral
Pentetrazol	Cardiazol

Pentobarbital	Repocal
Pentoxifyllin	Trental
Perazin	Taxilan
Periciazin	Aolept
Perphenazin	Decentan
Peruvosid	Encordin
Pethidin	Dolantin
Phenazopyridin	Pyridium
Pheniramin	Aviletten
Phenobarbital	Luminal
Phenoxybenzamin	Dibenzyran
Phenoxymethylpenicillin	Arcasin
	Beromycin
Phenprocoumon	Marcumar
Phenylbutazon	Butazolidin
Phenylmercuriborat	Aderman
Phenylquecksilberacetat	Merfen
Phenytoin	Epanutin
	Zentropil
Physostigmin	Eserin
Phytomenadion	Konakion
Pilocarpin	Ocusert
Pimozid	Orap
Pindolol	Visken
Pipamperon	Dipiperon
Pipemidsäure	Deblaston
Piperacillin	Pipril
Piperazin	Tasnon
Piprinhydrinat	Kolton
Piprozolin	Probilin
Piracetam	Nootrop
	Normabrain
Pirenzepin	Gastrozepin
Piretanid	Arelix
Piribedil	Trivastal
Piritramid	Dipidolor
Piromidsäure	Septural
Piroxicam	Felden
Pivampicillin	Berocillin
Pizotifen	Mosegor
	Sandomigran
Polidocanol	Thesit
Polyestradiolphosphat	Estradurin
Polyvidon	Protagent
Povidon-iod	Betaisodona
Prajmaliumbitartrat	Neo-gilurytmal
Pramiverin	Sistalgin
Prazepam	Demetrin
Praziquantel	Cesol
	Biltricide
Prazosin	Minipress
Prednicarbat	Dermatop
Prednimustin	Sterecyt
Prednisolon	Decortin-H
	Hostacortin
Prednison	Decortin
	Ultracorten
Prednyliden	Decortilen
Prenylamin	Segontin
Primidon	Mylepsinum
Probenecid	Benemid
Probucol	Lurselle
Procain	Novocain
Progesteron	Biograviplan
	Progestasert
Proglumid	Milid
Proloniumiodid	Endojodin
Promazin	Protactyl
Promethazin	Atosil
Propafenon	Rytmonorm
Propallylonal	Noctal
Propanidid	Epontol
Propanthelinbromid	Corrigast
Propicillin	Baycillin
	Oricillin
Propranolol	Dociton
Propylthiouracil	Propycil
Proquazon	Biarison
Proscillaridin	Talusin

Protirelin	Relefact
	Thyroliberin
Protriptylin	Maximed
Proxyphyllin	Spantin
	Spasmolysin
Pyrantel	Helmex
Pyrazinobutazon	Ranoroc
Pyridostigminbromid	Mestinon
Pyridoxin	B6-Vicotrat
	Benadon
Pyridylmethanol	Pyridylcarbinol
	Ronicol
Pyrimethamin	Daraprim
Pyrithyldion	Persedon
Pyritinol	Encephabol
Pyrviniumembonat	Molevac
Quinestrol	Estrovis
Ranitidin	Sostril
	Zantic
Raubasin	Lamuran
Reproterol	Bronchospasmin
Reserpin	Sedaraupin
	Serpasil
Retinol	Vitamin-A
	Vogan-aquat
Riboflavin	Beflavin
Rifampicin	Rifa
	Rimactan
Ritodrin	Pre-par
Rolitetracyclin	Reverin
Rosoxacin	Winuron
Salbutamol	Sultanol
Selegilin	Movergan
Serrapeptase	Aniflazym
Serumgonadotrophin	Seragon
Silibinin	Legalon
Simethicon	Lefax
Sisomicin	Extramycin
Sitosterin	Harzol
Somatotropin	Nanormon
Sotalol	Sotalex
Spartein	Depasan
Spectinomycin	Stanilo
Spiramycin	Rovamycine
	Selectomycin
Spironolacton	Aldace
	Aldactone
Streptokinase	Kabikinase
Streptomycin	Streptothenat
Strophanthin-G	Strodival
Strophonthin-K	Kombetin
Sucralfat	Ulcogant
Sulfacarbamid	Euvernil
Sulfadiazin	Flammazine
Sulfadimethoxin	Madribon
Sulfaguanidin	Resulfon
~~Sulfalen~~	Longum
Sulfamethoxypyridazin	Lederkyn
Sulfametoxydiazin	Durenat
Sulfaperin	Pallidin
Sulfinpyrazon	Anturano
Sulfisomidin	Aristamid
	Elkosin
Sulfisoxazol	Gantrisin
Sulindac	Imbaral
Sulpirid	Dogmatil
Sulproston	Nalador
Sultiam	Ospolot
Suxamethoniumchlorid	Lysthenon
Synephrin	Sympatol
Tamoxifen	Nolvadex
Tannin	Tannalbin
Temazepam	Planum
Teniposid	VM 26-Bristol
Tenoxicam	Tilcotil
	Liman
Terazosin	Heitrin
Terbutalin	Bricanyl
Terconazol	Tercospor

Terfenadin	Teldane
Testolacton	Fludestrin
Testosteron	Testoviron
Tetracain	Pantocain
Tetracosactid	Cortrophin
	Synacthen
Tetracyclin	Achromycin
	Hostacyclin
Tetrazepam	Musaril
Tetryzolin	Rhinopront
	Tyzine
Thebacon	Acedicon
Theophyllin	Afonilum
	Solosin
Theophyllin-ethylendiamin	Aminophyllin
	Euphyllin
Thiamazol	Favistan
Thiamin	Benerva
	Betabion
Thiamphenicol	Urfamycine
Thiethylperazin	Torecan
Thiopental-Natrium	Trapanal
Thioridazin	Melleril
Thiram	Nobecutan
Thrombin	Topostasin
	Velyn
Thrombokinase	Clauden
Thyrotrophin	Thyreostimulin
Tiabendazol	Minzolum
Tiaprid	Tiapridex
Tiaprofensäure	Surgam
Ticlopidin	Aerugipen
Timolol	Temserin
Tinidazol	Simplotan
Tizanidin	Sirdalud
Tobramycin	Gernebcin
DL-α-Tocopherolacetat	Evion
Tolazamid	Norglycin
Tolbutamid	Artosin
	Rastinon
Toliprolol	Doberol
Tolmetin	Tolectin
Tolnaftat	Tonoftal
Tosylchloramidnatrium	Chloramin
Tramadol	Tramal
Tramazolin	Biciron
	Ellatun
Tranexamsäure	Anvitoff
	Cyklokapron
Tranylcypromin	Parnate
Trazodon	Thombran
Tretinoin	Airol
	Epi-Aberel
Triamcinolon	Delphicort
	Extracort

Triamcinolonhexacetonid	Lederlon
Triamteren	Jatropur
Triazolam	Halcion
Trichlormethiazid	Esmarin
Trifluoperazin	Jatroneural
Trifluperidol	Triperidol
Triflupromazin	Psyquil
Trifluridin	Bephen
	Trifluorthymidin
Trihexyphenidyl	Artane
Trimethoprim	Trimono
Trimipramin	Stangyl
Tritoqualin	Inhibostamin
Trofosfamid	Ixoten
Tromantadin	Viru-merz
Trypsin	Trypure
L-Tryptophan	Kalma
Tubocurarinchlorid	Curarin-Asta
Tulobuterol	Brelomax
Urapidil	Ebrantil
Urogonadotropin	Humegon
Ursodeoxycholsäure	Cholit-ursan
Valproinsäure	Ergenyl
	Orfiril
Vasopressin	Pitressin
Verapamil	Isoptin
Viloxazin	Vivalan
Vinblastin	Velbe
Vincamin	Cetal
Vindesin	Eldisine
Viquidil	Desclidium
Visnadin	Carduben
Vitamin A	Retinol
Vitamin B_1	Thiamin
Vitamin B_2	Riboflavin
Vitamin B_3	Niotinamid
Vitamin B_6	Pyridoxin
Vitamin B_7	Biotin
Vitamin B_8	Adenosinphosphat
Vitamin B_{11}	Folsäure
Vitamin B_{12}	Cyanocobalamin
Vitamin C	Ascorbinsäure
Vitamin D_2	Ergocalciferol
Vitamin D_3	Colecalciferol
Vitamin E	Tocopherol
Vitamin K_1	Phytomenadion
Vitamin K_3	Vanadion
Warfarin	Coumadin
Xantinolnicotinat	Complamin
Xylometazolin	Olynth
	Otriven
Zomepirac	Zomax
Zuclopenthixol	Ciatyl

1.4. Rezeptur-Arzneimittel

Nomenklatur, Indikationsgebiet, Anwendungsweise, Normdosen

Die Liste enthält neben durchaus geläufigen Dingen Substanzen, die obsolet geworden sind. Nachdem aber immer wieder auch diese Substanzen verlangt werden, wird hier die – aus heutiger Sicht vielleicht obsolete – Indikation und eine Dosierungsangabe gegeben. Gerade beim „modischen" Rückgriff auf Dinge von früher sollte wenigstens in der Apotheke ordentlich beraten werden. Ausführliche Angaben zum Gebrauch zur Zeit unserer Vorfahren finden sich in den frühen Auflagen von „Hagers Handbuch der Pharmazeutischen Praxis".

Die **Normdosen und Normkonzentrationen** sowie die Erläuterungen hierzu sind entnommen der bekannten ausführlichen Sammlung „Normdosen der gebräuchlichen Arzneimittel" von Schmid, Schultz (Stuttgart).
Die übrigen (nicht neben „ND" oder „NK" angegebenen) Dosierungen stammen von anderen namhaften Autoren. Alle Dosierungsangaben sind zur eigenen Orientierung (z. B. beim Fehlen näherer Angaben oder bei vermeintlichen Irrtümern auf Rezepten) oder zu Auskünften gegenüber Ärzten geeignet.

Die **Indikationsangaben über Drogen** stimmen mit den Angaben des „Taschenbuch der Pharmakognosie" überein, das von Schmidt-Wetter herausgegeben wurde.

Die sonstigen Angaben sind als kurze Hinweise gedacht und können keinen Anspruch auf Vollständigkeit erheben.

Hinsichtlich der Dosierung **für Kinder** benutze man spezielle pädiatrische Tabellen.

Die **Höchstgaben** des DAB sind in Kapitel 11.2., eine **Tropfenzahl-Tabelle** in Kapitel 11.1. und **medizinische Fachausdrücke** in Kapitel 1.10. zu finden.

Benutzte **Abkürzungen:**

AT = Anwendung in Augenarzneimitteln
Inn. = Anwendungsweise zum innerlichen Gebrauch
Äuß. = Anwendungsweise zum äußerlichen Gebrauch
ND = Normdosis – „Die ‚Normal-Dosis', die im Einzelfall für die individuelle Bemessung der Dosis als Norm dienen und damit im ganzen Einheitlichkeit und Vergleichbarkeit der Dosierung gewährleisten soll." „Im allgemeinen kann man bis zur zwei- und dreifachen Menge der ND gehen, ohne die therapeutische Breite zu überschreiten."

„Die ND und NK gelten für den Erwachsenen, für Kinder und ältere Leute sind die entsprechenden Teilbeträge" zu wählen. – Für Kinder besser eine – neue! – pädiatrische Dosistabelle zu Rate ziehen! Eingeklammerte Zahlen hinter der Abkürzung ND bedeuten, „daß die betreffende ND unbedenklich als erstmalige Einzeldosis verabreicht werden kann, daß aber bei diesem Mittel in therapeutischer wie toxischer Beziehung noch andere Dosierungsfaktoren neben der Einzeldosis entscheidende Bedeutung besitzen".
Die bei Pflanzendrogen „in Grammgewichten angegebenen ND entsprechen volumenmäßig 1–2 Teelöffeln". Als Inhalt einer Tasse wurde etwa ⅛ l angenommen.

NK = Normkonzentration – „Die Prozentsätze geben den Gehalt der jeweiligen Normkonzentration an diesem unverdünnten ‚100%igen' Arzneimittel an (ganz unabhängig von dessen Gehalt an wirksamem Bestandteil)." Somit besitzt z. B. die mit 10% angegebene NK von Formaldehyd sol. (Pinselung) einen tatsächlichen Gehalt von 3,5% Formaldehyd = 10% von Formaldehyd sol. (35%).
im. = intramuskulär
iv. = intravenös
sc. = subcutan
Konst. (ituens) = Veh.(ikel) = indifferenter Hilfsstoff

Acetanilidum, Antifebrin, Acetanilid, Antipyreticum, Antineuralgicum. ND Einnahme 0,2.

Acetphenetidin s. Phenacetin.

Acetum, Essig (6%ig).
Inn.: Als Zusatz für kühlende Getränke. – Bei Vergiftungen mit Alkalien 1 : 10 eßlöffelweise ND 2,0.
Äuß.: NK Mundspülung 10%. Kühlende Umschläge, Bäder 50%.

Acet. aromaticum, aromatischer Essig. Zu Waschungen und Umschlägen. NK wie Acetum.

Acet. pyrolignosum crudum, roher Holzessig (mindestens 8,4% Essigsäure). Zu desinfizierenden Waschungen und Vaginalspülungen. NK 5%.

Acet. pyrolignosum rectificatum, gereinigter Holzessig (mindestens 5,4% Essigsäure). Wie das Vorige. NK 10%.

Acet. Sabadillae, Sabadillessig. Als Mittel gegen Kopfläuse (NK 100%) brauchbar, aber überholt.

Acet. Scillae, Meerzwiebelessig. S. Bulbus Scillae. ND Einnahme 1,0.

Acidol®, Salzsaures Betain. Wasserlösliche Kristalle, die Salzsäure abspalten. ND Einnahme 0,5.

Acidum aceticum, Acetum glaciale, Essigsäure, Eisessig (mindestens 99%ig). Als Ätzmittel bei Warzen. NK 100%.

Acid. aceticum dilutum, verdünnte Essigsäure (30%ig).
Inn.: Einnahme 0,1.
Äuß.: Bei Hautjucken, Nesselausschlag etc. Umschläge 10%; als blutstillendes Mittel Pinselung 100%.

Acid. acetylosalicylicum, Aspirin®. Weiße Kristallnadeln. Bei Influenza, Neuralgien, Rheuma, akutem und chronischem Gelenkrheuma, Gicht, Erkältungsfiebern. Antipyreticum. 0,5–1,0 (ND 0,5) 3–4mal tgl. bei Erwachsenen (bei Kindern gleich oft 0,5, Kleinkinder bis 3mal tgl. 0,1).

Acid. agaricinicum s. Agaricinum.

Acid. amygdalicum, Mandelsäure. Weißes Pulver. Harnantisepticum.

Acid. arsenicosum, Arsenicum album, weißer Arsenik, arsenige Säure. Weißes Pulver.
Inn.: Bei Anämie, Rekonvaleszenz, Hautkrankheiten, Neuralgien, Leukämien und malignen Geschwülsten. 0,0005–0,002 (ND 0,001) in Pulver und Pillen, als arsenhaltiges Quellwasser (Dürkheim).
Äuß.: Als Paste, Ätzmittel zur Zerstörung der Zahnpulpa mit Eucain und Kreosot.

Acid. ascorbicum s. Vitamin C.

Acid. benzoicum, Benzoesäure. Weiße Schuppen.
Inn.: Als Expektorans ND 0,1.
Äuß.: Desinfiziens. NK Mundspülung, Hautsalbe 1%. Auch zu Einblasungen in die Nase.

Acid. boricum, Borsäure. Farblose Kristalle. Desinfiziens. NK Verbandwasser, Spülung, Augenwasser 3%; Wundpulver, Einblasungen in Kehlkopf, Puder 10%. Salbe nach DAB 3%! Das BGA hat im Dez. 1981 vom Gebrauch von Borsäure, seiner Salze und Ester, außer in Ophthalmika, abgeraten. Gemäß Verlautbarung in Pharm. Ztg. (**128,** 2091; 1983) dürfen Fertigarzneimittel zwar keine Borsäure mehr enthalten, Rezepturen mit Borsäure aber angefertigt werden (LAK B.-W., März 1984: Auskunft BGA). Als Arzneimittel obsolet, als Bestandteil von Fertigarzneimitteln verboten, als Bestandteil von Kosmetika weiterhin zulässig. Salze der Borsäure werden gleich behandelt.

Acid. boricum solutum, Borwasser (3%ig) s. Acid. boricum.

Acid. butyl-bromallyl-barbituricum, Pernocton®. Weißes Pulver. Durchschlafmittel. Oral 0,2.

Acid. camphoricum, Kampfersäure. Farblose Blättchen.
Inn.: ND 0,5 in Oblaten gegen Nachtschweiße 2 Stunden vor dem Schweißeintritt sowie bei Cystitis.
Äuß.: Zu Pinselungen der Nase, des Rachens und Kehlkopfes in 0,5–3% Lösung in verdünnt. Alkohol. NK Schleimhautspülung 1%.

Acid. carbolicum (cristallisatum) s. Phenol.

Acid. carbolicum crudum s. Cresolum crudum.

Acid. carbolicum liquefactum s. Phenolum liquefactum.

Acid. chinicum, Chinasäure. Kristalle. Bei Gicht, Uratsteinen. ND Einnahme 0,5 als Pulver.

Acid. chromicum, Chromsäure. Rote, zerfließliche Kristalle. Ätzmittel bei Warzen, Geschwüren (NK 8%); bei Mundaffektionen 5–10%; NK Schleimhautpinselung 1%; NK Pinselung 5% bei Fußschweiß, einmal aufpinseln, evtl. nach einer Woche nochmals (Nierengift!).

Acid. citricum, Zitronensäure. Weiße Kristalle. Zus. Lebensm. u. Getränke.
Inn.: ND Einnahme 0,5.
Äuß.: NK Waschung 1%. – Auch zur Reinigung schmutziger Hände.

Acid. diaethylbarbituricum, Diäthylbarbitursäure, Diäthylmalonylharnstoff. Farbloses Kristallpulver. Schlafmittel. ND 0,25 vor dem Schlafengehen in heißem Tee oder Milch.

Acid. folicum®, Cytofol, Folsan etc. Orangegelbes Pulver. Bei Anämie 0,005 bis 0,02 tägl. per os.

Acid. formicicum, Ameisensäure. Zur Reiztherapie. Bei Neuralgien. Einspritzg. sc. 0,005 mg (0,5 ml 0,001% Lösg.). NK Einreib., Waschung 5%.

Acid. hydrochloricum, Acid muriaticum, Salzsäure (25%).
Inn.: Bei Anacidität ND 0,5 in Wasser verdünnt.
Äuß.: Gegen Fußschweiß 25,0–50,0 auf ein Fußbad.
NK: Umschlag, Waschung 1%.

Acid. hydrochloricum dilutum, verdünnte Salzsäure (10%).
Inn.: Bei Anacidität tropfenweise (15–25 Tropfen) in mindestens ½ Glas Wasser vor und zu den Mahlzeiten. ND 1,0.
Äuß.: S. Acid hydrochloric.

Acid. isopropyl-bromallyl-barbituricum, Noctal®. Weißes Pulver. Dauerschlafmittel. Abends 0,1–0,2 (ND 0,15).

Acid. jod-oxychinolin-sulfonicum, Yatren®. Blaßgelbes Pulver. Zur Wundbehandlung. (Als Puder nicht mehr im Handel.)

Acid. lacticum, Milchsäure. Dicke, sirupartige, 90% Gesamtsäure enthaltende Flüssigkeit.
Inn.: 5,0 : 150,0. 2stündl. 1 Eßlöffel voll bei Diarrhöe empfohlen. ND 0,5.
Äuß.: Als Ätzmittel unverdünnt oder mit Aqua ana (NK 50%); bei Larynxtuberkulose, Mittelohreiterung, Lupus; NK Vaginalspülung 0,5%.

Acid. methyl-cyclohexenyl-methyl-barbituricum, Evipan®. Weißes Pulver. Einschlaf- und Wiedereinschlafmittel. Abends 0,25–0,5.

Acid. methyl-phenyl-aethyl-barbituricum, Prominal®. Weißes Pulver. Antiepilepticum. Tägl. 0,1–0,6 (ND 0,2). Bei Hypertonie 3mal tägl. 0,03–0,09.

Acid. nicotinicum, Niconacid®. Weißes Pulver. Bei Stomatitis, Gingivitis; Diarrhöen. Auch bei Angina pectoris, Migräne. Tägl. 0,05–0,6 oral.

Acid. nitricum, Salpetersäure (25%). NK Schleimhautspülung 0,5%. Ätzmittel 100%.

Acid. nitricum fumans, rauchende Salpetersäure (mindestens 86%). Rotbraune, reizende Dämpfe abgebende Flüssigkeit. NK Ätzmittel 100%. Mit Glasstab oder Holzspan auftragen (Vorsicht! Starke Ätzung!) (Abzug!).

Acid. para-aminosalicylicum, PAS. Gelbl.-weißes Pulver. Gegen Tbc.

Acid. phenylaethylbarbituricum, Phenyläthylbarbitursäure, Luminal®. Pulver. Bei Epilepsie, zentralen Erregungszuständen, Schlaflosigkeit. 0,1–0,3 (ND Einnahme 0,1 als Schlafmittel; 0,015 als vegetatives Sedativum).

Acid. phenylchinolincarbonicum, Phenylchinolinkarbonsäure, Atophan. Kristallines Pulver. Fördert die Harnsäureausscheidung, entzündungswidrig und antirheumatisch. ND Einnahme 0,5. Pausen einschieben! (Vorsicht bei Lebererkrankungen!)

Acid. phosphoricum, verdünnte Phosphorsäure (25%). Farblose Flüssigkeit.
Inn.: Zur Säuerung des Harns ND 0,5 mehrmals täglich in 0,5% Lösung (wird längere Zeit vertragen!).
Äuß.: NK Mund-, Verbandwasser 2%.

Acid. picronitricum, Acid. picrinicum, Pikrinsäure. Trockenes Pulver explosiv!
Inn.: Nicht mehr benutzt.
Äuß.: Als Adstringens und Desinfiziens. Zu Umschlägen, Pinselungen. NK 1% wäßrige Lösung.

Acid. salicylicum, Salicylsäure.
Inn.: Indikationsgebiet s. Natr. salicylicum.
Äuß.: NK Verbandwasser, Mundspülung 0,3%; Pinselung (spirit. Lösung). Zahntinktur 1%; Pulver 2%; bei Gelenkrheumatismus Einreibung 5%; als Keratolytikum Schälsalbe, Schälkollodium 10%.

Acid. sulfuricum, Schwefelsäure (Gehalt 94–98%). Farb- und geruchlos, sirupdicke Flüssigkeit. Starkes Ätzmittel. Technisches Desinfektionsmittel.

Acid. sulfuricum dilutum, verdünnte Schwefelsäure (16%).
Inn.: Bei Bronchialerweiterung, Tbc. ND 0,5.
Äuß.: NK Mundspülung 2%.

Acid. tannicum, Tannin, Gerbsäure. Gelbliches Pulver. Adstringens.
Inn.: Bei Gastritis, Blutungen ND 0,2 mehrmals täglich. Pulver, Pillen.
Äuß.: Bei Katarrhen der Schleimhäute. NK Schleimhautspülg. 1%; Wundsalbe 5%; Supp. 10%; Puder, Pinselung 20% (bei hoher Konzentration ätzend!).

Acid. tartaricum, Weinsäure. Kristalle. Zu Brausemischungen, Saturationen. ND 0,5 in Pulver, Lösungen.

Acid trichloraceticum, Trichloressigsäure. Hygroskopische Kristalle. Ätzmittel in Substanz und 20% in Lösung. NK 50%. Sehr starke Säure! Bei Laryngitis NK Pinselung 1%. Zur Klauenpflege NK 100%.

Aconitinum, Aconitin.
Inn.: Bei Gicht, schweren Neuralgien. ND 0,0001. 2–3mal täglich in Pillen.
Äuß.: NK Salbe 1% (Vorsicht!).

Adalin®, Bromdiäthylacetylkarbamid. Weißes Kristallpulver. Sedativum und leichtes Hypnoticum (ND 0,5).

Adeps benzoatus, Benzoeschmalz. An Stelle von Schweineschmalz zu Salben (haltbarer).

Adeps Lanae anhydricus, Lanolinum anhydricum, Wollwachs. Als Salbengrundlage benutzt, aber nur im Gemisch brauchbar. Vermag bis 200% des eigenen Gewichts an Wasser aufzunehmen. Wird nur langsam resorbiert.

Adeps Lanae c. Aqua s. Lanolinum.

Adeps solidus, Hartfett, Stadimol®. Weiße, sich fettig anfühlende Masse. Als Suppositorienmasse.

Adeps suillus, Schweineschmalz, Salbengrundlage.

Adrenalin s. Suprarenin.

Adulsion®. Emulgier-, Dispergier-, Verdickungs- und Bindemittel. (Erforderlich 0,5–4,0%) – S. Tylose.

Aerosil®. Kolloidale, amorphe Kieselsäure. Verdickt Flüssigkeiten, auch Öle, zu beliebiger Konsistenz (12–17% in Wasser). Fließreguliermittel bei Pulvern und Tabletten!

Äther, Aether sulfuricum, Äthyläther, Schwefeläther. Stimulans, 5–10 Tropfen auf Zucker, ND 0,1. ND Einspritzung, sc. 1 ml; Mißbrauch durch Schnüffler!
Zur Inhalationsanästhesie: Aether pro narcosi.

Aether aceticus, Essigäther. Lösemittel, Mißbrauch durch Schnüffler!
Inn.: Stimulans. 5–20 Tropfen in Wasser oder auf Zucker, ND 0,2.
Äuß.: Riechmittel bei Ohnmacht. NK Waschung 100%.

Äthylenglykolmonosalicylsäureester. Ölige Flüssigkeit. Percutanes Analgeticum, Antiphlogisticum, Antipyreticum (in Usalin-flüssig).

Aethylenum perchloratum, Tetrachloräthylen, apolares Lösungsmittel für Fette und Öle, für Fleckwasser.

Aethylenum trichloratum, Trichloräthylen, apolares Lösungsmittel für Fette und Öle, für Fleckwasser.

Aethylmorphinum hydrochloricum, Dionin®. Weißes Pulver.
Inn.: Analgeticum und Hustenmittel wie Codein. ND 0,03.
Äuß.: Augentropfen NK 5% (zur Aufhellung der Hornhaut).

Agar Agar. Hydrophiler Gelbildner. Mildes Abführmittel, ND 4,0.

Agaricinum, Agarizinsäure. Gegen profuse Nachtschweiße. 0,01–0,05. ND Einnahme 0,01.

Albargin, Gelatose-Silber. Gelbes Pulver (Ag 15%). Bei Tripper und als allgemeines Schleimhautantisepticum. NK Urethralinjekt. 0,3%; Augentropfen 3%.

Albucid®, p-Aminobenzolsulfonacetylamid.
Inn.: Cystitis, Pyelitis, Meningitis, Magen-Darminfektionen etc. Zunächst 2,0, dann alle 3–4 Std. Tag und Nacht 1,0.
Äuß.: In der Augenheilkunde: Augensalbe 10%, Augentropfen 20%; Salben 10–20%.

Alcohol benzylicus. Schwach nach bitteren Mandeln riechende Flüssigkeit. Als Zahntropfen NK 100%.

Alcohol cetylicus, Lanette C®.

Alcohol cetylstearylicus, Lanette O®. Weiße bis schwach gelbliche, wachsartige Masse. Als nicht selbstemulgierender Salben-Grundstoff in Verbindung mit emulgierend wirkenden Substanzen.

Alcohol cetylstearylicus emulsificans, Lanette N®. Weiße bis gelblich-weiße, feste Masse. Als Grundstoff für Salben und Emulsionen. Bildet zusammen mit Cetiol (s. d.) als auffettender Bestandteil und „Wirkstoffgleitschiene" neutrale und reizlose Emulsionsgrundlagen.

Alcohol isopropylicus, Isopropylalkohol. Isopropylalkohol des Handels ist 100%ig. Vielfach benutzt zu Haarwässern und anderen kosmetischen Zwecken. NK als Händedesinfektionsmittel 70%. Bestimmungen betr. Arzneimittelzubereitungen siehe Kapitel 6.11. (Narkotische Eigenschaften 3mal größer als bei Äthylalkohol.) NK zu Umschlägen 40–25%.

Alcoholes Lanae, Wollwachsalkohole. Hellgelbe bis bräunlich-gelbe, wachsartige Masse. Emulgator für Salben (Wasser-in-Öl-Emulsion).

Aloe. Als Abführmittel 0,05–0,25 in Pillen (ND 0,1). – Als drastisches Abführmittel 0,25–1,0 (Vorsicht bei Schwangeren!). – Als bitteres Magenmittel 0,01–0,05. Hygroskopisch.

Alsol s. Aluminium acetico-tartaricum.

Alumen, Alaun, Kali-Alaun. Weißes Pulver. Adstringens, Desinfiziens. NK Mundspülung 2%; Augensalbe 2%; Wundsalbe 5%; Streupulver für Schleimhäute 20%. Als Beize beim Färben.
AT: 0,5% Lösung.

Alumina hydrata, Tonerdehydrat.
Inn.: Bei Diarrhöen, Cholera infant. ND 0,5 Pulv., Pill., Pastill.
Äuß.: Streupulver, als Adsorbens. NK 100%.

Aluminium acetico-tartaricum, Alsol, essigweinsaure Tonerde. Wie Liq. Aluminii acetici. Wundbehandlung, Mund- und Gurgelwasser, Umschlag etc. NK 0,75%.

Aluminium sulfuricum wie Alumen.

Amidopyrin s. Dimethylaminophenyldimethylpyrazolon.

Aminophenazon s. Dimethylaminophenyldimethylpyrazolon.

Ammonium benzoicum. Expectorans, Antispasmodicum. ND 0,5 in Lösung mehrmals tgl.

Ammonium bituminosulfonicum, s. Ichthyolum.

Ammonium bromatum, Ammoniumbromid. Als Antispasmodicum und Sedativum. Bei Keuchhusten und Epilepsie (ND 1,0) 0,1–1,0 mehrmals tgl.

Ammonium carbonicum, Hirschhornsalz. Farbl. Kristalle.
Inn.: Excitans, Expectorans, schweißtreibend. 0,25–0,5 (ND 0,3) mehrmals tgl. als Lösung.
Äuß.: Als hautreizende Salbe 1 : 3–1 : 10 Fett (NK 20%). – Als Riechmittel bei Ohnmachten, narkotischen Vergiftungen (NK 100%).

Ammonium chloratum, Ammoniumchlorid, Salmiak. Weißes Pulver. Expectorans und Mittel zur Säuerung des Harns 0,25–1,0 (ND 0,5) mehrmals tgl. in Pill., Lösg., Pastillen.

Ammonium sulfoichthyolicum s. Ichthyol.

Ammonium valerianicum. Sedativum. ND 0,2.

Amphotropin, Hexamethylenetraminsalz d. Kampfersäure. Harndesinfiziens. Einnahme 0,5.

Amylenum hydratum. Klare Flüssigkeit. Hypnoticum und Antiepilepticum. ND Einnahme 3,0.

Amylium nitrosum, Amylnitrit. Gegen Migräne, Angina pectoris, Neuralgien, Menstrualkolik. 1–2 Tropf., später mehr, auf ein Tuch geträufelt zur Inhalation. ND 0,03 (2 Tropf.). – (Vorsicht! Die Kranken können ohnmächtig werden!)

Amylum Oryzae, Reisstärke. Wie Amylum Tritici.

Amylum Solani, Kartoffelstärke. Wie Amylum Tritici.

Amylum Tritici, Weizenstärke.
Äuß.: Zusatz zu Streupulvern, Klistieren (1–2 Teel. auf 1 Tasse Wasser). NK Klysma 2%. Paste 25%. Pulverkonstituens 100%.
Inn.: ND 0,5% als Schleim nach Verkleistern.

Anaesthesin®, p-Aminobenzoesäure-Äthylester. Weißes Pulver. Lokal-Anaestheticum.
Inn.: Bei Ulcus ventriculi, bei Ca., Gastritis, kindl. Erbrechen. Als Pulver 2–3mal tgl. vor den Mahlzeiten. ND Einnahme, Zäpfchen 0,3.
Äuß.: Salben 5–10% mit Lanolin. NK Wundpulv., Wundsalbe 10%. NK Hämorrhoidalsalbe 10–30%.

Aneurinum hydrochloricum s. Vitamin B_1.

Anthrarobinum, Dioxyanthranol. Gelb-braunes Pulver. Bei Hautkrankheiten. Gute Wirkung auf Pilze und Kokken. Salbe 10–20%, in Traumaticin 10%. NK 10%.

Anthrasol. Mischung gleicher Teile gerein. Steinkohlen- und Wacholderteers mit einem Zusatz von Pfefferminzöl. Hellgelbes Öl. Anwendung wie Pix liquida. Pinselungen unverdünnt oder verdünnt (10–30%). NK Hautsalbe, Pinselung 10%. Haarwasser 2%.

Antipyrin® s. Phenyldimethylpyrazolonum.

Apomorphinum hydrochloricum, Apomorphinhydrochlorid. Weißes Pulver. Als Expectorans peroral 0,001.

Aqua Amygdalarum amararum, Bittermandelwasser (ca. 0,1% Zyanwasserstoff). Gegen Hustenreiz. ND 0,5 (20 Tropf.!) in Lösg. mehrmals tgl. (Kinder so viele Tropfen, wie sie Jahre zählen).

Aqua Aurantiii Florum, Pomeranzenblütenwasser. Korrigens. ND Einnahme 10,0.

Aqua Calcariae, Aqua Calcis, Calcaria soluta. Kalkwasser.
Inn.: Bei Diarrhöen, als Antacidum. ND 10,0 zu 200 ml Milch.
Äuß.: Bei Verbrennungen 50% mit Ol. Lini („Brandliniment"). NK Schleimhautspülung 100%.

Aqua Chloroformii. 0,5%ig. Bei Brechreiz, Magenschmerzen teelöffelweise. ND Einnahme 5,0.

Aqua Cinnamomi, Zimtwasser. Korrigens ND 10,0.

Aqua cresolica, Kresolwasser. Desinfektionsmittel NK 20% für Haut, 50% für Exkremente, Materialien.

Aqua Foeniculi, Fenchelwasser.
Inn.: Unverdünnt in der Kleinkinderpraxis als Carminativum.
Äuß.: Augenspülung 100%.

Aqua Hamamelidis Corticis, Hamamelisrindenwasser. **Inn./Äuß.:** Bei Blutungen, Hämorrhoiden. ND 10,0.

Aqua Menthae crispae, Krauseminzwasser. Als Korrigens; zum Bügeln.

Aqua Menthae piperitae, Pfefferminzwasser. Als Korrigens.

Aqua Petroselini, Petersilienwasser. Diureticum. ND 10,0.

Aqua phenolata, Aqua carbolisata, Phenolwasser (2,2% Phenol. liquefact.). Desinfiziens. NK Haut 50%. Exkremente, Materialien 100%.

Aqua Plumbi, Bleiwasser (= 2% Liquor Plumbi subacetici!). Adstringens. Zu Umschlägen NK 100% (nicht am Auge!).

Aqua Rosae, Rosenwasser. Korrigens. Waschwasser 100%.

Argentum albumino-acetylotannatum, Targesin®. Dunkle, metallisch glänzende, rotbraune Lamellen oder hygroskopisches, sprühgetrocknetes Pulver. S. Targesin.

Argentum colloidale (mindestens 70% Ag mit einem Schutzkolloid). Bei septischen Erkrankungen iv. ND 0,1 (5 ml 2%); NK Blasenspülung 0,1%; Urethralinjektion 1%; Augentropfen 5%; Wundsalbe 5%.

Argentum lacticum, Silberlaktat (mindestens 50,2% Ag). Desinfiziens. NK wie Argent. nitric.

Argentum nitricum, Lapis infernalis, Silbernitrat, Höllenstein.
Äuß.: Adstringens und Desinfiziens. NK Augentropfen 1%; Urethralinjektion 1%; zu Blasenspülungen beginnend mit 1 : 5000 und vorsichtig steigernd. Wundsalbe, Stäbchen 2%; Ätzstift 100%.
Inn.: ND Einnahme 0,01.

Argentum nitricum cum Kalio nitrico, Lapis infernalis mitigatus.
Äuß.: In Substanz als Ätzmittel, milder als Argentum nitricum.

Argentum proteinicum, Albumosesilber, Protargol. Gelbl. Pulver (mindestens 8% Ag). In die Tiefe dringendes, wenig reizendes Silberpräparat, besonders bei Gonorrhöe. Bei Wunden: Umschläge, Salben, Streupulver. Urethralinjektion 0,25–1,0%; steigernd (NK 1%); NK Stäbchen 2%; Augentropfen 10%; Wundsalbe 10%; Wundpuder 50%.

Aristamid® s. Sulfanilamidodimethylpyrimidin.

Aristochin. Neutraler Kohlensäure-Ester des Chinins. Geschmacklos. Bei Malaria, Typhus etc. ND 0,5 (in Oblaten). Bei Keuchhusten Kindern unter 1 Jahr 0,05–0,1, älteren bis 3mal tgl. 0,3.

Ascaridol, 1,4-Epidioxy-p-menthen-(2). Farblose, ölige Flüssigkeit.
Als Anthelminticum, besonders gegen Oxyuren. Erwachsene 0,6, Kinder bis 12 Jahre 0,025 pro Lebensjahr. Anschließend abführen. Wiederholung frühestens nach zwei Wochen.

Aspirin® s. Acid. acetylosalicylicum.

Atoxyl, Mononatriumsalz d. p-Aminophenylarsinsäure (ca. 24,6% As.). Bei Schlafkrankheit, Syphilis, schweren Hautkrankheiten. ND Einspritzg. im. 0,05; Einnahme 0,05.

Atropinum methylobromatum.
Inn.: Wie Atropin. sulf. 0,001–0,003 (ND 0,001).
Äuß.: Als pupillenerweiternde Augentropfen 2 Tropf. 1% Lösg. (NK 1%). Kürzere Wirkdauer als Atropinsulfat.

Atropinum sulfuricum. Alkaloid aus der Tollkirsche. Lähmt Parasympathicus, erweitert daher die Pupille, erschlafft Bronchialmuskulatur und Darm, hemmt Schweiß- und Drüsensekretion.
Inn.: Gegen Krämpfe, Koliken peroral 0,0003–0,001 (ND 0,0003), in Lösungen, Pillen. – ND Einspritzg. sc. 0,0003, Supp. 0,0003.
Äuß.: Als pupillenerweiternde Augentropfen 0,2–0,5% (NK 0,2%).

Auramin, salzsaures p,p-Tetramethyldiamino-Benzophenonketonimid. Gelber Farbstoff. Wirkt baktericid.

Avil®, Antihistaminicum und Antiallergicum.
Inn.: 2–3mal tgl. 0,025–0,05.
Äuß.: Salbe 1,5%.
Augensalbe (1%) und ölige Augentropfen (1%).

Azidamphenicol. Lokalantibiotikum.
AT: 1% Lösung.

Bacitracin, Nebacetin®. Antibiotikum.
Äuß.: Antibiotische Salbe 0,5%.
AT: 1% Lösung, 2% Salbe.

Badional® s. Sulfanilthiocarbamidum.

Balsamum peruvianum, Perubalsam.
Äuß.: Bewährter Wundbalsam. Einreibung NK 30%. – NK Wundsalbe 10%.
Inn.: Bei chron. Katarrhen der Atmungsorgane mit starker Sekretion. ND 0,5 in Pill., Emulsion 10,0 : 200,0.

Benzaldehyd. Farblose, eigenartig riechende Flüssigkeit. Ersetzt das durch Zyangehalt giftige äther. Bittermandelöl. Korrigens. NK Einnahme 0,01%.
AT: 1% Lösung.

Benzinum Petrolei, Benzin, Wundbenzin. Gegen Hautparasiten, zum Reinigen und Entfetten der Haut. NK 100%.

Benzoe, Resina Benzoe.
Inn.: Als Expectorans ND 0,5 Pill., Pulv.
Äuß.: Zusatz zu Zahn- und Räucherpulvern. – NK Mundtinktur 20%. – Räuchermittel 20%. Konservierungsmittel (für Fette) 2%.

Benzylium nicotinicum. Gelbe bis gelblich-braune, ölige Flüssigkeit. Hyperämie erzeugendes Mittel. Salbe 3–5%.

Benzylium phenylglycolicum. Pulver. Spasmolyticum.

Benzylum benzoicum, Benzylbenzoat. Ölige Flüssigkeit oder farblose Kristalle. Als Bestandteil von Salben.

Bismutum bitannicum, Tannismut®. Bräunl. Pulver (etwa 18% Wismut).
Inn.: Bei Diarrhöen mehrmals tgl. nach d. Essen ND 0,5.
Äuß.: NK Salbe, Zäpfchen 10%; Wundpulver 100%.

Bismutum oxyjodatum, basisches Wismutjodid. Rotes Pulver (etwa 61% Wismut).
Inn.: Bei Ulcus ventriculi 0,1–0,2 Pulver, ND 0,1; Zäpfchen 0,1.
Äuß.: Streupulver in der Wundbehandlung, NK 100%.

Bismutum oxyjodogallicum, Airol®. Grau-grünes Pulver (mindestens 20% Jod). Soll dem Jodoform ähnlich wirken. Weniger giftig.
Äuß.: Als Wundpulver, -gaze, -salbe 10–20%, Kollodium 10%. NK Wundsalbe 10%, Wundpulver 100%.

Bismutum subgallicum, Dermatol®. Zitronengelbes Pulver (48–52% Wismut).
Inn.: Bei Magen- und Darmerkrankungen. 0,2–0,5 als Pulver, bis 2,0 pro die. ND 0,5.
Äuß.: Als Wundpulver unverdünnt oder 50% mit Amylum. NK 100%. – NK Salbe, Supp. 10%.

Bismutum subnitricum. Weißes Pulver (ND 0,5) (71–73% Wismut).
Inn.: Bei Ulcus ventriculi 0,25–1,0 (ND 0,5) 3–4mal tgl. evtl. bis 10 g tgl.
Äuß.: Wundpulver NK 100%; Salbe NK 10%.

Bismutum subsalicylicum. Weißes Pulver (etwa 58% Wismut).
Inn.: Bei Magen- und Darmerkrankungen 0,25–0,5 mehrmals tgl. ND als Pulver 0,5.
Äuß.: Wundpulver. NK 10%.

Bismutum tannicum. Gelbes Pulver (mindestens 35,9% Wismut).
Inn.: Antidiarrhoicum, besonders bei Kindern, ND 0,5.
Äuß.: NK Salbe, Zäpfch. 10%, Wundpulver 100%.

Bismutum tribromphenylicum, Xeroform®. Gelbes Pulver (mindestens 45% Wismut).
Inn.: Bei akutem und chronischem Darmkatarrh 5,0–7,0 pro die, in Dosen von 0,5. ND 0,5.
Äuß.: Wundantisepticum: Einblasungen in Nase und Ohr, bei Hautkrankheiten. NK Salbe, Zäpfchen 10%. Wundpulver 100%.

Bolus alba, weißer Ton.
Inn.: Bei Darminfektionen und Vergiftungen 10–100 g (ND 30,0) als Aufschwemmung.
Äuß.: Als Streupulver auf wunde Stellen: 100%.

Borax, Natrium biboracicum, Natrium(bi)boricum, Natriumtetraborat.
Bei Mittelohrkatarrh warm gesättigte Lösung zu Einträufelungen in das Ohr; zu Verbänden kalt gesättigte Lösung; bei Stomatitis als Mundwasser (NK 4%). Bei Bindehautentzündung Augentropfen 2%. Das BGA hat den Gebrauch auf die Verwendung in Ophthalmika als Puffer eingeschränkt. Siehe dazu Acid. boricum.

Bromdiaethylacetylcarbamidum, Bromdiäthylacetylharnstoff, Adalin®. Weißes Pulver. Sedativum 0,5–1,5 (NK 0,5).

Bromocoll, Dibromtanningelatine. Hellbraunes Pulver.
Inn.: Bei Neurasthenie und Epilepsie. ND 1,0 (3mal tgl.).
Äuß.: Bei Hautkrankheiten NK Salbe 20%.

Bromoformium, farbl. Flüssigkeit.
Bei Keuchhusten (3–4mal tgl. 2–5 Tropf.), asthmatischen Anfällen. ND 0,1.

Bulbus Allii sativi, Knoblauch.
Inn.: Wurmmittel; gegen zu hohen Blutdruck und Arterienverkalkung. ND Einnahme 1,0. – Als Gewürz.
Äuß.: Bei Rheuma, Drüsengeschwulst zu Kataplasmen. Als Einlauf bei Würmern (NK 3,0 in 150,0 Aq. dest.).

Bulbus Scillae, Meerzwiebel (ca. 1500–2000 „Froschdosen" – Bulbus Scillae STADA ist standardisiert auf 2500 „Froschdosen"). Herzmittel: wassertreibend. 0,05–0,5 Pill., Pulv., Infus, Dekokt. ND 0,2. – Auch als Rattenvertilgungsmittel.

Butylaminobenzoyl-dimethylamino-aethanolum hydrochloricum, Pantocain®. Weißes Pulver. S. Pantocain.

C 48. Suppositorienmasse Imhausen. Gut geeignet zum Gießen.

Calcaria chlorata, Chlorkalk (mindestens 25% wirksames Chlor). Desinfiziens. 1–4%ig zu Verbandwässern. NK 2%. Für Trockenabort NK 100%.

Calcaria usta, gebrannter Kalk. Ätzkalk. Ätzmittel, NK 50%, gemischt mit Kalium caustic. 1 : 1–2 (Wiener Ätzpaste).

Calciferolum s. Vitamin D_2.

Calcium bromatum, 84% wasserfreies $CaBr_2$. Leicht zerfließl. Pulver. Vereinigung von sedativer Br- mit Ca-Wirkung. ND Einnahme 1,0.

Calcium carbonicum praecipitatum, gefälltes Kalziumkarbonat, Schlämmkreide.
Inn.: Antacidum; bei Diarrhöen. 0,5–2,5 mehrmals tgl. Pulv., Pill. ND 1,0.
Äuß.: Zu Zahnpulvern (NK 100%), Pasten (NK 50%).

Calcium chloratum. Sehr hygroskopisch. S. Liquor Calcii chlorati.

Calcium citricum. Zur Calcium-Therapie. ND Einnahme 1,0.

Calcium cyclohexenyl-aethyl-barbituricum, Phanodorm-Calcium®. Weißes Pulver. Durchschlafmittel, abends 0,25.

Calcium gluconicum. Weißes Pulver. Zur Calcium-Therapie.

Calcium glycerino-phosphoricum. Bei Erschöpfungszuständen, in der Rekonvaleszenz und den sonstigen Calcium-Indikationen.
Inn.: 0,2–0,5 mehrmals tgl. in wäßriger Lösg. ND 0,3.

Calcium hyophosphorosum, Calciumhypophosphit. Zur Calcium-Therapie.
Inn.: 0,2–0,5 (ND 0,5) mehrmals tgl. in Sirup.

Calcium jodatum. Vereinigung von Jodid- und Calcium-Ionen-Wirkung. ND Einnahme 0,25. Cave!

Calcium lacticum, Kalziumlaktat. Zur Calcium-Therapie.
Inn.: 0,2–0,5 mehrmals tgl. in Lösg. ND 1,0.

Calcium pantothenicum. Weißes Pulver. Bei entzündlichen Haut- und Schleimhauterkrankungen und schlecht heilenden Wunden; bei Störungen des Haarwuchses; zur Leberschutztherapie. Tägl. 0,05–0,2 oral.

Calcium phosphoricum, phosphorsaurer Kalk. Bei Knochenerkrankungen und Schwangerschaft.
Inn.: 0,5–2,0 mehrmals tgl. Pulv., Pillen. ND 1,0.

Calcium sulfuratum, Schwefelcalcium.
Äuß.: Als Enthaarungsmittel NK 50%. – Bei Krätze, Hautkrankheiten, Rheuma als Salbe.

Calcium sulfuricum ustum, gebrannter Gips.
Zu Gipsverbänden. NK 100% (erhärtet mit 50% Wasser).

Calmitol®. Weingeistig-ätherische Öllösung von Jodchlor-Kampferaldehyd, Mentho- und l-Hyoscinoleat (Jodgehalt nicht über ½%). Granulationsfördernd, juckreizstillend, resorptionsfördernd, leicht antiseptisch. Unverdünnt oder 1 bis 2% in Salben und Pasten.

Camphora, Kampfer.
Inn.: Bei drohendem Kollaps, bei Infektionskrankheiten, narkotischen Vergiftungen. 0,03–0,3 in Pillen, Pulvern, Emulsionen. ND 0,1. Zur sc. Injekt. in Öl ND 0,2.
Äuß.: Als Reizmittel, Hautsalbe 10–20%, Puder 10%.

Camphora monobromata. Sedativum.
ND 0,1 mehrmals tgl. in Oblaten, Kaps., Pillen, Emulsion.

Cantharides, spanische Fliegen.
Äuß.: In hautreizenden und blasenziehenden Pflastern und Salben. NK Reizsalbe 10%.
Inn.: ND Einnahme 0,01 als Aphrodisiacum.

Capsicin s. Extr. Capsici aethereum.

Carbo medicinalis, medizinische Kohle. Zur Adsorptionstherapie. ND 2,0 (Gleichzeitig Abführmittel geben, wenn die mit Giftstoffen beladene Kohle möglichst schnell herausbefördert werden soll. – Nicht unmittelbar vor oder nach dem Essen geben!).

Carboneol®. Hochprozentiger Steinkohlenteerauszug. Gegen nässende und trockene Ekzeme. Sehr mild wirkend. Als Pinselung rein oder mit Wasser verdünnt; als Zusatz zu Pasten.

Carboneum tetrachloratum, Tetrachlorkohlenstoff.
Äuß.: Als Reinigungsmittel (Dämpfe gesundheitsschädlich!).
Inn.: Obsolet.

Cardiazol®, Pentamethylentetrazol. Farblose Kristalle oder weißes Pulver. Analepticum und Stimulans, besonders für Kreislauf und Atmung. 3–4mal tgl. 20 Tropfen der 10%igen Lösung.

Carrageen, Irländisches Moos. Schleimmittel bei Husten, auch bei Durchfall. Als Schleim (NK 1%), als Gallerte (NK 5%).

Cera alba, weißes Wachs. Zu Salben und Zäpfchen.

Cera flava, gelbes Wachs. S. Cera alba.

Ceratum Nucistae, Muskatbalsam. NK Einreibung 100%.

Ceresin s. Paraffin. solidum.

Cerussa, Bleiweiß. Zu Salben und Pflastern.

Cetaceum, Walrat. Nicht reizende Salbenmasse.

Cetiol®, Oleylium oleinicum. Schwach gelbliches, klares Öl. Als Grundstoff für ölige Zubereitungen sowie als auffettender Ölkörper für Salben und Emulsionen.

Chinidinum sulfuricum. Gegen Herzrhythmusstörungen.
3mal tgl. 0,2–0,4 bis zur Normalisierung, dann mit den Dosen sinken; einige Tage lang zu geben. ND 0,2.

Chininum bisulfuricum. Wie Chininum hydrochloricum.

Chininum ferro-citricum. ND 0,5, mehrmals tgl. in Pulv. oder Pillen.

Chininum hydrochloricum. Gegen Malaria, als Wehenmittel, bei Pneumonie, gegen Grippe. Antineuralgicum, Antipyreticum. Bei Malaria (ND 0,3) mehrmals tgl. 0,5–1,0 6–12 Std. vor dem Anfall.

Chininum sulfuricum. Wie Chinin. hydrochlor.

Chininum tannicum. Beliebt bei Keuchhusten der Kinder, weil infolge Schwerlöslichkeit weniger bitter schmeckend. 2mal tgl. 0,1–0,2 in Pulver. – Für Erwachsene ND 0,5.

Chinosol®. Orthooxychinolinsulfat-Kaliumsulfat. Antisepticum. NK Desinfektionslösg. 0,1% (für die Haut); Hautsalbe, -puder 1%. In 70% Alkohol NK 0,4%.

Chloralum hydratum, Chloralhydrat. Farblose Kristalle von stechendem Geruch. Hypnoticum, Sedativum, bei Krämpfen.
0,5–3,0 in Lösung oder als Klysma in schleimigem Vehikel. ND 1,0.

Chloramin®, p-Toluolsulfonchloramidnatrium. 25% wirksames Chlor. Zur Desinfektion in 0,1–0,5%iger wäßriger Lösg. NK: Blasenspülg. 0,1%, Wundspülg. 0,25%, Gurgelwasser 0,5%, Waschwasser 0,5% (Händedesinfektion); Wundsalbe, -pulver 10%; Desinfektionsmittel 5% (für Sputum, Stuhl).

Chloramphenicolum, Chloromycetin, Leukomycin®, Paraxin®. Fast weißes Pulver. Antibioticum von großem Wirkungsbereich.
Inn.: ND Erw. 0,5–1,5. Gesamtdosis einer Behandlung max. 30,0.
Äuß.: In Lösung oder Salbe NK 1%, NK Augentropfen 0,5%.

5-Chlor-8-hydroxychinolinum. Grünlichgraues Pulver von kresolähnlichem Geruch. Stark antimikrobiell gegen Pilze, Hefen und Bakterien in 0,5%iger alkoholischer Lösung. NK: Hautsalbe, -Pinselg. 1%.

Chloroformium, Chloroform. Inhalations-, Lokal-Anästheticum. Reizmittel für die Haut. NK Einreibg. 50%, Zahntropfen 100%. Einnahme ND 0,06.

Cholecalciferol-Cholesterinum s. Vitamin D_3.

Cholinum bitartaricum. Farblose Kristalle. Bei Leberparenchymschäden.

Cholinum chloratum wie Cholin. bitartaric.

Chrysarobinum (Ausscheidungen von Andira araroba). Gelbes Pulver. Bei Schuppenflechte 5–10% in Chloroform, 2–20% (NK 5%) in Salbe; bei parasitären Hautleiden 0,1–3%. (Augenreizend!) Vgl. Cignolin!

Cibazol® s. Sulfanilamidothiazolum.

Cicaton®. Dickflüssig, dunkelbraun, nach Fleischextrakt riechend. Konzentriertes Leberhydrolysat, lebereigenes Vitamin B_{12}. Blutbildend.

Cignolin, 1,8-Dihydroxyanthranol-(9). Gelbes Pulver. Wie Chrysarobin, aber wirksamer und weniger toxisch.
NK 1% in Salben oder Benzollösung.

Cinnabaris, Zinnober. S. Hydrargyrum sulfuratum rubrum.

Cocainum hydrochloricum. Lokal-Anästheticum und Analgeticum. Zu Eingriffen an Auge, Kehlkopf, Nase, Ohr, Rachen und Kiefer. Mißbrauch pernasal!
NK: Augentropfen, -salbe 2%; Pinselung 20%, Vernebelung 1% mit 0,1% Atropin.

Cocainum nitricum. Anstelle von Cocain. hydrochl. für Mischung mit Argent. nitric.

Codeinum phosphoricum. Bei Hustenreiz, Schmerzen, Koliken, zur Ruhigstellung des Darms. ND 0,03.

Codeinum purum wie Cod. phosph.

Coffeinum, Koffein, Trimethylxanthin. Excitans, Analepticum. Herzmittel, Diureticum, spasmolytisch bei Coronarspasmen, Migräne und Asthma. ND 0,05 in Pulv., Pill. Mißbrauch als Stimulans.

Coffeinum citricum (ca. 50% Koffein).
Wie Coffein. ND Einnahme 0,1.

Coffeinum-Natrium benzoicum (39–42% Koffein). Wie Coffein. Außerdem in Lösung. ND Einnahme 0,1.

Coffeinum-Natrium salicylicum (39–42% Koffein). Wie Coffein. ND 0,1.

Colchicinum. Bei rheumatischen Schmerzen, Ischias und Gicht. ND 0,0005. 2–3mal tgl. in Pillen, Lösung.

Collargol s. Argent. colloidale.

Collodium. Sirupartige Flüssigkeit. Zum Verschließen kleiner Wunden; als Arzneiträger. Veterinärmed. für Zitzen. NK 100%.

Coramin s. Nicotinoyldiaethylamidum.

Cortex Chinae, Chinarinde. Appetitanregendes, bitteres Magenmittel. Dekokt 5–10%. ND 1,0 (10% Dekokt 10,0).

Cort. Cinnamomi, Ceylonzimt. Geruchs- und Geschmackskorrigens; bei Dyspepsie, chron. Darmkatarrh. ND 1,0 Pulver, Infus. – Als Geschmackskorrigens NK 10%. – Gewürz.

Cort. Condurango, Kondurangorinde. Bitteres Magenmittel. ND 1,0 (10% Infus 10,0).

Cort. Frangulae, Faulbaumrinde. Abführmittel, besonders bei chronischer Verstopfung. Als Dekokt 15,0–30,0 : 200,0 und als Species (1 gehäuft. Teel. auf 1 Tasse Wasser, 12 Std. kalt ziehen lassen). ND 2,0 (10% Dekokt 10,0).

Cort. Quercus, Eichenrinde. Adstringens.
Äuß.: Gegen Fußschweiß, Frostbeulen, Fluor. NK: Waschung 10%. Badezusatz 500,0 (als Dekokt zu 1 Vollbad), Mundwasser 10%.
Inn.: Gegen Durchfall. 0,5–1,0 (ND 1,0) in Pulv.; als Dekokt.

Cort. Quillaiae, Seifenrinde, Panamarinde.
Inn.: Selten als Expectorans. ND 0,2 (2% Dekokt 10,0).
Äuß.: „Biologisches" Haarshampoo. Als Waschmittel für empfindliche Stoffe.

Cort. Salicis, Weidenrinde.
Inn.: Gegen Rheuma, Fieber, Schmerzen; auch bei Blasenentzündungen; bei chronischem Magen-, Darmkatarrh. ND Einnahme 1,0.
Äuß.: Bei Wunden und Geschwüren zu Umschlägen.

Cortisonum aceticum, Cortison, Scheroson®. Farblose Kristalle. Bei rheumatischer Arthritis, Bronchialasthma, Allergien in Tabl., ND 0,025.
Salben und anderen Zubereitungsformen. NK 1%.

Cotarninium chloratum, Stypticin®. Gelbe Kristalle. Blutstillungsmittel.
Inn.: Bei zu starken menstruellen Blutungen 4–5 Tage vor und während der Blutung. ND Einnahme 0,05; Einspritzung sc. 0,05.
Äuß.: Bei Zahnblutungen 30%, Tamponade 5%.

Cremor Tartari s. Tartarus depuratus.

Creolin®. Steinkohlenteerpräparat. Desinfiziens.
Äuß.: ½–4%, NK Desinfektionsmittel 2% (für Haut). – NK Inhalation 10%. (Keine häufige Wiederholung zu vertreten.)

Cresolum crudum, Rohkresol (ca. 50% m-Kresol). Desinfektionsmittel.
NK 2% für Exkremente, Materialien.

Cumarinum. Duftstoff des Waldmeisters. Geruchskorrigens. NK 0,1% für Pulver, 0,01% für Lösungen.

Cuprum aluminatum, Kupferalaun.
NK Ätzmittel 100%. – Als oberflächlich ätzendes und adstringierendes Augenwasser. NK 0,2%.

Cuprum sulfuricum, Kupfersulfat.
Äuß.: Als Ätzmittel (NK 100%); Verbandwasser 1–3% (NK 1%); Salben 0,5 bis 1,0 : 30,0. Augenwasser, -salbe NK 0,2%. Veterinärmedizinisch NK 10%.
Inn.: Als Brechmittel 0,05–1,0 (ND 0,5).

Cyanocobalaminum s. Vitamin B_{12}.

Cycloform, p-Aminobenzoesäurealkylester. Lokalanästheticum.
Äuß.: Bei Brandwunden, Rissen. Salben 5–10% (NK 10%).
Inn.: Bei schmerzhaften Magen- und Darmleiden 0,1–0,5 (ND 0,1).

Dermatol s. Bismutum subgallicum.

Desoxycorticosteronum aceticum®, Cortenil, Cortiron, Percorten. Farblose bis gelbliche Kristalle. Bei verminderter Nebennierenrindenfunktion, Lebererkrankungen. ND 0,005–0,050.

Dextrin. Weißes oder gelbl. Pulver. Zu fixierenden Verbänden.

Dextrose s. Saccharum amylaceum.

Diacetyl-bis-oxyphenyl-Isatin, Isacen®. Weißes Pulver.
Regt durch Reizung der Dickdarmschleimhaut die Peristaltik an – ohne Nierenreizung. 0,1% in Emulsion.

Diaethylstilboestrolum, Cyren A®, Oestromon®. Farblose Kristalle. Bei hormonalen Ausfallerscheinungen. Cave!!

Diaethylstilboestrolum dipropionicum, Cyren B®. Farblose Kristalle. Bei hormonalen Ausfallerscheinungen. Cave!!

Dibromsalizyl®, 5,5-Dibrom-2,2-dioxybenzyl, DBS. Gelbes Pulver. Desinfiziens. Hemmt das Wachstum verschiedener Bakterienstämme und Kleinpilze noch in Verdünnungen von 1 : 100 000 bis 1 : 1 000 000. NK Salben 1%, alkoholische Lösungen 2% (wird bis 10% gut vertragen).

3,5-Dibromsalicylamidum. Farbloses Pulver. Stark antimikrobiell gegen Pilze, Hefen und Bakterien in 0,5%iger alkoholischer Lösung.

Dichlor-diphenyl-trichloraethanum, DDT. Weißes bis gelbliches Pulver. Kontaktinsektizid. Cave!

Dicodid®, Dihydrocodeinon. Wirkung zwischen Morphin und Codein. ND 0,005.

Digitoxinum. Wirksames Reinglykosid von Fol. Digitalis. Zur Herztherapie. ND 0,0001.

Dihydrocodeinonum bitartaricum s. Dicodid®.

Dihydrodrocodeinum bitartaricum s. Paracodin.

Dihydromorphinonum hydrochloricum s. Dilaudid.

Dihydrostreptomycinum sulfuricum. Weißes Pulver. Antibioticum. ND 0,25–2,0 im.

Dilaudid®, Dihydromorphin-Hydrochlorid. Analgeticum (5mal stärker als Morphium). ND Einnahme Zäpfchen 0,0025, sc. Einspritzg. 0,002.

Dimethylaminophenazon s. Dimethylaminophenyldimethylpyrazolon.

Dimethylaminophenyldimethylpyrazolonum, Dimethylaminoantipyrin, Dimethylaminophenazon, Aminophenazon, Amidopyrin, Pyramidon®. Antipyreticum (fast 3mal wirksamer als Antipyrin), Analgeticum. 0,1–0,2–0,3 bis 0,5 als Pulver oder in wäßriger Lösung 1–2mal tgl. (ND 0,3). – Bei akutem Gelenkrheuma bis zu 4 g über 24 Std. verteilt. Säuglingen von 4–12 Monaten: 0,05–0,1 pro dosi; Kindern von 2–5 Jahren: 0,1–0,2; von 6–12 Jahren: 0,2–0,3. Seit 1979 in der BR Deutschland außer Handel.

Dimethylcarbaminoyl-oxyphenyl-trimethylammonium bromatum, Prostigmin®. Cholinergicum, Mioticum.
Weißes Pulver. Bei atonischer Obstipation, Flatulenz, Tachycardie, Glaukom, Ozaena. Steigert Tonus und Motorik der Muskulatur. NK Augensalbe 1%.
AT: 3%.

Dionin® s. Aethylmorphinum hydrochloricum.

2,4-Dioxy-3,3-diaethyl-tetra-hydropyridinum. Weißes Pulver. Kurz wirkendes Sedativum.

Diphenhydraminum hydrochloricum, Dimethylaminoäthanol-benzhydryläther-hydrochlorid. Weißes Pulver. Beseitigt Reizzustände im vegetativen System durch seine anticholinergischen und antihistaminergischen Eigenschaften. Bei Gastritis, Ulcus, Colitis. Als Sedativum und Antiemetikum üblich geworden. ND Einnahme 0,05–0,15.

Diphenylessigsäure-β-diäthylamino-äthylester-hydrochlorid (Adiphen). Weiße Kristalle oder weißes Pulver. Spasmolyticum. Antihistaminicum.

Diphenylhydantoinum, Zentropil®. Weißes Pulver. Antiepilepticum. ND 0,3 pro die.

Diplosal, Salicylester der Salicylsäure. Antirheumaticum. 0,5–1,0 (ND 0,5) mehrmals tgl. (Tagesdosis 3,0–6,0).

2,6-Di-tert.butyl-naphthalin-4-sulfonsaures Natrium, Natriumdibunat. Farbloses Pulver, schwach hygroskopisch.
Inn.: Hustenreizstillend (1½ mal stärker als Kodein).

Diuretin® s. Theobromino-natrium salicylicum.

Dolantin®, Methyl-phenyl-piperidinocarbonoyl-aethanolum hydrochloricum, Pethidin-HCl. Weißes Pulver. Bei schwersten Schmerzzuständen. ND 0,025–0,1.

Doryl®, Carbaminsäureester des Cholinchlorids Carbacholum. Zur Erregung des parasympathischen Nervensystems. Zur Anregung der Peristaltik. Als pupillenverengendes Mittel bei der Behandlung von grünem Star. ND sc. oder im. 0,1; ND p.o. 0,004.

Dulcin®, p-Phenetylkarbamid. In Wasser wenig löslicher Süßstoff. 0,003% noch süß (0,004 = 1,0 Zucker).

Eleudron® s. Sulfanilamidothiazolum.

Elixir Aurantii compositum, Pomeranzenelixier, Hoffmanns Magen-Elixir. Stomachicum. ND 5,0.

Elixir Chinae. Stomachicum. ND Einnahme 5,0.

Elixir e Succo Liquiritiae, Brustelixir, Ringelmannsches Brustelixir. Expektorans. ND 5,0 unter gezuckerte Milch.

Elkosin® s. Sulfanilamidodimethylpyrimidin.

Emetinum hydrochloricum. Weißes Pulver. Bei Amöbenruhr ND Einspritzg. sc. 0,04. Als Expectorans ND Einnahme 0,02.

Ephedrinum basicum. Undurchsichtige Masse oder weiße Kristalle oder Körnchen. Zur Abschwellung der Nasenschleimhaut. Cave Mißbrauch!

Ephedrinum hydrochloricum, L-erythro-1-Phenyl-2-methylamino-propanol-(1)-hydrochlorid. Wie Adrenalin, vor allem bei Bronchialasthma, Vasomotorenschwäche, Heuschnupfen u. ä. – Wirkt milder, aber anhaltender und auch peroral. ND 0,01; NK Nasensalbe 3%, Nasentropfen 0,1%. Mißbrauch als Stimulans.

Ephetonin®, racemisches (optisch inaktives) Ephedrin. Gleichartige, aber schwächere Wirkung als Ephedrin, s. d. ND wie Ephedr. hydrochl.

Ergotamin, Alkaloid aus Secale cornutum. ND Einnahme 0,0001.

Eucain-B, Beta-Eucain, Benzoylvinyl-diazetonalkamin-Hydrochlorid und -laktat. Lokal-Anästheticum. 4–5mal weniger toxisch als Kokain. NK: Zur Infiltrationsanästhesie 0,1%, zur Oberflächenanästhesie 10%, Urethralinjektion 1%.

Eucalyptolum, Cineol. Zu 60–80% in Fol. Eucalypti. Wie Ol. Eucalypti.

Eucerinum® s. Unguentum Alcoholum Lanae aquosum.

Eucerinum® anhydricum s. Unguentum Alcoholum Lanae.

Euchinin, Äthylkohlensäureester des Chinins. Wirkt wie Chinin ohne dessen bitteren Geschmack. 0,25–0,5–1,0 als Pulver in Oblaten. ND 0,5.

Eucupin, Isoamyl-hydrocuprein.
Inn.: Bei Streptokokken-Infektionen 4mal tgl. 0,2–0,3 (ND 0,1).
Äuß.: Zur Behandlung schlecht heilender Geschwüre.

Eugenol s. Ol. Caryophylli.

Eukodal®, Dihydrooxycodeinonum hydrochloricum. Analgeticum der Morphingruppe.
Peroral 0,005–0,01 (ND 0,01); sc. 0,01–0,02.

Eumolloin, Salbengrundlage von hoher Wasser-Aufnahmefähigkeit.

Eumydrin, Atropinmethylnitrat.
AT: In der Augenheilkunde als Atropinersatz. 1–5%ige Lösg. NK 1%.
Inn.: Gegen Schwitzen Tbc.-Kranker, Magenkrampf, Hyperacidität des Magensaftes. 0,001–0,002. ND Einnahme, Supp. 0,001; Einspritzg. sc. 0,00025 bis 0,001 (ND 0,0003).

Eupaverin®, salzsaures Salz eines künstl. Papaverinabkömmlings. Bei spastischen Zuständen der glatten Muskulatur, z. B. Magen-, Darmspasmen, Gallenblasenkoliken, hypertonischen Zuständen. 1–3mal tgl. 0,03–0,15 peroral. ND 0,06.

Euphyllin, Theophyllin-Äthylendiamin. Diureticum und Cardiacum. 2stdl. 1 Eßl. einer Lösg. 1 : 200, ND 0,02. – ND Einspritzg. im., iv. 0,4. – Supp. 0,3 2–4mal tgl.

Euresol nicht mehr im Handel!

Evipan® s. Acid. methylcyclohexenylmethyl-barbituricum.

Extractum Aurantii, Pomeranzenschalenextrakt. Stomachicum. ND 0,5 in Mixturen.

Extr. Aurantii fluidum, Stomachicum. ND 1,0.

Extr. Belladonnae, Belladonnaextrakt. Spasmolyticum 0,01–0,05 (ND 0,01) in Pulv., Tropf., Supp.

Extr. Capsici aethereum entspricht dem früheren „Capsicin". Dickflüssiges Öl mit 1% Capsaicin. Äußerlich als Reizmittel 1% in Emulsionen, Salben. NK 0,2%.

Extr. Cardui benedicti, Kardobenediktenextrakt. Bitteres Magenmittel. 0,5–1,5 mehrmals tgl. in Kapseln, Lösg. ND 0,2.

Extr. Cascarae Sagradae fluidum, Sagradafluidextrakt. Bei Verstopfung 1–2mal tgl. ½–1 Teel. ND 2,0.

Extr. Castaneae fluidum, Kastanienfluidextrakt. (Aus Castanea sativa = Echte Kastanie. – Nicht zu verwechseln mit den gegen venöse Stauungen benutzten Auszügen aus Aesculus hippocastanum = Roßkastanie!) Bei Keuchhusten. ND 2,5.

Extr. Centaurii, Tausendgüldenkrautextrakt. Bitteres Magenmittel. In Kapseln. ND 0,2.

Extr. Chamomillae fluidum, Kamillenfluidextrakt. NK Wund- und Mundspülung 1%.

Extr. Chinae aquosum, wäßriger Chinaextrakt. Stomachicum. Mehrmals tgl. 0,5 bis 2,0 (ND 0,5).

Extr. Chinae fluidum. Stomachicum. ND 1,0.

Extr. Chinae spirituosum, weingeistiger Chinaextrakt. Stomachicum. Mehrmals tägl. 0,5–2,0 (ND 0,5) in Pillen, Mixtur.

Extr. Colocynthidis. Drastisches Abführmittel. ND 0,01.

Extr. Condurango, Kondurangoextrakt. Stomachicum. 30–60 Tropf. ND 0,1.

Extr. Faecis, Hefe-Trockenextrakt. Hellbraunes Pulver von würzigem Geruch. DAB 7 schreibt hinsichtlich der Herstellung von Pillen vor, „wenn keine besonderen Hilfsstoffe angegeben sind", Hefeextrakte zu verwenden.

Extr. Faecis spissum, Hefe-Dickextrakt. Dicker Extrakt von würzigem Geschmack. Verwendung wie vorstehend.

Extr. Filicis, Farnextrakt (25% Rohfilizin). Gegen Band- und Hakenwürmer. Einzeldosis = Tagesdosis: 6,0–10,0 in Kapseln, Emulsion. ND (6,0). 1 Std. nach der letzten Dosis ein Abführmittel. Wiederholung einer Kur erst nach 2 Monaten! Cave! (Unsichere Dosierung!)

Extr. Frangulae fluidum, Abführmittel. ND 2,0.

Extr. Gentianae, Enzianextrakt. Stomachicum. 0,5–2,0. ND 0,2 mehrmals tgl. Pillen, Solutio.

Extr. Hydrastis fluidum, Hydrastisfluidextrakt. Bei Gebärmutterblutung. Auch bei Blutspucken, Nasenbluten, chron. Bronchialkatarrh. ND 0,4.

Extr. Hyoscyami, Bilsenkrautextrakt. Schwächere Wirkung als Extr. Belladonnae. Spasmolyticum. 0,02–0,2 mehrmals tgl. Pulv., Suppos. ND 0,03.

Extr. Ipecacuanhae fluidum, Brechwurzelfluidextrakt. Expectorans. 0,03–0,1 (ND 0,05).

Extr. Malti, Malzextrakt. Kräftigungsmittel, Expectorans. Teelöffelweise in Milch, Bier. ND 10,0.

Extr. Opii, Opiumextrakt (20% Morphingehalt). S. Opium titrat. ND Einnahme, Suppos. 0,025.

Extr. Pini, Fichtennadelextrakt. ND 150,0 auf 1 Vollbad.

Extr. Primulae fluidum, Schlüsselblumenextrakt. Expectorans. ND 0,5.

Extr. Ratanhiae, Ratanhiaextrakt. Adstringens.
Äuß.: Mundspülung, Klysma; NK 5%.
Inn.: 0,5–1,0 mehrmals tgl. Pill., Mixtur. ND 0,2.

Extr. Rhei, Rhabarberextrakt. Als Stomachicum 0,1–0,3 (ND 0,2); als Laxans 0,5–1,0 (ND 0,5) in Pill., Pulv., Mixtur.

Extr. Rhei compositum, zusammengesetzter Rhabarberextrakt. Laxans. 0,25–1,0 Pill. (ND 0,5).

Extr. Salviae fluidum, Salbeifluidextrakt. S. Fol. Salviae.
Inn.: ND 0,5.
Äuß.: NK 1%.

Extr. Secalis cornuti, Mutterkornextrakt (0,4% Alkaloidgehalt). S. Secale concentratum. 0,1–0,5 Pill., Lösg. ND 0,25.

Extr. Secalis cornuti fluidum, Mutterkornfluidextrakt (0,2% Alkaloidgehalt). – Nicht mehr offizinell. S. Secale cornutum. 10–20–30 Tropf. ND 0,5 (= 17 Tropf.).

Extr. Secalis cornuti titratum siccum STADA s. Secale concentratum STADA.

Extr. Simarubae fluidum, Simarubafluidextrakt. Antidiarrhoicum. ND 1,0.

Extr. Strychni, Brechnußextrakt. Antidiarrhoicum, Stomachicum, Tonikum. 0,01–0,02–0,05. ND 0,01.

Extr. Thymi fluidum, Thymianfluidextrakt. Gegen Keuchhusten, Asthma, Bronchialkatarrh etc. (ND 1,5) mehrmals tgl.

Extr. Trifolii fibrini, Bitterkleeextrakt. S. Fol. Trifolii fibrini. (ND 0,2) Kapseln, Lösg.

Extr. Valerianae fluidum, Baldrianfluidextrakt. Nervinum, Sedativum. ND Einnahme 1,0.

Extr. Viburni prunifolii fluidum, Viburnumfluidextrakt. Krampfstillendes Mittel, gegen drohenden Abort, bei Dysmenorrhöe. 1,0–4,0 (ND 1,0) mehrm. tgl.

Faex medicinalis, medizinische Hefe. Entbitterte, untergärige Bierhefe. Bei Furunkulose, Dyspepsien, chron. Obstipation, Influenza. Tee- bis eßlöffelweise mehrmals tgl. vor den Mahlzeiten. ND 2,5.

Fel Tauri depuratum siccum, gereinigte trockene Ochsengalle. Cholagogum. ND 0,5 mehrmals tgl. in Pillen.

Ferrum-Präparate. Zur Behandlung von Bleichsucht, Blutarmut, zur allgemeinen Tonisierung. Einige auch als Adstringens.

Ferrum carbonicum cum Saccharo, Ferrum carbonicum saccharatum, zuckerhaltiges Ferrokarbonat (ca. 10% Fe). Zur Eisentherapie, s. Ferrum. 0,2–1,0 mehrmals tgl. als Pulver. ND 1,0.

Ferrum jodatum saccharatum (20% Eisenjodür). Zur Eisentherapie, s. Ferrum. 0,2–1,0 mehrmals tgl. ND 1,0. (Cave!)

Ferrum lacticum, milchsaures Eisenoxydul (ca. 20% Fe). Zur Eisentherapie, s. Ferrum. 0,1–1,0 mehrmals tgl. ND 0,5.

Ferrum oxydatum cum Saccharo. Ferrum oxydatum saccharatum. Eisenzucker (ca. 3% Fe). Zur Eisentherapie, s. Ferrum 0,5–3,0 (ND 3,0).

Ferrum pulveratum, Eisenpulver. Zur Eisentherapie, s. Ferrum. 0,05–0,2 mehrmals tgl. (ND 0,1).

Ferrum reductum, reduziertes Eisen (mindestens 96,5% Fe, davon mindestens 90% metallisches Eisen). Zur Eisentherapie, s. Ferrum. 0,05–0,5 mehrmals tgl. (ND 0,1).

Ferrum sulfuricum crudum, Eisenvitriol. Desinfektionsmittel (NK 1 kg: 5 m^3 Latrine) und zu Bädern.

Ferrum sulfuricum siccum. Zur Eisentherapie, s. Ferrum. ND 0,2 mehrmals tgl. als Schachtelpulv., Pill.

Flores Acaciae s. Flor. Pruni spinosae.

Flor. Arnicae, Arnikablüten.
Äuß.: Als Teeaufguß zu Umschlägen bei Muskelzerrungen. Verstauchungen. Prellungen. NK Umschlag 2%.
Inn.: In kleinen Gaben als Reizmittel bei Kreislaufstörungen. ND 0,2 (1 Löffel 2% Infus).

Flor. Calendulae sine Calycibus, Ringelblumenblüten.
Äuß.: Zur Wundbehandlung ähnlich wie Flor. Arnicae. Salbe NK 10%.
Inn.: Schweißtreibend; gegen Krämpfe, Darm-, Leberleiden. ND Einnahme 1,0 (zu 1 Tasse Aufguß).

Flor. Caryophylli, Gewürznelken.
Inn.: Zu Magenmitteln (aromatisierend). ND Einnahme 0,25.
Äuß.: Volkstümlich, bei Zahnschmerzen eine in defekten Zahn stecken.

Flor. Chamomiliae, Kamillenblüten.
Äuß.: Gegen Entzündungen der Haut und Schleimhaut. NK Wund- und Mundspülung 3% (als Aufg.). Badezusatz 50,0 (zu 10 l Wasser).
Inn.: Bei Verdauungsstörungen. Infus ND 1,5 (auf 1 Tasse).

Flor. Chamomillae Romanae, römische Kamillen. Anw. wie Flor. Chamomillae. Außerdem als Waschmittel für blonde Haare.

Flor. Cinae, Zitwerblüten, Wurm-, Zitwer-„Samen". Gegen Spulwürmer (da nur Lähmung erfolgt, anschließende Gabe eines Abführmittels erforderlich). Bei Überdosierung „Gelbsehen". ND 2,5 mehrmals tgl. – Obsolet!

Flor. Convallariae, Maiglöckchenblüten. Wie Herba Convallariae. ND 0,2 (10,0 2% Infus).

Flor. Crataegi, Weißdornblüten. Blutdrucksenkend, herzwirksam. ND Einnahme 1,0.

Flor. Cyani, Kornblumenblüten. Heute nur noch als Teeverschönerungsmittel. ND Einnahme 1,0 (zu 1 Tasse Aufguß).

Flor. Ericae s. Herba Callunae.

Flor. Graminum, Heublumen. Zu Umschlägen, Bädern gegen Krampfzustände, bei Rheuma- und Steinleiden. NK 50,0 zu 20 l Wasser.

Flor. Koso, Kosoblüten. Bandwurmmittel (kaum Nebenwirkungen). ND 5,0. Nach 2 Std. Abführmittel! – Obsolet!

Flor. Lamii albi, weiße Taubnesselblüten. Volkstümlich gegen verschiedene Frauenkrankheiten, gegen Katarrhe der Luftwege, des Magens und des Darms. ND 1,0 (auf 1 Tasse Aufguß).

Flor. Lavandulae, Lavendelblüten. Geruchskorrigens. Zu hautreizenden Bädern und Packungen. NK Badezusatz 100,0 (zu 20 l Wasser).

Flor. Malvae, Malvenblüten.
Inn.: Gegen Husten. ND 1,5 (Abkochg.).
Äuß.: Zu Spülungen, zum Gurgeln 1,5% als Abkochg.

Flor. Malvae arboreae, Stockrosenblüten. Wie Vorige.

Flor. Millefolii, Schafgarbenblüten. Wie Herb. Millefolii. ND Einnahme 1,0 (zu 1 Tasse Abkochg.).

Flor. Paeoniae, Pfingstrosenblüten. Heute nur noch als Teeverschönerungsmittel (früher volkstümlich gegen Gicht, Epilepsie u. a.).

Flor. Primulae cum Calycibus, Schlüsselblumenblüten. Vielfach in Hustentees. Infus. ND 1,0 (auf 1 Tasse Aufguß).

Flor. Pruni spinosae, Flor. Acaciae, Schlehdornblüten. Schwach abführend und harntreibend (in Blutreinigungstees). ND Einnahme 1,0 (zu 1 Tasse Aufguß).

Flor Rhoeados, Klatschrosenblüten. Gegen Husten und Heiserkeit. ND Einnahme 1,0 (zu 1 Tasse Aufguß). Als Teeverschönerungsmittel.

Flor. Sambuci, Holunderblüten, Fliederblüten. Schweißtreibend. Infus 5,0–15,0:150,0 mögl. heiß zu trinken. ND Einnahme 1,0 (zu 1 Tasse Aufguß).

Flor. Spiraeae, Flor. Ulmariae, Spierblumen. Gegen Fieber, Gicht. ND Einnahme 1,0 (zu 1 Tasse Abkochg.).

Flor. Stoechados, Ruhrkrautblüten, Katzenpfötchen. Harntreibend; bei Gallen-, Blasen-, Nierenleiden. ND 1,0 (zu 1 Tasse Aufguß).

Flor. Sulfuris s. Sulfur sublimatum.

Flor. Tanaceti, Rainfarnblüten. Als Wurmmittel; gegen Migräne und Neuralgien. (Mißbräuchlich als Abortivum!) ND Einnahme 1,0.

Flor. Tiliae, Lindenblüten. Schweißtreibendes Mittel. ND 1,0 (zu 1 Tasse Aufguß). Möglichst heiß trinken!

Flor. Verbasci, Wollblumen, Königskerzenblüten. Hustenmittel; schweiß-, harntreibend. ND 1,0 (zu 1 Tasse Aufguß).

Folia Belladonnae, Tollkirschenblätter. S. Atrop. sulf. ND Einnahme 0,05 (10,0 Infus 0,5%).

Fol. Betulae, Birkenblätter. Diureticum. ND 1,5 (auf 1 Tasse Aufguß).

Fol. Digitalis, Fingerhutblätter. Biologisch standardisiert. Herzmittel, besonders bei Herzinsuffizienz (= Schwäche). Harntreibend.
2–3mal tgl. 0,05–0,2 in Tabletten, Pulvern, Supp.; als Infus (0,5–1,0 : 100,0). ND 0,05.

Fol. Eucalypti, Eukalyptusblätter. Bei asthmatischen und bronchitischen Beschwerden. Teeaufguß (ND 1,5) oder zum Rauchen.

Fol. Farfarae, Huflattichblätter.
Inn.: Hustenmittel. ND 1,5 (auf 1 Tasse Aufguß).
Äuß.: Zu Umschlägen, Gurgelungen, Klistieren.

Fol. Hyoscyami, Bilsenkrautblätter. Hustenstillend und sekretionsbeschränkend bei Bronchitis. ND 0,1.

Fol. Juglandis, Walnußblätter. Adstringens.
Äuß.: Zu Fußbädern, gegen Ekzeme. NK Waschung 2,5% als Abkochg.
Inn.: Gegen Magen-, Darmkatarrh. ND 1,5 (auf 1 Tasse Aufguß) als Dekokt.

Fol. Melissae, Melissenblätter.
Inn.: Appetitanregend, gegen Blähungen, „biologisches" Sedativum. ND 1,5 (zu 1 Tasse Aufg.).
Äuß.: Zu Kräuterkissen, Umschlägen.

Fol. Menthae crispae, Krauseminzblätter. Wie Fol. Menthae pip.

Fol. Menthae piperitae, Pfefferminzblätter. Magenmittel (appetitfördernd, Magensaftsekretion anregend, krampflösend), blähungstreibend, gallentreibend, schmerzlindernd. ND 1,5 (auf 1 Tasse Aufg.).

Fol. Myrtilli, Heidelbeerblätter. Harndesinfiziens bei Blasenkatarrh; Adstringens bei Magen-, Darmkatarrh. ND Einnahme 2,5 (zu 1 Tasse Aufguß).

Fol. Orthosiphonis staminei, Orthosiphonisblätter. Harntreibend bei Nieren- und Blasenleiden, Gicht. ND Einnahme 2,5 (zu 1 Tasse Aufguß).

Fol. Rosmarini, Rosmarinblätter.
Äuß.: Hautreizmittel. NK Waschung 1% als Aufguß.
Inn.: Carminativum. ND Einnahme 1,5 (zu 1 Tasse Aufguß). Gewürz.

Fol. Rubi fruticosi, Brombeerblätter. Zu Hausteemischungen, schwach adstringierend. ND Einnahme 1,5 (zu 1 Tasse Aufguß).

Fol. Salviae, Salbeiblätter.
Äuß.: Bei Mandelentzündung, Entzündungen des Zahnfleisches, zu Mundspülungen NK 2,5% (als Aufguß), zum Gurgeln.
Inn.: Gegen Nachtschweiß Tbc.-Kranker (Infus 10,0–20,0 : 200,0, kalt trinken). ND Einnahme 1,5 (zu 1 Tasse Aufguß).

Fol. Sennae, Sennesblätter. Laxans (wirkt auf den Dickdarm; sicher wirkend bei akuter Verstopfung). ND Einnahme 2,0 (durch wäßrige Kaltmazerate lassen sich die bei anderen Zubereitungsarten oft auftretenden kolikartigen Leibschmerzen vermeiden). Cave Gewöhnung und Abusus!

Fol. Stramonii, Stechapfelblätter. Asthmamittel. Zum Rauchen (ND 1,0) und Räuchern. Seltener innerlich als Teeaufguß.

Fol. Trifolii fibrini, Bitterklee, Fieberklee, Dreiblatt. Bittermittel: zur Förderung des Appetits, zur Anregung der Magentätigkeit; volkstümlich als Fieber- und Migränemittel. 0,5–4,0 (ND 1,0) mehrmals tgl. oder 10–15% Infus. Dekokt.

Fol. Uvae Ursi, Bärentraubenblätter. Harndesinfiziens: gegen Blasen-, Nierenleiden. Wirkung tritt aber nur im alkalisch reagierenden Harn ein (Gegensatz: Hexamethylentetramin, s. d. – Gleichzeitige Darreichung von beiden ist fehl am Platze!). Als Tee 1 Eßl. auf 2 Tassen. ND 2,0.

Folliculi Sennae, Sennesbälge, Sennesschoten. Wie Folia Sennae, doch milder wirkend.

Formaldehyd solutus, Formalin®, Formaldehydlösung (mindestens 35% Formaldehyd). Klare, stechend riechende Flüssigkeit. Zur Desinfektion von Böden, Gegenständen, Instrumenten NK 3%. Ebenso zur Hautwaschung und Vaginalspülung. Zur Unterdrückung örtl. Schweißbildung Hautpinselung NK 10% in Spiritus.

Fructus Anisi, Anis. Hustenmittel (lösend), Magenmittel (krampflösend, blähungstreibend); zur Förderung der Milchsekretion; Geruchs- und Geschmackskorrigens. ND 1,0.

Fruct. Anisi stellati, Sternanis. Wie Fruct. Anisi.

Fruct. Capsici, spanischer Pfeffer, Paprika.
Inn.: Stomachicum. 0,05–0,5 in Pulver. ND 0,05 Aufg., Gewürz.
Äuß.: Als hautreizendes Mittel.

Fruct. Cardamomi, Malabar-Kardamomen. Geschmackskorrigens und Magenmittel (ND 0,5). Gewürz.

Fruct. Carvi, Kümmel. Magen- und Darmmittel (krampflösend, blähungstreibend); zur Förderung der Milchsekretion. 0,5–2,0 Pulver mehrmals tgl. Infus 5–20%. ND 1,0.

Fruct Ceratoniae, Johannisbrot. Als Abführmittel.

Fruct. Cocculi indici, Semen Cocculi, Kokkelskörner. Als Fischgift.

Fruct. Coriandri, Korianderfrüchte. Magenmittel (ND Einnahme 1,0). Geschmackskorrigens.

Fruct. Cubebae, Kubeben. Als Mittel bei Tripper obsolet. Gewürz.

Fruct. Cynosbati cum Semine, Hagebutten. Gegen Wassersucht, Nieren-, Blasen-Gallensteine; Vitamin-C-Träger; Antidiarrhoicum. ND 2,5 (auf 1 Tasse Aufguß).

Fruct. Foeniculi, Fenchelfrüchte.
Inn.: Blähungstreibend, schleimlösend (Fenchelhonig!). Korrigens. 0,5–2,0 mehrmals tgl. Pulv., Infus ND 1,0.
Äuß.: Zu Augenwasser.

Fruct. Juniperi, Wacholderbeeren.
Inn.: Harntreibend. 1,2–2,0 (ND 2,0) mehrmals tgl. Pulv., Infus. 10,0–20,0 : 150,0. (In größeren Dosen Reizung bzw. Schädigung der Nieren; Vorsicht, besonders bei bereits bestehenden Nierenschädigungen!)
Äuß.: Bei Rheuma ND Badezusatz 100,0 (als Aufg. zu 1 Vollbad).

Fruct. Myrtilli, Heidelbeeren.
Inn.: Gegen Durchfall ND 5,0 als Dekokt oder einzeln Beeren langsam zerkauen.
Äuß.: Bei Ekzemen, zu Mundspülungen.

Fruct. Petroselini, Petersilienfrüchte.
Inn.: Harntreibend; mißbräuchlich als Abortivum. 0,5–2,0 mehrmals tgl. Pulv., Infus. ND 1,0.
Äuß.: Gegen Kopfläuse, Mücken. – Obsolet!

Fruct. Phaseoli sine Semine, Bohnenhülsen, Bohnenschalentee. Volksmittel gegen Diabetes; harntreibend (gegen Gicht). ND Einnahme 2,5 (zu 1 Tasse Aufguß).

Fruct. Piperis albi, weißer Pfeffer. Wie folgender. ND Einnahme 0,5. Gewürz.

Fruct. Piperis nigri, schwarzer Pfeffer.
Inn.: Verdauungsfördernd, appetitanregend. ND 0,2 mehrmals tgl. Gewürz.
Äuß.: Zu hautreizenden Einreibungen.

Fruct. Rhamni catharticae, Kreuzdornbeeren. Abführmittel, besonders in der Kinderpraxis. ND Einnahme 3,0 (30,0 Dekokt 10%). Cave Gewöhnung!

Fungichthol®. Durch Leukichthol gelöste freie Fettsäuren. Bei Pilzerkrankungen unverdünnt oder als 10–20%ige Salbe.

Gelatina alba, weißer Leim. Reizmildernd. Angeblich Gerinnung und Viskosität des Blutes fördernd. Bei innerlichen Blutungen oral oder auch im. ND Einnahme 5,0 (als Dekokt 5%). Einspritzg. im. 2,0 (20 cm: 10% Lösung) als Gelatina sterilisata. Zur Stärkung von Haarwuchs und Nägeln (ND 10,0) einnehmen.

Gentianaviolett, Triphenylmethanfarbstoff.
Inn.: Bei Oxyuren (nicht bei Askariden!). 3mal tägl. 0,06 vor dem Essen in darmlöslichen Kapseln. ND (0,05).
Äuß.: Zur Mikroskopie.

Ginseng s. Rad. Ginseng.

Glandulae Thyreoideae siccatae, getrocknete Schilddrüsen (mindestens 0,18% J). Gelbbraunes Pulver. Bei Fettsucht. Myxödem, Schuppenflechte. 0,1–0,2 (ND 0,1) pro die, allmählich steigend bis auf 0,4 pro die in Pill.

Glycerinum, Glyzerin, Glycerol.
Äuß.: Bei Schrunden, gegen rauhe Hände unverdünnt auf die vom Waschen noch feuchte Haut. Als Abführmittel Klistier (ND 5,0 unverdünnt) oder Supp. 1,0–2,5 (ND 2,0) mit Seife oder Gelatine.
Inn.: Bei Nierensteinkoliken 20,0 : 200,0, stündl. 1 Eßl. (ND 4,0 in 20% Lösg.). Obsolet.

Glycerinum anhydricum, wasserfreies Glyzerin. Klare, fast farblose, geruchlose, sirupartige Flüssigkeit von süßem Geschmack. Die Süße erreicht etwa 60% der des Rohrzuckers. Beim Stehenlassen an der Luft vermag es bis zu 50% seines Gewichtes an Wasser aufzunehmen. Anwendung wie Glyzerin.

Glycerinmonostearat. Weiße, feste Masse. Zur Herstellung emulgierender Salbengrundlage (war Bestandteil von Ungt. leniens [DAB 7]!).

Granugenol®, gereinigtes Mineralöl. Wirkt auf das Wachstum des Bindegewebes bei der Wundheilung. NK Wundpuder, -paste 50%, Wundöl 100%.

Guajacolum, Brenzcatechinmethyläther. Antisepticum, Antipyreticum.
Inn.: ND 0,2 wäßrig-spirituose Lösg. oder in Kaps., Pill.
Äuß.: NK Pinselung, Einreibung 10%.

Guajacolum carbonicum. Wie Guajacolum, belästigt nicht die Verdauung. 0,2–5,0 morgens und abends als Pulv., allmählich steigend. ND 0,5.

Guajacolum valerianicum. An Stelle von Kreosot bei Tbc. und zur Darmdesinfektion. 0,2–0,6–1,8 mehrmals tgl. in Kaps., in Haferschleim oder Lebertran etc. ND 0,5.

Gummi arabicum, arabisches Gummi.
Inn.: Als reizmilderndes Mittel bei Katarrhen der Atmungswege und des Darmes, als Geschmackskorrigens in Lösung. Als Bindemittel für Pillen, Tabletten, Emulsionen. ND Einnahme 3,0 (= 9,0 Mucilago Gummi arabici).
Äuß.: Klysma 1 : 3 Wasser. NK 15%.

Gutti, Gummigutt. Kräftig wirkendes Abführmittel (fast nur noch in der Tiermedizin angewendet). 0,01–0,3 Pill., Pulv. ND 0,1. – Obsolet!

Herba Absinthii, Wermut. Appetitanregend, verdauungsfördernd; gegen Magenkrämpfe, Blähungen, chronischen Darmkatarrh. 1,5–2,5 mehrmals tgl. als Pulver, als Dekokt oder Infus (5,0–15,0 : 150,0). ND 1,0 (auf 1 Tasse Aufguß).

Herba Adonidis vernalis, Adoniskraut. (Wirkungswert schwankt. Eine standardisierte Droge ist Herba Adonidis STADA mit 2000 Froschdosen.) Herzmittel; harntreibend, krampflösend, beruhigend. ND 0,2 (10,0 Infus 2%).

Herba Alchemillae, Frauenmantelkraut. Adstringens.
Inn.: Bei Magen- und Darmkatarrhen. ND Einnahme 1,0 als Abkochung.
Äuß.: NK zu Umschlägen 10%.

Herba Artemisiae, Beifußkraut. Ähnlich wie Herb. Absinthii, s. d. ND Einnahme 1,0.

Herba Asperulae, Waldmeisterkraut.
Äuß.: Bei Geschwüren und Wunden.
Inn.: Gegen Bronchialkatarrh, Wassersucht. ND Einnahme 1,0. Als aromatisierender Zusatz zu Tees.

Herba Bursae pastoris, Hirtentäschelkraut. Unsicheres Blutstillungsmittel. ND 2,5 (auf 1 Tasse Aufguß). Bowle.

Herba Callunae, Herba Ericae, Heidekraut. In der Volksheilkunde gegen Blasenleiden, Rheuma, Gicht. ND Einnahme 1,5 (zu 1 Tasse Abkochung).

Herba Cardui benedicti, Kardobenediktenkraut.
Inn.: Bitteres Magenmittel. ND Aufg. 1,0 (Vorsicht bei Schwangeren!).
Äuß.: Gelegentlich bei schlecht heilenden Wunden, Frostbeulen als Aufguß.

Herba Centaurii, Tausendgüldenkraut. Bittermittel: bei Verdauungsstörungen und Magenschwäche. 1,0–2,5 (ND 1,0) Pulv., Tee.

Herba Chelidonii, Schöllkraut.
Inn.: Gegen Schmerzen bei Magen-, Darm-, Gallenleiden. ND Einnahme 0,5. Cave Separandum!
Äuß.: Frischer Milchsaft gegen Warzen.

Herba Cochleariae, Löffelkraut.
Inn.: Schwach abführend und diuretisch. Als Infus ND 1,5 (auf 1 Tasse Aufguß).
Äuß.: Zu Gurgelungen 5% (1 Teel. auf 1 Glas Wasser).

Herba Convallariae, Maiglöckchenkraut. Herzmittel, diuretisch wirkend. ND 0,03 (10,0 Infus 0,3%).

Herba Convolvuli, Ackerwindenkraut. Volkstümlich als Abführmittel.

Herba Equiseti, Schachtelhalm. Zinnkraut.
Inn.: Bei Lungen-Tuberkulose, inneren Blutungen (harntreibende Wirkung wird angezweifelt). Zur Teebereitung ND 1,5 (auf 1 Tasse Abkochg.).
Äuß.: Zu Bädern bei Hautkrankheiten und als Gurgelwasser.

Herba Ericae s. Herba Callunae.

Herba Galeopsidis, Hohlzahnkraut. Bei beginnender Lungen-Tuberkulose (wegen des Kieselsäuregehaltes). ND 2,0 (zu 1 Tasse Abkochung). Obsolet!

Herba Herniariae, Bruchkraut. Harntreibend: gegen Wassersucht, bei Blasenkatarrh. ND Einnahme 1,5 (zu 1 Tasse Abkochung).

Herba Hyperici, Johanniskraut. Schwaches Adstringens, „biologisches" Sedativum und Antidepressivum.
Inn.: Gegen Durchfall, Ruhr. Reizmildernd und entzündungshemmend bei Gallen- und Nierenleiden.
Äuß.: Als Wundmittel. NK Waschung 5% als Aufguß.

Herba Lobeliae, Lobelienkraut. S. Lobelinum. ND Einnahme 0,05.

Herba Majoranae, Majorankraut.
Inn.: Bei Verdauungsschwäche, Magenkrampf, Blähungen.
Äuß.: NK Mundspülung, Umschlag 5% (als Aufguß). Salbe gegen Schnupfen (NK 5–10%).

Herba Meliloti, Steinklee, Honigklee.
Äuß.: Als erweichender und zerteilender Breiumschlag (NK 50%) bei Anschwellungen, Geschwüren.
Inn.: Schleimlösend, harntreibend, Korrigens.

Herba Millefolii, Schafgarbenkraut. Aromatisches Bittermittel: bei Verdauungsstörungen, Leibschmerzen, Magen-, Darmkatarrh; gegen Blutungen: Gebärmutter-, Hämorrhoidalblutungen; bei Leber- und Nierenleiden; gegen Blasenschwäche. ND 1,5 (auf 1 Tasse Aufguß).

Herba Plantaginis lanceolatae, Spitzwegerichkraut. Gegen Husten, als Blutreinigungsmittel. ND 1,0 (20,0 Dekokt 5%).

Herba Plantaginis majoris, Breitwegerichkraut. Sehr ähnlich wie das Vorige.

Herba Polygalae amarae cum Radicibus, bitteres Kreuzblumenkraut. Expectorans (Ersatz für Rad. Senegae); bitteres Magenmittel. ND 1,5 (auf 1 Tasse Abkochg.).

Herba Polygoni avicularis, Vogelknöterichkraut. Bei Lungen-Tuberkulose: harntreibendes Mittel (bei Nierenleiden, Gicht); Adstringens (gegen Durchfall). ND 1,5 (auf 1 Tasse Abkochg.).

Herba Pulmonariae, Lungenkraut. Gegen Erkrankungen der Atmungsorgane. ND Einnahme 1,5 (zu 1 Tasse Abkochung).

Herba Rubi fruticosi s. Fol. Rubi fruticosi.

Herba Serpylli, Quendel, wilder Thymian. Wie Herba Thymi.

Herba Solidaginis s. Herba Virgaureae.

Herba Spiraeae, Spierblumenkraut. S. Flor. Spiraeae.

Herba Tanaceti, Rainfarnkraut. Wie Flor. Tanaceti, aber schwächer wirkend. ND Einnahme 2,0 als Aufguß.

Herba Thymi, Thymian, römischer Quendel.
Inn.: Als schleimlösendes Mittel (bei Husten, Keuchhusten, Bronchitis). ND Einnahme 1,5 (zu 1 Tasse Aufguß).
Äuß.: Zu Bädern, Mundwässern. Umschlag NK 5% (als Aufguß).

Herba Urticae, Brennesselkraut.
Inn.: Blutbildend, harntreibend, verdauungsfördernd, bei Blutungen, bei rheumatischen und Hautkrankheiten. In der Urologie. ND Einnahme 1,5 (zu 1 Tasse Abkochung).
Äuß.: Als Haarwuchsmittel (NK 5% als Abkochung), zu Spülungen, Umschlägen.

Herba Violae tricoloris, Stiefmütterchen. Schleimlösend, schweiß- und harntreibend. ND 1,5 (zu 1 Tasse Aufguß).

Herba Virgaureae, Herba Solidaginis, Goldrutenkraut. Gegen Wassersucht, Harngrieß, Harnverhaltung. ND Einnahme 0,5.

Herba Visci albi, Mistelkraut. Volkstümlich gegen Epilepsie, Krämpfe, Blutungen, zu hohen Blutdruck, Arterienverkalkung. ND Einnahme 2,5 (auf 1 Tasse Kaltauszug).

Hexamethylentetramin, Urotropin. Spaltet bei genügend saurer Reaktion in den Harnwegen Formaldehyd ab, wirkt diuretisch und entwicklungshemmend auf Mikroorganismen. ND 0,5 in ¼ l Wasser oder kohlensaurem Wasser gelöst; ND Einspritzung iv. 2,0 (5 cm^3 40% Lösg.).

Homatropinum hydrobromicum. Weniger wirksam und giftig als Atrop sulf. (s. d.), auch geht die Akkommodationslähmung schneller zurück. ND Einnahme 0,005.
Äuß.: NK 0,5%.

Hydrargyrum bichloratum, Sublimat, Quecksilber(II)-chlorid. Weißes Pulv.
Äuß.: Antisepticum und Kausticum. NK 0,1%. Besser in Form von Sublimatpastillen (mit gleich. Teilen Kochsalz).

Hydrargyrum chloratum, Kalomel, Quecksilber(I)-chlorid. Weißes Pulv.
Inn.: Als Laxans f. Erwachsene 0,2–0,5 (ND 0,2) mehrmals tgl.; für Kinder 0,01–0,05. Als Cholagogum 0,01–0,03. Als Diureticum 2,0. Obsolet! Cave!
Äuß.: Als Kehlkopf- und Schnupfpulv. 1 : 2–10 Sacchar. Lactis.

Hydrargyrum chloratum vapore paratum. Stärker wirkend als Hydrargyrum chloratum.

Hydrargyrum oxycyanatum, Quecksilberoxycyanid. Weißes Pulver.
Äuß.: Zur Händedesinfektion 0,1%. Zu Spülungen der Augenlider, der Blase und vorderen Harnwege 1 : 5000.

Hydrargyrum oxydatum, rotes Quecksilberoxid. Gelblich-rotes Pulver. Bei schlecht heilenden Geschwüren. NK 10%.

Hydrargyrum praecipitatum album, weißes Quecksilberpräzipitat. NK Augensalbe 1%, Hautsalbe 10%.

Hydrargyrum sulfuratum rubrum, rotes Quecksilbersulfid, Zinnober. Lebhaft rotes Pulv. Zusatz zu Ätzmitteln, zu Schwefelsalben und zu grauer Salbe, um deren Farbe zu verdecken. NK Hautsalbe 10%.

Hydrastininium chloratum, Hydrastininium hydrochloricum, Hydrastininchlorid. Bei Uterusblutungen, Blutspucken. 0,01–0,03 (ND 0,01) in Pillen.

Hydrogenium peroxydatum solutum, verdünnte Wasserstoffperoxidlösung, 3%. Als Mund- und Gurgelwasser 1 Eßl. auf 1 Glas Wasser. Unverdünnt zur Auswaschung stark verschmutzter Wunden (NK = 10fach verdünnt); als Ohrtropfen mit Spiritus oder Wasser ana (= NK); zum Bleichen der Haare unverdünnt.

Hydrogenium peroxydatum solutum concentratum, konzentrierte Wasserstoffperoxidlösung, 30%. Technisch als Bleichmittel.

Hyoscinum hydrobromicum s. Scopolaminum hydrobromicum.

Hyoscyaminum. Weißes bis gelb-weißes Pulver. Isomer dem Atropin, wirkt stärker als Atropin. 0,0002–0,001 (ND 0,0002).

Ichthammon, Ammoniumsalz einer aus bituminösem Schiefer gewonnenen Sulfosäure. Dickfl., dunkle Flüssigkeit. ND Einnahme 0,25; Supp., Kugeln 0,25, NK Salbe, Pinselung 10%.

Ichthargan, ichthyolsulfosaures Silber. Braunes Pulv. Antisepticum und Adstringens. Urethralinjekt. 0,02–0,2%. NK 0,1%.

Ichthyolum, Ammonium sulfoichthyolicum, Ammonium bituminosulfonicum. Teerartige Flüssigkeit mit 10% Schwefel. Bei Psoriasis, Ekzem, bei chron. Gelenk- und Muskelrheuma, Frostschäden. ND, NK wie Ichthammon in Wasser, Salben. Bei Furunkeln 20–50%ige Salbe.

Isopropylalkohol s. Alcohol isopropylicus.

Jodoformium, Jodoform. Zitronengelbes, durchdringend riechendes Pulver. Desinfiziens bei chirurgischen Verbänden. Bei tuberkulösen Abszessen. NK Einspritzg. 10% (mit Glycerin angerieben) in Fistelgänge. Stäbchen 10%, Einreibung 3%, Wundsalbe 10%, Pinselung 10%, Wundpulver 100%.

Jodum, Jod. Schwarzgraue, glänzende Blättchen von eigenartigem Geruch.
Äuß.: Desinfiziert und hyperämisiert die Haut und Schleimhäute, daher auch schmerzlindernd. Als Tct. Jodi (s. d.), in Salben (NK 2%), Vasogen, Vasoliment, Pinselung (NK 7%).
Inn.: Als Tct. Jodi und Lugolsche Lösg. tropfenweise, meist verdünnt, bei den Indikationen der internen Jodtherapie (s. Kal. jodat.).

Jothion®. Gelbliche, ölartige Flüssigkeit. Jodgehalt ca. 80%. Zur perkutanen Jodapplikation in öliger Lösung oder Salbenform. NK 10%.

Kali causticum fusum, Kaliumhydroxyd, Ätzkali, KOH. Tief wirkendes Ätzmittel. NK 100%. Techn. zur Herstellung von Schmierseife.

Kalium bitartaricum depuratum s. Tartarus depuratus.

Kalium bromatum, Kaliumbromid (ca. 66% Br). Sedativum. Bei Epilepsie 0,5–2,0 mehrmals tgl. Pill., Pulv., Solutio. ND 1,0.

Kalium carbonicum crudum, Pottasche (mindestens 89% Kal. carbon.). Zusatz zu reizenden und hauterweichenden Bädern. NK: Waschung 2%, Salbe 5%, Einreibung 10%, Badezusatz 0,1%.

Kalium chloratum, Kaliumchlorid. KCl. Früher als Fiebermittel. Zur Kaliumsubstitution ND Einnahme 1,0. Vorsicht vor Verwechslung mit Kalium chloricum!

Kalium chloricum, Kaliumchlorat. $KClO_3$. Als Mundwasser 2,0–3,0 : 100,0. NK 2% (Vorsicht Blutgift!).

Kalium jodatum, Kaliumjodid. Weiße Kristalle.
Inn.: Große Dosen (2–3mal tgl. 0,5–2,0) bei Bronchialasthma und chron. Metallvergiftungen.
Mittlere Dosen (0,1–0,5 2–3mal tgl.) zur Resorptionsbegünstigung bei Exsudaten, chron. Gelenkaffektionen, zur Erleichterung der Sekretion bei Katarrhen, besonders Bronchitis. ND 0,5.

Kleine Dosen (0,0003–0,001 wöchentlich) zur Verhütung endemischer Struma. Zur Basedowbehandlung intermittierende kleine Jodgaben (0,04–0,08 pro die) 10–14 Tage mit mehrtägigen Pausen.
Als Kropfprophylakticum ND 0,00005.
Äuß.: Salben 0,25–2,0 : 10,0. NK 10%.
AT: 1% (bei grauem Star).

Kaliumnatriumtartrat s. Tartarus natronatus.

Kalium permanganicum, Kaliumpermanganat, übermangansaures Kali. Dunkelviolette Kristalle. Die schwach rot gefärbte, wäßrige Lösung als Mundwasser (NK 0,05%), zu Mund- und Fußbädern bei vermehrter Schweißsekretion; NK 0,1%ig zu Magenspülungen bei starken Zersetzungen des Mageninhalts, bei Morphinvergiftungen. 0,05–0,5%ig (NK 0,1%ig) zur Urethralinjekt. bei Gonorrhöe, zu Blasenspülungen. Sc. bei Schlangenbissen in deren Umgebung (0,5 cm^3 einer 1%igen Lösung). Mißbrauch in explosiven Mischungen von jungen „Chemikern".

Kalium sulfoguajacolicum, guajakolsulfosaures Kalium, Thiokol®. Bei Tbc. und chronischen Bronchitiden als Expectorans ND 0,5.

Kalium sulfuratum, Schwefelleber. Zu Bädern gegen Rheuma und Hautkrankheiten. 50,0–150,0 (ND 100,0) auf 1 Vollbad (nicht in Metallwanne!). NK Waschung 10%. Zum Schwärzen von Kupfergegenständen.

Kalium tartaricum, weinsaures Kalium. Diureticum. 1,0–2,0 (ND 2,0).

Kalomel s. Hydrargyrum chloratum.

Kamala. Rotes Pulver. Bandwurmmittel (gleichzeitig auch abführend!). 8,0–10,0 in 2 Portionen mit Wein oder Wasser genommen, in Oblate oder Latwerge. ND 10,0, Kinder: 1,5–3,0. – Obsolet!

Kaolin s. Bolus alba.

Karwendol. Wie Ichthyolum. (Wird nicht mehr hergestellt!)

Keratinum, Hornstoff. Zum Überziehen von Pillen benutzt, die sich erst im Darm lösen sollen. Unzuverlässig!

Khellin. Bestandteil von Fruct. Ammi visnagae. Bei Angina pectoris und Asthma. 3mal tgl. 0,05–0,1.

Kreosotum, Kreosot. Klare, ölartige Flüssigkeit.
Inn.: Bei Tbc. 0,01–0,5 in Kapseln. ND 0,1.
Äuß.: Bei Zahnschmerz auf Watte in den Zahn legen. NK Mundspülung 0,5%, Hautsalbe 3%.

Kreosotum carbonicum. Zähe Flüssigkeit. Bei Tbc. ND Einnahme 0,5.

Lactophenin®. Kristalle. Analgeticum und Antipyreticum mit sedativer Nebenwirkung. ND 0,25 (0,5–3,0 pro die) als Pulver.

Laevulose, Fruchtzucker. Besitzt den Nährwert des Rohrzuckers und wird bei Diabetikern z. T. assimiliert.

Laminaria, Stipites, Stipites Laminariae, Laminariastifte. Als Quellstifte zur Erweiterung des Gebärmutterhalses, zur Erweiterung enger Wundkanäle.

Lanette C® s. Alcohol cetylicus.

Lanette E® s. Natrium cetylstearylosulfuricum.

Lanette N® s. Alcohol cetylstearylicus emulsificans.

Lanette O® s. Alcohol cetylstearylicus.

Lanolinum, wasserhaltiges Wollwachs. Gelblich-weiße, salbenartige Masse. Als Salbengrundlage. Vermag bis zur doppelten Menge Wasser aufzunehmen.

Lanolinum anhydricum s. Adeps Lanae anhydricus.

Lenicet, schwer lösl. basisches Aluminiumazetat. Adstringens. NK Wundsalbe 10%, Wundpulver 100%.

Lenigallol, Pyrogalloltriazetat. Pulver. Bei Hautkrankheiten. 0,5–30% in Salben. NK 10%. NK Wundpulver 100%.

Leukichthol®. Rezepturbezeichnung für Ichthyoll-hell. Wie Ichthyol.

Liantral®, gereinigter Steinkohlenteer. Schwarzbraun, dickflüssig. Bei Hautkrankheiten. Wie Pix liquida.

Lichen islandicus, isländisches Moos. Schleim- und Bitterdroge. Als Amarum ND Einnahme 1,5 (zu 1 Tasse Aufg.). Als Gallerte ND Einnahme 10,0 (20% Dekokt).

Lignum Guajaci, Guajakholz. Stoffwechselmittel; harntreibend, schweißtreibend. ND 1,5 (auf 1 Tasse Abkochg.).

Lign. Quassiae, Quassiaholz. Bitteres Magenmittel. Mehrmals ND 0,5. (Vorsicht bei Schwangeren!)

Lign. Santali rubri, rotes Sandelholz. Zum Färben von Teegemischen.

Lign. Sassafras, Sassafrasholz. Harntreibend (zu „Blutreinigungstees"). 0,5–2,0 mehrmals tgl. in Pulv., Infus. ND 1,0.

Linimente. Durchweg zu hautreizenden Einreibungen, unverdünnt.

Linimentum ammoniato-camphoratum, flüchtiges Kampferliniment. NK Einreibung 100%.

Linimentum ammoniatum, Linimentum volatile, flüchtiges Liniment. NK Einreibung 100%.

Linimentum saponato-camphoratum, Opodeldok. NK Einreibung 100%.

Liquor Aluminii acetico-tartarici, Aluminiumacetat-tartrat-Lösung mit 1,3–1,4% Aluminium und 4,3–4,9% Essigsäure. Anwendung wie die bisherige „Essigsaure Tonerde".
NK Wundspülung, Umschlag 7% (1 Eßl. auf ¼ l. Wasser); Blutstillungsmittel 25%; Salbe 50%.

Liquor Ammonii acetici, Spiritus Mindereri.
Inn.: ND 10,0 mehrmals tgl. als Diaphoreticum in Lindenblüten- oder Fliedertee.
Äuß.: Einreibung unverdünnt.

Liquor Ammonii anisatus, „Anistropfen". Expectorans. ND 0,5 (27 Tropf.) mehrmals tgl. in Hustentee, heißem Zuckerwasser, Schleim. Kinder 2–5 Tropfen (nicht unverdünnt!).

Liquor Ammonii caustici, Ammoniakflüssigkeit, Salmiakgeist. 10% Ammoniak.
Inn.: ND Einnahme 0,25.
Äuß.: NK Einreibung 10%, hautrötend, ätzend. Bei Insektenstichen NK 100%. Exzitierendes Riechmittel NK 100%.

Liquor Calcii chlorati. Enthält ca. 50% Calcium chloratum cristallisatum.
Inn.: Bei Heufieber, Urticaria, Blutungsneigung. Mehrmals tgl. in Lösg. 0,4–1,2 (ND 2,0).
Äuß.: Augentropfen, Salbe NK 4%.

Liquor Calcii sulfurati, Vleminckx-Lösung.
Äuß.: NK: Waschung 5%, Salbe 10%, Badezusatz 50,0 (für 1 Vollbad).

Liquor Carbonis detergens, Steinkohlenteerlösung. Klare, braune Lösung. Bei Hautkrankheiten, Schuppenflechte, Ekzemen etc. In Substanz oder mit Öl, Spiritus oder Salben 5–50% (NK 10%). NK Pinselung 100%.

Liquor Cresoli saponatus, Kresolseifenlösung (ca. 50% rohes Kresol). Rotbraune, ölartige Flüssigkeit. Desinfiziens. Exkremente, Materialien NK 4% wäßrige Lösung. Instrumente 1–3%. Haut NK 2%. In der Wundbehandlung als Antisepticum 1 Eßl. auf 1 l Wasser.

Liquor Ferri albuminati (0,4% Fe). Zur Eisentherapie, s. Ferrum.
3mal tgl. 2,5–10,0 in Milch. ND 10,0.

Liquor Ferri albuminati saccharatus, versüßte Eisenalbuminatessenz (0,4% Fe). Zur Eisentherapie, s. Ferrum. ND Einnahme 10,0.

Liquor Ferri oxychlorati dialysati (3,3–3,6% Fe). Zur Eisentherapie, s. Ferrum. 0,3–1,5 mehrmals tgl. ND 1,0. – Obsolet!

Liquor Ferri peptonati (ca. 0,6% Fe). Zur Eisentherapie, s. Ferrum. 3mal tgl. ND 10,0.

Liquor Ferri sesquichlorati, Eisenchloridlösung (ca. 10% Fe). Verdünnt adstringierend, konzentriert aber kaustisch wirkend auf Schleimhäute. Blutstillungsmittel.
Inn.: 0,2–0,5 mehrmals tgl. ND 0,3.
Äuß.: 1,0–2,5 : 100,0. NK Tamponade 1%.
Technisch zum Ätzen von Schaltungen, unverdünnt.

Liquor Formaldehydi saponatus, Formaldehydseifenlösung (mindestens 5% Formaldehyd). Schwaches Desinfiziens. NK Vaginalspülung 1%. Desinfektionsmittel für Hände 3%.

Liquor Kalii acetici, Kaliumazetatlösung (33%). Diureticum. 2,0–10,0 mehrmals tgl. in Mixturen. ND 5,0.

Liquor Kalii arsenicosi, Liquor arsenicalis Fowleri, Fowlersche Lösung (1% arsenige Säure, nach Lavendel riechend). Bei Blutarmut, zur Stärkung, bei Schuppenflechte. Mehrmals tgl. 1-2-3 usw. Tropfen, evtl. bis 16 Tropf. und mehr. ND 0,1. Obsolet!

Liquor Natrii hypochlorosi, Natriumhypochloritlösung, Eau de Labarraque.
Inn.: ND Einnahme 0,5.
Äuß.: NK Mundspülung 0,5%, Wundspülung 2%.

Liquor Natrii silicici, Natronwasserglaslösung. Zu Wasserglasverbänden und als Zusatz zu Gipsverbänden. NK 100%.

Liquor Plumbi subacetici, Bleiessig. Adstringens. Salbe 2–10%; Liniment 8–16%. NK: Augenspülung 0,5%, Augentropfen 2%, Umschlag 2%, Salbe 5%.

Lithium carbonicum. Weißes Pulver. Bei Gicht, Diureticum. 0,05–0,5 mehrmals tgl. Pulv. in kohlensaur. Wasser gelöst. ND 0,5. In Dosierungen ab 0,1 antidepressiv wirksam! Vorsicht: Geringe therapeutische Breite.

Lithium jodatum. Weißes Pulver. Bei Arthritis 4,0 : 180,0 4mal tgl. 1 Eßl. ND 0,5. S. Lithium carbonicum.

Lithium salicylicum. Weißes Pulver. Bei Gelenkrheuma, besonders bei chronischem. 4,0–5,0 pro die in Pulv., Lösg. ND 0,5. S. Lithium carbonicum.

Lobelinum hydrochloricum. Erregungsmittel des Atemzentrums bei narkotischer oder Kohlenoxydvergiftung. Sc. ND 0,01, iv. 0,003.

Luminal® s. Acid. phenylaethylbarbituricum.

Luminal-Natrium® s. Natr. phenylaethylbarbituricum.

Lycopodium, Bärlappsporen. Streupulver NK 100%.

Lysoform® s. Liq. Formaldehydi saponatus.

Lysol® wie Liq. Cresoli saponatus.

Magnesia usta, gebrannte Magnesia, Magnesiumoxid, MgO. Weißes, leichtes Pulver.
Inn.: Leichtes Laxans 2,0–10,0 (ND 4,0); Antacidum, Antidotum bei Säurevergiftung 0,25–1,0 (ND 0,3) mehrmals tgl. als Pulv., Schüttelmixtur.
Äuß.: NK Puder 100%.

Magnesium carbonicum, basisches Magnesiumkarbonat (mindestens 24% Mg). Weißes, leichtes Pulver.
Inn.: Antacidum 0,5–2,0 (ND 0,6) mehrmals tgl. Pulv.; Laxans 3,0–8,0 (ND 8,0).
Äuß.: Puder 100%.

Magnesium peroxydatum, Magnesiumperoxid (24–28% MgO_2).
Inn.: Bei Hyperacidität, Gärungsdyspepsie. ND 1,0.
Äuß.: Als Zahnpulver 100%.

Magnesium sulfuricum, Magnesiumsulfat, Bittersalz. Laxans. 10,0–20,0 (ND 10,0) in ¼–½ Liter Wasser.

Magnesium sulfuricum siccatum. Laxans. Halbe Dosis vom Vorherigen.

Manganum sulfuricum, Manganosulfat. Bei Blutarmut. 0,2–0,5 3–4mal tgl. ND 0,5.

Manna, der eingetrocknete Saft von Fraxinus ornus. Laxans. 5,0–30,0 (ND 30,0) mehrmals tgl.

„Manna“, Fruct. Cassiae fistulae. Mildes Laxans.

Mannit. Zuckerartiger, 6wertiger Alkohol aus Manna. Laxans. ND 30,0 in 50,0–100,0 Wasser.

Mastix. Harzkörner. Zu Räucherspecies, Zahnkitt, Klebelösungen. NK Klebemittel 30%.

Medinal®, Natr. diaethylbarbituricum. Hypnoticum. Pulver (0,2–1,0) nach dem Abendessen in 1 Glas Wasser. ND 0,25.

Mel, Honig. Husten- und Kräftigungsmittel. ND 10,0 Geschmackskorrigens.

Mel rosatum cum Borace, Rosenhonig mit (10%) Borax. Bei Entzündung der Mundschleimhaut NK als Pinselung unverdünnt. Cave!

Mentholum. Farblose Kristalle.
Äuß.: Lokales, externes Analgeticum, („Migränestift“). NK: Schnupfensalbe 0,3%, Schnupfenpulver 2%, Einreibung 10%.
Inn.: Bei Schluckauf, Blähungen, als krampflösendes und beruhigendes Mittel. 0,05–0,5 (ND 0,05) mehrmals tgl.

Mentholum valerianicum, Klare Flüssigkeit. Bei Neurasthenie, Hysterie, Seekrankheit. 10–15 Tropf. mehrmals tgl. auf Zucker. ND 0,2.

Methioninum, Thiomedon®. Fast weißes Pulver. Bei Lebererkrankungen.

Methylenum caeruleum, Methylenblau.
Inn.: Bei Infektionen 0,1–0,2 (ND 0,1) in Kaps. 4–6mal tgl.; 1,0 pro die.
Äuß.: Bei Hautkrankheiten in Salben, zur Wundspülung NK 0,2%, Schleimhautpinselung NK 10%.

Methylium nicotinicum. Nikotinsäuremethylester. Farblose Kristalle von eigenartigem Geruch. Zur Förderung der Hautdurchblutung. 1% in Salben, Emulsionen.

Methylium para-oxybenzoicum, p-Oxybenzoesäuremethylester, Nipagin M®. Weißes Pulver. Konservierungsmittel. Siehe Kapitel Konservierung (3.4.).

Methylium phenylchinolincarbonicum. Antirheumaticum. 3–6mal tgl. ND 0,5.

Methylium salicylicum, Methylsalicylat (mindestens 98%). Hauptbestandteil des Ol. Gaultheriae.
Äuß.: Als Zusatz zu Zahn- und Mundtinkturen, zum Einreiben ND 2,0 (20% in Fett).
Inn.: Bei Gelenkrheuma ND Einnahme 0,5 2–3mal tgl. in Milch oder Kapseln.

Methyl-phenyl-piperidinocarbonoyl-aethanolum hydrochloricum s. Dolantin.

Methyltestosteronum, Perandren®, Testoviron®. Zur Behandlung hormonaler Ausfallerscheinungen. ND 0,01–0,10.

Methylthiouracilum. Zur Normalisierung des Grundumsatzes.

Methylviolett s. Pyoktaninum caeruleum.

Minium, Mennige. Zusatz zu Pflastern.

Mintacol solubile® (= 1,66% Mintacol). Gegen grünen Star, zur Normalisierung der durch Atropin maximal erweiterten Pupillen. Augentropfen 0,1 Mintacol solubile/10,0 Aq. dest. steril (Lösung frisch und kalt bereitet!) = Sol. Mintacol 1 : 6000!

Mitigal®. Lösung von Dimethyldiphenylendisulfid in Paraffin. Gelbe, ölige Flüssigkeit. Stark juckreizstillend, stark keimtötend, antiparasitär (NK 100%). Unverdünnt oder als Zusatz zu Salben, zu Haarwässern. Tiermedizinisch.

Mixtura oleoso-balsamica, Hoffmannscher Lebensbalsam.
Inn.: Analepticum. NK 0,3. Mehrmals tgl.
Äuß.: Zu Einreibungen NK 50%.

Mixtura sulfurica acida, Hallersches Sauer.
Inn.: Blutstillungsmittel ND Einnahme 0,3.
Äuß.: Bei Hautjucken NK Waschung 0,5%.

Morphinum hydrochloricum. Gegen sehr starke Schmerzen. 0,005–0,03 Pulv., Tabl. Tropf.; 0,01–0,03 Suppos.; NK 0,01 : Sc. Inj., oral, Supp. – Bei Säuglingen sehr vorsichtig je nach Alter (nie über 1 mg), Kleinkinder 0,002–0,005, Schulalter 0,005–0,01.

Mucilago Gummi arabici. Reizmildernd, emulgierend, s. Gummi arabic.

Mucilago Tylose. 4%ige Lösung von Adulsion. Als Emulgator.

Mulgafarin. Cellulosemethyläther. Pulver. Als Emulgator: für Emulsionen 0,5–2%; für Salben, Cremes bis 5%.

Myrrha.
Inn.: Als Stomachicum 0,2–1,0 mehrmals tgl. Pulv. ND 0,3.
Äuß.: Zu Zahnpulvern NK 10%.

Naftalan®. Gereinigtes kaukasisches Mineralöl mit 5% Seife. Dunkelbraungrüne, salbenartige Masse. Antiseptisch, juckreizmildernd, entzündungswidrig, granulationsfördernd. Rein oder in Salben und Pasten bis zu 50% (NK 100%). – Bei Entzündungen der Prostata Supp. 10–20%ig mit Extr. Belladonnae und Papaverin.

Naphthalinum (zu 5–10% in Steinkohlenteer enthalten). Weißes Pulver.
Äuß.: Desinfiziens, Antiskabiosum. In Substanz, zu Pulververbänden. Als Salbe NK 10%.
Inn.: Als Wurmmittel ND 0,3.

β-Naphtholum. Weißes Pulver.
Äuß.: Bei Hauterkrankungen, Schuppenflechte, Krätze, Juckflechte, Warzen. 2–10 : 100 Alkohol. Salben 1–3 : 30. NK Pinselung 2%, Salbe 5%.
Inn.: Darmdesinfiziens. 2–6mal tgl. ND 0,1 (nicht zu lange anwenden!).

Narcophin. Weißes Pulver, enthält 33% Morphin. Zur Narkose. ND Einnahme und sc. 0,015.

Narcotinum. Alkaloid des Opiums. Farbl. Nadeln. Antineuralgicum, Antispasmodicum. ND Einnahme 0,05.

Natrium acetylarsanilicum, Arsacetin. Gegen Schlafkrankheit.
Inn.: 3–4mal tgl. 0,05 in Lösung oder im. 0,02–0,1. ND 0,05.

Natrium benzoicum. Weißes Pulver.
Inn.: Expectorans, Antipyreticum. ND 1,0 mehrmals tgl.
Äuß.: NK Mundspülung 1%.

Natrium bicarbonicum, Natriumhydrogenkarbonat, doppelt kohlensaures Natron, „Natron". Weißes Pulver.
Inn.: Bei Hyperacidität. ND 1,0 in ½ Glas Wasser gelöst. Bei längerem Gebrauch Schädigung der Magenschleimhaut!
Äuß.: NK Mundspülung 3%.

Natrium biphosphoricum, Mononatriumphosphat. Als „Tonicum" 3–5mal 1,0. Zur Säuerung mehrm. tgl. 1,0–2,0.

Natrium bromatum, Natriumbromid (ca. 76% Br.)
Inn.: Bei Epilepsie 0,5–1,0 (ND 1,0) mehrmals täglich als Pulver oder Lösung.
Äuß.: Bei Hyperemesis gravidarum Klysma von 2,0–3,0 2–3mal tgl.

Natrium carbonicum, Natriumkarbonat, Soda.
Äuß.: NK Augenwasser 0,3%.
Inn.: Antacidum ND 0,5 (in 1% Lösg.).

Natrium cetylstearylosulfuricum, Lanette E®. Weißes bis schwach gelbliches, lockeres Pulver. In Verbindung mit Fettalkoholen, besonders Lanette O, und anderen zu emulgierenden Fettstoffen verwendet wie Lanette N.

Natrium chloratum, Natriumchlorid, Kochsalz.
Inn.: Bei Blutspucken, Migräne, Vergiftung teelöffelweise mit Argent. nitric. ND Einnahme 5,0. ND Einspritzg. iv. 2,0 (20 cm^3 10% Lösg.); NK Infusion iv. 0,9% (= Solutio Natrii chlorati physiologica); Einspritzg. in Varizen 20% (zur Verödung); Tropfklysma 0,9%.

Äuß.: Zu Bädern. Erwachs. 3,0–5,0%. Kinder 1,5–3,0%.
NK Mundspülg. 5%, Nasentropfen 0,9%.

Natr. citricum neutrale. Farbl. Kristalle oder weißes Pulver.
Zur Ermittlung der Senkungsgeschwindigkeit roter Blutkörperchen werden 0,4 ml einer 3,8%igen Natr. citric.-Lsg. mit 1,6 ml Blut gemischt.

Natrium diaethylbarituricum, Medinal®. ND Einnahme 0,25, Einspritzg. 0,2.

Natrium glycerino-phosphoricum. Weißes, sehr hygroskopisches Pulver. Roborans. Peroral und sc. in wäßriger Lösg. ND 0,3.

Natrium jodatum, Natriumjodid.
Inn.: Expectorans. 0,1–0,5 (ND 0,5) 2–3mal tgl. – (Als Kropfprophylakticum ND 0,00005).
Äuß.: NK Salbe 10%.

Natrium kakodylicum, dimethylarsinsaures Natrium (ca. 33–35% As). Bei Hautkrankheiten, Leukämie, Malaria.
ND Einnahme 0,02, Einspritzg. sc. 0,02.

Natrium nitrosum, salpetrigsaures Natrium, Natriumnitrit. Weiße Kristalle. Bei Angina pectoris, Asthma, Epilepsie. 0,5–2,0 : 150,0 3–4mal tgl. 1 Eßl. ND 0,05; Einspritzg. 0,01 (in großen Dosen Blutgift!).

Natrium oleinicum, ölsaures Natrium. Weißes Pulver. Cholagogum. Morgens und abends während mehrerer Wochen 1,0 in 5 Pillen. ND 1,0.

Natrium perboricum, Natriumperborat. Setzt sich zu Natr. metaborat und Wasserstoffperoxid um. Bei chron. Mittelohreiterungen, Larynxkatarrh etc. Als Pulv. einblasen oder als wäßrige Glycerinlösg. NK Mundspülg. 0,3%.

Natrium phenylaethylbarbituricum, Luminal-Natrium®. Leicht lösliches Salz. Sedativum, Hypnoticum. ND Einnahme 0,1; im. 2 cm^3 (10%).

Natrium phenyl-dimethyl-pyrazolon-methylamino-methansulfonicum s. Novalgin.

Natrium phosphoricum, phosphorsaures Natrium. Mildes Laxans. 0,5–2,0 (ND 1,0) mehrmals tgl. in Lösung (unter Zusatz von Sir. rubi Idaei), Pulv.

Natrium salicylicum, Natriumsalicylat. Weißes Pulver.
Inn.: Bei akutem Gelenkrheuma. 0,5–2,0 (ND 1,0) Pill., Pulv., Lösung. Bei Ohrensausen aussetzen! Abortusgefahr! ND Einspritzg. iv. 1,0 (10 cm^3 10%).
Äuß.: NK Mundspülg. 1%.

Natrium sulfuricum, Natriumsulfat, Glaubersalz. Laxans. 10,0–30,0 (ND 10,0) in ¼–½ Liter warmen Wassers.

Natrium tartaricum, Natriumtartrat. Laxans. (ND 5,0) in Lösg.

Natrium tetraboricum s. Borax.

Natrium thiosulfuricum, Natriumthiosulfat.
Inn.: Bei Blausäure- und Quecksilbervergiftg. 0,5–1,5 iv. (ND 1,0). ND Einnahme 2,0.
Äuß.: Bei Hautkrankheiten Salbe NK 10%. Zur Entfernung von Jodflekken.

Nicotinoylamidum, Nicobion®. Wie Acid. nicotinicum.

Nicotinoyldiaethylamidum, Coramin®. Klare Flüssigkeit. Starkes Kreislaufmittel. 1–2 cm^3 einer 25%igen Lösg.

Nicotinsäurebenzylester. Gelbliche, ölige Flüssigkeit. Zur Hyperämisierung der Haut.

Nicotinsäuremethylester. Farblose Kristalle. Zur Hyperämisierung der Haut.

Nipagin M s. Methylium para-oxybenzoicum.

Nipagin-Nipasol s. Kapitel Konservierung (3.4.).

Nitroglycerinum solutum, Nitroglyzerinlösung (1% in Spiritus). In alkoholischer oder öliger Lösung keine Explosionsgefahr! Bei Angina pectoris, Asthma, Migräne, nerv. Affektionen mit Hirnanämie. 0,02–0,1 (ND 0,04) in Wasser.

Novalgin®, Natrium phenyldimethylpyrazolon-methylamino-methansulfonicum. Fast weißes Pulver. Analgeticum, Spasmolyticum, Antirheumaticum. 3–4mal tgl. 0,5–1,0 oral (ND 0,5). BGA: Keine Kombinationspräparate!

Noviform, Tetrabrombrenzkatechinwismut (26% Wismut). Antiseptisches Wundtrocknungspulver. NK: Augensalbe 5%, Wundsalbe 10%, Wundpulver 100%.

Novocain®, Novocain hydrochloricum, p-Aminobenzoyl-diäthylaminoäthanolhydrochlorid, Procainhydrochlorid. Farblose Nädelchen. Zur lokalen und Rückenmarksanaesthesie. Weit weniger giftig als Kokain. ND: Zur Infiltrationsanaesthesie 0,5%, zur Leitungsanaesthesie 2%, Einspritzg. lumbal 1% (6 cm^3), Augentropfen 2%, Urethralinjektion 10%.

Oleum Amygdalarum, Mandelöl (süßes).
Inn.: Als mildes Abführmittel tee- bis eßlöffelweise.
Äuß.: Zu Einreibungen. NK Vehikel 100%. Zum Abschminken und zur Säuglingspflege.

Ol. Anisi, Anisöl (ätherisches Öl aus Pimpinella anisum oder Illicium verum). S. Fruct. Anisi. ND Einnahme 0,1. Als Hautsalbe 10%.

Ol. Arachidis, Erdnußöl. Fettes Öl. Anwendung wie Ol. Olivarum.

Ol. Arachidis hydrogenatum, gehärtetes Erdnußöl. Fast weißes, weiches Fett. Als Salbengrundlage an Stelle von Schweineschmalz.

Ol. Bergamottae, Bergamottöl. Wohlriechender Zusatz zu Einreibungen. ND Einnahme 0,1. NK Einreibung 1%.

Ol. Cacao, Butyrum, Cacao, Kakaobutter. Mit 1–2 T. flüssigen Öls als Salbengrundlage, unverdünnt zu Suppositorien.

Ol. cadinum s. Pix Juniperi.

Ol. Cajeputi, Kajeputöl.
Inn.: Stomachicum. ND 0,1 mehrmals tgl.
Äuß.: NK Einreibung 10%.

Ol. Calami, Kalmusöl.
Inn.: Stomachicum. ND 0,05.
Äuß.: Hautreizmittel. ND Badezusatz 0,5 (in spirit. Lösg. auf 1 Vollbad).

Ol. camphoratum, Kampferöl (10%ig).
Inn.: Analepticum. ND Einspritzg. sc. 2,0.
Äuß.: Zu Einreibungen. NK 100%.

Ol. camphoratum forte, starkes Kampferöl (20%ig).
Inn.: Analepticum. ND Einspritzg. sc. 1,0.
Äuß.: Zu Einreibungen. NK 100%.

Ol. Cantharidis, Spanischfliegenöl. Zusatz zu Salben. NK Einreibung 100%.

Ol. Carvi, Kümmelöl.
Inn.: Als blähungstreibendes Mittel. ND 0,1.
Äuß.: Zusatz zu Einreibungen. NK 10%.

Ol. Caryophylli, Nelkenöl (Hauptbestandteil: 80–90% Eugenol).
Inn.: Magenmittel. 0,025–0,1 (ND 0,1).
Äuß.: Zahntropfen NK 50%, Einreibung NK 10%.

Ol. Chamomillae aethereum, ätherisches Kamillenöl. Entzündungshemmend und blähungstreibend.

Ol. Chamomillae infusum, fettes Kamillenöl. NK Einreibung 100%.

Ol. Chenopodii anthelminthici, Wurmsamenöl. Gegen Askariden, Oxyuren und Hakenwürmer. Je nach Alter so viel Tropfen, wie das Kind Jahre zählt, höchstens 12 Tropf., Erwachsene 16 Tropf., dann salinisches Abführmittel. (Wiederholung der Kur erst nach 3 Wochen zulässig. Gefahr tödlicher Vergiftung!) ND (0,3) (16 Tropf.). Wird kaum noch benutzt!

Ol. Chloroformii (Chloroformium, Ol. Arachidis ana). Zu schmerzstillenden Einreibungen. NK 100%.

Ol. Cinnamomi, Zimtöl. Stomachicum. ND 0,1.

Ol. Citri, Zitronenöl. Korrigens. ND 0,1.

Ol. Crotonis, Crotonöl. Cave!
Inn.: Drastisches Abführmittel. ND 0,01 (½ Tropf.!) 1–2mal tgl. – Obsolet!
Äuß.: Reizmittel. NK Einreibung 15%; Pinselung 0,3 (unverdünnt Blasenbildung!).

Ol. Cupressi, Zypressenöl. Bei Keuchhusten zum Bespritzen des Kopfkissens und Deckbetts. Zur Inhalation NK 20% in Spiritus.

Ol. Eucalypti, Eukalyptusöl.
Inn.: Bei Katarrhen der Luftwege, Bronchitis. ND 0,2.
Äuß.: NK Einspritzg. im. 0,2 (10% in Öl). Einreibung 20%.

Ol. Foeniculi, Fenchelöl. Korrigens, Expektorans, Carminativum. ND 0,1.

Ol. Gaultheriae, Gaultheriaöl, Wintergrünöl. Hauptbestandteil: Methylsalicylat. Bei Gelenkrheuma wie Methyl. salicylic.

Ol. Hyoscyami, Bilsenkrautöl. Zu Einreibungen NK 100%.

Ol. Hyperici, Johannisöl. Als Wundöl NK 100%. Peroral als „biologisches" Sedativum. Cave Photodermatosen!

Ol. Jecoris, Lebertran, Dorschlebertran. Vitamine A, D (E), Glyceride höherer Fettsäuren, Eisen, organ. gebundenes Jod und Brom.
Inn.: Gegen Rachitis, bei Knochenbrüchen, -erweichung; als Stärkungsmittel. Nahrungsmittel. Teelöffelweise und in Kapseln. ND 10,0.
Äuß.: Zur Wundbehandlung. NK Wundsalbe 25%.

Ol. Jecoris Hippoglossi, Heilbuttleberöl. Gehalt an Vitamin A nach DAB ca. 50mal größer als bei Ol. Jecoris; antirachitische Wirksamkeit, Vitamin D-Gehalt ca. 7mal größer (THG 1,0 beachten!).

Ol. Juniperi, Wacholderöl.
Inn.: Carminativum und Diureticum. ND 0,1.
Äuß.: Bei Rheuma NK Einreibung 5%.

Ol. Juniperi empyreumaticum s. Pix Juniperi.

Ol. Lauri, Lorbeeröl. Bei Rheuma, Hautkrankheiten als Einreibung oder Salbe (NK 50%). In der Tiermedizin zu Eutersalbe.

Ol. Lavandulae, Lavendelöl. Geruchskorrigens für äußerl. Zubereitungen. NK 0,3%.

Ol. Lini, Leinöl.
Inn.: Als Abführmittel. ND 15% in Emulsion. Als Diätzusatz ND 15,0.
Äuß.: Zu Klistieren, mit Aq. Calcariae ana als „Brandliniment".

Ol. Macidis s. Myristicae aethereum.

Ol. Majoranae, Majoranöl. Ätherisches Öl. Stomachicum. ND Einnahme 0,1.

Ol. Menthae crispae, Krauseminzöl.
Inn.: Als Carminativum.
Äuß.: Zu reizenden Einreibungen 100%.

Ol. Menthae piperitae, Pfefferminzöl.
Inn.: Als Magenmittel s. Fol. Menthae pip. ND 0,1. Als Corrigens NK 0,1%.
Äuß.: Zu reizenden und erfrischenden Einreibungen NK 100%, Migränemittel NK 100%.

Ol. Myristicae s. Ol. Nucistae.

Ol. Myristicae aethereum, Ol. Macidis, ätherisches Muskatöl.
Inn.: Carminativum. ND 0,1.
Äuß.: Zu reizenden Einreibungen NK 10%.

Ol. Nucistae, Ol. Myristicae, Muskatnußöl (Gemenge von Fett, ätherischem Öl und Farbstoff). NK Einreibung 30%.

Ol. Olivarum, Olivenöl.
Äuß.: Zu medizinischen Ölen und Salben.
Inn.: Mildes Abführmittel; bei Gallensteinen 100,0–200,0 peroral.

Ol. Papaveris, Mohnöl. Fettes Öl als Ersatz für Olivenöl.

Ol. Petroselini, Petersilienöl. Diureticum. ND Einnahme 0,1.

Ol. phosphoratum s. Phosphorus solutus.

Ol. Pini Pumilionis, Latschenkiefernöl. NK Inhalation 100%, Einreibung 50%.

Ol. Pini silvestris, Kiefernnadelöl. NK Inhalation 100%, Einreibung 50%.

Ol. Rapae, Rüböl, Rapsöl. Wie Ol. Olivarum.

Ol. Ricini, Rizinusöl.
Inn.: Laxans. 1–2 Eßl., ND 10,0.
Äuß.: Zu Klistieren 1–2 Eßl. mit Kamillentee, zu Einreibungen, zur Haarpflege. – Techn. als Schmiermittel. Treibstoffzusatz.

Ol. Rosae, Rosenöl. Ätherisches Öl. Erstarrt bereits unter 24° C. Geschmacks- und Geruchskorrigens.

Ol. Rosmarini, Rosmarinöl. Excitans. Salben 3–10%; Einreibg. NK 10%; Badezusatz ND 2,0 (auf 1 Vollbad).

Ol. Rusci s. Pix betulina.

Ol. Santali, Sandelholzöl. Bei Cystitis 10–30 Tropf. in Kapseln. ND 0,3.

Ol. Sesami, Sesamöl. Wie Olivenöl.

Ol. Sinapis, Senföl. Hautreizendes Mittel. NK Einreibung 2%.

Ol. Terebinthinae, Terpentinöl. Das ätherische Öl aus Terebinthina.
Äuß.: Bei rheumatischen und neuralgischen Schmerzen zu Einreibungen (NK 50%). Bei Bronchitis zur Inhalation (NK 100%). Gegen Askariden Klysma 2–10%.
Inn.: (Als O.T. „rectificatum") bei Bronchitis, Asthma 5–15 Tropf., mehrmals tgl. (ND 0,3). Mißbräuchlich als „Krebsmittel" trotz Warnung immer wieder propagiert.

Ol. Terebinthinae sulfuratum, geschwefeltes Terpentinöl. Zu reizenden Einreibungen. NK Verband 100%.

Ol. Thymi, Thymianöl. S. Herba Thymi. Zu Einreibungen (NK 10%), Salben. ND Badezusatz 2,0 (auf 1 Vollbad).

Ol. Valerianae, Baldrianöl. Krampfstillendes Mittel. 1–5 Tropf. ND 0,1.

Oleylium oleinicum s. Cetiol®.

Opium titratum, Pulvis Opii, Opiumpulver (10% Morphingehalt sowie zahlreiche Nebenalkaloide). Zur Schmerzstillung 0,05–0,15 mehrmals tgl. peroral und in Supp. zu 0,05–0,1 (ND 0,05), besonders zur Beruhigung der Darmtätigkeit, auch bei schmerzhaftem Harndrang. Bei Durchfällen, Koliken. (Bei Kindern bis zu 2 Jahren Vorsicht!)

Optochin. Verändertes Nebenalkaloid der Chinarinde. Gegen Pneumokokken. Bei Pneumonie Optochin basicum ND 0,2 pro dosi (0,5–1,0 pro die). (Größere Einzeldosen können Erblindung verursachen!)

Ormicet. 8%ige Lösung von ameisensaurer Tonerde. Wie Liq. Alum. acet.

Orthoform, m-Amino-p-oxybenzoesäuremethylester. Weißes Pulver. Lokal-Anaestheticum.
Äuß.: Streupulver in Substanz oder mit Talkum, Amylum 20–50%. Salben 10–20%. NK Wundsalbe, -puder 10%. (Nicht auf größere Flächen bringen!)
Inn.: Bei ulzerativen Prozessen im Magen 0,5–1,0 (ND 0,5) Pulver mehrm. tgl.

Oxeladincitrat. Fast weißes Pulver. Hustenstiller.
Inn.: Bei Affektionen der Atmungsorgane.

Oxyphenyl-methylamino-aethanolum tartaricum. Weißes Pulver. Bei Kreislaufschwäche 3mal tgl. 20–30 Tropf. der 10%igen Lösung (Sympatol liq.®).

Pantocain®. Salzsaures p-Butylaminobenzoyldimethylaminoaethanol. Lokalanaestheticum, auch zur Oberflächenanaesthesie. Urologie: 0,25–0,5%ige Lösg. (NK Urethralinjekt. 0,1%). – Infiltrations-Anaesthesie: 0,05–0,1%ige Lösg. mit Suprarenin in physiolog. NaCl-Lösg. (NK 0,1%). – Leitungsanaesthesie: 0,2%ige Lösg. mit Suprarenin in physiolog. NaCl-Lösg. (NK 0,2%). – Oberflächenanaesthesie: 1–2%ige Lösg. mit Suprarenin. – Ophthalmologie: 0,5–1%ige Lösg. mit Suprarenin (NK 0,5%). – Lumbal-Anaesthesie: 0,5%ige Lösg. ohne Suprarenin. – NK Schleimhautpinselung 1%.

Pantopon. Enthält alle Alkaloide des Opiums als wasserlösliche, salzsaure Salze (annähernd 50% Morphingehalt). S. Opium titratum. – Dosierung (nach Angaben der Herstellerfirma): Mittlere Dosis für Erwachsene 0,02. Maximaldosen: 0,03 pro dosi, 0,1 pro die. Kinder über 2 Jahre je Lebensjahr 0,001. – Herstellung haltbarer Pantopon-Lösg.: 2% Pantopon, 78% Aq. dest., 5% Spir., 15% Glycerin. – ND 0,01.

Papaverinum hydrochloricum. Setzt ohne narkotische Wirkung die Peristaltik herab. Gegen Durchfälle, besonders bei Kindern; bei Magen- und Darmspasmen. ND: Einnahme 0,1; Suppos., Einspritzg. sc. 0,05.

Paracodin bitartaricum®, Dihydrocodeinbitartrat. Wie Codein. ND 0,01.

Paraffinum durum, Hartparaffin. Farblose oder weiße Masse. Als konsistenzerhöhender Zusatz zu Salben.

Paraffinum perliquidum, dünnflüssiges Paraffin. Klare, farblose, ölige Flüssigkeit.

Paraffinum solidum, Zeresin. Feste, weiße Masse.

Paraffinum subliquidum, Paraffinum liquidum, dickflüssiges Paraffin. Klare, farblose, ölige Flüssigkeit.
Äuß.: Zu Salben etc.
Inn.: Als „Darmgleitmittel" 15,0–30,0 2mal tgl. (ND 10,0). Nur kurze Zeit geben!

Paraform, Paraformaldehyd. Feste Modifikation des Formaldehyds. Zur Raumdesinfektion (geht beim Erhitzen in Formaldehyd über).

Paraldehyd. Farblose Flüssigkeit. Als Schlafmittel 3,0–5,0 in 3–4%iger wäßriger Lösg. ND 3,0 (sehr schnell Gewöhnung!).

Pasta Zinci, Zinkpaste (25% Zinc. oxydat., 25% Amyl. tritici). Bei nässenden Ekzemem etc. als austrocknendes und schwach antiseptisches Mittel.

Pellidol®, Diazetyl-aminoazotoluol. Zur Epithelisierung größerer Wundflächen. Salbe 2–3%. NK 2%.

Penicillin. Verschiedene, untereinander chemisch verwandte, antibiotisch wirksame Stoffwechselprodukte aus Schimmelpilzstämmen. Bei Erkrankungen, die durch pyogene Kokken, Staphylo-, Pneumo-, Strepto-, Gono- und Meningo-Kokken, Diphtherie-Bazillen, Grasbranderreger, Actinomyceten ausgelöst werden. Falsche Anwendung führt zur Bildung resistenter Stämme. Dann P. unwirksam!

Pentamethylentetrazolum s. Cardiazol®.

Pepsinum, Pepsin (DAB 9) (630 Proteaseeinheiten/g.). Das aus Magenschleimhaut gewonnene und mit Milchzucker gemischte Enzym. Fast weißes Pulver. Bei Dyspepsie. Pulv. nach der Mahlzeit (in Verbindung mit Salzsäure).

Percain. Chinolinderivat mit starker lokalanaesthesierender Wirkung, besonders zur Oberflächenanaesthesie. NK Einspritzg. 0,1% (Infiltrationsanaesthesie), Schleimhautpinselung 0,5% (Oberflächenanaesthesie).

Perhydrol®. 30%ige Wasserstoffperoxidlösung. (Nicht mehr im Handel!)

Perugen. Wie Balsamum peruvianum.

Peruol. Eine 25%ige Lösung von Benzoesäurebenzylester in Öl. Bei Krätze. NK Hautsalbe 50%.

Pervitin®. Bei Schock, Kollaps, Hypotonie, Erschöpfungszuständen. 1–3mal tgl. 0,003.

Phenacetinum. Farblose Kristallblättchen. Antipyreticum: 0,25–0,75 (ND 0,3). (Kindern 0,15–0,3); Antineuralgicum: 0,5–1,0. BGA warnt.

Phenazon s. Phenyldimethylpyrazolonum.

Phenolphthaleinum, Phenolphthalein. Weißes Pulver. Als Abführmittel. 0,1–0,5 (ND 0,1) (Gefahr der Nierenschädigung!).

Phenolum, Acid. carbolicum, Karbolsäure. S. Phenol. liquefact.

Phenolum liquefactum, Acidum carbolicum liquefactum, verflüssigtes Phenol (90,9 T. Phenol, 9,1 T. Aq.!). Desinfektionsmittel. NK: 1% für Haut, 2% für Exkremente, Materialien; Hautsalbe 2%, Pinselung 5%; Ätzmittel 20%.

Phenyldimethylpyrazolonum, Pyrazolonum phenyldimethylicum, Phenazon, Antipyrin®, Analgeticum, Antipyreticum. ND Einnahme 0,5. Klysma 1,0.

Phenyldimethylpyrazolonum cum Coffeino citrico, Migränin®. Gegen Migräne und Neuralgien. 0,5–1,0 als Pulv. 2–3mal tgl. (ND 0,5).

Phenyldimethylpyrazolonum salicylicum, Salipyrin®. Antipyreticum, Antineuralgicum, besonders bei Gelenkrheuma. ND Einnahme 0,5.

Phenyl-methylamino-propanonum hydrochloricum s. Pervitin®.

Phenylum salicylicum, Salol®. Weißes Pulver.
Inn.: Bei Blasenerkrankungen, Nierenbeckenentzündung. ND 0,5. 3–4mal tgl.
Äuß.: Streupulver 30–50% (NK 30%), Mundwasser 0,5–1,0 : 100,0 Spiritus (dem Wasser bis zur milchigen Trübung zusetzen). NK Mundspülung 1%.

Phosphorus, Phosphor. Weiße oder gelbliche Stücke. Unter Wasser aufzubewahren! Gegen Rachitis 1–2mal tgl. 0,003–0,001. Obsolet!

Phosphorus solutus, Phosphorlösung (0,5% Phosphor). Gegen Rachitis. ND 0,05. Zur Herstellung von Phosphorlebertran 0,01%ig. Obsolet!

Physostigminum salicylicum, Eserinum salicylicum.
Inn.: Bei Erschlaffung des Darmes 0,0003–0,001 (ND 0,0005) in Pillen, Lösg.
Äuß.: In der Augenheilkunde (pupillenverengend). 0,02–0,05 : 10 (NK 0,2%).

Physostigminum sulfuricum, Eserinum sulfuricum. Wie voriges.

Pilocarpinum hydrochloricum.
Inn.: Bei Erschlaffung des Darmes ND Einnahme 0,005 in Tropfen.
Äuß.: In der Augenheilkunde (pupillenverengend) 0,1–0,2 : 10,0 (NK 1%) Augentropfen. Zu Haarwuchsmitteln.

Piperazinhydrat. Farblose Kristalle. Anthelminthicum. Bewirkt Lähmung von Askariden und Oxyuren. Kur nach 1 Woche wiederholen!

Pix betulina, Ol. Rusci, Birkenteer. Wie Pix liquida.

Pix Juniperi, Oleum Juniperi empyreumaticum, Oleum cadinum, Wacholderteer. Sirupdicke, rot- bis schwarzbraune Flüssigkeit.
Äuß.: Bei Rheuma 100%, Salbe 20–30%.
Inn.: Wurmmittel. 0,15–0,3 (ND 0,2) mehrmals tgl.

Pix liquida, Holzteer. Dickflüssig, braunschwarz.
Äuß.: Zu Einreibungen bei Hautkrankheiten. NK Einreibung 10%; Salbe 20%; Pinselung 100%. Zur Tierpflege.
Inn.: ND Einnahme 0,2.

Pix Lithantracis Steinkohlenteer. Dickflüssig, braunschwarz. NK äußerlich wie Pix liquid. (Gefahr der Krebserzeugung!).

Placenta Seminis Lini, Leinkuchen, Leinsamenmehl. Der nach der Gewinnung des Leinöls verbleibende Rückstand. Zu Kataplasmen NK 100% bei Furunkeln etc.

Plumbum aceticum, Bleiazetat. Farbl. Kristalle.
Äuß.: Adstringens. NK Augentropfen, Umschlag 0,5%, Augensalbe 5%, Supp. 0,1.
Inn.: Bei Blutungen. 0,005–0,05–0,1 (ND 0,03) mehrmals tgl.

Podophyllinum, Resina Podophylli. Abführmittel. In kleinen Dosen (0,02–0,05) mild und sicher, in größeren Gaben drastisch wirkend und dann oft Übelkeit und Erbrechen erzeugend. ND 0,02. Wurmmittel, gallentreibend (in Pill., Pulv., alkohol. Lösg.).
Äuß.: NK 20%.

Polamidon®. Weißes Pulver. Gegen stärkste Schmerzen. ND Einnahme, Einspritzg. sc. 0,005.

Polyaethylenglycola, Polyaethylenglykole. Farblose, viskose Flüssigkeiten. Polyaethylenglykole „200" bis „6000" sind gute Lösungsvermittler gegenüber vielen Arznei- und Hilfsstoffen. (Unter Zusatz verschiedener Emulgatoren – z. B. Glycerinmonostearat – und konsistenzgebender Grundstoffe – z. B. Cetylstearylalkohol – abwaschbare, wasserhaltige Salbengrundlagen.)

Polyäthylenglykol-Sorbitanmonolaurat s. Tween 20.

Postonal. Suppositorienmasse. Nicht mehr im Handel!

Privin®. Wasserhelle Flüssigkeit. Starke und langandauernde gefäßkontrahierende Wirkung. Zur Schleimhautabschwellung. NK 0,1%.

Procainhydrochlorid s. Novocain®.

Prominal® s. Acid. methylphenylaethyl-barbituricum.

Prontalbin s. Sulfanilamidum.

Propylium para-oxybenzoicum, Nipasol M®. Konservierungsmittel. Siehe Kapitel Konservierung (3.4.).

Prostigmin® s. Dimethylcarbaminoyl-oxyphenyl-trimethylammonium bromatum.

Protargol s. Argentum proteinicum.

Psicain-Neu®, Hydrochlorid des Benzoyl-α-pseudotropincarbonsäurepropylesters. Zur Oberflächenanaesthesie. NK Infiltrationsanaesthesie 0,2%, Blasenspülung 0,1%, Augentropfen 0,5%, Schleimhautpinselung 3%.

Pulpa Tamarindorum cruda, Tamarindenmus. Als „depurata": Laxans. ND Einnahme 30,0. – Obsolet!

Pulvis Doveri s. Pulv. Ipecac. opiat.

Pulv. Ipecacuanhae opiatus, Pulv. Doveri. Expectorans bei starkem Hustenreiz. 0,1–1,5 (ND 0,3). (Nicht mehr im DAB!)

Pulv. Liquiritae compositus, Brustpulver, Kurellasches Pulver. Abführmittel. Bei Kindern messerspitzenweise. ND 5,0.

Pulv. Magnesiae cum Rheo, Kinderpulver. Bei Verstopfung der Kinder. Messerspitzenweise 3–4mal tgl. mit Wasser. ND 1,0 (Kinderdosis).

Pulv. salicylicus cum Talco, Salicylstreupulver. Gegen Schweiß. Fußpuder 100%.

Pyoktaninum caeruleum, Methylviolett. Antisepticum. NK: Schleimhautspülung 0,1%, Wundspülung 0,1%, Salbe, Wundpulver 2%.

Pyramidon® s. Dimethylaminophenyldimethylpyrazolonum.

Pyrazolonum dimethylaminophenyldimethylicum s. Dimethylaminophenyldimethylpyrazolon.

Pyrazolonum phenyldimethylicum s. Phenyldimethylpyrazolonum.

Pyrenol. Schmelzprodukt aus Benzoesäure und Thymol mit Natr. benzoic. und Natr. salicylic. pectorans. 0,5–1,0 (ND 0,5) mehrmals tgl. bis 6,0 pro die.

Pyridoxinum hydrochloricum s. Vitamin B_6.

Pyrogallolum. Weiße Nadeln oder Blättchen. Desinfiziens. Bei Hautkrankheiten. Lösungen 1–2 : 100; Salben 1 : 10. NK 5% (Vorsicht!).

Radix Althaeae, Eibischwurzel. Schleimdroge, besonders bei Katarrhen der Atmungsorgane. Geschmackskorrigens. Zu Spülungen.
Inn.: Bei Katarrh der Atemorgane. ND Einnahme 2,5 (zu 1 Tasse Aufguß).
Äuß.: NK Schleimhautsplg. 2,5% (als Aufguß), Umschlag 2,5%.

Rad. Angelicae, Engelwurzel.
Inn.: Aromatisches Bittermittel: magenstärkend bei Verdauungsschwäche; gegen Kolik, Blähungen, Darmkatarrhe. 0,5–2,0 (ND 1,0) Pulv., Infus.
Äuß.: Zu hautreizenden Bädern.

Rad. Asparagi, Spargelwurzel. Volkstümlich als Diureticum.

Rad. Bardanae, Klettenwurzel.
Äuß.: Als Haarwuchsmittel: ein mit fettem Öl hergestellter Auszug (Klettenwurzelöl).
Inn.: Harn-, schweiß-, gallentreibend. ND Einnahme 2,5 (zu 1 Tasse Abkochung).

Rad. Carlinae, Eberwurzel. Harntreibend, schweißtreibend; gegen Würmer. ND Einnahme 1,5.

Rad. Colombo, Kolombowurzel. Schleimhaltiges Bittermittel: bei chronischem Darmkatarrh.
0,5–2,0 mehrmals tgl. Pulv., Infus, Dekokt. ND 1,0.

Rad. Enulae s. Rhiz. Helenii.

Rad. Gentianae, Enzianwurzel. Bittermittel: zur Förderung des Appetits, zur Anregung der Magentätigkeit. 0,25–1,0 (ND 1,0) mehrmals tgl. Pulv., Infus., Dekokt (10,0–20,0 : 200,0).

Rad. Ginseng, Ginsengwurzel. Stimulans, Aphrodisiacum.

Rad. Helenii, Alantwurzel. Expectorans. ND 1,0 mehrmals tgl. 10% Infus. Kinder löffelweise.

Rad. Ipecacuanhae, Brechwurzel. Hustenmittel (fördert die Schleimsekretion, wirkt auswurffördernd); als Brechmittel kaum noch benutzt, da Wirkung nur langsam eintritt.
Als Expectorans peroral 0,005–0,06 (ND 0,05) mehrmals tgl. Infus (0,1–1,0 : 100,0). – Als Emeticum 0,5–1,0.

Rad. Levistici, Liebstöckelwurzel. Diureticum. 0,5–2,0 mehrmals tgl. als Tee. ND 1,0.

Rad. Liquiritiae, Süßholz. Expectorans und Geschmackskorrigens. Pulv., Species, Infus (10,0–20,0 : 200,0) ND 1,5.

Rad. Ononidis, Hauhechelwurzel. Diureticum. ND 2,5 (auf 1 Tasse Abkochg.).

Rad. Pimpinellae, Bibernellwurzel. Gegen Heiserkeit, bei Erkrankungen von Mund und Rachen. ND 1,0 3–4mal tgl. (5–10% Infus eßlöffelweise).

Rad. Primulae, Primelwurzel. Expectorans („Deutsche Senega"). ND Einnahme 0,5 (2 Eßl. Dekokt 1,5%).

Rad. Ratanhiae, Ratanhiawurzel. Adstringens.
Äuß.: Bei Frostbeulen. Dekokt 1 : 10; zu Gurgelungen, Spülungen.
Inn.: Gegen Durchfall. 0,5–1,5 (ND 1,0) mehrm. tgl. Pulv., Dekokt.

Rad. Rauwolfia serpentariae, Rauwolfiawurzel. Gegen zu hohen Blutdruck, krampflösend, beruhigend. 0,2 2–4mal tgl.

Rad. Saponariae, Seifenwurzel (rote).
Inn.: Expectorans. Dekokt (2,5–10,0 : 100,0). ND 0,5.
Äuß.: Als Waschmittel.

Rad. Sarsaparillae, Sarsaparille. Bei Rheuma und Hautkrankheiten (wirkt harn- und schweißtreibend). ND 1,5 (zu 1 Tasse Abkochung).

Rad. Senegae, Senegawurzel. Expectorans. 0,5–1,5 mehrmals tgl. Pulv., ND 1,0 (20,0 Dekokt 5%).

Rad. Taraxaci cum Herba, Löwenzahn. Bittermittel. In der Volksmedizin als harn- und gallentreibendes Mittel und gegen Leberleiden. Dekokt 10,0–20,0 : 200,0. ND 1,0.

Rad. Valerianae, Baldrianwurzel. Nervinum, Sedativum. 0,5–2,5 (ND 2,5) mehrmals tgl. (als kalt hergestellter Tee).

Rauwolfia s. Rad. Rauwolfiae.

Reserpin. Weißes, kristallinisches Pulver. Zur Senkung des erhöhten Blutdruckes (0,25–1,0 mg 3× täglich) und als Beruhigungsmittel bei schweren Erregungszuständen (oral 1 bis 5 mg/Tag).

Resina Jalapae, Jalapenharz. Laxans. ND Einnahme 0,1.

Resina Pini, Fichtenharz. Als reizender Zusatz zu Salben NK 10%.

Resorcin, 1,4-Dihydroxybenzol. Farblose oder schwach gefärbte Kristalle.
Äuß.: Bei parasitären Hautkrankheiten, Hämorrhoiden. NK Schleimhautspülg. 2%, Waschung 2% (auch für den Haarboden), Hautsalbe 5%; zum Ätzen konz. Lösung.
Inn.: Bei Gärungsvorgängen im Magen, Brechdurchfall, früher bei Colitis ulcerosa. Mehrmals tgl. ND 0,1 in Pulv.

Rhizoma Calami, Kalmuswurzel.
Inn.: Stomachicum. ND 1,0 mehrm. tgl. als Infus, löffelweise. Gewürz.
Äuß.: Zu hautreizenden Bädern (NK 250,0 als Aufguß f. 1 Vollbad); NK als Zahnpulver 5%.

Rhiz. Galangae, Galgant. Appetitanregendes Magenmittel, Aromaticum. ND 0,5.

Rhiz. Gelsemii, Gelsemiumwurzel. Gegen Nervenschmerzen, besonders Gesichtsneuralgie, Migräne. ND Einnahme 0,03.

Rhiz. Graminis, Queckenwurzelstock. Harntreibendes und Blutreinigungsmittel. ND 3,0 (auf 1 Tasse Abkochg.).

Rhiz. Helenii, Rad. Enulae, Alantwurzelstock.
Inn.: Expectorans, Diureticum, gegen Menstruationsunregelmäßigkeiten. ND Einnahme 1,0.
Äuß.: Bei trockenen Flechten, krätzeartigen Ausschlägen.

Rhiz. Hellebori, Nieswurzelstock.
Inn.: In der Volksmedizin als Brech- und Abführmittel (ND Einnahme 0,05), mißbräuchlich als Abortivum.
Äuß.: Bei Geschwüren. Als Schnupfpulver NK 10%.

Rhiz. Imperatoriae, Meisterwurzelstock. Volkstümlich ähnlich wie Rad. Angelicae. ND Einnahme 0,5.

Rhiz. Iridis, Veilchenwurzel, Zahnwurzel, Kinderwurzel. Geruchskorrigens (NK 20%) als Schleimmittel, Bestreumittel für Pillen. Der Verwendung als Kaumittel für zahnende Kinder sollte man aufklärend entgegentreten: Die stärkereiche Wurzel ist – feucht und schmutzig geworden – schnell von zahlreichen Mikroorganismen besiedelt und deshalb die Ursache mancher Erkrankungen!

Rhiz. Rhei, Rhabarber. Als Stomachicum (leicht stopfend!) 0,1–0,3 (ND 0,25) mehrmals tgl. Pillen., Pulv., Infus., als Laxans 0,4–4,0 (ND 1,0).

Rhiz. Tormentillae, Tormentill-, Ruhrwurzel. Adstringens.
Inn.: Gegen Diarrhöe, Ruhr 0,5–2,0 (ND 1,0) mehrmals tgl. (Dekokt 5,0–20,0 : 200,0).
Äuß.: Bei Schleimhauterkrankungen des Mundes zu Spülungen.

Rhiz. Violae, Märzveilchenwurzelstock. Ersatz für Rad. Ipecacuanhae: Expectorans (ND Einnahme 1,0). In größeren Dosen: Brechmittel.

Rhiz. Zedoariae, Zitwerwurzel. Magenmittel, Aromaticum. ND 1,0 mehrmals tgl.

Rhiz. Zingiberis, Ingwer. Appetitanregendes Magenmittel ND 0,5 mehrmals tgl., Geruchs-, Geschmackskorrigens.

Riboflavinum s. Vitamin B_2.

Rivanol®. Aethoxydiaminoacridinlaktat. Antisepticum gegen Strepto- und Staphylokokken. NK Einspritzg. 0,05% mit ¼% Novocain in 5% Dextroselösg. zur Tiefenantisepsis, Wundspülg. NK 0,03% Wundsalbe NK 0,5%, Streupulver NK 2,5%, Pinselung NK 2,5%. – Zu Umschlägen 0,1%.

Rutinum. Glykosidartiges Flavon. Birutan®, Rutinion®. Hellgelbes Pulver. Gegen Kapillarbrüchigkeit und Membrandurchlässigkeit. Setzt Blutungsneigung herab.

Saccharin solubile, o-Benzoesäuresulfinidnatrium. Schmeckt ca. 300mal süßer als Zucker. 0,1 : 1000,0 schmeckt noch deutlich süß. NK Korrigens 0,01%. Für Diabetiker usw. an Stelle von Zucker.

Saccharum, Zucker, Rohrzucker, Rübenzucker. Vehikel und Korrigens.

Saccharum amylaceum, Traubenzucker, Dextrose, Glukose.
Inn.: Als Kräftigungsmittel, da besonders leichte Resorption, besonders iv. (ND 1,0) oder als Klistier (ND 20,0) oder Infusion (NK 5%). Bei Magen- und Duodenalgeschwüren. Oral ND 100,0.
Äuß.: Zur Wundbehandlung. NK 100%.

Saccharum Lactis, Milchzucker. Für Säuglinge als Nährmittel und leichtes Laxans 10,0–20,0 (ND 20,0). – Als Arzneiträger.

Sagrotan®. Fein-Desinfektionsmittel. Desinfektionswirkung wie Lysol und Kresolseifenlösung ohne deren Geruch. Konzentrationen siehe O. P (0,5–2,0%).

Sal Carolinum factitium, künstliches Karlsbader Salz. Bei chron. Obstipation. Morgens nüchtern 1–2 Teel. auf 1 Glas Wasser. – ND 5,0.

Salicylamidum, Salicylamid, Salicylsäureamid. Weißes Pulver. Wie Natr. salicylicum. Dos. 0,2–0,3 (ND 0,5).

Salipyrin® s. Phenyldimethylpyrazolonum salicylicum.

Salit®, Salicylsäure-Bornylester. Ölige Flüssigkeit. Zur perkutanen Salicylsäuretherapie. Gegen Rheuma. Einreibung NK 30%.

Salol® s. Phenylum salicylicum.

Santoninum. Vgl. Flor. Cinae. 0,025–0,1 2–3mal tgl. Pill., Pulv. ND (0,05). (Später abführen!)

Sapo kalinus, Kaliseife. Gelbbraune, durchsichtige, weiche Masse. Zu Einreibungen bei Skrophulose, bei Haut-, Knochen-, Drüsen-, Bauchfell-Tbc. – Als Vehikel für Medikamente, die resorbiert oder durch die ganze Tiefe der Haut wirken sollen (Schwefel, Teer, Salicylsäure, Menthol). Für Bäder 50,0 auf 1 Vollbad.

Sapo kalinus venalis, Sapo viridis, Schmierseife. Gelbbraune oder grünliche, durchsichtige, weiche Masse. Wie Sapo kalinus.

Sapo medicatus, medizinische Seife. Weiß, fein gepulvert. Grundlage für Arzneiseifen, Zahnpulver, -pasten (NK 10%); Supp. (ohne Zusatz als rektales Abführmittel), als Klysma NK 1%.

Sapo terebinthinatus, Terpentinseife. Salbenartige Masse. Als reizende u. erweichende Einreibung. NK 100%.

Sapo viridis, grüne Seife. Siehe Sapo kalinus venalis.

Scharlachrot s. Sudan III.

Scopolaminum hydrobromicum, Hyoscinum hydrobromicum.
Inn.: Sedativum. ND Einnahme 0,00025. Einspritzg. sc. 0,0001–0,001 (ND 0,00025).
Äuß.: In der Augenheilkunde pupillenerweiternd. NK Augentropfen 0,1%.

Sebum ovile, Hammeltalg. Einreibung NK 100%. Zu Salbengemischen.

Sebum salicylatum, Salicyltalg. Gegen Wundsein, Fußschweiß 100%.

Secale concentratum STADA, Extr. Secal. cornuti titrat. siccum STADA (eingestellt auf einen Gesamtalkaloidgehalt von 10%). Gegen Menorrhagien, klimakterische Blutungen, bei atonischem Uterus, nach Geburt und Abortus. Therapeutische Einzeldosis: 0,01.

Semen Arecae, Arekasamen. Besonders in der Tiermedizin als Wurmmittel, gegen Darmkolik der Pferde (für Pferde 100,0–250,0). (ND in der Humanmedizin als Bandwurmmittel Einnahme 5,0.) Schweiß- und speicheltreibend. Cave Mißbrauch mit Piper methysticum.

Semen Colae, Kolasamen. Als nervenanregendes Mittel. ND Einnahme 2,0.

Semen Cucurbitae, Kürbissamen. Wurmmittel gegen Spul- und Bandwürmer. Kinder 200–400 g. Erwachsene 400–700 g frische Samen. Diese werden nach dem Schälen zerstoßen und mit Fruchtmus vermischt eingenommen. Danach ist ein Abführmittel erforderlich. Zur Behandlung von Blasenleiden.

Semen Cydoniae, Quittensamen. Schleimdroge.
Äuß.: Bei Verbrennungen, Prellungen als Maceratio (ND 10%).
Inn.: Als Hustenmittel (aus unzerkleinerten Samen herzustellen, da durch zu große Mengen der sonst abgespaltenen Blausäure Vergiftungserscheinungen!).

Semen Erucae, weißer Senfsamen. Wie Semen Sinapis.

Semen Foenugraeci, Bockshornsamen.
Äuß.: Bei Furunkulose, Geschwüren als Breiumschlag 100%. Als Gurgelwasser.
Inn.: ND Einnahme 0,5.

Semen Lini, Leinsamen.
Inn.: Als einhüllendes und leichtes Abführmittel. NK Schleim 10%. Geschrotet bei Magenleiden 5–6mal tgl. 1 Teel. voll kauen oder mit Getränken oder Quark einnehmen.
Äuß.: Als Breiumschlag (NK 100%).

Semen Myristicae, Muskatsamen, Muskatnuß. Digestivum und Carminativum. 0,5–1,0 mehrmals tgl. Pill., Pulv. ND 0,5. Als euphorisierendes Mittel mißbraucht!

Semen Papaveris, Mohnsamen. Zur Bereitung von Emulsionen 10–30%. ND Einnahme 1,0 (10,0 Emulsion 10%).

Semen Psyllii, Flohsamen. Als Schleimmittel: mild abführend; reizmilderndes Mittel bei Entzündungen der Verdauungsorgane und als Hustenmittel. ND Einnahme 5,0.

Semen Quercus tostum, Eichelkaffee. Gegen Durchfall, besonders in der Kinderpraxis. ND 3,0 (zu 1 Tasse Abkochung).

Semen Sinapis, schwarzer Senf. Hautreizend (mißbräuchlich als Abortivum). Fußbäder 50,0–100,0, Vollbad 100,0–300,0 (ND 100,0 – vorher mit lauwarmem Wasser anrühren, 15 min stehen lassen). NK Umschlag (Wikkel) 5%. (Kein kochendes Wasser nehmen, da dadurch Zerstörung des Ferments! Bei starker Rötung abnehmen, da sonst schwer heilende Blasen!) Breiumschlag NK 100%.

Semen Strychni, Brechnuß. Anregend bei Schwächezuständen; zur Behandlung von chronischem Alkoholismus ND Einnahme 0,05. Bei Überdosierung starrkrampfartige Zustände, Erstickungstod!

Sirotol, Guajakol-Glycerinäther. Weißes Pulver. Spaltet Guajakol ab. Wirkt antibakteriell, fördert die Bronchialsekretion, mildert den Hustenreiz. 1% in Sirup.

Sirupus Althaeae, Eibischsirup. Als Expectorans ND 10,0. Als reizmildernder Zusatz zu Mixturen 20%.

Sir. Aurantii, Pomeranzensirup. Corrigens. ND 10%.

Sir. Bromoformii compositus. Bei Keuchhusten ND 5,0 mehrmals tgl.

Sir. Calcii phospholactici, Kalksirup. Als Nährmittel während der Schwangerschaft, bei Scrophulose.
1 Tee- bis 1 Kinderlöffel. ND 10,0.

Sir. Citri, Zitronensirup. Corrigens NK 10%.

Sir. Ferri chlorati, Ferrochloridsirup (1% Fe = 2,2% $FeCl_2$). Zur Eisentherapie, s. Ferrum. 2–3mal tgl. 1 Tee- bis Eßlöffel. ND 5,0.

Sir. Ferri jodati, Jodeisensirup (ca. 5% Eisen-II-jodid). Zur Eisentherapie, s. Ferrum. 1,0–5,0 mehrmals tgl. ND 1,0.

Sir. Foeniculi, Fenchelsirup. Corrigens NK 10%, Einnahme ND 10,0.

Sir. Ipecacuanhae, Brechwurzelsirup. S. Rad. Ipecac. Zu Mixturen. ND 5,0.

Sir. Kalii sulfoguajacolici. S. Kal. sulfoguajacolic. – ND 10,0 3–4mal tgl.

Sir. Liquiritiae, Süßholzsirup. Expectorans. Teelöffelweise. ND 10,0.

Sir. Mannae, Mannasirup. Korrigens bei abführenden Mixturen (NK 20%), Abführmittel für Kinder teelöffelweise. ND 10,0.

Sir. Menthae piperitae, Pfefferminzsirup. Als Corrigens 10%.

Sir. Pruni spinosae, Schlehensirup. Geschmackskorrigens.

Sir. Rhamni catharticae, Kreuzdornbeerensirup. Laxans. 2–4 Eßl. Mixt. 10,0–20,0 : 100,0 (ND 10,0). Bei Kindern ½–1 Teel.

Sir. Rhei, Rhabarbersirup. Stomachicum, Laxans. Teelöffelweise. ND 10,0.

Sir. Rubi Idaei, Himbeersirup. Corrigens in Mixturen. NK 10%.

Sir. Senegae, Senegasirup. Expectorans. Zu Mixturen 25 : 100. ND 10,0.

Sir. Sennae, Sennasirup. Laxans. Teelöffelweise. ND 10,0.

Sir. simplex, Zuckersirup. Corrigens 10%.

Sir. Thymi compositus, Thymian-Hustensaft. Bei Keuchhusten ND 10,0.

Solutio Fowleri s. Liquor Kalii arsenicosi.

Solutio Suprarenini s. Suprarenin.

Sorbitum, Sionon®.
Inn.: Als Süßungsmittel für Zuckerkranke.
Äuß.: Bei Salben, Emulsionen vielfach an Stelle von Glycerin (als 30% Lösung).
Technisch als Weichmacher und Feuchthaltemittel.

Sparteinum sulfuricum. Bei geschwächter Herztätigkeit. 2–4mal tgl. 0,02 (ND 0,03) Pill., Lösg.

Spiritus, Weingeist, Alkohol, Äthanol (90 Vol%). ND Einspritzg. 2,0 (zur Verödung von Hämorrhoiden, bei Neuralgien); NK Wundspülung 30%; Umschlag, Einreibung 70%; Händedesinfektionsmittel 70%; Konservierungsmittel 10%. Beste Desinfektionswirkung soll mit 70%igem Spiritus erreicht werden. – Selbst in reinem Alkohol behalten Sporen gewisser Bakterien jahrelang die Keimfähigkeit!

Spiritus aethereus, Ätherweingeist, Hoffmannstropfen.
Inn.: Analepticum 10–40 Tropf. ND 0,5 auf Zucker oder in Tee.
Äuß.: Einreibung. NK Riechmittel 100%.

Spiritus Aetheris nitrosi, versüßter Salpetergeist. Stimulans. Mehrmals tgl. 10 bis 40 Tropfen. ND 0,5. NK Corrigens 5%.

Spiritus Angelicae compositus, zusammengesetzter Angelikaspiritus.
Inn.: Analepticum. ND 0,5.
Äuß.: Zusatz zu Bädern 100,0–200,0. NK Einreibung 100%.

Spiritus camphoratus, Kampferspiritus (10% Campher).
Äuß.: Zum Gurgeln, Linimenten, Waschungen. Als Einreibung bei Rheuma usw. NK 100%.
Inn.: ND Einnahme 0,5.

Spiritus denaturatus, Brennspiritus (94,8 Vol.%). Mit Pyridinbasen und Holzgeist vergällt. Zur Instrumenten- und Händedesinfektion. Monopolbestimmungen!

Spiritus dilutus, verdünnter Weingeist (70 Vol.%). S. Spiritus.

Spiritus Formicarum, Ameisenspiritus.
Äuß.: Zu hautreizenden Einreibungen, NK 100%. Badezusatz 150,0 (auf 1 Vollbad).
Inn.: ND Einnahme 0,5.

Spiritus Juniperi, Wacholderspiritus. Als Zusatz zu Einreibungen und reizenden Waschungen NK 100%.

Spiritus Lavandulae, Lavendelspiritus. Geruchskorrigens; zu äußerl. Zubereitungen NK 10%. NK Waschung 100%.

Spiritus Melissae compositus, Karmelitergeist.
Äuß.: Zu aromatischen Waschungen, als Riechmittel. NK 100%.
Inn.: Vielseitig als Hausmittel. ND 0,5.

Spiritus Menthae piperitae, Pfefferminzspiritus.
Inn.: Als Magenmittel ND 0,5, als Corrigens 1%.
Äuß.: NK Mundtinktur 10%.

Spiritus Rosmarini. Zu aromatischen Waschungen. NK 100%.

Spiritus russicus, russischer Spiritus. Zu hautreizenden Einreibungen. NK 100%.

Spiritus saponato-camphoratus, flüssiger Opodeldok. Zu hautreizenden Einreibungen. NK 100%.

Spiritus saponatus, Seifenspiritus. Wie Spir. Sapon. kalin., jedoch nicht so stark reizend. NK 100%.

Spiritus Saponis kalini, Kaliseifenspiritus. Sapo kalinus und Spiritus ana. Bei rheumatischen und neuralgischen Schmerzen als Einreibung (NK 100%), zur Hände- und Instrumentendesinfektion.

Spiritus Sinapis, Senfspiritus. Zu hautreizenden Einreibungen. NK Einreibung 100%.

Spiritus Vini gallici, Franzbranntwein (ca. 45 Vol.%). Zusammensetzung uneinheitlich, da weder im DAB 6, 7 noch ErgB. 6 aufgeführt. Zu Einreibungen, Kopfwaschwasser etc. NK 100%.

Stadacain®. Farbloses Pulver. Oberflächenanaestheticum. 10mal stärker als Kokain, nur 1/10 so giftig. Hautsalbe NK 1%.

Stadimol®. Suppositorienmasse. Siehe Adeps solidus und Kapitel 3.1.6.2.

Stibium sulfuratum aurantiacum, Goldschwefel. Orangerotes Pulver. Als Expectorans bei Bronchialkatarrhen ND 0,05. Größere Dosen brechenerregend und abführend!

Stipites Dulcamarae, Bittersüßstengel. Harntreibend, als „Blutreinigungsmittel" gegen Rheuma, Gicht. ND Einnahme 1,0.

Streptomycinum sulfuricum. Weißes Pulver. Antibioticum.

Strobuli Lupuli, Hopfenzapfen. Beruhigungsmittel, auch bei „sexueller Übererregbarkeit". ND Einnahme 0,5 (10,0 Infus 5%).

Strophanthinum, g-Strophanthin. Weißes Pulver. Bei Herzinsuffiziens. Einspritzg. iv. 0,0001–0,0005 (ND 0,000125); oral ND 0,001.

Strychninum nitricum. Gegen Gliederschwäche, gegen Lähmungen, besonders der Blase. Starkes Gefäßanalepticum. Einnahme 0,001–0,005 (ND 0,001); Einspritzg. sc. 0,0005–0,002 (ND 0,001).

Styrax depuratus. Trübe, klebrig-zähe Masse.
Äuß.: Als Ersatz für Perubalsam oder als Zusatz; gegen Krätze. NK 30%.
Inn.: Expectorans 0,5–1,0 (ND 0,5) 2–3mal tgl. Pill., Kaps.

Succus Juniperi inspissatus, Wacholdermus. Diureticum. Teelöffelweise (ND 2,5), s. Fructus Juniperi.

Succus Liquiritiae depuratus, gereinigter Süßholzsaft. Als Expectorans und Korrigens. 5,0–8,0 : 200,0 in Mixturen. ND 0,5.

Sudan III, Scharlachrot, 2-Hydroxy-(phenylazo-phenylazo)-naphthalin. Dunkelrot-braunes Pulver. Als epithelisierendes Mittel bei der Wundbehandlung 5–10%.

6-Sulfanilamido-2,4-dimethylpyrimidin, Aristamid®, Elkosin®. Weißes Pulver. Zur Chemotherapie bakterieller Infektionen. ND 0,5.

Sulfanilamidothiazolum, Sulfathiazol, 2-(4'-Aminobenzolsulfonamido)-thiazol. Cibazol®, Eleudron®. Weißes bis schwach gelbliches Pulver.
Inn.: Bei Gonokokken-Infektion 5-Tage-Stoß zu insgesamt 24 g; bei Staphylokokken-, Pneumokokken-, Meningokokken-Infektionen in schweren Fällen für die ersten 2–3 Behandlungstage verteilt auf 3–4 Einzeldosen maximal pro Tag Erwachsene 6,0; danach 4,5.
Äuß.: Salbe 10–30%.

Sulfanilamidum, 4-Aminobenzolsulfonamid, Prontalbin®, Gombardol®, Chemodyn®. Fast weißes Pulver. Chemotherapeuticum. Vgl. Sulfanilamidothiazolum. Als Puder.

Sulfanilguanidinum, 4-Aminobenzolsulfoguanidid, Resulfon®, Ruocid®. Weißes Pulver. Chemotherapeuticum.

Sulfanilthiocarbamidum, 4-Aminobenzolsulfothiocarbamid, Badional®. Weißes Pulver. Chemotherapeuticum.

Sulfathiazol s. Cibazol.

Sulfidal. Wasserlöslicher, kolloidaler Schwefel. Bei Hautkrankheiten. Salbe 5–20% (NK 10%). Lösg. 1–10%.

Sulfoform®. Triphenylstibinsulfid. Weißes Pulver. Bei parasitären und nichtparasitären Hautkrankheiten. 2% in Spiritus, 10% in Öl, 2% als Puder.

Sulfonamide s. Albucid, Supronalum und Sulfanil . . .

Sulfur colloidale. Kolloidaler Schwefel mit Eiweiß als Schutzkolloid. Grauweißes Pulver. Wie Sulfur praecipitatum.

Sulfur depuratum, Sulfur lotum, gereinigter Schwefel.
Äuß.: Bei Hautkrankheiten Salbe 10–50% (NK 10%). Pinselung NK 10%. Bei Säuglingen Vorsicht! H_2S-Vergiftung!
Inn.: Mildes Abführmittel 1,0–2,0 (ND 1,0).

Sulfur lotum s. Sulfur depuratum.

Sulfur praecipitatum, Lac Sulfuris, Schwefelmilch. Ist feinkörniger und wirkt stärker als Sulf. depur.
Inn.: ND 0,5.
Äuß.: NK Hautsalbe, Pinselung 10%.

Sulfur sublimatum, Flores Sulfuris, Schwefelblumen, Schwefelblüte.
Äuß.: Wie Sulf. depur.

Summitates Sabinae, Sadebaumspitzen.
Äuß.: Zur Beseitigung spitzer Warzen. Salbe 50%.
Inn.: Mißbräuchlich als Abortivum (verlangt als „Ungeziefervertilgungsmittel". Anwendung führt in ca. 50% der Fälle zum Tod!)

Suprarenin®, Adrenalin®, 1-(3'4'-Dihydroxyphenyl)-2-methylamino-aethanol-(1). Das gefäßverengende Hormon des Nebennierenmarks. Als Zusatz zu Lokal-Anaesthetika und zu Mitteln für die Rückenmarkanaesthesie; iv. bei Gefäßkollaps, Asthma; intrakardial bei Herzlähmung. Die handelsübliche Lösung des Suprarenins enthält 1,2 g Suprareninhydrochlorid oder 1,0 g Suprarenin in 1000 cm^3 physiologischer Kochsalzlösung etc. („Sol. Suprarenini 1 : 1000"). (Rote Lösungen dürfen nicht verwendet werden! Erhitzen nicht gestattet!) Dosierung dieser Lösung 1 : 1000:
Bei Blasenblutungen 10 Tropf. auf 100 cm^3 Aq., bei Darmblutungen als Klysma 1–2–3–4 cm^3 auf 1–2 l physiolog. Kochsalzlösg.; in Augentropfen, Nasentropfen 5–10%; Zusatz zu anaesthes. Pulv., Tropf., Pinselg. NK10%; zur lokalen Blutstillung Wattetampons, die mit dieser Lösg. ana Aq. dest getränkt sind.
Suprarenin. bitartaricum ist ein weißes Pulver, das 55% Suprarenin enthält. (Lösungen sind um die Hälfte stärker zu verwenden, da 1 T. Suprareninhydrochlorid 1,5 T. Suprareninbitartrat entspricht.)

Supronalum®. Kombination von 2-(p-Aminobenzolsulfonamido)-4-methylpyrimidin und 4-Aminobenzolsulfothiocarbamid-Salz des 4-Aminomethylbenzolsulfonamids. Bei Aerobier- und Anaerobier-Infektionen.

Inn.: Bei schweren Fällen in den ersten 2–3 Behandlungstagen als maximale Tagesdosen (in 5 Einzeldosen, 2–3 stdl.): Kinder 1–3 Jahre 0,3–0,35 g/kg; 4–6 Jahre 0,25–0,3 g/kg; ältere Kinder 0,18–0,2 g/kg; Erwachsene ca. 0,15 g/kg (= ca. 10 g für 70 kg). Maximale Tagesdosis = 12 g. Vom 3. Tage ab um 25% reduzieren. Anfangsdosen von weniger als 6 g pro die nicht zweckmäßig.
Äuß.: Augensalbe 10%. Wundsalbe, -pulver 20%.

Sympatol liq.®. Bei Kreislaufschwäche 3mal tägl. 20–30 Tropfen (ND 1,0).

Talcum, Talk. Feingepulv., natürl. Magnesiumsilikat. Weißes, fettig anzufühlendes Pulv. Zu Streupulvern (NK 100%). Techn. als Klärmittel.

Tannalbin®. Verbindung von Tannin mit Eiweiß. Schwach gelbl. Pulv. mit ca. 50% Gerbsäure. Wird durch den Magensaft nicht verändert, erst im Darm wird Gerbsäure abgespalten. Bei Diarrhöen. 0,5–2,0 (ND 1,0) in 1–2stdl. Pausen bis 10,0 pro die; Kinder unter 4 Jahren 0,5.

Tannismut® s. Bismutum bitannicum.

Targesin, Argentum albumino-acetylotannatum. Bei Schleimhauterkrankungen aller Art in der inneren Medizin, Chirurgie, Urologie, Ophthalmologie, Rhinologie, Dermatologie, Zahnheilkunde. ND Einnahme 0,25. NK: Blasenspülg. 0,2%, Urethralinjekt. 1%, Vaginalspülg. 5%, Wundsalbe 5%, Stäbchen 10%. Bei Gastritis, Magenulcus Rollkur nach Prof. Konjetzny: Von 2%iger Targesin-Lösg. morgens nüchtern 1 Eßl. auf ½ Glas Wasser nehmen, trinken, sodann je 5 min Rückenlage, linke Seite, Bauchlage, rechte Seite.
Augentropfen NK 5%. Nasentropfen 3–5%.

Tartarus depuratus, Kalium bitartaricum, Cremor Tartari, Weinstein. Als Diureticum 1,0–2,0 mehrm.; als Laxans 4,0–8,0. ND 5,0.

Tartarus natronatus, Kaliumnatriumtartrat, Seignettesalz. Als Diureticum 0,5–2,5 mehrmals tgl.; als Laxans 5,0–10,0 (ND 5,0).

Tartarus stibiatus, Brechweinstein.
Inn.: Als Brechmittel 0,005–0,15 (ND 0,03). Als Expectorans 0,001–0,01 (ND 0,003) mehrmals tgl. Pulv., Lösung. Kumulierungsgefahr! Obsolet!

Terebinthina. Balsam. Zu hautreizenden Pflastern und Salben (NK 20%!).

Terebinthina laricina, Lärchenterpentin. Harzsaft. Wie Terebinthina.

Terpinolum. Gemisch von Terpineol, Dipenten, Terpinen, Terpinolen. Ölige Flüssigkeit. Bei Bronchialkatarrh 0,1 in Pill., Kaps. 2–6mal tgl. ND 0,2.

Terpinum hydratum. Farbl. Kristalle. Bei Bronchitis, als Expectorans. 0,2–0,6 (ND 0,2) mehrmals tgl. Pill., wäßrig.-alkohol. Lösg.

Theobromino-natrium salicylicum, Diuretin®. Diureticum, auch bei Gefäßspasmen. 0,5–1,0 (ND 0,5) mehrmals tgl. in Lösung. Pulv. unzweckmäßig.

Theophyllinum, 1,3-Dimethylxanthin. Energisches Diureticum. 0,2–0,5 (ND 0,15) Pulv. in warmem Tee gelöst, 3–4mal tgl.

Thesit. Stickstoff-freies, nicht ionogenes, rein aliphatisches Antipruriginosum und Anaestheticum. Zur Juckreizstillung 2–5% Salben (NK 5%); 2–7% Schüttelmixturen (NK 5%); bei Verbrennungen baden mit 0,5%iger Lösung. Umschlag NK 1%.

Thiokol® s. Kalium sulfoguajacolicum.

Thymolum. Farbl. Kristalle.
Inn.: Desinfiziens, bei Katarrhen und abnormen Gärungen des Magens 0,5–1,0 (ND 0,1); gegen Hakenwurm 2,0–4,0 pro die, in 4–6 Pulv. in Oblaten (ND 2,0) – dann abführen.
Äuß.: Zu Zahnpulvern und Mundtinkturen (NK Mundspülg. 0,05%); als juckreizstillendes Mittel 1%ig mit Spiritus und Glycerin. Hautsalbe NK 2%. Gegen Warzen NK 6–8%.

Tinctura Absinthii, Wermuttinktur. Stomachicum. 10–50 Tropfen mehrmals tgl. ND 1,0.

Tinct. Aconiti, Eisenhuttinktur.
Inn.: Bei schweren Neuralgien 3mal tgl. 5–8 Tropfen. ND 0,1.
Äuß.: NK Pinselung 50%.

Tinct. Aloes, Aloetinktur. Laxans, Stomachicum. ND 0,25.

Tinct. Aloes composita, zusammengesetzte Aloetinktur. Stomachicum. ND 2,5 mehrmals tgl.

Tinct. amara, bittere Tinktur. Bitteres Magenmittel. 15–50 Tropfen mehrmals tgl. ND 1,0.

Tinct. Arnicae, Arnikatinktur.
Äuß.: Zu Umschlägen mit 2–3 T. (NK: +3 T.) Wasser oder mit 1 T. Liq. Alum. acet. und 1–2 T. Wasser verdünnt. Dauergebrauch, insbesondere mit undurchlässigen Verbänden, kann zu Hautentzündungen führen!
Inn.: Als Analepticum bei Hypotonie (kreislaufwirksam). ND Einnahme 0,5. (Retterspitz!)

Tinct. aromatica, aromatische Tinktur. Magenmittel, blähungstreibendes Mittel. 15–20 Tropf. mehrmals tgl. ND 1,0.

Tinct. aromatica acida, saure aromatische Tinktur. Magenmittel 5–40 Tropf. mehrmals tgl. als Zusatz zu Mixt. ND 1,0.

Tinct. Aurantii, Pomeranzentinktur. Corrigens, Stomachicum. ND 1,0.

Tinct. Belladonnae, Belladonnatinktur. Spasmolyticum. ND 0,3.

Tinct. Benzoes, Benzoetinktur. NK: Waschung 0,1%, Mundspülung 0,2%, Verbandwasser 10%, Pinselung 100%.

Tinct. Calami, Kalmustinktur.
Inn.: Stomachicum. Mehrmals tgl. ND 1,0.
Äuß.: Zusatz zu Gurgelungen, als Zahntinktur.

Tinct. Cantharidum, Spanischfliegentinktur.
Äuß.: Bei Haarausfall. NK Haarfett, Einreibung 5%; Haartinktur 10%.
Inn.: ND Einnahme 0,1.

Tinct. Capsici, Spanischpfeffertinktur.
Äuß.: Zu Einreibungen (NK 25%), Haar- und Mundwasser. NK Mundspülung 1%.
Inn.: ND 0,5 in schleimig. Vehikel.

Tinct. carminativa, blähungslösende Tinktur. Mehrm. tgl. 15–20 Tropf. Bei der Abgabe ist – lt. ErgB. 6 – auf 9 T. dieser Tinct. 1 T. Spir. Aetheris nitrosi hinzuzufügen. Säuglinge ND 5 Tropf. pro Flasche.

Tinct. Catechu, Katechutinktur.
Inn.: Als Adstringens ND 2,5 mehrmals tgl.
Äuß.: Als Mund- und Gurgelwasser, zur Schleimhautpinselung NK 100%.

Tinct. Chinae, Chinatinktur. Stomachicum, Tonicum. ND 1,0 mehrmals tgl.

Tinct. Chinae composita, zusammengesetzte Chinatinktur. Stomachicum, Tonicum. ND 1,0.

Tinct. Cinnamomi, Zimttinktur. ND 1,0 mehrmals tgl.

Tinct. Colchici, Zeitlosentinktur. Bei rheumatischen Schmerzen, Ischias und Gicht. ND 0,5 mehrmals tgl.

Tinct. Colocynthidis, Koloquinthentinktur, drastisch abführend. ND 0,5.

Tinct. Convallariae, Maiglöckchentinktur. Herzmittel. ND 0,3. Mehrmals tgl.

Tinct. Digitalis, Fingerhuttinktur. Wie Fol. Digitalis. ND 0,5.

Tinct. Eucalypti, Eukalyptustinktur.
Inn.: ND Einnahme 2,5 (s. Ol. Eucalypti).
Äuß.: Als Zusatz zu Zahnwasser.

Tinct. Ferri aromatica, aromatische Eisentinktur (0,2% Fe). Zur Eisentherapie, s. Ferrum. 3mal tgl. 1 Eßl. bis 1 Likörglas voll (ND 10,0).

Tinct. Ferri pomati, apfelsaure Eisentinktur. Zur Eisentherapie, s. Ferrum. 1,0–2,5 (ND 1,0) mehrmals tgl.

Tinct. Galangae, Galganttinktur. Stomachicum. ND 1,0.

Tinct. Gallarum, Galläpfeltinktur.
Inn.: Stomachicum. 0,7–1,5 mehrm. tgl.
Äuß.: Bei Frostbeulen, Zahnfleischentzündung etc. Pinselungen mit Tct. Jodi ana. NK Mundspülung 1%, Schleimhautpinselung 100%.

Tinct. Gentianae, Enziantinktur. Stomachicum. 1,5–5,0 (ND 1,0) mehrmals tgl.

Tinct. Hydrastis s. Extr. Hydrastis fld. – ND 1,0.

Tinct. Ipecacuanhae, Brechwurzeltinktur. S. Rad. Ipecac. – ND 0,5.

Tinct. Jodi, Jodtinktur, alkoholische Jodlösung (2,4–2,7% J; 2,4–2,7% KJ).
Inn.: Bei den Indikationen der internen Jodtherapie (s. Kal. jodat.). 0,06 pro dosi.
Äuß.: Unverdünnt eingepinselt zur Vorbereitung des Operationsfeldes, bei Drüsenschwellungen, Entzündungen. Zur Wunddesinfektion.

Tinct. Lobeliae, Lobelientinktur, Analepticum. Bei Bronchitis, Asthma. ND 0,3. Mehrmals tgl.

Tinct. Menthae piperitae, Pfefferminztinktur. S. Fol. Menthae pip. – ND Einnahme 2,5.

Tinct. Myrrhae, Myrrhentinktur. Adstringens. NK Mundspülung 0,2%. Schleimhautpinselung 100%.

Tinct. Nucis vomicae s. Tct. Strychni.

Tinct. Opii, Opiumtinktur (1% Morphingehalt). S. Opium titrat. 5–20 Tropf. mehrmals tgl. (ND 0,5 = 23 Tropf.).

Tinct. Pimpinellae, Bibernelltinktur.
Inn.: Bei Katarrhen der Atemwege. Mehrmals tgl. ND 2,5.
Äuß.: Bei Mandelentzündung, Katarrhen NK Mundspülung 10%.

Tinct. Ratanhiae, Ratanhiatinktur. Adstringens.
Äuß.: Bei Zahnfleischentzündungen Pinselung 100%, Spülung 5%.
Inn.: Gegen Durchfall 1,0–2,5 mehrmals tgl.

Tinct. Rhei aquosa, wäßrige Rhabarbertinktur. Stomachicum. Teelöffelweise. ND 2,5.

Tinct. Rhei vinosa, weinige Rhabarbertinktur. Stomachicum. ½–2 Teel. mehrmals tgl. ND 2,5.

Tinct. Salviae, Salbeitinktur. S. Fol. Salviae. ND Einnahme 2,5. NK Mundspülg. 5%, Pinselung 100%.

Tinct. Scillae, Meerzwiebeltinktur. S. Bulbus Scillae. 0,5–1,0 (ND 0,5) mehrmals tgl.

Tinct. Strophanthi, Strophanthustinktur (ca. 0,4% g-Strophanthin). Bei Herzinsuffizienz 2–4mal tgl. ND 0,1.

Tinct. Strychni, Tinct. Nucis vomicae, Brechnußtinktur. Tonikum. 0,1–0,5 (ND 0,25).

Tinct. Tormentillae, Tormentilltinktur. S. Rhiz. Tormentillae. NK Wundspülung 5%, Schleimhautpinselung 100%.

Tinct. Valerianae, Baldriantinktur. Nervinum, Sedativum. ND 0,5 mehrmals tgl. in Wasser.

Tinct. Vanillae, Vanilletinktur. Aromaticum. 1,0–2,5 (ND 2,5) mehrmals tgl.

Tinct. Veratri, Nieswurztinktur. Antineuralgicum. ND Einnahme 0,2.

Tinct. Zingiberis, Ingwertinktur. Stomachicum, Aromaticum. ND 1,0.

α-Tocopherolum aceticum s. Vitamin E.

Tragacantha, Traganth. Als Bindemittel (Bindekraft 12–15mal größer als die von Gummi arabicum) für Pillen, Tabletten. Viskositätserhöhend in Emulsionen. Als Haftpulver für künstl. Gebisse. NK Klysma, Schleim 1%.

Traumaticinum, Guttaperchalösung. Als Hautfirnis, zum Verschließen kleiner Wunden 100%.

Triaethanolaminum. Dickes, farbloses bis gelbl. Öl. Bildet mit Fettsäuren leicht Seifen, die als Emulgatoren zu Salbengrundlagen Verwendung finden. In Polyacrylat-Gelen.

Trichloraethylenum. Klare Flüssigkeit von chloroformartigem Geruch (nicht brennbar). Zur Inhalationsnarkose in der kleinen Chirurgie (1 Amp. zu 1 ml – Patient bleibt ansprechbar!); techn. als Lösungs- und Reinigungsmittel. Mißbrauch durch Schnüffler.

Tropacocainum hydrochloricum. Lokal-Anaestheticum. NK: Lumbalinjekt. 1%, Augentropfen 3%, Schleimhautpinselung 20%.

Trypaflavin®. Braunrotes Pulver. Desinfiziens. NK Wundspülung 0,1%, Wundsalbe 2%, Wundpulver 5%. Zur Fischzucht.

Tubera Aconiti, Eisenhutknollen.
Inn./Äuß.: Bei Nervenschmerzen, Migräne, bei Fieber (um das Fieber und die Herzschlagzahl zu senken). Antineuralgicum 0,006–0,05, ND 0,01 (Vorsicht!) mehrmals tgl.

Tubera Salep. Schleimdroge: bei Durchfall, besonders bei Kindern NK 1%; zu Einläufen bei entzündetem Darm 2%; als einhüllender Zusatz zu Arzneimitteln (2,0–5,0 : 300,0).

Tumenol-Ammonium®. Sulfoniertes Destillationsprodukt aus bituminösem Schiefer. Braune sirupartige Flüssigkeit. Wie Ichthammon.

Tutocain, p-Aminobenzoyldimethylaminomethylbutanol-Hydrochlorid. Lokal-Anaestheticum. NK Schleimhautpinselung 5%.

Tween 20, Polyäthylenglykol-Sorbitanmonolaurat. Gelbliche, ölige Flüssigkeit. Oberflächenaktiv wirkend. (Haftfestigkeit des Schleims auf den Schleimhäuten wird herabgesetzt – in Cito-Guakalin.) Für Shampoo.

Tylose®. Wasserlöslicher Cellulosemethyläther, Methylcellulose. Als Emulgator. Für pharmazeutische Zwecke am geeignetsten Adulsion®, zur Herstellung von Mucilago Tylose (4%ig). Kalt lösen!

Unguentum Acidi borici (3%ig) s. Acid. boricum.

Ungt. Alcoholum Lanae, Eucerinum anhydricum®, Wollwachsalkoholsalbe, Salbengrundlage, die bis 300% Wasser aufzunehmen vermag.

Ungt. Alcoholum Lanae aquosum, Eucerinum cum Aqua, wasserhaltige Wollwachsalkoholsalbe (Ungt. Alcoholum Lanae, Aq. dest. ana). Salbengrundlage. Frisch zubereiten!

Ungt. camphoratum, Kampfersalbe. 20%ig. Bei Frostbeulen.

Ungt. diachylon, Bleipflastersalbe. Adstringierend, trocknend sowie abdekkend. Zusatz zu Salben.

Ungt. emulsificans, hydrophile Salbe. Salbengrundlage.

Ungt. emulsificans aquosum, wasserhaltige hydrophile Salbe. Salbengrundlage. Frisch zubereiten!

Ungt. Glycerini, Glycerinsalbe. Reizmildernd, als Grundlage für Salben bei aufgesprungenen Händen, Salbengrundlage für behaarte Stellen.

Ungt. Hydrargyri album, Ungt. Hydrargyri praecipitati album, Quecksilberpräzipitatsalbe (10%). Mildes Antisepticum, auch bei Psoriasis des behaarten Kopfes, bei Sommersprossen, gegen Hautreizungen. BGA warnt!

Ungt. Hydrargyri cinereum, Quecksilbersalbe, „graue Salbe" (30% Hg). Gegen Filzläuse und als Wurmsalbe 10%. – Obsolet!

Ungt. Hydrargyri flavum, gelbe Quecksilberoxidsalbe (5%). Antiparasitäre Hautsalbe. Als Augensalbe 1 T. + 4 T. Vasel. alb.

Ungt. Hydrargyi rubrum, Quecksilberoxidsalbe (10%). Bei schlecht heilenden Geschwüren. Obsolet!

Ungt. leniens, Kühlsalbe, Cold Cream.

Ungt. Polyaethylenglycoli, Polyäthylenglykolsalbe. Wasserlösliche, leicht abwaschbare Salbengrundlage von geringer Wasseraufnahmefähigkeit.

Ungt. Zinci, Zinksalbe (10% Zinc. oxydat). Schwach antiseptisch und austrocknend.

Urea pura, Carbamid, Harnstoff. Farblose Kristalle. Diureticum 1,0–2,0 (ND 2,0) stündl., bis 10,0–20,0 pro die in Lösg. Äußerlich bei Ulcera in Salben.

Urethan. Karbaminsäureäthylester. Farblose Kristalle. Schlafmittel für Kinder (versagt oft bei Erwachs.). 1,0–2,0–4,0 (ND 1,0) in Kaps., Lösg. oder in Klysmen mit Schleimen. Früher gegen Leukämie bis 6,0 pro die.

Vanillinum, Vanillin. Corrigens. 0,25–0,5 (ND 0,05; NK 0,01%).

Vaselinum album, weißes Vaselin. Gebleichtes Vaselin. Haltbare, gut verträgliche Salbengrundlage, auch für Augensalben (Vas. alb. ophthalm.).

Vaselinum flavum, gelbes Vaselin. Wird aus den Rückständen der Petroleumraffination gewonnen. Salbengrundlage.

Veratrinum. Weißes Pulver.
Inn.: Nervinum ND Einnahme 0,001.
Äuß.: Hautreizmittel NK Einreibung 1%.

Vinum Chinae, Chinawein. Tonicum. ND 30,0 (1 Likörglas).

Vinum Condurango, Kondurangowein. Bitteres Magenmittel. ND 30,0 (1 Likörglas).

Vinum Pepsini, Pepsinwein (DAB 6 mit 2,4% Pepsinum). Eßlöffelweise **nach** der Mahlzeit ND 30,0 = verdauungsfördernd. – **Vor** den Mahlzeiten = appetitanregend!

Vioform®, Jodchlorhydroxychinolin. Graugelbes Pulver mit 41% Jod. Zur Wunddesinfektion 10%ig in Puder oder Salben.

Vitamin A, Axerophthol, ®: Arovit, Vogan. Klare, ölige Flüssigkeit. Bei Vitamin-A-Mangelerscheinungen. ND 25 000 I. E. Überdosierung möglich.

Vitamin B_1, Aneurinum hydrochloricum, ®: Betabion, Betaxin, Benerva. Weißes Pulver. Bei Neuralgien, Alkoholismus, Wachstumsstörungen, Magen-Darm-Erkrankungen, Leberparenchymschäden. ND: Zur Prophylaxe 0,01; Bei Hypovitaminose Einnahme 0,03. – Als Repellens gegen Mücken tägl. 1 Tabl. zu 300 mg.

Vitamin B_2, Riboflavinum, Lactoflavin, Beflavin®. Gelbes Pulver. Bei Haut- und Schleimhauterkrankungen, bei Wadenkrämpfen, Akkommodationsstörungen. ND Einnahme 0,01.

Vitamin B_6, Pyridoxinum hydrochloricum, ®: Benadon, Hexobion. Weißes Pulver. Gegen Erbrechen verschiedener Genese. ND Einnahme 0,02.

Vitamin B_{12}, Cyanocobalaminum, ®: Cytobion, Rubivitan. Dunkelrote Kristalle. Bei Anämien, Leberparenchymschäden. ND: Einnahme 5 γ, im. 10 γ, Inj. 2 × wöchentlich 200–1000 γ. – Bei Trigeminusneuralgie 1000 γ.

Vitamin C, Acid. Ascorbicum, l-Ascorbinsäure, ®: Cebion, Cedoxon. Weißes Pulver. Gegen Skorbut, Neigung zu Zahnfleischblutungen, Frühjahrsmüdigkeit, Infektionen, Appetitlosigkeit etc. ND Einnahme 0,05. – Brause-Tabl. zu 1,0! Megadosen bis 5,0 täglich.
AT: 10% Lösung zur neutralisierenden Behandlung von Verätzungen.
Als Antioxydans in vielen wäßrigen Arzneiformen.

Vitamin D_2, Calciferolum. Farblose Kristalle oder weißes Pulver. Antirachitisches Vitamin. Zur Prophylaxe 1mal tgl. 1000 I. E. (= ND); zur Therapie 1mal tgl. 10 000 I. E. (= ND). Überdosierung möglich.

Vitamin D_3, Cholecalciferol-Cholesterinum, D_3-Vigantol®. Farblose Kristalle oder weißes Pulver. Zur Rachitis-Prophylaxe. ND wie Vitamin D_2.

Vitamin E, α-Tocopherolum aceticum, Vitamin-E(-acetat), ®: Evion, Ephynal. Klare, gelbliche, zähe Flüssigkeit. Bei Dysmenorrhöe, drohendem Abort, klimakterischen Beschwerden; Fertilitätsstörungen des Mannes; Paradentose. ND: Einnahme 3mal tgl. 0,1; Kinder 3mal tgl. 0,01. Überdosierung möglich.

Vitamin H, Biotin. Farbl. Nadeln. Antiseborrhoisches Vitamin. ND Einn. 0,02.

Vitamin K_1, Konakion®. Gelbes, viskoses Öl. Gegen Blutungen oder Blutungsgefahr. ND 0,005.

Xeroform® s. Bismutum tribromphenylicum.

Yatren® s. Acid. jod-oxychinolin-sulfonicum.

Yohimbinum hydrochloricum. Weißes Pulver. Sympatholyticum, Aphrodisiacum, gegen zu hohen Blutdruck. 1–3mal tgl. 0,005–0,01 (ND 0,005).

Zincum aceticum, Zinkazetat. Weiße Blättchen. Adstringens.
Äuß.: Augenwasser 0,1–0,3%. Gurgelwasser 0,3–1%. NK Schleimhautspülung 1%.
Inn.: ND Einnahme 0,05.

Zincum chloratum, Zinkchlorid. Antisepticum, Kausticum. NK: Urethralinjektion 0,05%. Verbandwasser 0,1%, Augenspülung 0,02%.
Vaginalspülung 0,5%. Schleimhautpinselung 1%. Ätzmittel 100%.

Zincum oxydatum, Zinkoxyd. Zu indifferenten, trocknenden Pudern (NK 50%), Pasten (NK 25%), Salben (NK 10%).

Zincum salicylicum, Zinksalicylat. Wie Zinc. sulfophenolic. NK Urethralinjekt. 0,5%.

Zincum sulfophenolicum, Zinkphenolsulfonat. Desinfiziens. Äußere Haut 1–5%, Urethralinjekt. NK 0,1%, Vaginalspülg. 0,1–1%, Verbandwasser NK 0,25%.

Zincum sulfuricum, Zinksulfat, weißer Vitriol. Kausticum, Adstringens. Gurgelung 0,1%; Urethralinjekt. NK 0,2%; Augenspülg. NK 0,1%, Augens. NK 2%, Vaginalspülg. NK 1%. Bei Bindehautentz. Augentr. 0,1–0,3%.

1.5. Hilfsstoffe und Konservierungsmittel

1.5.1. Lösungsmittel

1.5.1.1. Wenig flüchtige Lösungsmittel, polar und unpolar

Substanz	Siedepunkt	Dielektrizitäts-Konstante ε (25° C)	Dichte (20° C, $g \cdot ml^{-1}$)	Oberflächen-spannung (10^{-3} $N \cdot m^{-1}$)	mischbar mit	nicht mischbar mit	Verwendung für o = peroral p = parenteral k = kutan	Bemerkungen
Wasser	100° C	78,5	0,998	72,8	Äthanol, Glycerin Propylenglykol	Paraffin, fette Öle, Myglyol 812, Isopropylmyristat, Äthyloleat, Benzylbenzoat	o, p, k	
Äthanol	78,30° C (100%) 78,15° C (96%)	24,3	0,807–0,808	22,75 (100%) 26,28 (72%) 30,10 (40%)	Glycerin Propylenglykol ätherischen Ölen Rizinusöl	fetten Ölen (außer Rizinusöl)	o,p, k	gebräuchliche Konzentration bis 30%
1,2-Propylenglykol	188° C	33	1,038	40,1	Glycerin Wasser	fetten Ölen inkl. Rizinusöl	o, p, k	für Injectabilia höchstens 10–20% Viskosität: 45 cP (20° C), 230 cP (0° C)
Glycerin	~ 290° C	42,5	1,224–1,230 1,261 (wasserfrei)	66 (85%) 63,4 (100%)		fetten Ölen inkl. Rizinusöl	o ≦30% p ≦ 5% k ≦30%	Viskosität: ~ 400 cP (20° C) (93%)
Polyäthylenglykol 200	. . .	20,5	. . .					
300	. . .	. . .	1,125	~ 44	Wasser, Äthanol Methylenchlorid	fetten Ölen inkl. Rizinusöl flüss. Paraffin	p ≦30% (Anwesenheit von 0,9% Natriumchlorid nötig, sonst Hämolyse)	Viskosität: 66–74 cP
400	. . .	14,15	1,125					85–95 cP
Flüss. Paraffin dickflüssig (subliquidum)			0,865–0,890	33,1	Äther, Methylenchlorid	Wasser Äthanol Glycerin Propylenglykol	k, o	Viskosität: > 100 cP (20° C)
dünnflüssig (perliquidum)			0,830–0,870					Viskosität: ≦40 cP (20° C)

Substanz	Siedepunkt	Dielektrizitäts-Konstante ε (25° C)	Dichte (20° C, g · ml^{-1})	Oberflächen-spannung (10^{-3} N · m^{-1})	mischbar mit	nicht mischbar mit	Verwendung für o = peroral p = parenteral k = kutan	Bemerkungen
Fette Öle:								Viskosität:
Olivenöl			0,910–0,915	35,8	Methylenchlorid (alle)	Wasser	o, p, k	~ 100 cP (20° C)
Erdnußöl			0,912–0,917			Propylenglykol		~ 1000 cP (25° C)
Rizinusöl			0,946–0,966	39	Äthanol (nur Rizinisöl)	Glycerin		~ 57 cP (25° C)
Sesamöl			0,916–0,919					
Miglyol® 812 (Triglyceridgemisch)			0,94–0,96	...	Äthanol flüssigem Paraffin Methylenchlorid		o, p, k	Viskosität: 28–32 cP (20° C) oxidationsbeständig
Isopropylmyristat			0,85–0,855	...	(Äthanol) flüssigem Paraffin fetten Ölen	Wasser Glycerin Propylenglykol	p, k	stabil gegen Oxidation und Hydrolyse
Äthyloleat			0,868–0,874	...	Äthanol fetten Ölen	Wasser	p, k	Viskosität ~ 5 cP (30° C) greift Gummistopfen an
Benzylbenzoat			1,116–1,120	...	Äthanol Äther Chloroform fetten Ölen	Wasser Glycerin	p	infolge des hohen Erstarrungspunktes (19° C) nur im Gemisch mit Sesamöl oder anderen Ölen

Bemerkungen zur parenteralen Anwendung: Die Löslichkeit von beispielsweise Steroiden in pflanzlichen Ölen wird durch ungesättigte Fettsäuren und durch Hydroxyfettsäuren (Rizinusöl) erhöht. Niedrig viskose Lösungen, die durch Zugabe von Benzylalkohol oder Benzylbenzoat erreicht werden können, sind besser verträglich.

1.5.1.2. Flüchtige organische Lösungsmittel

Substanz	Siedepunkt (° C)	ε (25° C)	Dichte (20° C, g · ml^{-1})	Dampfdichte (Luft = 1)	mischbar mit	nicht mischbar mit	MAK* (mg · m^{-3})	Brennbarkeit	Untere/obere Explosionsgrenze in Luft (Vol.-%)
Äthanol	~ 78	24,3	0,807	1,6	Wasser Aceton Methylenchlorid	fetten Ölen (außer Rizinusöl)	1900	+	2,8–4,3 / 15–19
Methanol	64,6	33	0,792	1,1	Äthanol Aceton Methylenchlorid	fetten Ölen (außer Rizinusöl)	260	+	5,5 / 36
Isopropanol	82,4	18,3	0,785	2,1	Wasser Aceton Äthanol Methylenchlorid		980	+	2,0 / 12
Aceton	56,5	21	0,791	2,0	Wasser		2400	+	2,5–3,0 / 11–13
Methylenchlorid	40,0	9,1	1,326	2,9	Ölen	Wasser	1750	–	Raumexplosionen nur unter extremen Zündbedingungen
Chloroform	61,2	5	1,489	4,1		Wasser	120	–	—
Petroläther 50–70° C (hauptsächlich Hexan u. Pentan)	50–70	~ 2	~ 0,65–0,67	~ 2,5–3,0	Äthanol 96% Isopropanol Chloroform	Wasser	1800 (Hexan)	+	1,1 / 7,5
Petroläther 30–50° C (Pentan u. Hexan)	30–50	~ 2	~ 0,63–0,66	~ 2,5–3,0	Methylenchlorid	Wasser	2950 (Pentan)	+	1,1 / 7,5

* MAK = Maximale Arbeitsplatzkonzentration.

1.5.2. Antioxidantien

Antioxidantien werden Arzneistoffzubereitungen zugesetzt, um den oxidationsempfindlichen Wirkstoff zu schützen. Sie haben entweder ein stärker negatives Redoxpotential, das heißt, werden schneller oxidiert als der zu schützende Wirkstoff oder brechen die Radikalreaktionen ab, die in Fetten zur Autoxidation der Fettsäuren führen. Antioxidantien sind vorsichtig anzuwenden, da sie auch mit Wirkstoffen reagieren können.

Antioxidantien für wäßrige Lösungen.

Substanz	Formel	Löslichkeit	gebräuchliche Konzentration	Bemerkungen
Natriumsulfit	Na_2SO_3	löslich in Glycerin wenig löslich in Äthanol	0,05–0,3%	pH-Wert der wäßrigen Lösungen: ~ 9
Kaliumsulfit	K_2SO_3			
Natriumhydrogensulfit (Natriumbisulfit)	$NaHSO_3$	löslich in Glycerin wenig löslich in Äthanol	0,01–0,3%	pH der wäßrigen Lösungen: ~ 4
Kaliumhydrogensulfit (Kaliumbisulfit)	$KHSO_3$			
Natriumdithionit (Natriummetabisulfit, Natriumpyrosulfit)	$Na_2S_2O_5$			
Kaliumdithionit (Kaliummetabisulfit, Kaliumpyrosulfit)	$K_2S_2O_5$			
Cystein und Cystein-hydrochlorid	HS–CH_2–CH–COOH, | ⊕ NH_3 CL⊖	in Wasser und Äthanol gut löslich	0,01–0,09%	optimale Wirkung bei schwach saurem pH
Ascorbinsäure	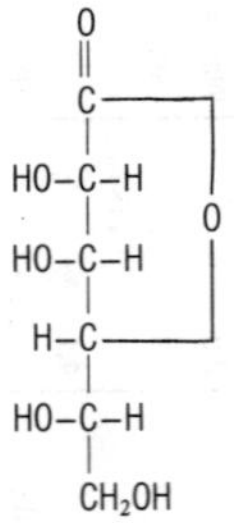	zu ~ 30% in Wasser (25° C) löslich, wenig löslich in Äthanol (~ 2%) und Glycerin (~ 1%)	0,01–0,1% evtl. höher	in wäßrigen Lösungen Zersetzung durch Sauerstoff, besonders in Gegenwart von Alkali und Schwermetallionen (Cu^{2+}), lichtempfindlich

Antioxidantien für Fette, Öle und Emulsionen.

Substanz	Formel	Löslichkeit	gebräuchliche Konzentration	Bemerkungen
Ascorbylpalmitat	Palmitylester der Ascorbinsäure	0,2% in Wasser, 22% in Äthanol, 0,12% in Erdnußöl 0,03% in Olivenöl	0,01–0,2%	vielfach zusammen mit Tocopherolen
Tocopherole (Vitamin E)	meist d-α-Tocopherol oder DL-α-Tocopherol	fettlöslich, in Wasser praktisch unlöslich	0,001–0,5%	nur für tierische Fette (pflanzliche Öle enthalten es bereits), relativ schwach wirksam
Propylgallat	Propylester der 3,4,5-Trihydroxybenzoesäure	0,3% in Wasser, 0,5% in Erdnußöl, 1% in Baumwollsamenöl, 60% in Äthanol, 55% in Propylenglykol	0,001–0,02%	meist zusammen mit Synergisten (Citronensäure, Phosphorsäure) u. BHA oder BHT

Substanz	Formel	Löslichkeit	gebräuchliche Konzentration	Bemerkungen
Butylhydroxyanisol (BHA)	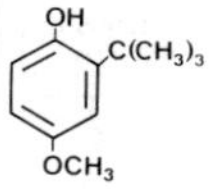 (Isomere: 2- und 3-tert. Butyl)	gut löslich in Äthanol, Propylenglykol, Erdnußöl, praktisch unlöslich in Wasser	0,001–0,02% (0,1% in ätherischen Ölen)	vielfach zusammen mit BHT, Gallaten und Citronensäure
Butylhydroxytoluol (BHT)	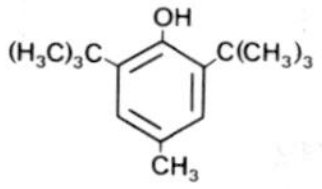	gut löslich in Äthanol, flüssigem Paraffin, fetten Ölen, praktisch unlöslich in Wasser, Glycerin, Propylenglykol		vielfach zusammen mit BHA, Gallaten und Citronensäure; kann nach USP XIX allergische Dermatitis verursachen

1.5.3. Konservierungsmittel

Substanz	Arzneiformen (hauptsächliche Anwendung)	Löslichkeit in Wasser von ~ 20° C (%)	Verteilungskoeffizient Octanol/Wasser	übliche Anwendungskonzentrationen (%)	Bemerkungen
Phenol		~ 8	29,5	0,5	
Kresole (vor allem ortho und para)	wäßrige Injektionspräparate	~ 2	89,1 (ortho) 85,1 (para)	0,2–0,4	weniger wirksam bei pH-Werten über 9
p-Chlor-m-kresol		~ 0,4	1260	0,05–0,1	starke Absorption an Kautschuk und Gummi
Benzylalkohol	wäßrige und ölige Injektionspräparate	~ 4	12,6	1–2	Geruch nach Benzaldehyd
Phenyläthylalkohol		~ 2	22,9	0,7–1,5	Geruch nach Rosenöl
Phenoxyäthylalkohol	Präparate für die Haut	~ 2,3	14,5	1,–1,5	
Chlorbutanol	Injektionspräparate	~ 0,75	107	0,3–0,5	instabil bei pH über 5, starke Absorption an Kautschuk und Gummi
4-Hydroxybenzoesäuremethylester	Liquida für peroralen Gebrauch	~ 0,2	91,2	0,15–0,2	Abnahme der Wirksamkeit über pH = 8, instabil
4-Hydroxybenzoesäureäthylester	Weichgelatinekapselhüllen	~ 0,075	295	0,07bei pH-Werten	über 8
4-Hydroxybenzoesäurepropylester	O/W und W/O-Emulsion Schleime Präparate für die Haut	~0,03	1097	0,03	bei Emulsionen zum Teil höhere Konzentrationen nötig. Auflösung in der Wasserphase
Benzalkoniumchlorid oder entsprechende quarternäre Ammoniumverbindung	Augentropfen Nasentropfen Ohrentropfen Schleime (kutan)	> 50	0,002–0,02 0,1		unwirksam gegen Pseudomonas-Arten, viele Unverträglichkeiten

Substanz	Arzneiformen (hauptsächliche Anwendung)	Löslichkeit in Wasser von ~ 20° C (%)	Verteilungs koeffizient Octanol/ Wasser	übliche Anwendungskonzentrationen (%)	Bemerkungen
Chlorhexidindiacetat oder -digluconat	Augentropfen Ohrentropfen Nasentropfen Schleime	1,9 (Diacetat) 20 (Digluconat)	0,005–0,01 0,05		nicht immer wirksam gegen Pseudomonas-Arten, viele Unverträglichkeiten
Phenylquecksilber-Verbindungen	Nasentropfen wäßrige Ohrentropfen Injektionspräparate	0,17 (Acetat) 0,2 (Borat) 0,07 (Nitrat)	0,002–0,005		Adsorption an Polyäthylen und Elastomere
Thiomersal	Nasentropfen wäßrige Injektionspräparate Augentropfen Ohrentropfen	> 50		0,002–0,015	Adsorption an Polyäthylen und Elastomere
Benzoesäure und Natriumbenzoat	Liquida für peroralen Gebrauch	0,3 (Säure)		0,1–0,2	weniger wirksam bei pH-Werten über 4
Sorbinsäure und deren Salze	Liquida für peroralen Gebrauch Präparate für die Haut	0,15 (Säure)		0,1–0,15	weniger wirksam bei pH-Werten über 5 oxidationsempfindlich
Äthanol	Liquida für peroralen Gebrauch	∞		≧ 15	meist in Kombination z. B. mit 4-Hydroxybenzoesäureestern
1,2-Propylenglykol	Präparate für die Haut (Glycerin und Propylenglykol)	∞		≧ 15	
Glycerin	"	∞		≧ 30	
Sorbit	"	83		≧ 70	

Wirkungsspektrum und optimaler pH-Bereich einiger Konservierungsmittel. Angabe der Hemmkonzentration in Mikrogramm pro Gramm (ppm)

	Wirkungsspektrum wirksam gegen				optimale pH-Bereiche					
	Bakterien		Hefen	Pilze	4	5	6	7	8	9
	gram-positiv	negativ								
Äthanol										
Isopropanol										
Chlorbutanol	655	1 000	2 500	5 000						
Benzylalkohol	25	2 000	2 500	5 000						
β-Phenyläthylalkohol										
Formaldehyd										
Paraformaldehyd	100	100	300	2 500						
Hexamethylentetramin	50	50	100	1 000						
Formaldehydabspalter										
Chloracetamid	2 000	2 500	1 250	1 250						
Glutaraldehyd										

	Wirkungsspektrum wirksam gegen Bakterien gram-positiv	Bakterien gram-negativ	Hefen	Pilze	optimale pH-Bereiche 4	5	6	7	8	9
Sorbinsäure	2 000	2 000–4 000	1 200	1 200						
Benzoesäure			1 200	600						
Dehydracetsäure	10 000		200	1 000						
p-Hydroxybenzoesäure-methylester	800	1 000	1 000	500						
p-Hydroxybenzoesäure-äthylester	500	800	800	250						
p-Hydroxybenzoesäure-propylester	150	400	250	125						
p-Hydroxybenzoesäure-benzylester	50	200	100	75						
Dioxan-Ester	1 250	625	2 500	1 250						
o-Phenylphenol	100	500	500	500						
Hexachlorophen	1–10									
Bromchlorophen	1–10									
Fluorophen	10									
Fentichlor	5–100	10–100	10–50	10–100						
Bithionol	50	> 10 000	10	100–1 000						
Diphenyläther	10	1–> 300	50	100						
Trichlorcarbanilid	1	5								
Tribromsalicylanilid	1	100		50–500						
Chlorhexidin	1–5	25	10–50	10–100						
Pionin	5	10	10–1 000	10–100						
Adamantan-Derivate	200	400		1 200						
N-Trichloromethylmercapto-4-cyclohexen-1,2-di-carbox-imid	25	100	25–100	25–100						
Tetramethylthiuramdisulfid	10	200	100	10–100						
1-Hydroxypyridin-2-thion	1–3	3	2	3						
Phenylmercurinitrat	0,1	0,3	0,3	0,3						
Thiomersal	0,1	0,5	0,5	0,1						
Benzalkoniumchlorid	5	20	10	20						
Bronopol										

■ gut wirksam □ schwach wirksam □ unwirksam

1.5.4. Süßmittel

Nachdem die Bedeutung des Diabetes und die Gefahr von Karies bei Kindern immer häufiger als wichtig betrachtet wird, können die herkömmlichen Süßmittel Saccharose und Fructose nur noch beschränkt in Arzneiformen verwendet werden.

Süßstoffe und ihre Süßkraft, bezogen auf Saccharose = 1.

Substanz	Formel	~ Süßkraft	Bemerkungen
Saccharin-Natrium	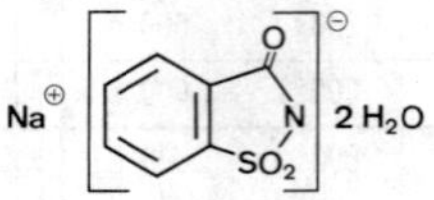 	300–500	nicht mehr in GRAS-[1]) Liste (USA) etwas bitter
Aspartam	Dipeptid	220	als Lebensmittel in Deutschland und in der Schweiz zugelassen. Nicht kariogen.
Ammonium-glycyrrhizinat	Triterpenglycosid	50–100	pharmakologisch nicht inert Süßholzgeschmack
Natrium-cyclamat	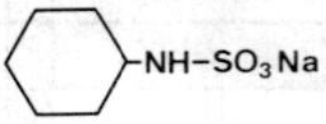 	15–30	nicht mehr in GRAS-[1]) Liste, in Europa (Deutschland, Schweiz, Österreich) erlaubt
D-Fructose	CH_2OH CO $(^*CH{-}OH)_3$ CH_2OH	1–1,5	hoher Nährwert, für Diabetiker geeignet, weniger kariogen als Saccharose
Saccharose	Disaccharid aus α-Glucose und β-Fructose	1	hoher Nährwert, nicht für Diabetiker, kariogen
Xylit	CH_2OH $(CH{-}OH)_3$ CH_2OH	1	ähnlich Sorbit
D-Glucose	CHO $(^*CH{-}OH)_4$ CH_2OH	0,5	wie Saccharose aber weniger kariogen
Sorbit	CH_2OH $(^*CH{-}OH)_4$ CH_2OH	0,5	für Diabetiker geeignet, kalorienliefernd, aber nicht kariogen, laxierende Dosis: 50 g/Tag verhindert das Auskristallisieren von Zucker in Sirupen bei der Lagerung
Glycerin	CH_2OH $CH{-}OH$ CH_2OH	0,5	wie Sorbit aber nur schwach laxierend
Mannit	CH_2OH $(^*CH{-}OH)_4$ CH_2OH	0,45	in hohen Dosen laxierend Löslichkeit für perorale Liquida zu beschränkt (~ 20% in Wasser)

* Bedeutet optisch aktive Atome.

[1]) GRAS-Liste: Liste der in den USA als sicher anerkannten Stoffe (**G**enerally **R**ecognised **A**s **S**afe)

1.6. Vermeintliche Synonyma

Beispiele von Bezeichnungen, die von Anfängern manchmal als Synonyma angesehen werden. Umfangreichere Angaben im Synonym-Verzeichnis zum Arzneibuch.

Calcium chloratum und **Calcaria chlorata**
Calcium chloratum = Calcii chloridum = Calciumchlorid = $CaCl_2$;
Calcaria chlorata = „gechlorter Kalk", Chlorkalk = Ca(OCl)Cl.

Chloroformium und **Oleum Chloroformii**
Oleum Chloroformii ist eine Mischung von Chloroform und Erdnußöl.

Collodium elasticum und **Collodium**
Collodium elasticum ist eine Mischung von 97 T. Collodium und 3 T. Oleum Ricini.

Dihydrocodeinum bitartaricum und **Dihydrocodeinonum bitartaricum**
Geschützte Namen: „Paracodin" bzw. „Dicodid" (als Hydrogentartrat).

Dimethylaminophenyldimethylpyrazolon und **Phenyldimethylpyrazolon**
Geschützte Namen: „Pyramidon" bzw. „Antipyrin".

Elixir e Succo Liquiritiae und **Succus Liquiritiae**
Elixir e Succo Liquiritiae enthält neben anderen Bestandteilen nur 20% Succus Liquiritiae depuratus.

Himbeersaft und **Himbeersirup**
Himbeersirup (= Sirupus Rubi Idaei) wird aus 35 T. Himbeersaft und 65 T. Zucker hergestellt.

Hydrargyrum chloratum, Hydrargyrum bichloratum und **Chloratum hydratum**
Hydrargyrum chloratum = Kalomel = Hg_2Cl_2.
Hydrargyrum bichloratum = Sublimat = $HgCl_2$ (Gift!).
Chloralum hydratum = Chloralhydrat = $CCl_3 \cdot CH(OH)_2$.

„Normallauge" und **„normale Lauge"** (und dergl.)
Z. B. ist Normal-Natronlauge etwa 4prozentig (40 g/1000 ml) und „normale" Natronlauge (Reagens DAB; 3-n) etwa 12prozentig.

Kalium chloratum und **Kaliumchlorat**
Kalium chloratum = Kalii chloridum EuAB I = Kaliumchlorid = KCl;
Kalium chloricum = Kalii chloras = Kaliumchlorat = $KClO_3$. Darf nicht innerlich gegeben werden! Explodiert, wenn mit Zucker verrieben!

Salmiak und **Salmiakgeist**
Salmiak = Ammonium chloratum = Ammonii chloridum EuAB I = Ammonchlorid = NH_4Cl;
Salmiakgeist = Liquor Ammonii caustici = Ammoniakflüssigkeit = $NH_3 + H_2O$.

Terpentin und **Terpentinöl**
Terpentin = Terebinthina = Balsame verschiedener Pinus-Arten;
Terpentinöl = Oleum Terebinthinae = Ätherisches Öl der Terpentine verschiedener Pinus-Arten.

In diesem Zusammenhang sei noch auf folgende Unterschiede hingewiesen:

Höchstgabe – Höchstabgabemenge – Normdosis

Höchstgaben (= Maximaldosen) sind die in der „Tabelle A" des DAB festgelegten „größten Einzel- oder Tagesgaben für den erwachsenen Menschen".

Höchstabgabemengen (= Höchstverschreibungsmengen) gibt es nur für Betäubungsmittel. Das sind die Mengen, die insgesamt höchstens an einem Tage abgegeben bzw. verschrieben werden dürfen.

Normdosen sind nicht „amtlich" festgesetzt. Man versteht darunter die in der Literatur genannten, in der Praxis allgemein anerkannten durchschnittlichen Dosierungen für bestimmte Indikationen.

1.7. Abkürzungen der Rezeptur

$\overline{aa}$, ana	ana partes aequales	zu gleichen Teilen
$\overline{aa}$ ad	ana partes aequales ad	zu gleichen Teilen bis ... Gramm
a. c.	ante cenam	vor der Mahlzeit
ACTH		Adrenocorticotropes Hormon
ad caps. amyl.	ad capsulas amylaceas	in Oblatenkapseln
ad caps. gelat.	ad capsulas gelatinosas	in Gelatinekapseln
ad chart.	ad chartam	in Papierbeutel, Papier(-Pulver-)Kapsel
add.	adde	füge hinzu
adl.,ad lib.	ad libitum	nach Belieben, in beliebiger Menge
ad man. med.	ad manus medici	zu Händen des Arztes
ad prax.	ad praxim	in die Arztpraxis
ad rat.	ad rationem	auf Rechnung
ad sacc. pap.	ad sacculum papyraceum	in Papierbeutel
ad scat.	ad scatulam	in (Papp-)Schachtel
ad us. ext.	ad usum externum	zum äußeren Gebrauch
ad us. intern.	ad usum internum	zum inneren Gebrauch
ad us. propr.	ad usum proprium	zum eigenen Gebrauch
ad us. vet.	ad usum veterinarium	zum tierärztlichen Gebrauch
aeq., aequal	aequalis, e	gleich
a. H.		außer Handel
A-Kohle		Aktiv-Kohle
alb.	albus	weiß
amer.	americanus	amerikanisch
Amp.	Ampulla	Ampulle
anhydr.	anhydricus	wasserfrei
AP		Anstaltspackung
Aq. comm. Aq. font.	Aqua communis Aqua fontana	} Trinkwasser
Aq. dem.	Aqua demineralisata	entmineralisiertes Wasser
Aq., Aq. dest.	Aqua destillata	destilliertes Wasser
Aq. purif.	Aqua purificata	gereinigtes Wasser
ATP		Adenosintriphosphat
aut simil.	aut simile, similia	oder ähnliches
bac.	bacillum; baculum	Stäbchen; Stab
BAL	British Anti-Lewisite	Dimercaprol[1])
Bé°		Baumé-Grad(e)
BVK		B-Vitamin-Komplex
C	Centum	100
C		Centesimal-Potenz
c.	cum	mit
Ca.		Carcinom
caerul.	caeruleus	blau
calc.	calcinatus	geglüht
cal.	calidus	warm
calix, calic.	calix, calicis, m.	Kelch
cap., caps.	capsulae	Kapseln
cave		vermeide, Vorsicht!
chart. cerat.	charta cerata	Wachspapier(-Pulver)-Kapsel
c. instill.	cum installatore	mit Tropfer (Tropfpipette)
cito		schnell, unverzüglich
coct.	coctus	gekocht
cp., comp.	compositus	zusammengesetzt
compr.	compressi	Tabletten
Compr.	Compretten	Tabletten (Wz. der Fa. Cascan)
conc.	concentratus	konzentriert
concis.	concisus	zerkleinert, mittelfein zerschnitten
concis. gross.	concisus grosse	grob zerschnitten
cont.	contusus	gequetscht; gestoßen
corros.	corrosivus	ätzend
crd., crud.	crudus	roh
crin.	crinalis	für das Kopfhaar
crist.	cristallisatus	kristallisiert
ctr.	contra	gegen
D	quingenti	500
D		Dezimalpotenz; Dichte
D., d	da	gib!
DAB		Deutsches Arneibuch
DAC		Deutscher Arneimittel-Codex

1) Antidot bei Schwermetallvergiftungen.

DBS		Dibromsalicyl
D.C.C.K.		Dihydroergocristin, -cornin, kryptin
D.D.T.		Dichlor-diphenyl-trichloräthan
decort.	decorticatus	geschält, gehäutet
Dect., Decoct.	Decoctum	Abkochung
DHE; DET		Dihydroergotamin
Di.		Diphtherie
digest.	digestivus	verdauend
dil., dilut.	dilutus; dilutio	verdünnt; Verdünnung
div. i. part. aeq.	divide in partes aequales	teile in gleiche Teile
D.l.	Dosis letalis	tödliche Dosis
DMSO		Dimethylsulfoxid
DNS		Desoxyribonucleinsäure
dos.	dosis; (doses)	Gabe(n), Menge(n)
DPT		Diphtherie-Pertussis-Tetanus
DRF		Deutsche Rezeptformeln
DT		Diphtherie-Tetanus
d. t. d.	dentur tales doses	solche Mengen sollen gegeben werden
EEG		Elektroencephalogramm
EKG		Elektrokardiogramm
empl.	emplastrum	Pflaster
Emuls.	Emulsio	Emulsion
EuAB, EAB, Ph. Eur. I	Pharmacopoea Europaea prima	1. Europäisches Arzneibuch
examar.	examaratus	entbittert
F		Faktor, Titer
f.	fiat	mache!
F. D.		Frosch-Dosis
fervid.	fervidus	siedend
flav.	flavus	gelb
fluid.	fluidus	flüssig
FMB	Formulae magistrales Berolinenses	Berliner Magistral-Formeln
Fp	Fusionspunkt	Schmelzpunkt
fus.	fusus	gegossen
GA		Gesamt-Amine
gelat.	gelatinosus	aus Gelatine
gelat.	gelatum	Gel, Hydrogel
glob. vagin.	globuli vaginales	Vaginalkugeln
GMP		Good Manufacturing Practice
Go.	Gonorrhoe	Tripper
gran.	granulus	Körnchen
gr. pulv.	grosse pulveratus	grob gepulvert (Sieb 4)
gtt.	gutta, ae, f.	Tropfen
H.V.		Handverkauf
HHL		Hypophysen-Hinterlappen
HVL		Hypophysen-Vorderlappen
im.	intramuskulär	in den Muskel
inc.	incisus	(ein)geschnitten
incort.	incorticatus od. in cortice	ungeschält
Inf.	Infusum	Aufguß
infer.	inferior	kleiner, minderwertiger
INH		Isonicotinsäurehydrazid
Inj.	Injectio	Einspritzung
inspiss.	inspissatus	eingedickt
i.p.	ipse paratus	selbst bereitet
i.p.	intraperitoneal	in das Bauchfell
IUD	Intra-Uterine-Device	Intrauterin-Pessar
i.v.	intravenös	in die Vene
K. P.		Kassenpackung
Kp.		Kochpunkt, Siedepunkt
L	quinquaginta	50
laevig.	laevigatus	geschlämmt
l. a.	lege artis	kunstgerecht
lich.	lichen	Flechte
Liq.; liq.	Liquor; liquidus	Flüssigkeit; flüssig
liquef.	liquefactus	verflüssigt
m		molar
M	mille	1000
MCT	middle chain triglycerides	Mittelkettige Triglyceride
M. pil.	Massa pilularum	Pillenmasse
M. D. S.	Misce, Da, Signa	mische, gib, bezeichne!
M. F.	Misce Fiat	mische und mache!
min. concis.	minutim concisus	fein zerschnitten

mite		schwach (dosiert)
mitte!		sende, schicke!
M. m.	Morphium muriaticum	salzsaures Morphium
mollis, molle		weich
M. P.		Marfanil-Prontalbin®
M. S.		Multiple Sklerose
Muc.	Mucilago	Schleim
mund.	mundatus	geschält
mur.	muriaticus = hydrochloricus	salzsauer
n		normal
N		N1, N2, N3: therapiegerechte Packungsnormgröße
Ne reit.	Ne reiteretur	soll nicht zum zweitenmal abgegeben/angefertigt werden
Ne repet.	Ne repetatur	
nigr.	niger, -ra, -rum	schwarz
N. N.	non nominatus	ungenannt (z. B. Name des Kranken)
norm.	normatus	genormt
Nr.	Numerus	Anzahl
oll. alb.	olla alba	weiße Kruke
oll. gris.	olla grisea	graue Kruke (Tonkruke)
O. P.		Original-Packung
Oplx.		Oligoplex (®Madaus)
OTC	over the counter	Handverkauf
P		Pertussis
p. a.	pro analysi	zur Analyse
par., parat.	paratum	zubereitet
PAS		p-Aminosalicylsäure
p. c.	post cenam	Nach der Mahlzeit
P. C., Pro Co.	pro communitate	für die Allgemeinheit (Praxisbedarf)
penic.	penicillus	Haarpinsel
P-Glas		Pipetten-Glas
pH	Pondus Hydrogenii; Potentio Hydrogenii; Partialdruck der H-Ionen	Negativer dekadischer Logarithmus der Wasserstoffionen-Konzentration
pil.	pilulae	Pillen
Pot.	Potio	Trank
praec.	praecipitatus	gefällt
pro ad.	pro adultos	für Erwachsene
pro baln.	pro balneo	für das Bad
pro infant.; p.i.	pro infante; pro infantibus	für das Kind, für Kinder
pro neonat.	pro neonatis	für Säuglinge, Neugeborene
Ptk		Pentarkan®
Pulv.	Pulvis. -veris, m.	Pulver
pulv.	pulveratus	gepulvert (Sieb 5)
q. l.	quantum libet	genügend viel
q. s.	quantum satis	
®		Symbol für registriertes Waren-Zeichen
RAS-Serum, RES-Serum		Retikuloendothel aktivierendes Serum
rasp.	raspatus	geraspelt
Ratio	Ratiopharm	(ein Hersteller von Generica)
rec.	recens; recenter	frisch
rec. par.	recenter paratum	frisch zubereitet
rectif.	rectificatus	gereinigt
reit!	reiteretur	zum Wiederholen
rep!	repetatur	
Remed.	Remedium	Heilmittel
R. F.		Reichsformeln
RNS		Ribonucleinsäure
Rot.	Rotula	Plätzchen
Rp., Rec.	Recipe	nimm!
Rubr.	ruber, -ra, -rum	rot
R. W.		Rheinisch-Westfälische Magistralformeln
s. a.	secundum artem	kunstgerecht
S.A.C.		Serum antireticulare cytotoxicum
sc.	subcutan	unter die Haut
scat.	scatula	Schachtel
Sgl.		Säugling
sicc.	siccatus	getrocknet
simil.	similis; similia	ähnlich; Ähnliches

sine confect.	sine confectione	ohne Original-Packung (d. h. in neutraler Packung)
s. lib.	sine libello	ohne Beipackzettel
smlpx		Similiaplex®
s. o.	sine olla	(Preis) ohne Kruke
s. v.	sine vitro	(Preis) ohne Glas
solv.	solve	löse!
solv. len. cal.	solve leni calore	löse bei gelinder Wärme!
Sol.; sol.	Solutio; solutus	Lösung; gelöst
Spec.	Species	Teemischung
spir. crin.	spiritus crinalis	Haarspiritus
spiss.	spissus	eingedickt
STADA		Standardpräparate deutscher Apotheken
STH		Somatotropes Hormon
sub sign. ven.	sub signo veneni	Mit der Signatur „Gift" abzugeben
subt.	subtilis; subtiliter	fein
subt. pulv.	subtiliter pulveratus	fein gepulvert (Sieb 6)
subtss. pulv.	subtilissime pulveratus	sehr fein gepulvert (Sieb 7)
Supp.	Suppositoria	Zäpfchen (Plural)
Tabl.	Tabulettae	Tabletten
Tct., Tinct.	Tinctura	Tinktur
titr.	titratus	eingestellt
tost.	tostus	geröstet
tot.	totus	ganz
TRH		Thyreotropin-Releasing Hormon
Trit.	Trituratio	Verreibung
Tu.; Tb.; Tbc.		Tuberkulose
Ty.		Typhus
Ugt., Ungt.	Unguentum	Salbe
Ungt. ophthalm.	Unguentum ophthalmicum	Augensalbe
ust.	ustus	gebrannt
ut f.	ut fiat	damit es werde
var.	varietas	Varietät (Abart)
Vas. ophth. puriss.	Vaselinum ophthalmicum purissimum	reinste weiße (Augen-) Vaseline
venal.	venalis, e	käuflich, gewöhnlich
venet.	venetus	venezianisch
ver.	verus	wahr, echt
verte!		wende (das Blatt!)
vet.	veterinarius	tierheilkundlich
Vh.		Verhältnis
v.h.p.	via humida paratus	auf feuchtem Wege bereitet
v.p.	vapore paratus	in Dampf bereitet
virid.	viridis	grün
v. ampl.	vitrum amplum	Weithalsglas
v. hom.	vitrum homoeopathicum	homöopathisches Glas
v. gutt.	vitrum guttatorium	Tropfglas
v. rostr.	vitrum rostratum	Tropfglas
v. patent.	vitrum patentatum	Patent-(Tropf)-Glas
v. pip.	vitrum pipettatum	Pipettenglas
v. s., vitr. simpl.	vitrum simplex	einfaches Glas
v. tect.	vitrum tectum	Flasche mit Glasstöpsel
Wa. R.		Wassermannsche Reaktion
Z. N. S.		Zentral-Nervensystem

1.8. Abkürzungen bei der Bezeichnung organischer Verbindungen

D, L	geben die Konfiguration bei optisch aktiven Stoffen an – ohne Berücksichtigung des Drehungssinnes.
$\Delta^{1,3}$	gibt bei einem Stoff die Lage der Doppelbindungen an (hier: an C_1 und C_3)
N-	normal-
i-	iso-
R	(Rectus = gerade) – zur Kennzeichnung asymetrischer (chiraler) Kohlenstoffatome
S	(Sinister = links) – zur Kennzeichnung asymetrischer (chiraler) Kohlenstoffatome
trans	gibt die sterische Lage von Substituenten an
cis	gibt die sterische Lage von Substituenten an
(+)	rechtsdrehend (abhängig vom Lösungsmittel)
(−)	linksdrehend (abhängig vom Lösungsmittel)

o-	ortho-	as-	asymmetrisch
m-	meta-	s-	symmetrisch
p-	para-	v-	vicinal

1.9. Lateinische Namen

1.9.1. Das Genus bei Substantiven

Masculinum	Femininum	Neutrum
Adeps, adipis	Ampulla, -ae	Alumen, inis
Aether, -eris	Dilutio, -onis	Decoctum, -i
Alcohol, -is	Emulsio, -onis	Elixir
Bolus, boli	Frictio, -onis	Gargarisma
Carbo, -onis	Fumigatio, -onis	Infusum, -i
Formaldehyd	Gutta, -ae	Lac, lactis
Lapis, -idis	Herba, -ae	Linimentum, -i
Liquor, -oris	Inhalatio, -onis	Mel, mellis
Pulvis, -eris	Injectio, -onis	Sal, salis
Sapo, -onis	Lotio, -onis	Semen, seminis
Sirupus, -i	Mucilago, -inis	Stadatrat
	Nux, nucis	Sulfur, -uris
	Pilula, -ae	Suppositorium, -i
	Pix, picis	Tuber, tuberis
	Solutio, -onis	Unguentum, -i
	Species (Plural!)	Vaselinum, -i
	Tabuletta, -ae	Vasolimentum, -i
	Tinctura, -ae	Vitrum, -i
	Trituratio, -onis	

1.9.2. Feinheiten der Nomenklatur

Acidum formicic**um**, aber Spiritus **F**ormic**arum**
Benzoe – **A**cidum **b**enzoic**um** – Tinctur**a** **B**enzo**es**
Cantharides – Collodium **c**anthar**idatum** – Tinctura **C**antharid**um**
Kalium chlor**atum** = Kaliumchlorid = KCl und
Kaliumchlor**at** = Kalium chloricum = $KClO_3$
Tinctura **A**rnic**ae**, aber Tinctura **a**romatic**a**

1.10. Medizinische Fachausdrücke

Weiterführende Verzeichnisse sind das Klinische Wörterbuch „Pschyrembel", „Duden-Wörterbuch medizinischer Fachausdrücke", das Pharmazeutische Wörterbuch „Hunnius" sowie das „Handlexikon der Medizin" (Urban & Schwarzenberg, München–Wien–Baltimore).

Benutzte Abkürzungen: Sgl. = Singular, Pl. = Plural, lat. = lateinisch, gr. = griechisch

Abortivum (Sgl.) (lat. aboriri = abgehen)
Abtreibungsmittel

Absorption (lat. absorbere = aufsaugen)
Aufnehmen von Gasen durch Flüssigkeiten (und feste Stoffe). Vgl. Adsorption.

Adipositas (lat.) (lat. adeps = Fett)
Fettleibigkeit

Adsorption (lat. ad = heran; sorbere = in sich ziehen)
Anlagerung von Gasen oder gelösten Stoffen an die Oberfläche von festen Stoffen (z. B. feinverteilter Kohle). Vgl. Absorption.

Adstringens, -gentia (lat. stringere = zusammenziehen)
Zusammenziehendes, zusammenziehende Mittel

Ätiologie (gr. aitia = Ursache; logos = Wort)
Lehre von den Krankheitsursachen

Akkommodation des Auges (lat. accommodatio = Anpassung)
Fähigkeit des Auges, unter Zunahme der Brechkraft nahegelegene Objekte auf der Netzhaut scharf abzubilden

Allergie (gr. allos = anders; ergon = Werk)
Veränderte Reaktionsfähigkeit des Organismus gegen Antigene, Überempfindlichkeit

Alopecia (gr. alopekia = Fuchsräude)
Haarschwund

amarus (= lat.)
Bitter

Amenorrhöe (gr. män = Monat; rheo = fließe)
Fehlen der Monatsblutung

anabolisch (gr. anaballo = werfe auf)
Zur Assimilation gehörig (eiweißaufbauend)

Anaemie (gr. häma = Blut)
Blutarmut

Anaesthesie (gr. anaisthäsia = Unempfindlichkeit)
Unempfindlichkeit, Schmerzbetäubung

Analeptica (Pl.) (gr. analäptikos = erfrischend)
Belebende Mittel

Analgetica (Pl.) (gr. algos = Schmerz)
Schmerzstillende Mittel

Angina pectoris (gr. agcho = verenge; lat. pectus = Brust)
„Engbrüstigkeit"

Anthelmintica (Pl.) (gr. anti = gegen; helmins = Wurm)
Wurmmittel

Antiallergica (Pl.)
Mittel gegen allergische Erscheinungen (s. Allergie)

Antiarthritica (Pl.) (gr. arthron = Gelenk)
Mittel gegen Gelenkentzündung

Antiasthmatica (Pl.) (gr. asthma von aistho = keuche)
Asthmamittel

Antibiotica (Pl.)
Biologische Wirkstoffe (chemische Substanzen) mikrobiologischen (Schimmelpilze), pflanzlichen oder tierischen Ursprungs, die imstande sind, Mikroorganismen in ihrem Wachstum zu hemmen oder abzutöten

Anticolica (Pl.) (gr. kolon = Dickdarm)
Mittel gegen krampfartige Leibschmerzen, Darm-, Gallenstein-, Nieren-, Blasen-, Magenkolik

Anticoncipiens (Sgl.) (lat. concipio = nehme auf)
Mittel zur Empfängnisverhütung

Antidiarrhoica (Pl.) (gr. rhoä von rheo = fließe)
Stopfende Mittel

Antidiuretica (Pl.) (gr. dia = durch; ouräsis = Harnen)
Die Harnsekretion hemmende Mittel

Antidotum (Sgl.) (lat. do = gebe)
Gegenmittel

Antidysmenorrhoica (Pl.) (gr. män = Monat; rheo = fließe)
Mittel gegen schmerzhafte Monatsblutung, Menstrualkolik

Antemphysematica (Pl.) (gr. phyaso = blase)
Mittel gegen Blähungen, insbesondere Lungenblähungen

Antihistaminica (Pl.)
Antihistamin-Präparate. Präparate, die dem Histamin entgegenwirken. (Histamin ist ein Gewebshormon, das blutdrucksenkend und Magensaft erregend wirkt. Schock und viele allergische Symptome führt man auf Freiwerden von Histamin in den Geweben zurück und wendet deshalb Anithistamine an.)
Antihydrotica (Pl.) (gr. hydor = Wasser)
Mittel gegen übermäßiges Schwitzen
Antihypertensiva
Mittel gegen Drucksteigerung, bes. des Blutdrucks
Antihypertonica (Pl.); (gr. teino = spanne)
Mittel gegen Drucksteigerung, bes. des Blutdrucks
Antiluica (Pl. = lat) (Lues = Seuche)
Mittel gegen Seuche, gewöhnlich Syphilis
Antineuralgica (Pl.) (gr. algos = Schmerz)
Mittel gegen Nervenschmerzen
Antiphlogistica (Pl.) (gr. phlogitzo = setze in Brand)
Mittel gegen lokale Entzündung
Antipruriginosa (Pl.) (lat. prurio = jucke)
Mittel gegen juckende Hautkrankheiten
Antipyretica (Pl.) (gr. pyr = Feuer)
Fiebermittel
Antirheumatica (Pl.) (gr. rheuma von rheo = fließe)
Rheumamittel
Antiscabiosa (Pl.) (lat. scabere = kratzen)
Krätzemittel
Antisclerotica (Pl.) (gr. skläros = hart)
Mittel gegen krankhafte Verhärtung eines Organs, bes. der Arterien (= Schlagadern)
Antisepsis (gr. säpsis = Fäulnis)
Abtötung von Infektionserregern in einer Wunde bzw. den mit der Wunde in Berührung kommenden Instrumenten usw. durch chemische Mittel
Antispastica (Pl.) (gr. spasmos = Krampf)
Mittel gegen Krämpfe
antistenocardialis (gr. stenos = eng; kardia = Herz)
Gegen Stenokardie (≈ Angina pectoris = „Herzbräune", Präkordialangst) wirkend
Antitoxine (Pl.) (gr. toxon = Gift)
Gegengifte
Antivertiginosum (lat. vertere = drehen)
Mittel gegen Schwindel
antotalgicus (gr. ous = Ohr; algos = Schmerz)
Gegen Ohrenschmerzen wirkend
anus (= lat)
After
Aphrodisiacum (Sgl.) (gr. aphrodisios = zur Aphrodite, d. h. zur Liebe gehörig)
Ein den Geschlechtstrieb steigerndes Mittel
Aromaticum (Sgl.) (gr. aroma = Gewürz)
Würziges Magenmittel
Ascariden (Pl.) (gr. askaris = Eingeweidewurm)
Spulwürmer (15–30 cm lang, bleistiftdick)
Ataraktica (Pl.) (gr. ataraktos = ungestört, unerschrocken)
Beruhigungsmittel (sollen besonders sensorische und vegetative Zentren dämpfen)
Bechica (Pl.) (gr. bäx = Husten)
Hustenmittel
biserirt
Doppelt gebrannt
(Von „bisuriert". Aus warenzeichenrechtlichen Gründen abgewandelt in „biserirt".)
Bronchiektasie (gr. ektasis = Erweiterung)
Bronchialerweiterung
buccal (lat. bucca = Backe)
In der Backe (anzuwenden)
Carcinom (gr. karkinos = Krebs; nemo = verwüste)
(abgekürzt: Ca) Krebsgeschwulst
Cardiaca (Pl.) (gr. kardia = Herz)
Herzmittel
Carminativa (Pl.) (lat. carminare = reinigen)
Mittel gegen Blähungen
Cholagoga (Pl.) (gr. cholä = Galle)
Galletreibende Mittel
Colitis (gr. kolon = Dickdarm)
Dickdarmentzündung
Combustio, -onis (lat. comburo = verbrenne)
Verbrennung

Corrigens (= lat. Sgl.)
Mittel zur Geschmacks- oder (und) Geruchsverbesserung (einer Arznei)
crinalis (= lat.)
Zum Haar gehörig
Cystitis (gr. kystis = Blase)
Blasenkatarrh
Decubitus (lat. decumbere = wundliegen)
Wundliegen
deflatulens, -entis (lat. flatus = Wind)
Entblähend, gegen Blähungen
dentifricius (lat. dens = Zahn; frico = abreiben)
Zahnpflegend, zahnputzend
Depilatorium (Sgl.) (lat. pilus = Haar)
Enthaarungsmittel
Dermatologie (gr. derma = Haut; logos = Lehre)
Lehre von den Hautkrankheiten
Dermatomykose (gr. derma = Haut; mykäs = Pilz)
Durch Pilze hervorgerufene Hauterkrankung
Desodorieren (lat. odor = Gestank)
Schlechte Gerüche zerstören
Diabetes (gr. dia = durch; baino = gehe)
Zuckerkrankheit
Diagnose (gr. diagnosko = erkenne)
Erkennung der Krankheit
Diaphoretica (Pl.) (gr. diaphoreo = trage hinüber)
Schweißtreibende Mittel
Diarrhöe (gr. rhoä von rheo = fließe)
Durchfall
Diuretica (Pl.) (gr. ouräsis = Harnen)
Harntreibende Mittel
Drastika (Pl.) (gr. drastikos = kräftig wirkend)
Stark wirkende Abführmittel
Duodenum (lat. = das Zwölffache)
Zwölffingerdarm
Dysmenorrhöe Ausbleiben der Monatsblutung
Siehe Antidysmenorrhoica
Dyspepsie (gr. pepto = verdaue)
Verdauungsstörung (Appetitlosigkeit, Aufstoßen, Sodbrennen usw.)
Dystonie (gr. tonos = Spannung)
Anomales Verhalten v. a. der Muskeln und Gefäße
Emetica (Pl.) (gr. emesis = Erbrechen)
Brechmittel
Emmenagoga (Pl.) (gr. emmänos = monatlich; agogos = herbeiführend)
Mittel, die das Eintreten der Regel fördern
Emphysem (gr. physao = blase)
Aufblähung. Im engeren Sinn: Lungenblähung
Excitans (Sgl.) (lat. excitare = erregen)
Herz und Nervensystem anregendes Mittel
Exitus (= lat.)
Ausgang, Tod
Expectorantia (Pl.) (lat. pectus = Brust)
Auswurffördernde Mittel
exsiccans (= lat.)
Austrocknend
Fissur (Sgl.) (lat. findo = spalte)
Spalt, Einriß, schmerzhafter Hauteinriß
Flatulenz (lat. flatus = Wind)
Aufblähung des Magens oder der Därme
Fluor (vaginalis) (lat. fluo = fließe)
Ausfluß aus den weiblichen Geschlechtsteilen
Fraktur (lat. fractura = Bruch)
Knochenbruch
Frictio (= lat.)
Einreibung
Gargarisma (Pl.) (gr. gargaritzo = gurgele)
Gurgelmittel
Gastritis (gr. gastär = Bauch)
Magenschleimhautentzündung, Magenkatarrh
Generica (Pl.): „Generics"
Arzneimittel, die unter ihrem internationalen Freinamen als Arzneispezialitäten gehandelt werden
Genese (gr. genesis)
Entstehung, Ursache
Gingivitis (lat. gingiva = Zahnfleisch)
Zahnfleischentzündung

Gonorrhöe (gr. gonä = Samen; rheo = fließe)
Tripper
gramnegativ, -positiv
Durch Färbung nach Gram unterschiedlich gefärbte Bakterienfamilien
Granulationsgewebe (lat. granulum = Körnchen)
Charakteristisches Gewebe, das z. B. bei der Wundheilung gebildet wird
Gravidität (lat. graviditas = Schwangerschaft)
Schwangerschaft
habituell (lat. habitus = Gestalt, Erscheinung)
Gewohnheitsmäßig
Hämatom (gr. haima = Blut; tomä = Schneiden, Schnitt, Hieb)
Bluterguß im Unterhautzellgewebe, Blutbeule
Hämorrhoidalia (Pl.) (gr. haimorroideis = blutfließend)
Mittel gegen Hämorrhoiden
Hämostatica (Pl.) (gr. haima = Blut; statis = Stockung)
Blutstillende Mittel
Hämostyptika
Blutstillende Mittel
Hemikranie (gr. kranion = Schädel)
Migräne, einseitiger Kopfschmerz, der immer wiederkehrt
Herpes simplex (gr. herpo = ich krieche)
Bläschenausschlag, -flechte
Herzinsuffizienz (lat. insufficientia = Schwäche)
Herzschwäche
Hyperacidität (gr. hyper = über; lat. acidus = sauer)
Vermehrter Säuregehalt des Magens
Hyperämie (gr. haima = Blut)
Vermehrte Durchblutung in einem begrenzten Körperbezirk
Hyperchlorhydrie (Acid. hydrochloricum = Salzsäure)
Superacidität des Magensaftes
Hyperemesis (gr. emesis = Erbrechen)
Sehr starkes Erbrechen
Hypnotica (Pl.) (gr. hypnos = Schlaf)
Schlafmittel
Idiosynkrasie (gr. synkrasis von kerannymi = mische)
Abnorm starke Reaktion auf bestimmte Eindrücke und Einwirkungen
Ikterus (gr. ikteros = Gelbsucht)
Gelbsucht
Immunisierung (lat. immunus = frei sein)
Erzeugung einer „Immunität"
Immunisierung, aktive
Durch Schutzimpfung und Vaccine-Therapie
Immunisierung, passive
Durch Serum-Prophylaxe und Serum-Therapie
Impetigo (lat. impetere = anfallen)
Blasengrind, Eiterflechte, Eitergrind; Hautausschlag mit Pustel- und Borkenbildung
Implantation (lat. planto = pflanze)
Einpflanzung
Indikation (lat. indicare = anzeigen)
Heilanzeige; zwingender Grund zur Anwendung eines bestimmten Heilverfahrens in einem bestimmten Krankheitsfall
Infiltrationsanaesthesie (gr. anaisthesia = Unempfindlichkeit)
Örtliche Betäubung durch schichtweise Durchtränkung der Gewebsschichten oder Umspritzung des Operationsgebietes
Influenza (lat. influere = hineinfließen)
Grippe
interkostal (lat. costa = Rippe)
Zwischen den (die) Rippen
Intertrigo (lat. terere = reiben)
Wundsein
intraartikulär (lat. intra = hinein; articulus = Gelenk)
In das Gelenk
intrabursal (lat. intra = hinein; bursa = Beutel)
In den Schleimbeutel
intracervical (lat. cervix = Hals)
In den Hals (Gebärmutterhals)
intraglutäal (gr. gloutos = Hinterbacke)
In den Gesäßmuskel
intraperitoneal (gr. peritonaion = das Herumgespannte)
In das Bauchfell
intra-uterin (gr. hystera = Gebärmutter)
In den Uterus (= Gebärmutter)
intravenös (lat. vena = Ader)
In die Vene (= Blutader)

irrigans (lat. irrigo = eine Flüssigkeit ausgießen über)
Spülend, vgl. Irrigator

Kardialgie (gr. kardia = Herz; algos = Schmerz)
Herzschmerzen

Karies (lat. caries = Morschsein)
Zahnfraß

Kataplasma (gr. plasso = ich streiche)
Breiumschlag

Kausticum (gr. kaustikon von kaio = brenne)
Ätzmittel

Keratolyticum (gr. keras = Korn; lyo = ich löse)
Ein hornhautlösendes Mittel

Klimakterium (Sgl.) (gr. klimax = Leiter)
Wechseljahre der Frau

Klysma (gr. klysma von klytzo = spüle aus)
Klistier, Darmausspülung

Kollaps (lat. collabor = sinke zusammen)
Plötzlicher Anfall von allgemeiner Schwäche infolge Versagens des Herzens oder des Kreislaufs

Koma (Sgl.) (gr. koma = tiefer Schlaf)
Zustand tiefster, durch äußere Reize nicht zu unterbrechender Bewußtlosigkeit

Koordinativum (lat. con = mit; ordo = Ordnung)
Mittel zur Herstellung des Zusammenwirkens der bei einer Bewegung tätigen Muskeln

Koronargefäße (lat. corona = Kranz)
Herzkranzgefäße

Kretinismus (rom. cretino = Dummkopf)
Angeborener Schwachsinn

Laryngitis (gr. laryngx = Kehlkopf)
Kehlkopfentzündung

Laxantia (Pl.) (lat. laxare = erschlaffen lassen)
Abführmittel

letal (lat. letum = Tod)
Tödlich

Leukämie (gr. leukos = weiß; haima = Blut)
Weißblütigkeit, Überproduktion weißer Blutkörperchen

Lokalanaesthesie (lat. locus = Ort; gr. anästhesia = Unempfindlichkeit)
Örtliche Betäubung

Lues (lat. lues = Seuche)
Syphilis, S. Antiluica

lumbalis (lat. lumbus = Lende)
Zur Lende gehörig

Lupus (lat. lupus = Wolf)
Fressende Flechte, örtliche Tuberkulose der Haut

Lymphe (lat. lympha = Wasser)
Gemeint ist meistens „Pockenlymphe“, die zur Schutzimpfung gegen Pocken benutzt wird

Maceratio (lat. macero = weiche ein)
Auszug einer Droge mit Wasser (oder anderen Lösungsmitteln) bei gewöhnlicher Temperatur

malignus, maligne (= lat.)
Bösartig

Mamma (lat. Sgl.)
Weibliche Brust

Meningitis (gr. mäningx = Haut)
Im engeren Sinn: Hirnhautentzündung

Menses (lat. mensis = Monat)
Monatsblutung

Menstruation (lat. menstruus = monatlich)
Monatliche Blutung der Frau

Miotica (Pl.) (gr. meiosis = Verkleinerung)
Pupillenverengende Mittel

Mydriaticum (gr. amydros = dunkel)
Pupillenerweiterndes Mittel

Myokarditis (gr. mys = Muskel; kardia = Herz)
Herzmuskelentzündung

Myxoedem (gr. myxa = Schleim; oideo = schwelle)
Ausgebreitete Verdickung der Haut durch Wucherung schleimhaltigen Bindegewebes im Unterhautgewebe des Gehirns und Halses, mit Verblödung und Kräfteverfall einhergehend

Narcotica (Pl.) (gr. narkosis = Betäubung)
Mittel, die Narkose herbeiführen

nasalis (lat. nasus = Nase)
Zur Nase gehörend

Nervina (Pl.) (lat. nervus = Nerv)
Nervenmittel
Neuralgie
Nervenschmerz, siehe Antineuralgica
Neurasthenie (gr. neuron = Nerv; astheneia = Schwäche)
Nervenschwäche, eine besondere Form der Gemütserregbarkeit, verbunden mit leichter Erschöpfbarkeit
Neuroleptica (Pl.) (gr. neuron = Nerv)
Mittel gegen schwere Unruhe- und Aufregungszustände
Neuroplegica (Pl.) (gr. neuron = Nerv; plägä = Schlag)
Zentralnervenlähmende Mittel
obsolet (lat. obsolesco = abnutzen)
Ungebräuchlich, abgenutzt, außer Geltung
Obstipation (lat. ob = gegen; stipare = stopfen)
Verstopfung
Oedem (gr. oideo = schwelle)
Schwellung. Im engeren Sinn: Schwellung infolge Ansammlung wäßriger Flüssigkeiten in den Spalten der Gewebe (Wassersucht)
Ophthalmica (Pl.) (gr. opthalmos = Auge)
Augenmittel
Otalgie (gr. ous = Ohr; algos = Schmerz)
Ohrenschmerz
Oxyuris (gr. oura = Schwanz)
Madenwurm, Rundwurm (3–9 mm lang)
Pädiater (gr. pais = Knabe; iatros = Arzt)
Kinderarzt
Pankreas (gr. pan = alles; kreas = Fleisch)
Bauchspeicheldrüse
paravenös (gr. para = neben; lat. vena = Ader)
Neben die (der) Vene
parenteral (gr. para = neben; enteron = Darm)
Unter Umgehung des Magen-Darm-Kanals
pectoralis (lat. pectus = Brust)
Zur Brust gehörend
per anum (= lat.)
Durch den After
Peremesis (gr. emesis = Erbrechen)
Ständiges Erbrechen
Perikarditis (gr. peri = ringsum, herum; kardia = Herz)
Herzbeutelentzündung
Periode (gr. periodos)
Umlauf, Kreislauf. Im engeren Sinn: Menstruation (s. d.)
Periodontitis (gr. odous, odontos = Zahn)
Zahngeschwür, Zahnwurzelentzündung
Peristaltik (gr. peristello = setze rings instand, besorge)
Wurmförmige, fortschreitende Bewegung des Magens, Darmes (und Harnleiters)
perlingual (lat. per = durch; lingua = Zunge)
Durch die Zunge (z. B. bzgl. der Resorption einer Arznei)
Perniones (= lat.)
Frostbeulen
peroral (lat. per = durch; so, oris = Mund)
Durch den Mund (Gegensatz: parenteral)
per rectum = rectal (lat. rectum = Mastdarm)
Durch den Mastdarm
Pertussis (lat. per = sehr; tussis = Husten)
Keuchhusten
Phthisis (gr. phthisis von phthio = schwinde)
Schwindsucht, die durch Tuberkulose herbeigeführte allgemeine Auszehrung
Pleuritis (gr. pleura = Seite, Rippe)
Brustfellentzündung
Pneumonie (gr. pneumon = Lunge)
Lungenentzündung
Poliomyelitis (gr. polios = grau; myelos = Mark)
„Spinale Kinderlähmung"
profus (lat. profusus von profundere = vergießen)
Reichlich, sehr stark
Prophylaxe (gr. prophylasso = verhüte)
Vorbeugung
Prostata (gr. prostatäs = Vorsteher)
Vorsteherdrüse (umgibt den Anfang der männl. Harnröhre)
protrahiert (lat. protrahere = hinziehen)
Verzögert
Pruritus (lat. prurire = jucken)
Jucken

Psoriasis (gr. psora = Krätze)
Schuppenflechte
Psychorelaxans (gr. psychä = Seele; lat. relaxo = entspanne)
Entspannendes Mittel
Puerpera (lat. puer = Kind; parere = gebären)
Wöchnerin
Purgans (lat. purgo = reinige)
Mildes Abführmittel
Pyelonephritis (gr. pyelos = Becken, nephros = Niere)
Nierenbeckenentzündung
rectal
Siehe per rectum
refrigerans (= lat.)
Abkühlend
regulans (lat. regula = Norm)
Regelnd
Relaxantia (Pl.) (lat. relaxo = entspanne)
Entspannende Mittel
Remedium (= lat. Sgl.)
Heilmittel
Rezidiv (lat. recidivus = rückläufig)
Rückfall
Rhagaden (gr. rhagas, rhagados = Riß)
Schrunden, kleine, oft sehr schmerzhafte Haut-Spalten
Rhinitis (gr. rhis = Nase)
Nasenkatarrh, Schnupfen
Roborantia (Pl.) (lat. robur = Stärke)
Stärkungsmittel
Rubefaciens (lat. ruber = rot; facere = machen)
Hautrötendes, hautreizendes Mittel
Sarkom (gr. sarkoma = Fleischgeschwulst)
Bösartige Geschwulst (Sgl.)
Saturatio (lat. = Sättigung)
Kohlensäurehaltige Arzneimischung, die durch Sättigung der Lösung einer Säure mit einem Alkalikarbonat bereitet wird
Scrophulose (lat. scrophulae = geschwollene Halsdrüsen)
Haut- und Lymphknotenerkrankung im Kindesalter
Sedativa (Pl.) (lat. sedare = zum Sitzen bringen, beruhigen)
Beruhigungsmittel
Skarifikation (gr. skariphästhai = ritzen)
Einritzen in die Haut
solvens (= lat.)
Lösend
somniferus (= lat.)
Schlafbringend
Spasmolytica (Pl.) (gr. spasmos = Krampf)
Krampflösende Mittel
Sternutatoria (Pl.) (lat. sternuo = niese)
Niesmittel
Stimulantia (Pl.) (lat. stimulare = anstacheln)
Reizmittel
Stomachica (Pl.) (gr. stomachos = Magen)
Magenmittel
Struma (lat. struere = schichten)
Kropf, Vergrößerung der Schilddrüse
Styptica (Pl.) (gr. stypho = ziehe zusammen)
Blutstillungsmittel
Subacidität (lat. acidus = sauer)
Verminderter Säuregehalt
subcutan (lat. cutis = Haut)
Unter die Haut
Superacidität (lat. super = über; acidus = sauer)
Absonderung eines Magensaftes mit übermäßig hohem Säuregehalt
Syndrom (gr. syn. = zusammen; dromos = Lauf)
Krankheitsbild, Symptomkomplex
Tachykardie (gr. tachys = schnell; kardia = Herz)
Steigerung der Herzfrequenz (über 90 pro min)
Taenia (gr. tainia = Band, von teino = spanne)
Bandwurm
Testes (Pl. = lat.)
Hoden
Tetanus (gr. tetanos, von teino = spanne)
Starrkrampf
Therapie (gr. therapeia = Heilung)
Heilbehandlung
Thorax (gr. thorax = Brustharnisch)
Brustkorb

Thrombose (gr. thrombosis = Blutgerinnung)
Blutpfropfbildung
Thymoleptica (gr. thymos = Gemüt)
Mittel gegen bestimmte depressive Krankheitszustände
Tonica (Pl.)
Stärkungsmittel
Tonsillae (Pl. = lat.)
Mandeln
Toxine – toxisch – Toxizität (gr. toxon = Gift)
Gifte – giftig – Giftigkeit
tranquillans (= lat.)
Beruhigend
Tranquillizer (engl.) (lat. tranquillitas = Windstille, Ruhe)
Mittel von beruhigender (nicht einschläfernder) Wirkung
Trauma (= gr.)
Wunde
Trichophytia (gr. trichos = des Haares; phyton = Pflanze)
Scherpilzflechte
Tussis (= lat.)
Husten
Ulceratio (lat. ulcus = Geschwür)
Geschwürbildung
Ulcus duodeni (lat. ulcus = Geschwür)
Zwölffingerdarmgeschwür
Ulcus ventriculi (lat. venter = Bauch, Magen)
Magengeschwür
Urethra (gr. ouräthra)
Harnröhre
urodesinficiens (gr. ouron = Harn; lat. inficere = hineintun)
Harndesinfizierend (desinfizierend = keimtötend)
Urologie (gr. ouron = Harn)
Lehre von den Harnkrankheiten
Urticaria (lat. urtica = Brennessel)
Nesselsucht, Quaddeln
Uterus (gr. hystera = Gebärmutter)
Gebärmutter
Vaccine (lat. vacca = Kuh)
Lymphe (zur aktiven Immunisierung), Impfstoff
Vagina (= lat.)
Scheide
Vasodilator (lat. vas = Gefäß; dilato = erweitere)
Blutgefäßerweiterer
vasomotorisch (lat. vas, vasis, n. = Gefäß; motare = hin und her bewegen)
Die Gefäßnerven betreffend, d. h. die Nerven des autonomen Systems, die die Gefäße verengen und erweitern
Venerologie (lat. Venus, -eris = Venus, Liebesgöttin)
Lehre von den Geschlechtskrankheiten
ventriculus (= lat.)
1. Magen; 2. Herzkammer
Wassermann-Reaktion
Reaktion nach Wassermann für die Diagnose frischer und latenter Syphilis
Zytostatica (Pl.) (gr. kytos = Zelle; lat. stare = stehen)
Stoffe, die das Wachstum normaler oder pathologischer Zellen hemmen und ihre Teilung verhindern

2. Definitionen und Einheiten

2. Definitionen und Einheiten

2.1. Die SI-Einheiten

2.1.1. SI-Grundeinheiten

Für die Länge	Meter (m)
Für die Masse	Kilogramm (kg)
Für die Zeit	Sekunde (s)
Für die elektrische Stromstärke	Ampère (A)
Für die thermodynamische Temperatur	Kelvin (K)
Für die Stoffmenge	Mol (mol)
Für die Lichtstärke	Candela (cd)

2.1.2. Vorsatzsilben

Die Vorsätze werden den SI-Einheiten ohne Abstand vorgesetzt

Dezimale Vielfache			Dezimale Teile		
10^{18}	Exa	E	10^{-1}	Dezi	d
10^{15}	Penta	P	10^{-2}	Zenti	c
10^{12}	Tera	T	10^{-3}	Milli	m
10^{9}	Giga	G	10^{-6}	Mikro	μ
10^{6}	Mega	M	10^{-9}	Nano	n
10^{3}	Kilo	k	10^{-12}	Piko	p
10^{2}	Hekto	h	10^{-15}	Fento	f
10^{1}	Deka	da	10^{-18}	Atto	a

2.1.3. Vorsätze bei Maßen und Gewichten

1 m	= 1 Meter	= 100 Zentimeter	= 10^{0} m
1 cm	= 1 Zentimeter	= 10 Millimeter (mm)	= 10^{-2} m
1 mm	= 1 Millimeter	= 1000 Mikron (μ)	= 10^{-3} m
1 μm	= 1 Mikrometer }		= 10^{-6} m
1 μ	= 1 Mikron }		= 10^{-6} m
1 nm	= 1 Nanometer		= 10^{-9} m

1 g	= 1 Gramm	= 10^{-3} kg	1 μg = 1 Mikrogramm	= 10^{-6} g
1 mg	= 1 Milligramm	= 10^{-3} g	1 γ = 1 Gamma = 1 μg	= 10^{-3} mg
			1000 γ = 1000 μg = 1 mg	= 10^{-3} g

1 ml = 1 Milliliter = 10^{-3} l   1 ml = 1,000 028 cm^3

2.2. Abgeleitete und weitere Einheiten

Alle Einheiten sind auf den Seiten 418–422 des DAB 9 definiert.

Größe	SI-Einheiten		Weitere Einheiten		Beziehung	Nicht-Gesetzliche Einheiten		
	Name	Zeichen	Namen	Zeichen		Name	Zeichen	Umrechnung in SI-Einheiten
Druck	Newton durch Quadratmeter, Pascal	$N \cdot m^{-2}$ Pa	Bar	bar	$1\ Pa = N \cdot m^{-2}$ $1\ bar = 10^5\ Pa$	techn. Atmosphäre phys. Atmosphäre Torr	at atm Torr	$1\ at = 0{,}980665 \cdot 10^5\ Pa$ $1\ atm = 1{,}01325 \cdot 10^5\ Pa$ $1\ Torr = 1{,}33322 \cdot 10^2\ Pa$
Energie Arbeit, Wärmemenge	Joule	J	Kilowattstunde Elektronenvolt	$kW \cdot h$ eV	$1\ J = 1\ N \cdot m = 1\ W \cdot s = 1\ kg \cdot m^2 \cdot s^{-2}$ $1\ kW \cdot h = 3{,}6\ MJ$ $1\ eV = 1{,}60219 \cdot 10^{-19}\ J$	Erg Kalorie (15° C)	erg cal_{15}	$1\ erg = 10^{-7}\ J$ $1\ cal_{15} = 4{,}187\ J$
Kraft	Newton	N			$1\ N = 1\ kg \cdot m \cdot s^{-2}$	Dyn Pond	dyn p	$1\ dyn = 10^{-5}\ N$ $1\ p = 9{,}80665 \cdot 10^{-3}\ N$
Leistung Energiestrom Wärmestrom	Watt	W			$1\ W = 1\ J \cdot s^{-1} = 1\ N \cdot m \cdot s^{-1} = 1\ V \cdot A$	Pferdestärke	PS	$1\ PS = 735{,}49875\ W$
Masse Gewicht	Kilogramm	kg	Gramm Tonne atomare Masseneinheit	g t u	$1\ g = 10^{-3}\ kg$ $1\ t = 10^3\ kg$ $1\ u = 1{,}66053 \cdot 10^{-27}\ kg$	Zentner (CH) Zentner (D)	q Ztr.	$1\ q = 10^2\ kg$ $1\ Ztr. = 50\ kg$
Oberflächenspannung	Newton durch Meter	$N \cdot m^{-1}$	Newton durch Millimeter	$N \cdot mm^{-1}$		Dyn durch Zentimeter	$dyn \cdot cm^{-1}$	$1\ dyn \cdot cm^{-1} = 1\ N \cdot mm^{-1}$
dynamische Viskosität	Pascalsekunde	$Pa \cdot s$			$1\ Pa \cdot s = 1\ N \cdot s \cdot m^{-2} = 1\ kg \cdot s^{-1} \cdot m^{-1}$	Centipoise	cP	$1\ cP = 10^{-3}\ Pa \cdot s = 1\ mPa \cdot s$
kinematische Viskosität	Quadratmeter durch Sekunde	$m^2 \cdot s^{-1}$				Centistokes	cSt	$1\ cSt = 10^{-6}\ m^2 \cdot s^{-1} = 1\ \mu m^2 \cdot s^{-1}$
Radioaktivität einer Substanz	Becquerel	$Bq\ (s^{-1})$	Curie	Ci	$1\ Ci = 37 \cdot 10^9\ Bq$			

2

2.3. Angelsächsische Einheiten

Länge

1 yard (1 yd) = $9{,}144 \times 10^{-1}$ m
1 inch (1 cn) = $2{,}54 \times 10^{-2}$ m
1 foot (1 ft) = $3{,}048 \times 10^{-1}$ m
1 mile (1 mi) = $1{,}609 \times 10^{-3}$ m
1 Angström (1 Å) = $1{,}000 \times 10^{-10}$ m

Fläche

1 square inch (1 in^2) = $6{,}4516 \times 10^{-4}$ m^2
1 square foot (1 ft^2) = $9{,}2903 \times 10^{-2}$ m^2
1 square yard (1 yd^2) = $8{,}3613 \times 10^{-1}$ m^2
1 acre (1 acre) = $4{,}0469 \times 10^{3}$ m^2

Volumen

Großbritannien

1 fluid ounce (1 fl.oz) = $2{,}8413 \times 10^{-2}$ l
1 pint (1 pint) = $5{,}6826 \times 10^{-1}$ l
1 quart (1 quart) = 1,1365 l
1 quarter volume (1 quarter) = $2{,}9095 \times 10^{2}$ l

Volumen

USA

1 fluid ounce (1 fl oz) = $2{,}95735 \times 10^{-2}$ l
1 liquid quart (1 liq gt) = $9{,}46353 \times 10^{-1}$ l
1 Gallon (1 gal) = 3,78541 l

Masse

1 grain (1 gr) = $6{,}4799 \times 10^{-5}$ kg
1 ounce (1 oz) = $2{,}8350 \times 10^{-2}$ kg
1 pound (1 lb) = $4{,}5360 \times 10^{-1}$ kg

1 scruple (1 s apoth) = 1,29598 g
1 drachm (1 dr apoth) = 3,88793 g
1 apothecaries' ounce (1 oz apoth) = 31,1035 g
1 apothecaries' pound (1 lb apoth) = 373,242 g

2.4. Temperaturskalen

Grad Kelvin (K)
Grad Celsius (° C)
degree Rankine (° R)
degree Fahrenheit (° F)

Umrechnung der Einheiten der Temperatur (Temperaturintervalle)

$$1\,K = 1\,^\circ C = \frac{9}{5}\,^\circ R = \frac{9}{5}\,^\circ F$$

Umrechnung von Temperaturangaben auf der Temperaturskala

Temperatur in Kelvin (K)

$$= \frac{5}{9} \cdot \text{Temperatur in degree Rankine } (^\circ R)$$

$$= \text{Grad Celsius } (^\circ C) + 273{,}15$$

$$= \frac{5}{9}\,(\text{Grad Fahrenheit } (^\circ F) + 459{,}67)$$

Umrechnungsbeispiele

1.	0 K =	–273,15° C =	0 ° R =	–459 ° F
2.	273,16 K =	0,01° C =	491,688° R =	32,018° F
3.	373,15 K =	100,00° C =	671,67 ° R =	212,67 ° F

Eins in jedem Fall.

Ihnen, in der Apotheke, ist mit der Einführung der „Negativliste" in noch stärkerem Maße als schon zuvor die Verantwortung für die richtige Auswahl und Empfehlung von bestimmten Arzneimitteln übertragen worden. Und damit bestimmt keine leichte Verantwortung.

Bei Abführmitteln befürchten Verwenderinnen häufig ein Nachlassen der Wirkung bzw. Gewöhnung des Darms an ein bestimmtes Präparat. Eine Besorgnis, die nicht immer unbegründet ist.

Denn ein durch unkontrollierte Einnahme induzierter Elektrolytverlust kann infolge einer Hypokaliämie die Peristaltik schwächen und damit eine Steigerung der Dosis erforderlich machen.

Es ist daher gut zu wissen, daß sie mit Dulcolax ein Abführmittel empfehlen können, bei dem Wirkungsverlust bzw. Gewöhnung nicht bekannt geworden sind. Selbst bei jahrelanger Anwendung.

Im Gegensatz zu üblichen Abführmitteln, die aufgrund der Toleranzentwicklung eine stärkere Dosierung erforderlich machen, erlaubt der Regulierungseffekt von Dulcolax zuweilen sogar eine Reduktion der Dosis. Der bekannte Circulus vitiosus, Kaliumverlust - Peristaltikeinschränkung - Dosissteigerung, ist bei bestimmungsgemäßer Einnahme von Dulcolax seit über 35 Jahren nicht beobachtet worden.

Denn Dulcolax ist ein Kontaktlaxativum. Die stuhlfördernde Darmbewegung entsteht reflektorisch, durch direkten Kontakt mit den Dehnungsrezeptoren im Dickdarm. Der Elektrolytstoffwechsel wird nicht beeinflußt.

Wenn Sie also ein zuverlässiges Abführmittel empfehlen wollen, dann Dulcolax.

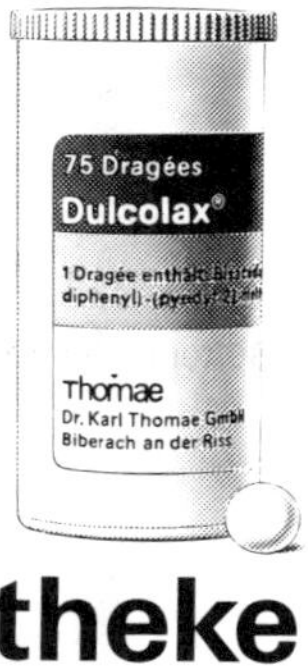

Dulcolax

Das Abführmittel, das Sie in Ihrer Apotheke mit ruhigem Gewissen empfehlen können.

2.5.1. Das griechische Alphabet

Zeichen der großen Schrift	Zeichen der kleinen Schrift	Aussprache	Namen
Α	α	ă od. ā	Alpha
Β	β	b	Bēta
Γ	γ	g	Gamma
Δ	δ	d	Delta
Ε	ε	ĕ	Epsīlon
Ζ	ζ	z	Zēta
Η	η	ä	Ēta
Θ	ϑ	th	Thēta
Ι	ι	ĭ od. ī	Jōta
Κ	κ	k	Kappa
Λ	λ	l	La(m)bda
Μ	μ	m	Mȳ
Ν	ν	n	Nȳ
Ξ	ξ	x	Xī
Ο	ο	ŏ	Omīkron
Π	π	p	Pī
Ρ	ρ	r	Rhō
Σ	σ	s	Sigma
Τ	τ	t	Tau
Υ	υ	(y) ŭ od. ū	Ypsīlon
Φ	φ	ph	Phī
Χ	χ	kh, ch	Chī
Ψ	ψ	ps	Psī
Ω	ω	ō (offen)	Ōmĕga

2.5.2. Die römischen Zahlen

I	II	III	IV	V	VI	VII	VIII	IX	X	L	C	D	M
1	2	3	4	5	6	7	8	9	10	50	100	500	1000

2.5.3. Die Buchstaben der deutschen Schreibschriften

Deutsche Verkehrsschrift (Koch, um 1930)

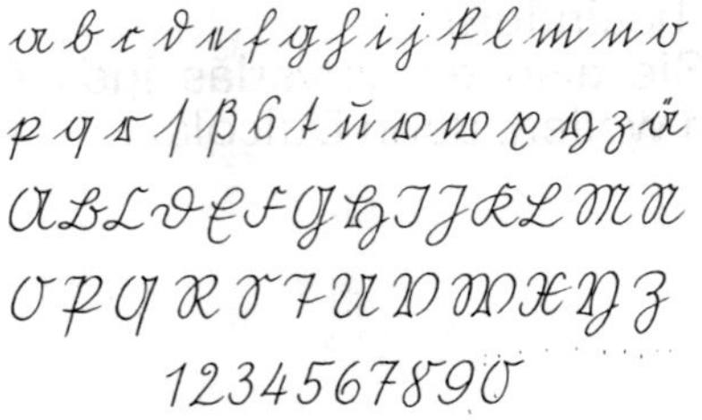

Sütterlin-Schreibschrift (Sütterlin, um 1915)

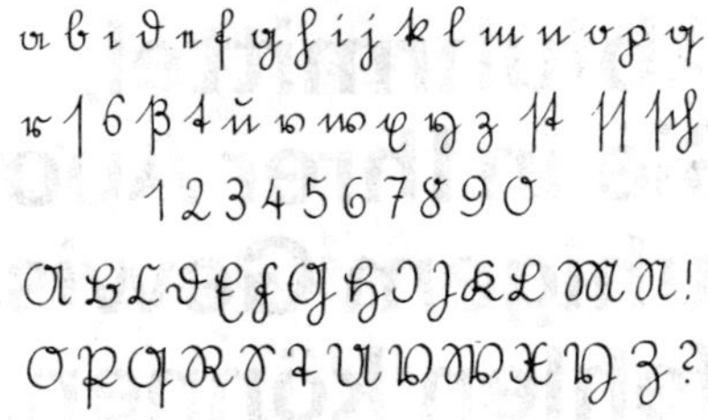

2.6. Konzentrationsangaben (DAB 9, S. 20)

Prozent (m/m) = Prozent Masse in Masse [g/g]
Prozent (V/V) = Prozent Volumen in Volumen [ml/ml]
Prozent (V/m) = Prozent Volumen in Masse [ml/g]
Prozent (m/V) = Prozent Masse in Volumen [g/ml]
ppm = parts per million
= Teil Verunreinigung pro Million Teile Produkt

2.7. Temperaturangaben (DAB 9, S. 20)

tiefgekühlt	unter −15° C	Raumtemperatur	+15 − +25° C
Kühlschrank	+2 − + 8° C	warm (EuAB I)	+50 − +70° C
kalt	+8 − +15° C	heiß (EuAB I)	über +80° C

2.8. Löslichkeitsangaben (DAB 9, S. 19)

Die Zahlenangaben über die Löslichkeit sind keine wissenschaftlich genauen Werte.
Sind keine Zahlenwerte angegeben, so gelten folgende Bezeichnungen und Begrenzungen:

Bezeichnung	Teile Lösungsmittel für 1 Teil Substanz
sehr leicht löslich	weniger als 1 Teil
leicht löslich	1− 10 Teile
löslich	10− 30 Teile
wenig löslich	30− 100 Teile
schwer löslich	100− 1 000 Teile
sehr schwer löslich	1 000−10 000 Teile
praktisch unlöslich	mehr als 10 000 Teile

Die Angaben beziehen sich auf Raumtemperatur.

2.9. Einige Einnehmemaße

Nach DAB 9, VIII · N2, S. 370

1 Kaffee-, Teelöffel ... 5 ml
1 Kinder-, Dessertlöffel ... 10 ml
1 Eßlöffel ... 15 ml

Nach sonstigen Quellen:

1 Messerspitze ... 0,5−1 g
1 Wasserglas ... 150 ml

Demnach wären für Mischungen in Ansatz zu bringen:

1 Eßlöffel auf 1 Glas ... Mischungsverhältnis 1 : 10
1 Kaffeelöffel auf 1 Glas ... Mischungsverhältnis 1 : 30
1 Eßlöffel auf ½ Liter ... Mischungsverhältnis 1 : 33
1 Kaffeelöffel auf ½ Liter ... Mischungsverhältnis 1 : 100

Das DAB 9 fordert, daß bei flüssigen Arzneimitteln zur Einnahme geeignete Dosierlöffel (5, 10, 15 ml) beizugeben sind.

2.10. Partikelgröße

2.10.1. Zerkleinerungsgrade von Drogen

Eine Synopsis der Siebe einiger Arzneibücher ist im folgenden Abschnitt gegeben. Weitergehende Tabellen sind in den Monographien zur Pulver- und Tablettier-Technologie zu finden. Zur Charakterisierung der Zerkleinerungsgrade von Drogen und gebräuchlichen Substanzen werden noch überwiegend die Begriffe des DAB 7 und 6 verwendet. Das DAB 9 kennzeichnet den Zerkleinerungsgrad durch die Kennzahl des Siebes.
Beispiel: Drogenpulver (710) DAB 9 = grob gepulvert (Sieb 4) DAB 7 = grosse pulveratus (Sieb 4) DAB 6.

Sieb Nr. DAB 7	Maschen-weite	Kennzahl DAB 9	Zerkleinerungsgrad	
			Deutsche Bezeichnung	Lateinische Bezeichnung
0	10,00 mm	10 000	sehr grob zerschnitten	grossissime concisus
1	4,00 mm	4 000	grob zerschnitten	grosse concisus
2	3,15 mm	3 150	mittelfein zerschnitten	concisus
3	2,00 mm	2 000	fein zerschnitten	minutin concisus
4	***0,80 mm***	***800***	***grob gepulvert***	***grosse pulveratus***
5	0,315 mm	315	mittelfein gepulvert	pulveratus
6	0,16 mm	16	fein gepulvert	subtiliter pulveratus
7	0,10 mm	10	sehr fein gepulvert	subtilissime pulveratus

Das DAB 9 kennt folgende Schnittformen:

grob geschnitten	= concisus	= Siebkennzahl	4000–2800
fein geschnitten	= minutus concisus	= Siebkennzahl	2000
gepulvert	= pulvis	= Siebkennzahl	710–180

spezielle Schnitte	= Siebkennzahl über 11 200
geschnittene Drogen	= Siebkennzahl 4000–2000
gepulverte Drogen	= Siebkennzahl 710–180

Das DAB 9 läßt für **Teegemische** und den Gebrauch der Drogen als solche den **Feinanteil entfernen**, für die Herstellung von **Zubereitungen** mit Lösungsmittel **mitverwenden** (DAB 9, S. 94).

2.10.2. Siebe

Lichte Maschenweite der Siebe einiger Arzneibücher. Spalte „A“: Kennnummer; Spalte „B“: Maschenweite in Millimeter.

Ph.Eur. = DAB 9		DAB 7		2.AB-DDR		ÖAB 9		BP 1973		USP XIX		PI		mesh	
A	B	A	B	A	B	A	B	A	B	A	B	A	B	A	B
11200	11,20	0	10,00	–	–	–	–	–	–	–	–	–	–	–	–
–	–	–	–	–	–	–	–	–	–	2	9,52	–	–	2	9,520
8000	8,00	–	–	–	–	–	–	–	–	–	–	–	–	–	–
–	–	–	–	I	6,3	–	–	–	–	–	–	–	–	–	–
5600	5,60	–	–	–	–	–	–	–	–	–	–	–	–	–	–
–	–	–	–	–	–	–	–	–	–	3,5	5,66	–	–	–	–
–	–	–	–	–	–	–	–	–	–	4	4,76	–	–	4	4,760
4000	4,00	1	4,00	–	–	I	4	–	–	–	–	–	–	5	4,000
–	–	–	–	–	–	–	–	3,35	3,35	–	–	5	3,35	6	3,360
–	–	2	3,15	II	3,15	–	–	–	–	–	–	–	–	–	–
–	–	–	–	–	–	II	3	–	–	–	–	–	–	–	–
2800	2,80	–	–	–	–	–	–	–	–	–	–	–	–	7	2,830
–	–	–	–	–	–	–	–	–	–	8	2,38	–	–	8	2,380
2000	2,00	3	2,00	III	2	III	2	2,00	2,00	10	2,00	8	2,00	9	2,000
–	–	–	–	–	–	–	–	1,70	1,70	–	–	10	1,68	10	1,680
–	–	–	–	IV	1,6	–	–	–	–	–	–	–	–	–	–
1400	1,40	–	–	–	–	–	–	–	–	–	–	–	–	12	1,410
–	–	–	–	–	–	–	–	1,18	1,18	–	–	–	–	14	1,190
1000	1,00	–	–	V	1	–	–	–	–	–	–	–	–	16	1,000
–	–	–	–	–	–	–	–	–	–	20	0,84	–	–	20	0,841
–	–	4	0,80	VI	0,8	–	–	–	–	–	–	–	–	–	–
–	–	–	–	–	–	IV	0,75	–	–	–	–	–	–	–	–
710	0,710	–	–	–	–	–	–	710	0,710	–	–	22	0,710	24	0,707
–	–	–	–	–	–	–	–	600	0,600	–	–	25	0,600	28	0,595
–	–	–	–	–	–	–	–	–	–	30	0,59	–	–	–	–
500	0,500	–	–	VII	0,5	–	–	500	0,500	–	–	30	0,500	32	0,500
–	–	–	–	–	–	–	–	425	0,425	40	0,42	36	0,420	35	0,420

2

Ph.Eur. = DAB 9		DAB 7		2.AB-DDR		ÖAB 9		BP 1973		USP XIX		PI		mesh	
A	B	A	B	A	B	A	B	A	B	A	B	A	B	A	B
355	0,355	–	–	–	–	–	–	355	0,355	–	–	44	0,355	42	0,354
–	–	5	0,315	VIII	0,315	–	–	–	–	–	–	–	–	–	–
–	–	–	–	–	–	V	0,3	–	–	–	–	–	–	–	–
–	–	–	–	–	–	–	–	–	–	50	0,297	–	–	48	0,207
250	0,250	–	–	–	–	–	–	250	0,250	60	0,250	60	0,250	60	0,250
–	–	–	–	–	–	–	–	–	–	70	0,210	–	–	65	0,210
180	0,180	–	–	–	–	–	–	180	0,180	–	–	85	0,180	–	–
–	–	–	–	–	–	–	–	–	–	80	0,177	–	–	80	0,177
–	–	6	0,160	IX	0,16	–	–	–	–	–	–	–	–	–	–
–	–	–	–	–	–	VI	0,15	150	0,150	–	–	100	0,150	–	–
–	–	–	–	–	–	–	–	–	–	100	0,149	–	–	100	0,149
125	0,125	–	–	–	–	–	–	125	0,125	120	0,125	120	0,125	115	0,125
–	–	–	–	–	–	–	–	106	0,106	–	–	150	0,105	150	0,105
–	–	7	0,100	–	–	–	–	–	–	–	–	–	–	–	–
90	0,090	–	–	–	–	–	–	90	0,090	–	–	170	0,090	170	0,088
–	–	–	–	–	–	–	–	75	0,075	–	–	200	0,075	–	–
–	–	–	–	–	–	–	–	–	–	200	0,074	–	–	200	0,074
–	–	–	–	–	–	–	–	53	0,053	–	–	300	0,053	–	–
63	0,063	–	–	–	–	–	–	–	–	230	0,063	–	–	250	0,063
–	–	–	–	X	0,05	–	–	–	–	–	–	–	–	–	–
–	–	–	–	–	–	–	–	–	–	270	0,053	–	–	270	0,053
45	0,045	–	–	–	–	–	–	–	–	325	0,044	–	–	325	0,044
38	0,038	–	–	–	–	–	–	–	–	400	0,037	–	–	400	0,037

2

2.11. Offizinelle Konzentrationsbezeichnungen

„1 : 50“ und „1 + 49“

Unter der Bezeichnung „1 : 50“ versteht man in der Apotheke nicht ein Mischungsverhältnis (1 Teil + 50 Teile), sondern das gleiche, was die eindeutige Bezeichnung „1 + 49 “ besagt. Das bedeutet z. B. bei einer Salzlösung, daß 1 (Gew.-)Teil Salz und 49 (Gew.-)Teile Lösungsmittel zusammengegeben werden, es sich also um eine 2%ige Salzlösung handelt. – (In dieser Bedeutung sollte die Beziehung „1 : 50“ deshalb ausgemerzt werden!)

„50 = 200“

Beispiel: Auf einem Standgefäß mit Mixtura nervina R. F. bedeutet diese Bezeichnung: In 50 g der im Standgefäß enthaltenen „Standard“-Lösung sind die laut R. F.-Formel für 200 g Mixt. nerv. benötigten Salze gelöst. (Es wurden also insgesamt 16 g Salze und 34 g Aqua dest. zusammengegeben, um 50 g Standardlösung zu erhalten.) Zur Abgabe von 200 g verordneter Mixt. nerv. sind also abzuwiegen: 50 g der Lösung „50 = 200“ + 150 g Aqua dest.

„Centiplex“

Bedeutet „100fach“ oder „1 = 100“ (sinngemäß wie vorstehend).

„Pro-cent“

Im allgemeinen sind darunter „Gewichts“-Prozente zu verstehen. Das bedeutet z. B. bei einer 3%igen Salzlösung, daß 3 Gewichtsteile Salz und 97 Gewichtsteile Lösungsmittel zusammengegeben wurden, also in 100 Gewichtsteilen der 3%igen Salzlösung 3 Gewichtsteile Salz enthalten sind. – Bei Spirituosen wird aber im Gegensatz dazu allgemein nach „Vol.“-Prozent gerechnet. (Dann sind sinngemäß z. B. bei einem 33 Vol.-%igen Spiritus in 100 ml 33 ml reiner Spiritus enthalten.) – Bei Ampullenfüllungen wird wieder anders verfahren: dabei bedeutet z. B. 10%ig, daß 10 Gewichtsteile in 100 Volumenteilen enthalten sind, also 10 g in 100 ml.

„Normallösungen“, „molare Lösungen“

Normallösungen, z. B. n, 3n, $\frac{n}{10}$:

Die dem Äquivalentgewicht entsprechende Anzahl g (= 1 Val) ist zu 1000 ml (meist Wasser) gelöst).

molare Lösungen, z. B. m, 6m, $\frac{m}{5}$:

Die dem Molekulargewicht entsprechende Anzahl g (= 1 Mol) ist zu 1000 ml gelöst.

2.12. Die Einteilung der Arzneimittel

„Venena“

Hierunter versteht man im allgemeinen die „Gifte“, das sind die „sehr vorsichtig“ aufzubewahrenden Arzneimittel des DAB, die in der Tabelle B (= Anlage VI, S. 269) des DAB 7 namentlich aufgeführt waren.
Im DAB 8/EuAB und im DAB 9 gibt es keine Aufstellung über Venena mehr. Die einzelnen Monographien enthalten den Lagerhinweis „Sehr vorsichtig zu lagern“.
Davon sind zu unterscheiden die Stoffe, die auf Grund der Gefahrstoffverordnung als „Gift“ bezeichnet werden. – Für die Arzneibehälter in der Apotheke, die derartige Arzneimittel enthalten, ist eine weiße Beschriftung auf schwarzem Grund vorgeschrieben.
Die Venena im obigen Sinne sind als Heilmittel alle verschreibungspflichtig, die der Gefahrstoffverordnung unterliegenden „Gifte“ sind dagegen nicht alle verschreibungspflichtig!
Genauere Angaben siehe Kapitel 6.7./6.8.

Im DAB 8, EuAB, DAB 9 und HAB 81 wird bei folgenden Monographien der Hinweis „sehr vorsichtig zu lagern“ gegeben:

Nach DAB 9, S. 19, gelten die Lagervorschriften **nicht** für Fertigarzneimittel.
β-Acetyldigoxin (DAC 86)
Acidum arsenicosum (HAB 81)
Atropinsulfat (DAB 9)
Carbachol (DAC 86)
Colchicin (DAB 8)
Colecalciferol (DAB 9)
Colecalciferol-cholesterin (DAB 8)
Digitoxin (DAB 9)
Digoxin (DAB 9)
Epinephrin (= Adrenalinum) (DAC 86)
Epinephrinhydrogentartrat (DAB 9)
Ergocalciferol (DAB 9)
Ergometrinhydrogenmaleat (DAB 9)
Ergotamintartrat (DAB 9)
Homatropinhydrobromid (DAB 9)
Hydrargyri amidochloridum (DAC)
Hydrargyri dichloridum (DAB 9)
Hydrargyri oxidum rubrum (DAC)
Hydrargyrum bichloratum (HAB 81)
Hydrargyrum perchloricum (EuAB, II)
Hyoscyaminsulfat (DAB 9)
Methotrexatum (EuAB, III)
Methylatropinbromid (DAB 9)
Methylatropinnitrat (DAB 9)
Methylscopolamini nitras (EuAB, III)
Neostigminbromid (DAB 9)
Neostigminmetilsulfat (DAB 9)
Nitroglycerin (HAB 81)
Norepinephrinhydrochlorid (DAB 9)
Norepinephrinhydrogentartrat (DAB 9)
Ouabain (DAB 9)
Physostigminsalicylat (DAB 9)
Proscillaridin (DAC)
Scopolaminhydrobromid (DAB 9)
Strychninnitrat (DAC)
Suxamethonchlorid (DAB 9)
Tropicamid (DAC)
Tubocurarinchlorid (DAB 9)

„Separanda"

Darunter versteht man die von den übrigen „getrennt" und „vorsichtig" aufzubewahrenden Arzneimittel des DAB, die in der Tabelle C (= Anlage VII, S. 270) des DAB 7 namentlich aufgeführt waren. Für sie ist eine rote Beschriftung auf weißem Grund vorgeschrieben. DAB 8, EuAB und DAB 9 geben den Lagerhinweis bei den Monographien.
Auch Mittel, die der Verschreibungspflicht unterliegen, sind (ABO § 9, Abs. 5) in dieser Form zu beschriften! Eine derartige Beschriftung kann sich unabhängig von den Bestimmungen des DAB ändern!
Nach DAB 9, S. 19, gelten die Lagervorschriften **nicht** für Fertigarzneimittel.

„Indifferentia"

Hierunter sind alle nicht vorstehend aufgeführten Arzneimittel zu verstehen. Die Beschriftung erfolgt schwarz auf weiß. Sie dürfen im allgemeinen ohne Rezept abgegeben werden.

„Verschreibungspflichtige Arzneimittel"

Hierunter fallen die Arzneimittel, die unter das Betäubungsmittel-Gesetz oder die Verschreibungs-VO fallen (vgl. Kapitel 6.4./6.6.).

„Apothekenpflichtige Arzneimittel"

Das sind Arzneimittel, die nach den Bestimmungen des Arzneimittelgesetzes (AMG § 43) zwar nur in Apotheken, dort aber ohne Vorlage eines ärztlichen Rezeptes abgegeben werden dürfen.

„Freiverkäufliche Arzneimittel"

Das sind Arzneimittel, die auch außerhalb der Apotheken verkauft werden dürfen. Sie sind in einer Positivliste gemäß VO zum AMG aufgezählt (§§ 44, 45 AMG).

„Radioaktive Arzneimittel"

„Radioaktive Arzneimittel sind Zubereitungen, die ein oder mehrere Radionuklide enthalten." Im DAB 9, S. 1227 ff., sind sie beschrieben. Beschriftung und Lagerung unterliegen zahlreichen nationalen und internationalen Vorschriften.
Die Beschreibung der radioaktiven Arzneimittel im Arzneibuch umfaßt die allgemeine Monographie „Radioaktive Arzneimittel" und die spezielle Monographie z. Bsp. „[^{198}Au]Gold-Injektionslösung, Kolloidale".

3. Rezeptanfertigung

3

3. Rezeptanfertigung

Bei geringsten Unklarheiten (z. B. schlechter Lesbarkeit, zweideutigen Formulierungen) Kollegen zu Rate ziehen (aber niemals vor dem Publikum!), notfalls den Arzt anrufen oder das Rezept nicht anfertigen! Die Apothekenbetriebsordnung (ABO) schreibt vor:

§ 17 ABO:

„*(5) Die abgegebenen Arzneimittel müssen den Verschreibungen entsprechen. Enthält eine Verschreibung einen für den Abgebenden erkennbaren Irrtum, ist sie unleserlich oder ergeben sich sonstige Bedenken, so darf das Arzneimittel nicht abgegeben werden, bevor die Unklarheit beseitigt ist. Der Apotheker hat jede Änderung auf der Verschreibung zu vermerken. Die Vorschriften der Betäubungsmittel-Verschreibungsverordnung bleiben unberührt.*"

Gibt der Apotheker auf Grund eines unleserlich geschriebenen Rezeptes eine andere Arznei ab, als der Arzt verordnet hat, so haftet der Apotheker für alle Folgen!

Rezept zunächst vollständig durchlesen!

Überprüfe: **Anfertigung überhaupt zulässig?**

Rezept eines Arztes?
Unterschrift des Arztes?
Bei Kassenrezepten: Name und Sitz der Kasse?
Datum der Verschreibung
Vorgeschriebene Gebrauchsanweisung?
Vorschriften für Btm-Rezepte beachtet?

Höchstgaben und Btm-Höchstabgabemengen
oder – bei den nicht im DAB aufgeführten Arzneimitteln – „die gebräuchliche Einzel- oder Tagesdosis" nicht überschritten?

Höchstgaben und Btm-Höchstabgabemengen siehe Höchstmengen-Tabelle (Kapitel 11.3.), die meisten „Normdosen" sind zu finden im Kapitel „Rezeptur-Arzneimittel" (Kapitel 1.4.) oder im vollständigen Verzeichnis „Normdosen der gebräuchlichen Arzneimittel". – Erläuterungen zu den Höchstgaben siehe Kapitel 11.2.

Vorsicht **bei Verordnungen für ein „Kind"!**

Das Kind kann auch ein Säugling sein! Vorsichtshalber nach dem Alter des Kindes fragen und auf Verschreibung vermerken! Von manchen Arzneispezialitäten gibt es spezielle Packungen für Kinder, Kleinkinder und Säuglinge (z. B. Cibalen).

Im medizinischen Sprachgebrauch unterscheidet man:

Säugling	=	Bis Ende des 12. Lebensmonats
Kleinkind	=	Anfang des 2. bis Ende des 5. Lebensjahres
Schulkind	=	Vom 6. bis 14. Lebensjahr
Jugendliche	=	Vom 15. bis 18. Lebensjahr
Erwachsener	=	Vom Anfang des 18. Lebensjahres ab.

Bedenkliche Arzneimittel dürfen nicht angefertigt und nicht abgegeben werden. Wann ein Arzneimittel „bedenklich" ist, muß der Apotheker ggf. in eigener Verantwortung entscheiden. Auf jeden Fall ist ein Arzneimittel dann bedenklich, wenn es als solches vom BGA bezeichnet worden ist. Die gesammelten „Wichtigen Hinweise" können über bedenkliche Arzneimittel informieren.

Rezepturen von Kombinationen, die **als Fertigarzneimittel nicht mehr zugelassen sind**

Die letzte Stellungnahme ist von der Arzneimittelkommission der Apotheker im DAZ vom 5. 3. 87, S. VI, veröffentlicht. Hier ein Auszug:

„*... Es erhebt sich die bereits mehrfach diskutierte Frage, ob es dem Apotheker erlaubt ist, für Fertigarzneimittel, die das BGA für bedenklich hält, rezepturmäßig Ersatz zu schaffen.*
Wegen ihrer grundsätzlichen Bedeutung für die Praxis wurde diese Problematik noch einmal in der Routinesitzung nach Stufenplan am 17. Februar 1987 angesprochen, um insbesondere die Auffassung der zuständigen Länderbehörden zu erfahren. Leider erbrachte die Diskussion auch in diesem Fall keine eindeutige, auf jeden Einzelfall anwendbare Auskunft (bzw. „rechtsverbindliche Handlungsanweisung") für die Praxis.

Es wurde wiederum darauf hingewiesen, daß sich die allgemeine Risiko/Nutzen-Abwägung des BGA zunächst nur auf Fertigarzneimittel erstreckt. Wenn das BGA allerdings „Bedenklichkeit" feststellt, dann bezieht es sich auf § 5 AMG („Verbot bedenklicher Arzneimittel"). Da an dieser Stelle im AMG nur von Arzneimitteln (nicht von Fertigarzneimitteln) die Rede ist, muß die Bewertung des BGA sinngemäß auch für Rezepturen gelten. Kompliziert wird die Angelegenheit nun aufgrund der ärztlichen Therapiefreiheit und der individuellen Beurteilung des Einzelfalles.

Die mehrheitliche Meinung der anwesenden Länderbehörden läßt sich wie folgt zusammenfassen: Wenn eine solche Rezeptur für einen Patienten in der Apotheke vorgelegt wird, hat sich der Apotheker beim Arzt zu vergewissern, daß dieser über die Problematik und die Bewertung durch das BGA informiert ist und dennoch in diesem speziellen Fall auf der Anfertigung der Rezeptur besteht. Erst jetzt ist der Apotheker berechtigt, den Wunsch des Arztes auszuführen, wobei selbstverständlich die Haftung für evtl. Komplikationen allein beim Arzt liegt.

Eine solche individuelle, auf den einzelnen Patienten bezogene Nutzen/Risiko-Abwägung ist bei einer **defekturmäßigen** *Anfertigung z. B. in der Krankenhausapotheke nicht gegeben, da in diesem Fall die als bedenklich eingestuften Fertigarzneimittel durch Eigenherstellung pauschal ersetzt werden sollen. Mit anderen Worten, ein Krankenhausapotheker wird ein analoges Präparat für z. B. Allional Supp. für Kinder trotz ärztlicher Anweisung defekturmäßig nicht herstellen dürfen, sondern nur – gemäß den obigen Ausführungen – im umschriebenen Einzelfall als Rezeptur."*

3

3.1. Rezepturarzneien

Eine einzige, in irgendeiner Apotheke vielleicht einmal nicht ganz einwandfrei hergestellte Rezepturarznei kann das Vertrauen zur Rezepturarznei ganz allgemein erschüttern. Deshalb muß gewissenhaftes Herstellen unbedingt einwandfreier Rezepturarzneien unter Berücksichtigung der neuesten theoretischen und praktischen Erkenntnisse (Fachzeitschriften, Fachbücher!) und durch Zuhilfenahme moderner technischer Hilfsmittel stets oberster Grundsatz sein!

3.1.1. Allgemeines

Beachte:
Unverträglichkeiten (vgl. Kapitel 3.2.), Löslichkeit, Tropfengewicht (siehe hierzu „Arzneimittel-Tabelle", Kapitel 11.1., und die Übersichten, Kapitel 1.5.).

Die auf dem Rezept angegebene Reihenfolge der einzelnen Bestandteile ist nicht maßgebend für die Reihenfolge, die bei der Fertigstellung einzuhalten ist!

Wer die Anfertigung eines Rezeptes begonnen hat, sollte sie auch zu Ende führen. Bezüglich der Verwendung eines anderen Arzneimittels anstelle des verordneten siehe Kapitel 3.9.11./3.3.6.

Bei Betäubungsmitteln, Giften und anderen Arzneimitteln, für die Höchstgaben vorgeschrieben sind, ist es ratsam, daß der Rezeptar sicherheitshalber seine Berechnungsergebnisse von einem Kollegen nachprüfen läßt.

Vorsicht bei zweideutigen Rezeptformulierungen!

Beispiel: „Sol. Formalini 35% 100,0"
Klären, ob der Arzt wirklich 100 g des offizinellen Formaldehyd solutus (35–37%ig) meint oder 35 g Formaldehyd solutus ad 100,0 Aqua dest.!

ABO § 13 Behältnisse

„(1) In der Apotheke hergestellte Arzneimittel dürfen nur in Behältnissen in den Verkehr gebracht werden, die gewährleisten, daß die Qualität nicht mehr als unvermeidbar beeinträchtigt wird.

(2) Eine Wiederverwendung von Abgabebehältnissen ist nicht zulässig. Dies gilt nicht bei der Abgabe von Arzneimitteln an der Ausübung der Heilkunde, Zahnheilkunde oder Tierheilkunde befugte Personen für den Praxisbedarf sowie für den Bedarf von Stationen oder anderen Teileinheiten eines Krankenhauses, soweit keine Bedenken bestehen."

3.1.2. Flüssige Arzneien zum inneren Gebrauch

Zuerst die erforderliche Flasche und passenden Korken bzw. Verschluß heraussuchen. Lichtempfindliche Stoffe (siehe Kapitel 3.3.1.–3.3.6.) in braunes, Öle in trockenes Glas geben (schnelles Trocknen von frisch mit Wasser gespülten Gläsern durch Nachspülen mit Alkohol, danach mit Äther). – Für spiritushaltige Flüssigkeiten (Tinkturen) u. dgl. ist im allgemeinen ein größeres Glas zu nehmen als das Gewicht angibt (für 100 g Äther ist eine 150-g-Flasche notwendig). Anderseits passen 100 g Chloroform in eine 75-g-Flasche. Stark wirkende Tropfenarzneien sind in einem zuverlässigen Tropfglas abzugeben.

Hinsichtlich der Signierung vgl. Kapitel 3.8.

Mischungen

Nur Wiegen! Durch einfaches Abmessen der ml bei Flüssigkeiten anstelle der verordneten Gramm-Zahl ergeben sich wegen der unterschiedlichen spezifischen Gewichte ganz andere Arzneimittelmengen! – „Tropfen" ist nur dann gestattet, wenn ausdrücklich vorgeschrieben oder keine andere Möglichkeit besteht! Dann aber den Normaltropfenzähler des DAB und Arzneimittel-Tabelle (Kapitel 11.1.) zu Hilfe nehmen. Mit kleinster Menge beginnen (Verteilung besser möglich, Genauigkeit der Waage bei geringerer Belastung größer).

Ausnahmen: Sirupe eher als ätherische Öle zusetzen!

Leicht flüchtige und stark riechende Flüssigkeiten (z. B. Liquor Ammonii anisatus, ätherische Öle) zuletzt zusetzen!

Anreibungen

Feine Verteilung unlöslicher oder wenig löslicher Stoffe in Flüssigkeiten.
Die trockenen Stoffe mit wenig Flüssigkeit im Mörser anreiben, dann etwas mehr Flüssigkeit dazu und in das Glas geben. Mit kleinen Anteilen der Flüssigkeit mehrmals den Mörser nachspülen.

Signatur „Vor Gebrauch umzuschütteln!" nicht vergessen!

Auflösungen, Mixturen

Geräte:
Waage, Löffel, Kartenblätter, Glanzpapier, Mörser, Pistill, Magnetrührer, Filter.

Die Lösungsgeschwindigkeit von Pulvern wächst mit steigender Oberfläche des Arzneistoffes und steigender Löslichkeit der Substanz. Die Löslichkeit der meisten Arzneistoffe steigt mit wachsender Temperatur. Für raschere Lösungen sind deshalb zwei Operationen vorzunehmen: Schaffung einer großen Oberfläche durch Zerkleinern der aufzulösenden Substanz und Erhöhung der Temperatur des Lösemittels, soweit die Stabilität aller Komponenten dies zuläßt.

Stoffe, die in Wasser löslich sind, lassen sich meist nicht oder nur schlecht in anderen Lösungsmitteln (Aceton, Äther, Benzin, Benzol, Chloroform, Schwefelkohlenstoff, Spiritus usw.) lösen und umgekehrt!

Beispiel:
Während Codeinum phosphoricum und Natr. phenylaethylbarbituricum gut in Wasser löslich sind, lassen sie sich nur sehr schwer oder gar nicht in Spiritus (Tinkturen) lösen. – Bei Codeinum purum und Acidum phenylaethylbarbituricum ist es dagegen umgekehrt.

Wenn das Lösen in einer konzentrierten Salz-Lösung oder -Mischung nicht möglich ist, führt unter Umständen eine getrennte Auflösung des weiteren Stoffes in reinem Lösungsmittel und anschließende Zugabe zu dem zuerst Gelösten bzw. zu der Mischung zum Ziel.

Manchmal ist es dagegen so, daß sich ein Stoff in reinem Lösungsmittel gerade nicht oder nur sehr schwer, in einer konzentrierten Salzlösung dagegen leicht löst.

Beispiel: Herstellung der Lugolschen Lösung
Jod ist in reinem Wasser nur schwer, in konz. Lösung von Kal. jodatum jedoch leicht löslich.

Läßt sich eine Fällung auf keine Weise vermeiden, so ist zu überlegen, ob sie vielleicht beabsichtigt ist. Unter Umständen ist es ratsam, zur Klärung dieser Frage mit dem Arzt Rücksprache zu halten!
Salze, die offensichtlich feinverteilte Fällungen geben sollen, sind getrennt zu lösen und dann erst zusammenzugeben. Fällung wird feiner und gleichmäßiger. Dann natürlich nicht filtrieren!

Signatur „Vor Gebrauch umzuschütteln!“ nicht vergessen!

Sollten aus irgendeinem Grunde Lösungen aus Ampullen in der Rezeptur verarbeitet werden müssen, so ist zu beachten, daß der tatsächliche Ampullen-Inhalt meist größer (10%) als der Nenninhalt ist!

Werden viskose Lösungen mit schnellrührenden Geräten (Magnetrührer, Homogenisatoren) zubereitet, sollte der entstehende Schaum im Wechselvakuum zerstört werden. Das Entlüften verbessert die Stabilität der Zubereitung und der Wirkstoffe.

Besonderheiten

Chininsalze in Wasser lösen, bevor Säuren zugesetzt werden.
Alkaloidhaltige Stoffe getrennt lösen (sie lösen sich nicht in alkalischem Medium!). Alkaloid-Lösungen erst stark verdünnen, bevor Alkalisalze zugefügt werden.

Folgende Stoffe sind zuletzt zuzusetzen:

Tinkturen und Extrakte. (Trockenextrakte sind zuvor in etwas Wasser zu lösen. – Succus Liquiritae wird zweckmäßig in einer Lösung 1 + 1 vorrätig gehalten. – Geringe Mengen dickflüssiger Extrakte evtl. auf zuvor tariertem Spatel abwiegen.)

Flüssige Mittel (erst nach vollständiger Lösung der festen Bestandteile), Pepsin.

Mixturen, die klar sein sollen, sind zu filtrieren! (Je nach Zusammensetzung der Mixtur durch Filterpapier, Watte oder Mull.)

Emulsionen

Geräte:
Emulsionsmörser, Pistill, Kartenblatt, Homogenisierapparat.

Emulsionen, die nicht sonderlich stabil sind, in einer größeren Flasche abgeben, damit kräftiges Durchschütteln auch der ganzen Menge leicht möglich ist.

Signatur „Vor Gebrauch umzuschütteln!“ nicht vergessen!

Infuse – Aufgüsse (DAB 8)

Gerät:
Infundierapparat (Decoctorium). Drogenbehältnis aus Porzellan oder Glas.

„1 Teil Droge wird in der vorgeschriebenen Zerkleinerung in einer Reibschale mit 3 bis 5 Teilen Wasser mehrmals durchgeknetet und 15 Minuten lang stehengelassen. Nach dieser Zeit wird der Ansatz mit dem Rest des zum Sieden erhitzten Wassers übergossen, das Gemisch in ein Wasserbad eingehängt und 5 Minuten lang unter wiederholtem Umrühren auf einer Temperatur von über 90° gehalten. Danach läßt man den Ansatz bedeckt stehen und 30 Minuten lang auf etwa 30° abkühlen. Ist nach schwachem Auspressen des Drogenrückstandes das vorgeschriebene Gewicht nicht erreicht, so wird der Drogenrückstand mit der erforderlichen Menge kaltem Wasser übergossen und schwach ausgepreßt. Mit diesem Auszug wird auf das vorgeschriebene Gewicht aufgefüllt.“

Dekokte – Abkochungen (DAB 8)

Gerät: Decoctorium (Infundierapparat)

„Die Droge wird in der vorgeschriebenen Zerkleinerung in Wasser von über 90° geschüttet. Der Ansatz wird in ein Wasserbad eingehängt und unter wiederholtem Umrühren 30 Minuten lang auf dieser Temperatur gehalten. Danach wird heiß koliert. Ist nach schwachem Auspressen des Drogenrückstandes das vorgeschriebene Gewicht der Abkochung nicht erreicht, so wird der Drogenrückstand mit der erforderlichen Menge siedendem Wasser übergossen und schwach ausgepreßt. Mit diesem Auszug wird auf das vorgeschriebene Gewicht aufgefüllt.“

Macerationes – Mazerate (DAB 8)

„Die Droge wird in der vorgeschriebenen Zerkleinerung mit der angegebenen Menge Wasser von Raumtemperatur übergossen und unter gelegentlichem

Umrühren 30 Minuten lang bei Raumtemperatur stehengelassen. Nach dieser Zeit wird der Auszug koliert und durch Nachspülen auf das vorgeschriebene Gewicht aufgefüllt."

Zusätze und Mengen

Nach den „Erläuterungen" von Braun und Koch ist folgendes zu beachten:

Decoct. Chinae RF.: Abkochung mit der verd. Salzsäure ansetzen! (Alkaloide werden so besser extrahiert.)

Decoct. Condurango RF.: Salzsäure erst nach dem Erkalten zusetzen! (Würde vorher nachteilig auf das Condurangin einwirken.)

Decoct. Saponariae RF.: Abkochung mit Natr. carbonic. ansetzen! (Bessere Extraktion der sauren Saponine.)

Wenn **keine Drogenmenge** vorgeschrieben ist, muß 1 Teil Droge auf 10 Teile Wasser genommen werden. *„Auszüge von* **verschreibungspflichtigen Drogen** *dürfen nur dann hergestellt werden, wenn in der Verschreibung das Verhältnis von Droge zu Wasser angegeben ist."*

Zerkleinerungsgrad

„Falls bei den einzelnen Drogen-Monographien nichts anderes bestimmt ist, kommen die Drogen je nach Art der angewendeten Pflanzenteile in folgender Zerkleinerung zur Extraktion:

Blätter, Blüten und Kräuter	grob zerschnitten (4000)	(Sieb 1)
Hölzer, Rinden, Wurzeln	mittelfein zerschnitten (2800)	(Sieb 2)
Früchte, Samen	fein zerschnitten (2000)	(Sieb 3)
Alkaloid-Drogen	grob gepulvert (710)	(Sieb 4)

Spezielle Vorschriften des DAB 8

Fol. Uvae ursi: *„Abkochungen sind aus grob gepulverter Droge (710, Sieb 4) herzustellen."*

Rad. Althaeae: *„Wäßrige Auszüge sind aus grob zerschnittener (4000) Droge durch Mazeration herzustellen."*

Semen Lini: *„Wäßrige Auszüge sind aus der unzerkleinerten Droge durch Mazeration herzustellen."*

Werden **gerbsäurehaltige Drogen** verwendet (Dec. Chinae, Dec. Quercus, Inf. Rhei u. a.) oder ist ein Säurezusatz beim Herstellen des Drogenauszuges vorgeschrieben (Dec. Chinae RF. u. a.), so sind keine Metall-, sondern Porzellan-Einsätze oder Gläser zu verwenden!

Es ist durch **Mull** zu kolieren (nicht durch Watte oder gar Filtrierpapier!)

Zusätze von Arzneimitteln werden der erkalteten Kolatur zugefügt (Dec. Condurango RF + Salzsäure, Inf. Absinthii RF + Salzsäure, Inf. Rhei RF + Natr. bicarbonic. u. a.). **Signatur:** „Vor Gebrauch umzuschütteln!" nicht vergessen!

Stets **frisch bereiten!** (Infuse und Dekokte schimmeln schnell!) Deshalb auch die Signatur: **„Kühl aufbewahren!** – Nur kurze Zeit haltbar!" anbringen. Aus dem gleichen Grunde wird auch in den RF-Formeln auf die zweckmäßige Bereitung mit Aqua conservans (= Nipagin-Nipasol-Lösung 1 : 1000) hingewiesen. – Vgl. im übrigen die Kapitel „Konservierung" (3.1.4.1.10./3.4.).

Der Vorteil der frisch hergestellten Pflanzenauszüge gegenüber anderen Zubereitungen wird völlig illusorisch, wenn nicht jedesmal frische Herstellung erfolgt!

Fluidextrakte

„Fluid-Extrakte werden mit Aethanol oder mit Mischungen aus Aethanol und Wasser, gegebenenfalls mit bestimmten Zusätzen, so hergestellt, daß aus einem Teil Droge höchstens zwei Teile Fluid-Extrakt gewonnen werden. Art und Konzentration des verwendeten Extraktionsmittels sind anzugeben . . ."

Tinkturen

„Tinkturen sind Auszüge aus Drogen, die mit Aethanol verschiedener Konzentration, Aether oder deren Mischungen, gegebenenfalls mit bestimmten Zusätzen so hergestellt werden, daß ein Teil Droge mit mehr als 2, aber höchstens 10 Teilen Extraktionsflüssigkeit ausgezogen wird."

Tinkturen, deren Ausgangsdrogen „vorsichtig aufzubewahren" sind, werden im Verhältnis 1 : 10, die übrigen Tinkturen meistens im Verhältnis 1 : 5 hergestellt. Art und Konzentration der verwendeten Extraktionsflüssigkeit sind anzugeben.

Das DAB 9 (S. 1389) kennt folgende Verfahren:

Mazeration

„Die zerkleinerten Drogen werden mit der im Einzelfall vorgeschriebenen Menge Extraktionsflüssigkeit übergossen; die Ansätze werden 5 Tage lang in gut verschlossenen Gefäßen an einem vor Sonnenlicht geschützten Ort bei Raumtemperatur aufbewahrt und mehrmals täglich umgeschüttelt. Nach dem Dekantieren oder Kolieren wird die Droge ausgepreßt. Der Gesamtauszug wird 5 Tage lang unterhalb 15° aufbewahrt, unter Vermeiden von Verdunstungsverlusten filtriert und gegebenenfalls mit der vorgeschriebenen Extraktionsflüssigkeit auf den geforderten Gehalt eingestellt."

3

Perkolation

„Die Perkolation wird nach der unter „Extrakten" angegebenen Vorschrift durchgeführt, bis die vorgeschriebene Flüssigkeitsmenge verbraucht ist und das freiwillige Abtropfen des Perkolats aufgehört hat. Dann wird die Droge ausgepreßt.

Preßflüssigkeit und Perkolat werden, wie bei der Mazeration angegeben, weiter verarbeitet."

„Andere Herstellungsverfahren sind zugelassen", sie müssen aber „in ihren Kennzahlen mit den" nach oben genannten Verfahren „hergestellten Tinkturen übereinstimmen" und diesen auch in den sonstigen Eigenschaften gleichwertig sein.

Extracta – Extrakte

„Extrakte sind konzentrierte, gegebenenfalls auf einen bestimmten Wirkstoffgehalt eingestellte Zubereitungen aus Drogen. Nach der Beschaffenheit werden unterschieden:

Extracta sicca	*(Trockenextrakte)*
Extracta fluida	*(Fluidextrakte)*
Extracta spissa	*(Dickextrakte)*

.....

Die Herstellung der Extrakte erfolgt entweder durch Mazeration oder durch Perkolation." (Siehe im übrigen DAB 9, S. 800.)
„Lösungen von Trockenextrakten dürfen nicht vorrätig gehalten werden."

Äthanolische Dekokte

Herstellung gemäß Ziffer 19 des HAB, siehe Kapitel 10.

Äthanolische Infuse

Herstellung gemäß Ziffer 20 des HAB, siehe Kapitel 10.

Schleime – Mucilagines

Vgl. Kapitel „Defektur" (4.1.).

Gallerten – Gelatinae:

Vgl. Kapitel „Defektur" (4.1.).

3.1.3. Feste Arzneien zum inneren Gebrauch

Pillen

Seit DAB 8 und DAC 1979 sind weder eine Monographie „Pillen" noch eine spezielle Vorschrift für Pillen gegeben. Im westlichen Ausland liegt eine ähnliche Situation vor, in der Schweiz ist die Zubereitung von Pillen bereits verboten und vorgeschrieben, daß Rezepte auf Pillen als Kapseln zu beliefern sind. Um dem historischen Bedürfnis nachzukommen, hier die herkömmliche Arbeitsweise:

Geräte und Technik:

Pillenmörser, Pistill, Pillenmaschine, Walzbrett, Pillenroller.

Arzneistoffe + Bindemittel gleichmäßig verteilen und zu plastischer Pillenmasse gut durcharbeiten, bis Pistill und Mörser trocken bleiben. Nach Fertigstellung der Masse ist es empfehlenswert, die Zusammensetzung der Masse (auf der Rückseite des Rezeptes oder auf andere Weise) zu vermerken, sofern der Arzt oder die betr. Formelsammlung keine bestimmte Masse vorgeschrieben haben, und gleichfalls das Gewicht der Pillenmasse aufzuschreiben. Auf diese Weise ist es leichter möglich, bei einer Wiederholung des Rezeptes gleiche Größe, Farbe, gleichen Geruch und Geschmack sicherzustellen. Die Patienten sind im anderen Fall manchmal kaum davon zu überzeugen, daß die angefertigte Arznei die gleiche Zusammensetzung wie vorher hat. Bei der Herstellung auf peinlichste Sauberkeit achten!

Gewicht der einzelnen Pille:
Nach DAB 7, falls nichts anderes verordnet: 0,1–0,25 g.

Bindemittel:

Nach DAB:
„Wenn keine besonderen Hilfsstoffe angegeben sind, werden Hefe-Extrakte verwendet."

Früher wurden benutzt:
Extr. Faecis sicc. + gleiche Teile Glycerin und Wasser
oder:
Rad. Liquiritiae pulv. + Succ. Liquiritiae.

Bei Arzneimitteln, die sich mit organischen Stoffen leicht zersetzen (Argent. nitric., Kal. jodat., Hydrargyr. chlorat., Kupfer- und Wismutsalze u. a. m.), ist – wenn nichts anderes verordnet – zu nehmen: Bolus alba + Glycerin.

Saccharum pulv., Tragacantha, Amylum Tritici; Extr. Gentianae, Extr. Pimpinellae, Extr. Taraxaci; Mel depuratum, Spiritus, Spiritus saponatus.

Nach ErgB. 6:

Für Pil. hydragogae „Heim" ist unter anderem Mucilago Gummi arabici vorgeschrieben.

Nach RF:

Für verschiedene Pillen (z. B. Pil. aperitivae c. Belladonna, Pil. Chinini c. Ferro (RF. = ErgB.), Pil. Digitalis, Pil. laxantes, Pil. laxantes fortes (RF. = ErgB. u. a.) ist vorgeschrieben:

Extractum Faecis + Glycerin. (Ohne Wasser, um Spaltung der Glykoside bzw. Zersetzung zu vermeiden. Auch in anderen ähnlichen Fällen verfahre man so!) – Für Pil. Ichthyoli ist Saccharum Lactis vorgeschrieben.

Keine oder fast keine Zusätze
sind erforderlich bei den nach Vorschrift der RF angefertigten Pil. bechicae und Pil. expectorantes.

Gewichtsabweichungen:

„30 Pillen werden gewogen; hieraus wird das Durchschnittsgewicht berechnet. Anschließend werden die Pillen einzeln gewogen. 27 Pillen dürfen um höchstens ± 10% und 3 Pillen um höchstens ± 20% vom Durchschnittsgewicht abweichen. Alle Wägungen müssen mit einer Genauigkeit von ± 1% erfolgen."

Bestreumittel:
Man nimmt seit altersher: Lycopodium. (Auch Bolus alba wird benutzt.)

Magensaftfeste Überzüge:
Durch Behandlung mit Keratin (= Hornstoff), Salol, Gelatina alba, Harzen, Balsamen u. a. m. wurde versucht, magensaftresistente Arzneiformen zu erzielen. Aus heutiger Sicht ist eine kontrollierte Freigabe aus Pillen nicht zu erreichen.

Kapseln – Capsulae

Stärkekapseln

Stärkekapseln bestehen aus Deckel und Unterteil, die getrennt angeliefert werden. Trockene, nicht hygroskopische Pulver, Pulvermischungen oder Granulate können in die Unterteile einzeln eingefüllt werden. Das Verschließen erfolgt durch einfaches Aufstecken der Oberteile. Die Kapseln halten größeren mechanischen Beanspruchungen nicht stand und sollten in passenden Schachteln einlagig verpackt werden. Der Schutz des Arzneistoffes vor Sauerstoff und Feuchtigkeit ist bei dieser Arzneiform gering. Ein praktischer Vorteil der Arzneiform ist, daß keinerlei Füllgerät benötigt wird und daß auch ohne Hilfsstoffe ein reiner Arzneistoff verarbeitet werden kann.

Nach heutiger Erkenntnis überwiegen die Schwächen dieser Arzneiform derart, daß sie nur noch sehr selten eingesetzt wird. Zur Zeit sind nur noch 2 Arzneispezialitäten mit dieser Arzneiform im Handel (Melabon und A. V. Ullus-Magen-Kapseln), was als Anzeichen für die Verdrängung der Oblatenkapsel durch die Hartgelatinekapsel angesehen werden kann.

3

Weichgelatinekapseln

Weichgelatinekapseln enthalten in der Regel pastöse oder flüssige Arzneistoffgemische. Die Kapseln sind flexibel und lichtundurchlässig. Sie können nur industriell hergestellt werden. Die vormals erhältlichen Weichgelatinekapseln, die mit einem Tropfen Gelatinelösung in der Rezeptur verschlossen wurden, können als obsolet betrachtet werden, vor allem auch deshalb, weil die leeren Kapselhüllen nicht mehr zu beschaffen sind.

Hartgelatine-Steckkapseln

Hartgelatine-Steckkapseln werden als leere Kapselhüllen von den Herstellern bezogen (Capsugel, Lilly etc.). Die Kapselhüllen bestehen aus Gelatine, Pigmenten und Farbstoffen, und sind flexibel bis spröde. Die Kapselhüllen werden in Größen 6 (klein) bis 000 geliefert. Standardkapseln werden einfach zusammengesteckt. Die zylindrischen Teile der Kapselhüllen sind glatt. Verbesserte Typen sind mit Verschlußnoppen, Verschlußrippen oder anderen Verschlußvorrichtungen ausgestattet, die ein Einrasten von beiden Kapselhälften ermöglichen. Diese Kapseln halten allen praktisch vorkommenden mechanischen Belastungen während der Weiterverarbeitung und des Transportes sicher stand. Die Kapseln schützen den Arzneistoff vor Licht, Luftzutritt und Feuchtigkeit. Bei sauberer Arbeitsweise können auch stark bitter schmeckende Arzneistoffe in Kapseln so verarbeitet werden, daß eine angenehme Einnahme möglich wird. Mit Kapseln können ohne weitere Kunstgriffe ansprechende Plazebos angefertigt werden. Thixotrope Flüssigkeiten können zur Not in Hartgelatinekapseln abgefüllt werden, die normalen Füllgüter sind reine Arzneistoffe in Pulverform, Pulvermischungen, Granulate, Pellets oder kleine Tabletten. Hydrophobe Arzneistoffe sollten – soweit es im Hinblick auf die Stabilität des Arzneistoffes zulässig ist – als Granulate formuliert und so eingefüllt werden. Rezepturmäßig kann mit Äthanol granuliert werden, so daß keine lange Trocknung notwendig wird. Die Zugabe von Gleitmitteln erhöht die Dosiergenauigkeit bei der volumetrischen Fülltechnik, führt aber auch zu einer verschlechterten Benetzbarkeit des Füllgutes. Die Freigabe kann verzögert werden.

Hartgelatinekapseln können einzeln gefüllt werden. Schneller kann mittels kleiner Abfüllgeräte (Plexiglasplatten mit entsprechenden Bohrungen) gearbeitet werden. Um gleichmäßig dosierte Kapseln zu erhalten, muß das Füllgut mit Hilfsstoffen auf ein definiertes Schüttvolumen gebracht werden. Graduierte Zylinder haben sich in der Praxis einigermaßen bewährt. Beim Abfüllen nicht granulierter Pulver muß so gearbeitet werden, daß Entmischung der Bestandteile von Pulvermischungen nicht die Content Uniformity beeinträchtigt. Eine schnelle Orientierung über die Füllgenauigkeit und damit meist auch über die Dosiergenauigkeit ist durch Wägen der gefüllten Kapseln möglich. Die Gewichte der leeren Kapseln schwanken in einem sehr engen Bereich (Größenordnung $s_{rel} = < 3\%$).

Kapseln werden in Glasvials mit Schnappdeckel oder Schraubverschluß abgegeben. Kapseln können bedruckt, farblose Kapseln durch Tönung des pulvrigen Inhalts gekennzeichnet werden. Die leeren Kapselhüllen sollten trocken, kühl und bei gleichmäßiger Temperatur gelagert werden. Hygroskopische Stoffe können ohne weiteres nicht verarbeitet werden. Schwach hygroskopische Mischungen können – wenn trocken verarbeitet – in trockenen Behältnissen mit dichtem Verschluß und Trockenpatronen für einige Zeit gelagert werden.

Fassungsvermögen von Hartgelatine-Kapseln

Nummer:	5	4	3	2	1	0	00	000
Inhalt in ml:	0,13	0,20	0,28	0,37	0,49	0,67	0,94	1,40

Alle Operationen mit den Kapseln sollten aus hygienischen Gründen mit Einmalhandschuhen vorgenommen werden.

Teegemische – Species

Staubfreie Gemische von Pflanzenteilen oder Pflanzengemische mit anderen Stoffen. – Möglichst Drogen gleicher Schnittgröße mischen.

Zusammensetzung, Datum und Preis auf der Tüte angeben! Lateinische Drogennamen sollten bei volkstümlichen Berechnungen ergänzend angegeben werden.

Räucherpulver sind mit deutlicher Signatur „Nur zum Räuchern! – Als Teeaufguß gesundheitsschädlich!" zu versehen.
Siehe auch Kapitel Defektur (4.) unter „Species".

Pulver – Pulveres

Geräte:
Löffel, Mörser, Pistill, Pulvermischdose, Rezeptursieb.
Kleinste Mengen zuerst abwiegen und mischen.

Enthält eine Pulvermischung einen niederdosierten stark wirkenden Arzneistoff in einer größeren Menge Hilfsstoff oder Wirkstoff, müssen Vorkehrungen **gegen Entmischung und für gleichmäßige Verteilung** getroffen werden:

1. Stark wirksamen Arzneistoff fein zerkleinern oder pulvis subtilis/mikronisiertes Pulver verwenden.
2. Hilfsstoff als feines Pulver ähnlicher Korngröße verarbeiten.
3. Stufenweise die Hilfsstoffe dem stark wirksamen Arzneistoff zumischen.
4. Nach dem Sieben nochmals mischen.
5. Eventuell durch Feuchtgranulation eine Entmischung unterbinden.
6. Im Zweifelsfall bereits in der Apotheke die Einzeldosen abteilen.

Kristalline **Salze** und **Trockenextrakte** zuerst fein im Mörser pulvern. (Trockenextrakte lassen sich leicht mit einer geringen Menge Magnesia usta, Bolus alba oder Saccharum pulv. pulverisieren. – Man kann Trockenextrakte auch in wenig Wasser auflösen und dieses dann mit den übrigen pulverförmigen Bestandteilen aufnehmen, wenn die Stabilität der Wirkstoffe dies zuläßt.)

Kampfer mit Hilfe einiger Tropfen Äther oder Alkohol vorher frisch pulvern.

Stoffe, die sich **nicht pulvern** lassen (z. B. Wachse, Paraffine, klebrige Harze) sind – bei kleinen Mengen – in einer leicht verdunstenden Flüssigkeit möglichst zu lösen (vgl. hinsichtlich des geeigneten Lösungsmittels auch Arzneimittel-Tabelle, Kap. 11.1.!). Bei größeren Mengen: In der Wärme verreiben und das Lösungsmittel durch gelinde Wärme (Trockenschrank!) vertreiben. Beachte: Explosions- und Feuergefahr! (Elektrisch beheiztes Wasserbad im Abzug.)

Größere Mengen an Pulverbestandteilen nach und nach zugeben.

Ätherische Öle über Pistill in den Mörser tropfen lassen. Mit wenig Pulver anreiben. Gleichmäßig unter die Gesamtmenge verteilen.

Hygroskopische Pulver (z. B. Bromsalze, Lithiumsalze) und getrocknete Pulver (z. B. Magnesium sulfuricum sicc., Natrium carbonicum sicc., Natrium sulfuricum sicc. u. a.) in einem vorher erwärmten Mörser verarbeiten. Schnell-Erwärmen: Etwas Alkohol in den Mörser geben und anzünden. Aber Vorsicht!

Verschiedene Pulvermischungen, die **flüssige Massen** geben, sind in Kapitel 3.2.3. zusammengestellt. Notfalls Bestandteile getrennt zerkleinern, dann schonend mischen.

Bei Mischungen von leichten und schweren Substanzen zunächst etwa gleiche Volumina mischen. Den Patienten auf die Gefahr der Entmischung hinweisen oder, wenn die Wirkstoffe es erfordern, in der Apotheke bereits Einzeldosen abteilen.

Salicylsäurehaltige Mischungen (Pulv. Salicyl. c. Talco) dürfen nicht mit eisernen Geräten zusammenkommen (Verfärbung!).

Schachtelpulver

ungeteilt in Schachtel oder Weithalsgläsern abfüllen.

Elaeosacchara und andere Pulver mit flüchtigen oder hygroskopischen Bestandteilen besser in Weithalsgläsern abgeben. Kassen bezahlen diese, wenn der Apotheker einen sachlichen Grund angibt.

Abgeteilte Pulver

werden in Pulverkästchen (Pulverschiebern) abgegeben.

Die einzelnen Pulver werden in Pulverkapseln aus Papier (oder – wenn es sich um leicht flüchtige, hygroskopische oder zerfließliche Pulver handelt – in

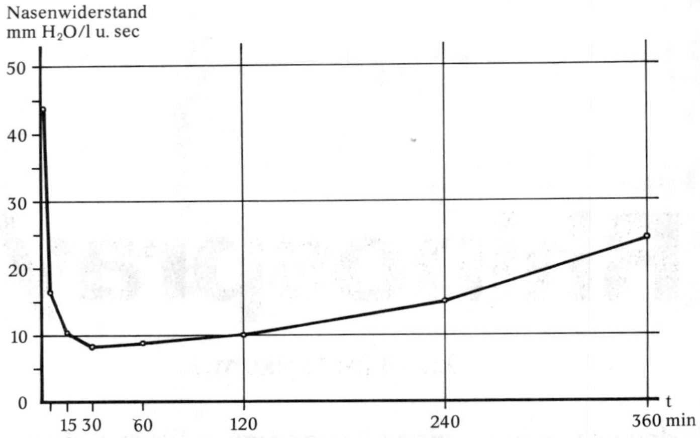

Mittelwerte der Nasenwiderstände nach einmaliger Applikation von *Rhinospray®* bei 17 Patienten (nach Schumann, K. und Mann, W.: Med. Mschr. Heft 9, 412–416, 1975)

Schumann hat nach dem Verfahren von *Dirnagl* (Messung des Strömungswiderstandes mittels Wechseldruckmethode am Pneumotachographen) die Wegsamkeit der Atemwege gemessen. Diese Methode zeichnet sich durch einfache Handhabung und gute Reproduzierbarkeit der Ergebnisse aus und kann den Nasenwiderstand getrennt oder gemeinsam mit dem Bronchialwiderstand bestimmen. Auswertbar sind dabei sowohl die bei der Inspiration als auch die bei der Exspiration gewonnenen Daten. Außerdem werden direkte Werte für den beidseitigen Gesamt-Nasenwiderstand gewonnen. Nach dieser Methode hat *Schumann Rhinospray®* über einen Zeitraum bis zu 360 Minuten untersucht und stark signifikant erniedrigte Atemwegswiderstände für die Nasenatmung nach der Applikation registrieren können. Eine andere Untersuchungsserie von ihm zeigt, daß bereits 5 Minuten p. appl. von *Rhinospray®* mehr als die Hälfte der maximalen Schleimhautabschwellung und nach 30 Minuten bereits ihr Maximum erreicht wird. Die sich anschließende, sehr langsame Wiederzunahme des Strömungswiderstandes ist sehr gering und liegt nach 6 Stunden erst bei 54 % des Ausgangswertes.

solchen aus Wachspapier) abgegeben, unter Umständen auch in Stärkemehlkapseln.

– Wenn Gesamtmenge des Einzelpulvers weniger als 0,1 g schwer sein würde, ist die Zugabe einer indifferenten Vermehrungssubstanz zu empfehlen, z. B. Saccharum Lactis, bis ein Einzelpulver etwa 0,5 g schwer ist.

Die Kapseln dürfen nicht mit dem Mund aufgeblasen werden! Fön oder Spezialapparat zum Aufblasen nehmen!

Tabletten – Compressi

Eine rezepturmäßige Anfertigung von Tabletten in der öffentlichen Apotheke ist nicht durchzuführen. Die einzeldosierte trockene Arzneiform, die zur Anfertigung in der Rezeptur zur Verfügung steht, ist die pulver- oder granulatgefüllte Hartgelatinekapsel. Von diesen Kapseln können bezüglich Dosiergenauigkeit der Einzeldosis, Auflöseverhalten und Haltbarkeit ähnliche Eigenschaften erwartet werden wie von Tabletten. Angaben zur Prüfung von Kapseln und Tabletten sind in den Arzneibüchern zu finden.

3

3.1.4. Flüssige Arzneien zum äußeren Gebrauch

Auch hierbei überprüfen, ob auf Grund eines Bestandteiles eine Höchstgabe vorgeschrieben ist (vgl. Kapitel 3.).

„Die Art der Anwendung" anzugeben ist vorgeschrieben! (ABO § 14, Abs. 1, Ziff. 3 und ABO § 20, Abs. 1)

Zuerst die erforderliche Flasche mit passendem und geeignetem Korken bzw. Verschluß heraussuchen.
Bezüglich der Signierung siehe Kapitel 3.8.
Im übrigen siehe unter „Arzneien zum inneren Gebrauch" (Kapitel 3.1.2.).

3.1.4.1. Flüssige Augenarzneipräparate

Zur Anwendung am und im Auge werden Augentropfen, Augenwässer, Augenbäder und Kontaktschalenflüssigkeiten hergestellt. Neben diesen flüssigen Arzneiformen kommen Augensalben, Lidsalben, Lamellen und Inserte am Auge zur Anwendung. Auch Injektionslösungen, z. B. Lokalanaesthetika, können am Auge verwendet werden.

Die Herstellung der Augenarzneimittel unterliegt gesetzlichen Vorschriften des Arzneibuches und sachlichen Zwängen, deren ausführliche Darstellung der speziellen Literatur vorbehalten ist. Deshalb sollten die Lehrbücher der Galenik, z. B. Speiser, Sucker, Fuchs, „Pharmazeutische Technologie"[1]) oder die APV-Monographie „Ophthalmika" zumindest in den Apotheken verfügbar sein und benutzt werden, die häufiger Augenarzneimittel rezepturmäßig herstellen.

3.1.4.1.1. Geräte

Hygienisch einwandfreier Arbeitsplatz, sterilisierte Gläser, Wägegläser, passende Waagen.

3.1.4.1.2. Ausgangsmaterialien

Das in Augenarzneimitteln verwendete Wasser muß der Monographie des Arzneibuches „Wasser für Injektionszwecke" entsprechen. Man verwende Aqua ex ampullis oder mit einem geeigneten Gerät frisch destilliertes Wasser.

3.1.4.1.3. Abgabebehältnisse

Die in hygienischer Hinsicht fast idealen Einzeldosisbehältnisse sind rezepturmäßig nicht zu verwenden. Als übliche Mehrdosisbehältnisse kommen in der Regel Glasflaschen mit fest verbundenen Tropfvorrichtungen zum Einsatz. Ihr Volumen darf 10 ml nicht überschreiten. Das Glas sollte der hydrolytischen Klasse 1 angehören. Glas und Tropfvorrichtung müssen arm an Partikeln sein. Es ist in der Rezeptur sinnvoll, bereits gereinigte und sterilisierte Tropfgläser zu verwenden.

3.1.4.1.4. Signatur

Neben den üblichen Angaben muß vermerkt werden: „Nach Anbruch nur sechs Wochen verwenden!"

Nicht **konservierte** Augentropfen sollten gemäß Zentrallabor nur 7–1 Tag nach Anbruch verwendbar sein.

---

[1]) Speiser, Sucker, Fuchs, „Pharmazeutische Technologie", Thieme Verlag, Stuttgart (1978), S. 696 ff.

3.1.4.1.5. Hygienische Vorkehrungen

Peinliche Sauberkeit der Geräte und des Arbeitsplatzes sollten sich von selbst verstehen. Die kritischen Stellen beim Rezeptar – Hände und Nase/Mund sollten durch Händedesinfektion und Tragen einer Nasen/Mund-Maske berücksichtigt werden. Wenn vorhanden, soll der Reinraumarbeitsplatz (Laminar-Flow) in korrekter Weise (Filterwechsel, Vorbereitungszeiten!) benutzt werden. Ein Reinraumarbeitsplatz ersetzt eine korrekte Arbeitstechnik nicht! Die Arbeitstechnik kann nur durch sorgfältige Anleitung, entsprechende Kontrolle durch den Ausbilder und ausreichende Übung erlernt und erhalten werden.

3.1.4.1.6. Sterilität

DAB und DAC fordern Sterilität der abgabefertigen Augenarzneien. Dieser Forderung kann durch richtige Herstellungstechnik und anschließende Sterilisation entsprochen werden. Wenn Arzneistoff und Abgabebehältnis dies zulassen, können Augentropfen hitzesterilisiert werden.

Bei der Hitzesterilisation muß auch die Stabilität von Puffersubstanzen, Konservierungsmittel, Dichtungen und Plastikteilen des Behälters berücksichtigt werden. Als einfache und – richtige Durchführung vorausgesetzt – sichere antimikrobielle Behandlung von Augentropfen hat sich die Sterilfiltration durch Membranfilter in strahlensterilisierte Abgabegefäße durchgesetzt. In der Rezeptur verwendet man möglichst kleine, sterilisierte Membranfilter der nominellen Porenweite 0,22 μm. Das einzige Problem bei der Membranfiltration entsteht beim Zusatz von Konservierungsmitteln: Membranfiltermaterial adsorbiert die nieder dosierten Konservierungsmittel in bedeutsamen Mengen. Deshalb empfiehlt sich folgendes Vorgehen bei konservierten Augentropfen:

a) Verwendung des kleinsten Membranfilterdurchmessers
b) Zubereitung von 30–40 ml zusätzlicher Augentropfenlösung und Verwerfen der ersten 30–40 ml des Filtrates.

Beispiel:	Rezepturmenge:	3 × 10 ml = 30 ml
	Zugabe:	40 ml
	Ansatzmenge:	70 ml

Genaue Angaben über Adsorptionsverluste an verschiedene Membranfilter geben Speiser, Sucker, Fuchs, S. 706.

3.1.4.1.7. Partikelfreiheit

Partikelfreiheit ist für flüssige Augenarzneien unerläßlich, um mechanische Reizung des Auges zu vermeiden.

Durch die Membranfiltration wird Partikelfreiheit der Lösung erreicht. Auch wenn die Augenarznei im Abgabebehältnis hitzesterilisiert wird, muß die Lösung durch ein Membranfilter von Partikeln befreit werden. Die Behältnisse selbst können gleichfalls Partikel enthalten oder freisetzen. Vor der Abgabe muß deshalb bei geeignetem Licht auf Partikelfreiheit der Lösung geprüft werden.

3.1.4.1.8. Isotonie

Flüssige Augenarzneimittel sollen in der Regel tränenisoton sein. Dies vermeidet Reizung und Schmerz. Gleichzeitig wird übermäßiger Tränenfluß verhindert, der zum Auswaschen des Wirkstoffs führen kann.

Sollbereich: $286 \frac{\text{mosm}}{\text{kg}}$ äquivalent 0,92 NaCl-Lsg.

Schmerzfreier Toleranzbereich: $220–450 \frac{\text{mosm}}{\text{kg}}$ äquivalent 0,7–1,4% NaCl.

Das italienische Arzneibuch (8. Auflage) hat den größten latenten Bereich von 0,6–2,7% NaCl-Lsg.-Äquivalent.

Ergibt die vom Arzt vorgeschriebene Rezeptur eine isotone oder hypertone Lösung, braucht eine Isotonierung natürlich nicht herbeigeführt werden. Verbietet der Arzt auf dem Rezept die Isotonierung ausdrücklich, ist der Anweisung des Arztes zu folgen.

In allen anderen Fällen schreibt das Arzneibuch eine Isotonierung vor. Die Isotonierung erfolgt durch Zugabe von Natriumchlorid, Glucose oder Kaliumnitrat. Die Berechnung ist am einfachsten mit der Natriumchlorid-Äquivalent-Methode durchzuführen. Dabei entnimmt man aus Tabellen den E-Wert (das „Natriumchlorid-Äquivalent“) der Inhaltsstoffe, multipliziert den E-Wert mit

der Stoffmenge und erhält so die Menge NaCl, welche osmotisch dem Inhaltsstoff entspricht. Da wir wissen, daß die isotonische Lsg. 9 mg/ml, bzw. 9 mg/g enthält, können wir die fehlende NaCl-Menge durch Subtraktion ermitteln. Auf den folgenden Seiten sind E-Werte tabelliert.
Die Beziehung zwischen Gefrierpunkterniedrigung Δ° C und Konzentration (g/g) der zwei wichtigsten Isotonierungszusätze zeigt die Tabelle „Gefrierpunkterniedrigung ..." auf S. 129.

Daten zur osmotischen Angleichung ophthalmischer Arzneilösungen[1]).

Arznei- oder Hilfsstoff	E-Wert	isoosmot. Konzentr.	ml Wasser zur Isoosmose von 0,1 g Substanz
Acidum ascorbicum	0,18	–	–
Acidum boricum	0,50	–	–
Adrenalinium tartaricum (Epinephrinium tartaricum)	0,18	5,3%	2,0
Adrenalonium chloratum	0,27	4,24%	–
Äthylmorphinium chloratum (Dionin®)	0,16	6,2%	1,6
Alcohol benzylicus	0,17	–	–
Alumen	0,18	6,35%	–
Amylocainium chloratum (Stovain®)	0,22	4,3%	2,3
Antazolinium chloratum (Antistin®)	0,19	4,8%	2,1
Argentum acetyltannino-albuminatum (Targesin®)	0,18	–	2,9
Argentum colloidale (Collargol®)	–	–	–
Argentum nitricum	0,33	2,7%	3,7
Argentum nucleinicum (Argyrol®, Silber-Protein mild)	0,18	–	2,9
Argentum oxidatum colloidale (Syrgol®)	0,11	–	1,3
Argentum proteinicum = vitellinicum (Protargol®, Silber-Protein stark)	0,05	–	0,7
Atropinium sulfuricum	0,13	7,4%	1,4
Bacitracinum	0,05	–	0,7
Benzalkonium chloratum (Zephirol®)	0,16	–	–
Benzethonium chloratum	0,05	–	–
Benzylpenicillinum natricum (Penicillin G)	0,18	5,7%	1,7
Butacainium sulfuricum (Butyn®)	0,15	7,6%	1,3
Calcium chloratum $CaCl_2 \cdot 2H_2O$	0,68	1,6%	6,2
Calcium chloratum $CaCl_2 \cdot 6H_2O$	0,35	–	–
Calcium pantothenicum	0,19	5,5%	–
Carbacholinium chloratum (Carbachol®, Doryl®)	0,36	2,82%	–
Carbamidum (Urea)	0,57	–	–
Cetrimonium bromatum (Cetrimid, CTAB, Cetavlon®)	0,15	–	–
Chloramphenicolum	0,10	–	–
Chloramphenicolo-natrium succinicum	0,14	4,9%	2,0
Chlorhexidinium chloratum (Hibitan®)	0,25	–	1,2
Chlorobutanolum (Chlorbutol, Alcohol trichlorisobutylicus)	0,24	–	–
Chlorocresolum	0,18	–	–
Chlorotetracyclinium chloratum (Aureomycin®)	0,09	–	–
Chlorotetracyclinium sulfuricum	0,12	8,2%	1,2
Cinchocainium chloratum (Nupercain®)	0,13	6,1%	1,6
Cocainium chloratum	0,16	5,4%	1,9
Colistinium-natrium methansulfonicum	0,15	–	–
Cuprum sulfuricum $CuSO_4 \cdot 5H_2O$	0,18	4,0%	2,5
Cyclopentolatum chloratum	0,20	5,3%	–
Demecarium bromatum	0,12	–	–
Dexamethasono-natrium phosphoricum (Millicorten®)	0,17	5,5%	1,8
Dexpanthenolum	0,18	5,6%	–
Diäthylnitrophenylium phosphoricum (Mintacol®)	0,12	4,4%	2,3
Diäthyzinium chloratum (Diparcol®)	0,18	5,3%	1,9
Diphenhydraminium chloratum (Benadryl®)	0,28	4,7%	2,1
Echothiopatum iodatum	0,16	–	–
Ephedrinium chloratum	0,28	3,2%	3,1
Ephedrinium sulfuricum	–	4,6%	2,2
Erythromycinium lactobionatum	0,07	–	–

Arznei- oder Hilfsstoff	E-Wert	isoosmot. Konzentr.	ml Wasser zur Isoosmose von 0,1 g Substanz
Eucatropinium chloratum	0,18	3,5%	–
Fluoresceinum natricum	0,30	4,0%	2,5
Glycerolum	0,35	–	–
Glycosum (Dextrosum) anhydricum	0,16	–	–
Heparinum natricum	0,08	–	–
Homatropinium bromatum	0,17	5,7%	1,7
Hydrargyrum dichloratum	0,14	–	–
Hydrargyrum phenylo-boricum	0,17	–	–
-aceticum	0,17		
-nitricum	0,17		
Hydrocortisono-natrium succinicum	0,15	5,2%	1,9
Hydroxyamphetaminium bromatum	0,26	3,71%	–
L-Hyoscyaminium bromatum	0,19	–	–
L-Hyoscyaminium sulfuricum	0,15	–	–
Kalium iodatum	0,35	2,7%	3,7
Kalium nitricum	0,56	1,6%	6,2
Lachesinium chloratum	0,15	6,4%	1,6
Lignocainium chloratum (Lidocain, Xylocain®)	0,21	4,0%	2,5
Mannitolum	0,17	–	–
Naphazolinium chloratum (Privin®)	0,24	4,0%	2,5
Naphazolinium nitricum	0,21	–	–
Natrium aceticum	0,75	–	–
Natrium bisulfurosum meta ($Na_2S_2O_5$)	0,61	–	–
Natrium dihydrogenphosphoricum $NaH_2PO_4 \cdot 2H_2O$	0,36	–	–
Natrium edeticum bibasicum (Komplexon® III)	0,24	–	–
Natrium hydrogencarbonicum	0,65	–	–
Natrium iodatum	0,38	2,4%	4,2
Natrium monohydrogenphosphoricum $Na_2HPO_4 \cdot 2H_2O$	0,41	–	–
Natrium nitricum	0,67	–	–
Natrium propionicum	0,60	–	–
Natrium tetraboricum (Borax)	0,42	–	–
Natrium thiosulfuricum	0,31	–	–
Neomycinium sulfuricum	0,11	–	1,3
Neostigminium bromatum (Prostigmin®)	0,18	4,9%	2,0
Oxybuprocainum chloratum (Novesin®, Benoxinat)	0,13	5,5%	1,5
Oxymetazolinium chloratum	0,22	–	–
Oxytetracyclinium chloratum	0,14	–	–
Phenacainium chloratum (Holocain®)	–	5,7%	1,7
Phenylamylinium chloratum (Desogen® fest)	0,13	–	–
Phenylephrinium chloratum (Neosynephrin®)	0,32	3,3%	3,0
Physostigminium salicylicum (Eserinium salicylicum)	0,16	6,6%	1,5
Pilocarpinium chloratum	0,22	4,4%	2,6
Pilocarpinium nitricum	–	4,8%	2,3
Piperocainium chloratum	0,22	4,82	–
Polymyxinium sulfuricum (Polymyxin B)	0,09	–	1,2
Prednisolono-natrium succinicum	0,15	5,1%	2,0
Procainium chloratum	0,21	4,4%	2,3
Procainium nitricum	–	4,8%	2,1
Propylenglycolum	0,45	–	–
Resorcinolum	0,28	3,5%	2,9
Scopolaminium bromatum (Hyoscinium bromatum)	0,12	7,0%	1,4
Sulfacetamidum natricum (Albucid®)	0,24	4,0%	2,5
Sulfadiazinum natricum	0,23	4,4%	2,3
Sulfadicramidum natricum (Irgamid®-Natrium)	0,21	4,4%	2,3
Sulfafurazolum natricum (Sulfisoxazolum, Gantrisin®)	0,20	6,1%	1,6
Sulfathiazolum natricum	0,22	4,82%	–
Tanninum	0,03	–	–
Tetracainium chloratum (Pantocain®)	0,19	4,8%	2,1
Tetracyclinium chloratum	0,14	–	–
Thiomersalum (Timerosal, Mercurothiolatum, Mertiolate®)	0,09	–	–
Tolazolinium chloratum (Priscol®)	0,29	3,1%	3,2
Tropicamidum	0,09	–	–
Vancomycinium chloratum	0,05	–	–
Xylometazolinium chloratum	0,21	4,68%	–
Zincum sulfuricum $ZnSO_4 \cdot 7H_2O$	0,15	4,6%	2,2

[1]) Lit.: Speiser, Sucker, Fuchs, S. 700.

Gefrierpunkterniedrigung Δ° C wässeriger Lösungen von Natriumchlorid und Kaliumnitrat.

Konzentration (g/g) %	Δ° C NaCl	KNO_3
0,00	0,000	0,000
0,05	−0,031	−0,016
0,1	−0,062	−0,034
0,15	−0,091	−0,050
0,2	−0,121	−0,067
0,25	−0,150	−0,084
0,3	−0,179	−0,099
0,35	−0,208	−0,115
0,4	−0,237	−0,131
0,45	−0,265	−0,146
0,5	−0,294	−0,162
0,55	−0,322	−0,178
0,6	−0,351	−0,196
0,65	−0,379	−0,212
0,7	−0,407	−0,228
0,75	−0,436	−0,245
0,8	−0,464	−0,260
0,85	−0,492	−0,275
0,9	−0,520	−0,291
0,95		−0,306
1,0		−0,323
1,05		−0,333
1,1		−0,354
1,15		−0,370
1,2		−0,386
1,25		−0,402
1,3		−0,418
1,35		−0,432
1,4		−0,449
1,45		−0,464
1,5		−0,495
1,6		−0,512
1,65		−0,549

Beispiel:
Rp:

Dionini	0,002
Kali jodati	0,002
Aqu. dest. ad	10,0

1. NaCl-Äquivalent der Wirkstoffe:
   Aus der Tabelle entnehmen wir (siehe Seite 127):

	E-Wert 1	Stoffmenge 2	NaCl-Äquiv. 3
Dionin	0,16	2 mg	0,32 mg
Kal. jodat.	0,35	2 mg	0,70 mg
			1,02 mg

Osmotisch sind die Wirkstoffe äquivalent mit 1,02 mg Natriumchlorid

2. NaCl-Soll:
   Eine isotonische Lsg. enthält 9 mg NaCl in 1 ml (= 1 g).
   10 ml isotonischer Lsg. enthalten 10 × 9 = 90 mg NaCl.
3. NaCl-Defizit:
   NaCl-Defizit = NaCl-Soll − NaCl-Äquivalent der Wirkstoffe
   NaCl-Defizit = 90−1,02 = 88,98 mg NaCl
4. Umrechnung für verschiedene Isotonisierzusätze

$$\text{Zusatz} = \frac{\text{NaCl-Defizit}}{E_{Zusatz}}$$

Natrium chloratum:	$E_{Zusatz} = 1{,}0$
Kalium nitricum:	$E_{Zusatz} = 0{,}56$
Glucose anhydricum:	$E_{Zusatz} = 0{,}16$
Sorbitolum:	$E_{Zusatz} = 0{,}16$

$$\text{Zusatz}_{\text{NaCl}} = \frac{88{,}98}{1{,}00} \text{ mg} \simeq 88{,}9 \text{ mg}$$

$$\text{oder Zusatz}_{\text{Kal. nitric.}} = \frac{88{,}98}{0{,}56} \text{ mg} \simeq 158{,}9 \text{ mg}$$

$$\text{oder Zusatz}_{\text{Glucose anhyd.}} = \frac{88{,}98}{0{,}16} \text{ mg} \simeq 556{,}1 \text{ mg}$$

5. Vollständige Rezeptur mit Isotonisierung durch Zusatz von Kaliumnitrat.

Rp:		
	Dionini	2 mg
	Kali. jodati	2 mg
	Kali. nitric.	158,9 mg
	Aq. dest. ad	10,0 g

3.1.4.1.9. pH-Wert: Isohydrie und Euhydrie

Der pH-Wert der Tränenflüssigkeit liegt bei pH 7,4, der schmerzfreie Toleranzbereich liegt zwischen pH 7 und pH 9. pH-Werte unter 5,8 oder über 11,4 führen mit großer Sicherheit zu Reizungen.

Der pH-Wert der Arzneiform bestimmt auf der einen Seite die Stabilität der Wirkstoffe, der pH-Wert am Auge beeinflußt auf der anderen Seite Verträglichkeit und Wirksamkeit. Eine genaue Einstellung des pH der Arzneiform auf pH 7,4 – Isohydrie – ist deshalb häufig nicht möglich. Vielmehr versucht man die pH-Werte so festzulegen, daß bei gegebener Verträglichkeit beste Wirksamkeit und geringste Zersetzungsgeschwindigkeit des Arzneistoffes erreicht werden. Dieser pH-Wert wird als euhydrischer pH bezeichnet.
In der ersten der folgenden Tabellen sind pH-Werte von wäßrigen Arzneistofflösungen ohne Zusätze angegeben.

Die zweite der Tabellen gibt euhydrische pH-Werte.

pH-Werte wäßriger Augentropfen.

Arzneistoff	Konzentration	pH-Wert
Acidum ascorbicum	1%	2,5
Acidum boricum	1%	5
Adrenalinium tartaricum	5%	3–4
Äthylmorphinium chloratum	1%	5
Carbacholinium chloratum	1%	5,4–6
Cinchocainium chloratum	1%	5
Cocainium chloratum	1%	4,5
Cyclopentolatum chloratum	1%	4,5–5,5
Ecothiopatum iodatum	1%	4
Ephedrinium chloratum	0,5%	6
Fluoresceinum natricum	2%	8–11
Homatropinium bromatum	1%	5,5
Lignocainium chloratum	10%	4–5
Naphazolinium chloratum	1%	6
Natrium hydrogencarbonicum	5%	8,5
Natrium tetraboratum (Borax)	5%	9
Natrium citricum tribasicum	5%	8,5
Natrium monohydrogenphosphoricum	5%	8,5
Oxybuprocainium chloratum	1%	5
Phenylephrinium chloratum	1%	5
Physostigminium salicylium	1%	5
Pilocarpinium chloratum	1%	3,5
Resorcinolum	1%	5
Scopolaminium bromatum	2,5%	4–5,5
Streptomycinium sulfuricum	5%	4–6
Sulfacetamidum natricum	10%	8–9,5
Sulfadicramidum natricum	20%	8,5
Sulfathiazolum natricum	10%	8–9,5
Tetracainium chloratum	1%	5
Thiaminium chloratum (Aneurin)	1%	3
Tolazolinium chloratum	2,5%	5
Zincum sulfuricum	1%	4

Euhydrische pH-Werte für Augentropfen.

Wirkstoff	euhydrischer pH-Bereich	
Adrenalinium tartaricum	5,5	5,1
Äthylmorphinium chloratum	5,5	4,8
Argentum diacetyl-tannino-albuminatum	6,8	
Argentum nitricum	6,3	5,1
Argentum nucleinicum		6,6
Atropinium sulfuricum	6,3	5,1
Benzylpenicillinum natricum		6,5
Calcium chloratum	6,8	
Carbocholinium chloratum		6,5
Cocainium chloratum	5,5	4,8
Cuprum sulfuricum		4,8
Ephedrinium chloratum	6,5	6,5
Homatropinium bromatum	7,2	4,8
Hydragyrum oxycyanatum		6,6
Kalium iodatum	7,2	6,5
Natrium iodatum	7,2	6,5
Natrium propionicum		6,5
Natrium thiosulfurucum		6,6
Oxybuprocainium chloratum	5,8	
Physostigminium salicylicum	5,5	5,1
Pilocarpinium chloratum	6,7	4,8
Procainium chloratum	5,5	4,8
Resorcinolum	6,0	6,6
Scopolaminium bromatum	6,5	4,8
Tetracainium chloratum	5,5	
Tolazolinium chloratum	6,7	
Zincum sulfuricum	6,3	5,1

Die Entscheidung darüber, ob der pH einer Augenarznei durch Zugabe von Puffer oder durch Zugabe von Säure/Lauge eingestellt wird, kann nach folgenden Grundsätzen getroffen werden.

1. Bei Augenwässern, Augenspüllösungen und Augenbädern ist soweit als möglich immer Isohydrie – die Pufferung auf den physiologischen pH-Wert – anzustreben.
2. Kann aus Stabilitätsgründen der euhydrische Bereich nicht eingestellt werden, darf keinerlei Puffer verwendet werden.
3. Solange nicht positiv bekannt ist, daß die Pufferung auf pH 6,8–8,0 keinerlei Beeinträchtigung der Stabilität der Augentropfen bewirkt, ist auf die Verwendung eines Puffers zu verzichten.

Wenn überhaupt eine Pufferung sinnvoll ist, ist die Verwendung von Azetat-Puffer nach Michaelis für saure Lösungen und Borax-Puffer nach Palitzsch für basische Lösungen angezeigt. Stets verwendet werden kann ein Phosphatpuffer.
Die folgenden Tabellen geben die Zusammensetzungen für den benötigten Bereich an:

Azetat-Puffer nach Michaelis, ergänzt mit osmotischen Werten.
Zusammensetzung pro 1000 ml.

pH	CH_3COONa + $3H_2O$	CH_3COOH		Tonizität in mOsm	Gefrierpunkt-depression Δ° C
		0,1 N	0,01 N		
4,01	2,2222 g	836,60 ml	–	106	–0,20
4,28	3,8202 g	719,10 ml	–	125	–0,23
4,58	5,9636 g	561,40 ml	–	140	–0,26
4,88	8,2926 g	390,24 ml	–	156	–0,29
5,17	3,2381 g	–	761,90 ml	55	–0,10
5,48	5,2308 g	–	615,38 ml	80	–0,15
5,78	7,5556 g	–	444,44 ml	113	–0,21
6,11	9,7143 g	–	285,71 ml	140	–0,26
6,40	11,3333 g	–	166,67 ml	151	–0,28
6,66	12,3636 g	–	90,91 ml	173	–0,32

Borax-Puffer nach Palitzsch, ergänzt mit osmotischen Werten.

pH	g pro 1000 ml			Tonizität in mOsm	Gefrierpunkt-depression Δ° C
	H_3BO_3	NaCl	$Na_2B_4O_7 \cdot 10H_2O$		
7,61	11,163	2,632	1,910	270	–0,50
7,77	9,923	2,340	3,821	257	–0,48
7,94	9,303	2,193	4,777	248	–0,46
8,08	8,682	2,047	5,732	243	–0,45
8,20	8,062	1,901	6,687	239	–0,44
8,30	7,442	1,755	7,643	235	–0,43
8,40	6,822	1,608	8,598	230	–0,43
8,50	6,202	1,462	9,554	228	–0,42
8,59	5,581	1,316	10,509	225	–0,42
8,76	4,961	1,170	11,464	220	–0,41
8,81	3,721	0,877	13,375	219	–0,41
8,95	2,480	0,585	15,286	218	–0,41
9,09	1,204	0,292	17,197	217	–0,40

pH-Wert und Gefrierpunkts-Erniedrigung bei Phosphatpuffern.

	Gefrierpunktserniedrigung Δ° C										
	0,10	0,15	0,20	0,25	0,30	0,35	0,40	0,45	0,50	0,55	
pH = 5,4	3,58	5,59	7,62	9,73	11,91	14,06	16,29	18,54	20,75	23,01	a
	0,14	0,21	0,29	0,37	0,45	0,53	0,62	0,70	0,79	0,88	b
pH = 5,6	3,42	5,35	7,33	9,40	11,70	13,55	15,70	17,87	20,04	22,23	a
	0,20	0,31	0,43	0,55	0,68	0,79	0,91	1,04	1,16	1,29	b
pH = 5,8	3,32	5,19	7,08	9,06	11,02	13,06	15,07	17,22	19,23	21,38	a
	0,26	0,41	0,56	0,72	0,87	1,03	1,19	1,36	1,52	1,69	b
pH = 6,0	3,13	4,89	6,68	8,59	10,40	12,42	14,36	16,37	18,32	20,37	a
	0,39	0,61	0,83	1,07	1,20	1,54	1,78	2,03	2,27	2,53	b
pH = 6,2	2,85	4,47	6,12	7,85	9,62	11,40	13,27	15,07	16,90	18,84	a
	0,57	0,89	1,23	1,57	1,92	2,28	2,66	3,01	3,38	3,77	b
pH = 6,4	2,51	3,96	5,45	7,03	8,61	10,23	11,89	13,55	15,24	16,94	a
	0,80	1,27	1,74	2,25	2,76	3,27	3,81	4,34	4,88	5,42	b
pH = 6,6	2,16	3,40	4,66	6,00	7,36	8,71	10,14	11,56	12,97	14,42	a
	1,11	1,74	2,38	3,07	3,77	4,46	5,19	5,92	6,64	7,38	b
pH = 6,8	1,70	2,62	3,56	4,54	5,52	6,49	7,48	8,49	9,48	10,52	a
	1,55	2,38	3,24	4,13	5,02	5,90	6,81	7,73	8,63	9,57	b
pH = 7.0	1,33	2,07	2,81	3,59	4,37	5,14	5,93	6,73	7,55	8,36	a
	1,82	2,83	3,84	4,90	5,96	7,02	8,09	9,18	10,30	11,40	b
pH = 7,2	0,91	1,41	1,92	2,45	2,97	3,50	4,05	4,59	5,13	5,68	a
	2,13	3,31	4,49	5,73	6,95	8,20	9,48	10,74	12,02	13,31	b
pH = 7,4	0,65	1,00	1,36	1,72	2,09	2,46	2,83	3,19	3,57	3,95	a
	2,38	3,65	4,93	6,27	7,59	8,93	10,28	11,61	12,97	14,36	b
pH = 7,6	0,46	0,70	0,94	1,20	1,45	1,70	1,96	2,21	2,47	2,73	a
	2,54	3,91	5,27	6,68	8,07	9,51	10,97	12,36	13,80	15,28	b
pH = 7,8	0,26	0,40	0,54	0,68	0,82	0,97	1,12	1,26	1,41	1,56	a
	2,68	4,13	5,57	7,08	8,57	10,09	11,64	13,15	14,72	16,29	b
pH = 8,0	0,19	0,29	0,39	0,50	0,60	0,72	0,82	0,93	1,05	1,15	a
	2,70	4,15	5,62	7,15	8,53	10,21	11,75	13,34	14,03	16,48	b

a = g $NaH_2PO_4 \cdot 2H_2O$ / 1000 ml, b = g Na_2HPO_4 / 1000 ml.

Die Lösung eines praktischen Problems kann in folgenden Schritten erfolgen:

Rezeptur des Arztes wird untersucht:

1. Welcher ist der empfindlichste oder wirksamste Arzneistoff?
2. Suche den euhydrischen pH.
3. Suche den pH der reinen Lösung.
4. Entscheide, ob die Stabilität die Einstellung auf den euhydrischen pH zuläßt.
5. Entscheide, ob mit Säure/Lauge oder mit Puffer der pH-Wert angeglichen werden soll.
6. Berechne das Natriumchlorid-Äquivalent der Arzneistoffe und das NaCl-Defizit, das zur Einstellung der Isotonie gebraucht wird. Kann ein Puffer überhaupt eingesetzt werden?
7. Berechne das NaCl-Äquivalent der im Puffer eingesetzten Elektrolyte.
8. Berechne die Menge an Isotonisierungssubstanz, die noch zugesetzt werden muß.
9. Wähle das geeignete Konservierungsmittel aus.
10. Prüfe den pH der abgabefertigen Augentropfen.
11. Begrenze die Haltbarkeit!

3

3.1.4.1.10. Konservierung

Eine Konservierung von Augentropfen in Mehrdosenbehältern ist immer dann angezeigt,
wenn
das Präparat nicht am operierten oder verletzten Auge angewendet wird
und wenn
der Arzt die Konservierung nicht in der Verschreibung untersagt. (sine conserv. oder s.c. oder n. kons! oder o. Kon. oder k. KM.!!)

Empfehlungen des DAC 79 zur Konservierung und Isotonisierung von Augentropfen (vgl. Kapitel 1.5.3.).

Wirkstoff bis Grenzkonzentrationen		Konservierungsmittel	Isotonisierzusatz
Adrenalin	1%	P	Borsäure/Borax
Adrenalinhydrogentartrat	1,5%	T, P	Borsäure
Äthylmorphinhydrochlorid	2,5%	C, P, B, T	NaCl
Atropinsulfat	2%	T, P, B, C	Borsäure
Borsäure	3%	T, P	NaCl
Calciumchlorid x $2H_2O$	2%	T, P, B, C	NaCl
Carbachol	3%	T, P, B	Borsäure
Chloramphenicol	0,5%	P, T, B	Borsäure/Borax (5+1)
Cocainhydrochlorid	4%	T, P, C	NaCl
Ephedrinhydrochlorid	2,5%	T, P, B, C	NaCl
Fluorescein-Natrium	2%	T	NaCl
Homatropinhydrobromid	1%	T, B, C	Borsäure
Kaliumjodid	2%	C	Borsäure/Borax pH: 6,5–7,5
Methylcellulose	0,5%	C, P, B, T	NaCl
Natrium-ÄDTA	2,5%	T, P, B	NaCl
Natriumdisulfit	0,1%	T, P, B, C	NaCl
Natriumhydrogencarbonat	1%	T, P, B	NaCl
Natriumjodid	1,5%	C	Borsäure/Borax pH: 6,5–7,5
Natriumsalicylat	2%	T, P	NaCl
Natriumtetraborat	1,5%	T, P	NaCl
Neostigminbromid	3,5%	T, B, C	NaCl
Oxybuprocainhydrochlorid	1%	T, P, C	Borsäure
Paraxon-NaCl-Verreibung	1%	T, B, C	NaCl
Physostigminsalicylat	0,2%	T, P	Borsäure/Borax
Pilocarpinhydrochlorid	4%	T, P	NaCl
Procainhydrochlorid	3,5%	T, P, C, B	Borsäure
Resorcin	2,5%	T, P	NaCl
Scopolaminhydrobromid	0,5%	T, B, C	Borsäure
Silbereiweiß-Acetyltannat	5%	P, T	KNO_3
Silbernitrat	1%	–	KNO_3
Sulfacetamid-Natrium	10%	T	NaCl
Tetracainhydrochlorid	1%	C, P, T	Borsäure
Tolazolinhydrochlorid	10%	T, P, B, C	NaCl
Zinksulfat · $7H_2O$	0,25%	T, P, B, C	Borsäure

3.1.4.1.11. Auswahl des Konservierungsmittels

Im DAC 1979, Anlage A, werden folgende Konservierungsmittel empfohlen:

T	Thiomersal	0,002%
P	Phenylquecksilbernitrat oder Phenylquecksilberborat	0,002%
C	Chlorhexidinacetat	0,01%
B	Benzalkoniumchlorid	0,01%

Die Anlage A (S. 134) enthält für einige Arzneistoffe Empfehlungen für das geeignete Konservierungsmittel und den passenden Isotonisierungszusatz.

3.1.4.2. Linimente

Zum äußeren Gebrauch bestimmte flüssige oder feste, gleichmäßige Mischungen, die Seife, oder Seife und Fette oder Öle (Ol. Arachidis, Ol. Cinnamomi, Ol. Lavandulae, Ol. Lini, Ol. Olivarum, Ol. Ricini, Ol. Rosmarini, Ol. Terebinthinae, Ol. Thymi) oder ähnliche Stoffe (Balsamum peruvianum) enthalten. Vgl. Kapitel „Defektur" (4.)!

3.1.4.3. Sonstige flüssige Externa

Mischungen, Anreibungen, Auflösungen, Mixturen, Emulsionen, Infuse, Dekokte, Tinkturen, Schleime und Gallerten werden angefertigt wie unter „Flüssige Arzneien zum inneren Gebrauch" (Kapitel 3.1.2.) beschrieben.

3.1.5. Weiche Arzneien: Salben – Unguenta

Geräte: Salbenschale, Pistill, Spatel, Kartenblatt, Mischplatte, Spatelmesser, Salbenmühle.

„Salben sind streichfähige Zubereitungen, die zur Anwendung durch Auftragen oder Einreiben bestimmt sind. ..."

„Falls zur Bereitung einer Salbe Schmelzen erforderlich ist, werden die Bestandteile durch vorsichtiges Erwärmen verflüssigt; die Schmelze wird bis zum Erkalten gerührt und mit den nicht zu schmelzenden Stoffen vermischt."

Allgemeines

Zur Herstellung im allgemeinen tarierbare Salbenschalen („Fanta"-Schalen) verwenden. Nur für Verreibungssalben Porzellanmörser (mit rauher Innenfläche) und Porzellanpistill benutzen.

Für kleinere Mengen (bis 50 g, besonders für Augensalben) ist die „Platten-Methode" durchaus zu verwenden, die zwar in Deutschland wenig üblich, im Ausland (z. B. Amerika) aber sehr beliebt ist. Man benutzt dazu eine viereckige Platte aus dickem Glas, Kunstharz, oder wahlweise schwarzem und weißem Porzellan (Kachel!) von der Größe, daß sie gerade noch auf der Rezepturwaage aufgelegt werden kann. Nachdem die einzelnen Bestandteile eingewogen wurden, wird die Platte in einen Rahmen nahe der Vorderkante des Rezeptiertisches gelegt (die Platte muß unverrückbar liegen, aber leicht herausnehmbar sein). Durch Hin- und Herstreichen mit einem oder zwei biegsamen Spatelmessern werden die Einzelbestandteile zu der fertigen Salbe verarbeitet. Dabei ist immer nur ein kleiner Teil durch kräftiges Bearbeiten mit dem Spatel vorzunehmen und in möglichst dünner Schicht auszustreichen.
Vorteile: Einwandfreie Verteilung der Arzneistoffe kann laufend durch Ausbreiten in dünner Schicht auf einem entsprechend gefärbten Untergrund überprüft werden (helle Salben auf dunklem, dunkle Salben auf hellem Untergrund). – Kein umständliches Abkratzen von Pistill und Mörser mit Hilfe eines Kartenblattes! – Leichtes Säubern von Platte und Spatelmesser (mit Zellstoff, Spiritus, Benzin u. a.).

Eine Salbe mit Hilfe eines kleinen Spatels in der zur Abgabe bestimmten Kruke zu bereiten, ist ein grober Kunstfehler. Die erforderliche gleichmäßige und feinste Verteilung aller Bestandteile ist auf diese Weise völlig unmöglich.
Zur Erleichterung der Rezeptur werden vielfach Salbenverreibungen vorrätig gehalten. Dadurch können insbesondere Verreibungssalben rationeller hergestellt werden. Diese Verreibungen sind aber nur dann zulässig, wenn sie sich (nachweislich!) nicht zersetzen und dürfen nur dann benutzt werden, wenn in der vom Arzt verordneten Salbe auch die gleiche Salbengrundlage vorgeschrieben ist.

Als haltbar gelten z. B.
Acid. boric. + Vasel. alb. 1 + 1; Acid. salic. + Vasel. alb. 1 + 1;
Hydrarg. oxyd. flav. + Vasel. alb. 1 + 9; Hydrarg. praec. alb. + Vasel. alb. 1 + 1, 1 + 3; Sulf. praec. + Vasel. alb. 1 + 1, 1 + 2; Zinc. oxydat. + Vasel. alb. 1 + 1, 1 + 2.

Salben dürfen auf keinen Fall körnige Bestandteile enthalten. Besonders bei Augensalben ist sorgfältigst darauf zu achten.

Bei Verwendung einer Dreiwalzenmaschine („Salbenmühle") ist die Salbe 2–3mal durchlaufen zu lassen, wobei die Spaltöffnungen jedesmal etwas enger zu stellen sind.

„Pultiform-Salben" sind Salben, die aus der noch feuchten Fällung bereitet werden und eine besonders feine Verteilung des Arzneimittels ermöglichen (z. B. Ungt. Hydrargyri album DAB).

Keinen Eisenspatel (Eisen-Spatelmesser u. dgl.) benutzen bei Jodsalben, Salicylsalben usw. (sonst Bildung von Eisen(II)jodid bzw. Eisensalicylat usw.) sowie Quecksilbersalben.

3

Besondere Vorschriften des ErgB. 6.
Jedesmal frisch zu bereiten sind:
Ungt. Belladonnae
Ungt. contra decubitum
Ungt. Kalii jodati cum Jodo
Ungt. Sabinae
Ungt. sulfuratum

Die Haltbarkeit von Salben ist meist begrenzt! – Deshalb möglichst luftdicht und vor Licht geschützt aufbewahren und abgeben!
(Z. B. werden Pyrogallolsalben unter Umständen schwarz, Ungt. Hydrargyri flavum unter Umständen grau, Ungt. Hydrargyri cinereum unter Umständen gelb, andere mit gelösten Bestandteilen bilden Kristalle u. a. m.)
Gstirner bezeichnet als besonders oxydations- und lichtempfindlich: Quecksilber- und Silbersalze, Pyrogallol, Jod, Resorcin, ätherische Öle u. a.

Die Haltbarkeit von Salben ist auch durch das Wachstum von Mikroorganismen, vor allem in wasserhaltigen Zubereitungen, beschränkt. Maßnahmen zur Begrenzung der mikrobiellen Verunreinigung von Salben sind:

1. Verwendung von keimfreiem Wasser und Geräten.
2. Rasche und hygienisch einwandfreie Arbeitstechnik.
3. Verpackung bevorzugt in Tuben, aus denen die Zubereitung mit dem kleinsten Risiko einer Sekundär-Kontamination entnommen werden kann.

Der Zusatz von Konservierungsmitteln zu Dermatika ohne ausdrückliche Weisung des verordnenden Arztes ist nicht gestattet. Sehr häufig rezeptiert der Arzt ja deshalb Dermatika als Einzelanfertigung, weil er die allergisierende Wirkung von unbekannten und für ihn unkontrollierbaren Konservierungsstoffen und Hilfsstoffen in Fertigarzneimitteln fürchtet.

Es kann bei wasserhaltigen Dermatika durchaus sinnvoll sein, die Haltbarkeit durch ein Verfalldatum einzuschränken und den Kranken durch schriftlichen oder mündlichen Hinweis bei der Abgabe auf eine zweckmäßige und kühle Lagerung aufmerksam zu machen.

Dermatika sollen nicht nur aus Gründen der Stabilität mikrobiell nicht verunreinigt sein. Auch für das kranke Organ Haut soll eine zusätzliche Belastung mit Mikroorganismen vermieden werden. FIP und BPI fordern deshalb für Arzneifertigpräparate Keimzahlen unter 100 Keimen pro Gramm oder Milliliter.

Weithalsgläser mit Schraubdeckel sind häufig bessere Verpackungsmittel als die weitverbreiteten Salbenkruken. Von der Verwendung der bestgeeigneten Verpackungsmittel sollte man sich durch die restriktive Taxationsweise der Kassen nicht abhalten lassen.

Zum besseren Herausnehmen und Auftragen der Salbe einen kleinen Holzspatel (ein Holz-Mundspatel ergibt durch Zersägen in 2 Teile zwei solcher Spatel) dazugeben.

Mischen von Salben

Kleinere Menge bzw. festere Bestandteile zuerst einwiegen, evtl. vorher erwärmen (Wasserbad!).
Einwiegen kleinster Salbenmengen mit Hilfe eines tarierten Spatels.
Verschiedene unverträgliche Salbenmischungen sind in Kapitel 3.2.2. aufgezählt.

Einarbeiten von Arzneimitteln in die Salbengrundlage
Salbengrundlage + Flüssigkeiten

Salbengrundlage zuerst in der – möglichst rauhen – Salbenschale verteilen. Ist nichts anderes angegeben, so ist Ungt. Alcoholum Lanae mit einer Wasseraufnahmefähigkeit bis 300% zu verwenden.

(Adeps Lanae anhydricus hat eine solche bis 200% – Zusatz von etwas Paraffin. subliquid. erleichtert die Wasseraufnahme –, während Vaselinum flav. nur 7–14% Wasser aufnimmt.) Bei der Verwendung von Ungt. Alcoholum Lanae kann man zwischen folgenden Herstellungsverfahren wählen:

Kalt: Grundlage verreiben, Flüssigkeit in kleinen Anteilen hinzufügen. Erst wenn gut emulgiert, neuer Flüssigkeitszusatz.

Warm: Grundlage auf dem Wasserbad schmelzen (nicht über 50°!), dann Zugabe der angewärmten Flüssigkeit. Ständig umrühren bis zum Erkalten. (Phasenumkehr möglich!)

„Ergeben sich bei der Anfertigung wasserhaltiger Salben mit Unguentum Alcoholum Lanae Schwierigkeiten, kann eine andere, zweckentsprechende Salbengrundlage des Arzneibuches benutzt werden“ (z. B. Adeps Lanae anhydricus, Adeps solidus, Adeps suillus, Lanolinum, Unguentum Alcoholum Lanae aquosum, Unguentum emulsificans, Unguentum emulsificans aquosum, Unguentum leniens, Unguentum Polyaethylenglycoli, Vaselinum album, Vaselinum flavum).

„Salben, Salbengrundlagen und Salbengrundstoffe dürfen geeignete Stabilisatoren und Antioxydantien enthalten. (Siehe Kapitel 1.5.2. sowie DAC und DAB 9.)

Salben müssen gleichmäßig beschaffen sein und dürfen nicht ranzig riechen. Es dürfen keine größeren Teilchen vorhanden sein, als es die Natur der Ausgangsstoffe bedingt.“

Salbengrundlage + feste Stoffe

Feste Substanzen – mit Ausnahme der leicht löslichen – werden, sofern nichts anderes vorgeschrieben ist, als möglichst feines Pulver mit wenig Salbengrundlage, die in besonderen Fällen etwas erwärmt werden darf, oder mit einem flüssigen Bestandteil der Salbengrundlage angerieben. Nach einer völlig gleichmäßigen Verteilung wird die restliche Salbengrundlage zugemischt.

Wasserlösliche Substanzen – mit Ausnahme der in Lösung unbeständigen – werden, falls nichts anderes angegeben ist, in wenig Wasser gelöst und mit der Grundmasse unter Beachtung der oben angegebenen Richtlinien gemischt.

Extrakte können zur besseren Verteilung mit Wasser oder einer anderen geeigneten Flüssigkeit angerieben werden.

In Salbengrundlagen bzw. geringen Mengen an Lösungsmittel sind schlecht oder unlöslich und deshalb als Verreibungssalben herzustellen z. B.: Acid. boricum, Acid. salicylicum, Bismutum subnitricum, Dermatol (= Bismut. subgallic.), Sulfur. praec., Xeroform (= Bismut. tribromphenylic.), Zincum oxydatum.

Emulsionsstörer

Phenole (Phenol. liquef., Pyrogallol, Resorcin); Teere (Ammon. bituminosulfonicum, Ichthyol, Liq. Carbonis detergens, Pix betulina, Pix Juniperi, Pix Liquida, Thigenol, Tumenol-Ammonium); Elektrolyte (Säuren, Basen, Salze. – Bekanntes Beispiel: Fügt man Ungt. Alcoholum Lanae aquosum Ac. salicylic. zu, wird Wasser wieder frei).

Über Grundlagen für streichfähige Dermatika: „Salbengrundlagen“

Die Salbengrundlage ist im Hinblick auf den Wirkungseffekt nicht gleichgültig und muß vom Arzt eigentlich je nach beabsichtigtem Zweck und der Art der aufzunehmenden Arzneimittel ausgewählt werden. Nur noch selten verzichtet der Arzt heute auf die genaue Angabe der Salbengrundlage. In diesen Fällen ist der Apotheker an das Arzneibuch und seinen Sachverstand gebunden.

Über die Nachteile und die Vorzüge verschiedener altbekannter und einiger neuer Salbengrundlagen liegen umfangreiche Untersuchungen vor. Solange aber das DAB oder der Arzt eine bestimmte Salbengrundlage und -kombination vorschreiben, muß sich der Rezeptar danach richten.

Für die systematische Einordnung der Grundlagen können die Gesichtspunkte des Dermatologen, des Technologen, des Kolloidchemikers, aber auch andere verwendet werden.

Der Dermatologe versteht auch heute noch unter dem Begriff

Paste eine wasserfreie, zähe, fette Zubereitung mit hohem Festkörperanteil

Salbe eine Emulsion vom Typ W/O oder ein wasserfreies Lipogel
Creme eine Emulsion vom Typ O/W
Gel ein wäßriges, transparentes Gel

In technologischer Hinsicht können Salbengrundlagen wie folgt geordnet werden:

1. Lipogele mit Kohlenwasserstoffen:

Hydrophile Grundlagen mit den Kohlenwasserstoffen
Vaselinum
Paraffinum durum
Paraffinum subliquidum

Hydrophile Grundlagen mit Kohlenwasserstoffen und Emulgatoren, die das Einarbeiten von Wasser erlauben („absorption bases")
mit W/O-Emulgator
Ungt. Alcohol. Lanae
Eucerin anhydricum®
mit anionenaktivem O/W-Emulgator
Ungt. emulsificans

Hydrophobe Pasten
Pasta Zinci
Pasta Zinci mollis

2. Grundlagen ohne Kohlenwasserstoffe:

Überwiegend hydrophobe Festkörper
Cera alba
Cera flava
Alcohol cetylstearylicus = Lanette O®
Cetaceum

Halbfeste Fette
Adeps suillus
Adeps benzoatus
Oleum arachidis hydrogenatum

Flüssige Lipide
Fette Öle
Oleylium oleinicum (Cetiol®)

Hydrophile Salben-Grundlagen
Adeps Lanae anhydricus

3. Emulsionen

W/O-Typ: mit Fett/Öl verdünnbar
Ungt. Alcoholes Lanae aquosum ≙ Eucerin® cum aqua
Fettphase: Kohlenwasserstoffe
Ungt. Cordes® cum Aqua
Fettphase: Wachse und Fette
O/W-Typ: mit Wasser verdünnbar
Ungt. emulsificans aquosum
Ungt. Lanette STADA
Fettphase: Kohlenwasserstoffe
Emulgator: anionenaktiv

4. Fettfreie Grundlagen

Organische Schleime
Ungt. Glycerini
Mucilago Tylose

Anorganische Schleime
Mucilago Bentoniti

Fettfreie Pudersuspensionen
(Schüttelmixturen, Lotionen oder Schminken > 10% Pulveranteil)
Lotio alba aquosa
Lotio alba spirituosa
Esiderm-Pasta

3.1.6. Feste Arzneien: Zäpfchen – Suppositoria

Geräte: Suppositorien-Gießform, Suppositorien-Pressen der verschiedensten Systeme für 1, 3, 6 und mehr Suppositorien, Vaginalzäpfchen-Gießformen, -Pressen.

3.1.6.1. Allgemeines

Gewicht

Anal-Zäpfchen: „Für Erwachsene etwa 2 g, für Kinder etwa 1 g."
Vaginal-Zäpfchen: Etwa 3 g.

„Suppositorien sind verschieden geformte Arzneizubereitungen, die zum Einführen in den Mastdarm oder in die Scheide bestimmt sind und bei der Anwendung erweichen, sich verflüssigen oder zerfallen."

„Suppositorien müssen eine gleichmäßige Beschaffenheit und eine unbeschädigte Oberfläche besitzen. Inkorporierte Arzneistoffe müssen fein und gleichmäßig verteilt sein; Kristallisationserscheinungen dürfen makroskopisch nicht erkennbar sein."

Verteilung

Die wirksamen Arzneistoffe müssen auf jedes Zäpfchen und in jedem Zäpfchen gleichmäßig verteilt sein. Sie dürfen sich nicht nur an der Spitze befinden!

Die Arzneistoffe werden, gegebenenfalls unter Zusatz von Hilfsstoffen, in einem Teil der Grundmasse gleichmäßig verteilt; der Rest der Grundmasse wird zugegeben und die Mischung in die geeignete Form gebracht. Konsistenz verbessernde Zusätze sowie geeignete Stabilisatoren sind gestattet.

Auch auf gutes und gleichmäßiges Aussehen ist zu achten.
Feste Stoffe feinst im Mörser pulvern, um rasche Absorption des Wirkstoffes zu ermöglichen und um mechanische Reizung zu vermeiden.

Verdrängungsfaktor

Die einzubringenden Pulver verdrängen in der Grundmasse nicht die ihrem Gewicht entsprechende Zäpfchenmasse, sondern meistens weniger!

Rechnerisch ist sie nicht zu ermitteln, da abhängig von der Teilchengröße und anderen Faktoren.

Eine Anlage des DAC gibt Verdrängungsfaktoren und Rechenformeln.

Der Kommentar zur Pharmacopoea Helvetica nennt für wichtige Arzneistoffe Verdrängungsfaktoren. Der Verdrängungsfaktor gibt diejenige Menge Ol. Cacao an, die von 1,0 g des jeweiligen Arzneistoffes eingenommen wird.

Beispiel:

Es sollen 12 Zäpfchen zu 2,0 g, enthaltend je 0,2 Extr. Belladonnae*), angefertigt werden. Dazu werden also benötigt 12 × 0,2 = 2,4 g Extr. Belladonnae. Entsprechend dem Verdrängungsfaktor für Extr. Belladonnae (0,75) werden durch Extr. Belladonnae 2,4 × 0,75 = 1,8 g Ol. Cacao verdrängt. Es werden demnach nicht nur 24,0 – 2,4 = 21,6 g Ol. Cacao benötigt, sondern mehr, nämlich 2,40 – 1,8 = 22,2 g.

Einige Verdrängungsfaktoren:

Ac. phenylaethylbarbituricum	0,84
Bismutum subgallicum	0,37
Chloralum hydratum	0,67
Dimethylaminophenyldimethylpyrazolon	0,78
Extr. Belladonnae	0,75
Morphinum hydrochloric.	0,85
Ol. Ricini	1,0
Opium titr.	0,77
Sulfanilamidum	0,60
Zinc. oxydatum	0,15–0,25

Gewichtsabweichung (DAB 9, V. 5.2.1.)

„20 Suppositorien werden gewogen; hieraus wird das Durchschnittsgewicht berechnet. Anschließend werden die Suppositorien einzeln gewogen. 18 Suppositorien dürfen um höchstens ±5%, 2 Suppositorien dürfen um höchstens ±10% vom Durchschnittsgewicht abweichen. Alle Wägungen müssen mit einer Genauigkeit von ±1% erfolgen."

Gleichförmigkeit des Gehaltes (DAB 9, V. 5.2.2.)

Wird bei Wirkstoffgehalten unter 2 mg/Suppositorium oder unter 2% (m/m) geprüft.

3.1.6.2. Grundmassen

Wenn nichts anderes vorgeschrieben, sollen nach dem DAB Adeps solidus (Hartfett = Stadimol) und bei vaginaler Anwendung eine Mischung von 1 Teil Gelatine, 2 Teilen Wasser und 5 Teilen Glycerin genommen werden (bei Herstellungsschwierigkeiten schlägt das DAB andere Grundmassen vor).

*) Nur als Beispiel! (ND ist 0,01 g!)

Stadimol

Beim Gießverfahren braucht ein Überhitzen nicht befürchtet zu werden. Fettlösliche Arzneistoffe löst man in der geschmolzenen Masse, unlösliche Stoffe und Extrakte reibt man mit der geschmolzenen Masse an. Zäpfchen sollen wasserfrei hergestellt werden, um die Stabilität nicht in unkontrollierbarer Weise zu gefährden. Wasserhaltige Fettzäpfchen sind oxydativen, mikrobiologischen und natürlich hydrolytischen Zersetzungsprozessen von Wirkstoff und Hilfsstoff verstärkt ausgesetzt. Zum Einbringen von Extrakten, wie Extr. Belladonnae und Extr. Opii, bedient man sich zweckmäßigerweise einer Dextrin-Verreibung 1 : 1. Möglichst niedrige Ausgießtemperatur wählen (34°), da die Masse in wenigen Minuten erstarrt. Auspinseln der Form ist zu unterlassen!

Beim Preßverfahren sind keine besonderen Richtlinien zu beachten. Es empfiehlt sich bei der Einarbeitung von Calcium-Verbindungen. Es ist ungeeignet, wenn ölige oder schmelzpunkterniedrigende Arzneimittel einzuarbeiten sind, denn die Zäpfchen werden zu weich oder schmierig.

3

Oleum Cacao

Darf nicht überhitzt werden! Wird gerade bei 36° geschmolzen, so beginnt die Schmelze bei 23° wieder zu erstarren, während beim Erhitzen über 37° das Ol. Cacao in eine instabile Modifikation mit einem niedrigeren Erstarrungspunkt von 14–17° übergeht. Um Überhitzung beim Schmelzen zu vermeiden, benutze man ein Gefäß ohne Griff, das man mit ungeschützter Hand über freier, klein gestellter Flamme erwärmt, bis Schmelze noch nicht klar ist. Auch im Wasserbad kann geschmolzen werden. Sollen fettlösliche Arzneistoffe (z. B. Phenol, Campher, Ichthyol, ätherische Öle, Balsame) gelöst werden, so löse man diese Stoffe in etwa ⅔ des erforderlichen Ol. Cacao und setze das weitere ⅓ später ungeschmolzen zu.

Dabei ist zu beachten, daß dadurch der Erstarrungspunkt erniedrigt wird, unter Umständen so weit, daß bei Zimmertemperatur keine Erstarrung erfolgt. In solchen Fällen ist ein geringer Zusatz von Wachs oder Walrat erforderlich.

3.1.6.3. Herstellungsverfahren

Beim ersten Gebrauch einer neuen Gießform, Presse oder Masse zunächst erproben, wie schwer die damit hergestellten Zäpfchen sind.

Gießverfahren

Vorzugsweise zu wählen bei Zäpfchen mit flüssigen Arzneistoffen, nicht verwendbar bei hitzeempfindlichen Stoffen. Masse auf dem Wasserbad verflüssigen, aber nicht überhitzen. Die Verwendung eines Wasserbades verhindert eine Überhitzung nicht! Kurz vor dem Erstarrungspunkt ausgießen, weder zu früh (sonst Arzneistoffe nur in der Spitze), noch zu spät (sonst Form nicht auszufüllen und Hohlräume). Je kleiner die Menge, desto schwieriger ist es, die Masse restlos auszugießen. Auf gleiche Größe achten: Nach dem Ausgießen Form kaltstellen oder mit fließendem Wasser kühlen. Durch Eiskühlung erfolgt vielfach Zerreißung.

Preßverfahren

Vorzugsweise zu wählen bei hitzeempfindlichen, fett- und wasserunlöslichen Arzneistoffen (z. B. Pyramidon, Morphin, Chinin – siehe Arzneimittel-Tabelle, Kapitel 11.1.!) sowie gänzlich unlöslichen Stoffen (da hierbei eine gleichmäßige Verteilung leichter möglich).

Nach den DRF-Erläuterungen sollten auf diese Weise hergestellt werden: Supp. analget. c. Cod., Supp. ctr. Hemicran., Supp. spasmolytic. I und II, Supp. anticolic., Supp. nervin. sedant., Supp. sedativa, Supp. somnifera.

Arzneistoffe sind feinst zu pulvern und gleichmäßig unter die geraspelte Zäpfchenmasse zu verteilen und dann zu pressen (an heißen Tagen, besonders beim Arbeiten mit Ol. Cacao, in kühlem Raum!). Presse vorher evtl. mit Talkum einstäuben oder mit Spir. aethereus einpinseln, um Ankleben zu verhindern.

Die fertigen Zäpfchen sind in Suppositorien-Kästchen oder in Kruken abzugeben. Dabei sind sie durch weiches Papier oder Zellstoff (nicht aber Watte) gegen Durcheinanderfallen zu sichern.

Werden die Zäpfchen in speziellen Gießfolien eingegossen, wird keine weitere Primärverpackung benötigt. Man erzielt ansprechend verpackte, leicht zu signierende Streifen, die, ähnlich Blisterpackungen, erst vom Verbraucher geöffnet werden.

3.1.7. Homöopathische Arzneien

Homöopathische Rezepte müssen – ungeachtet der persönlichen Einstellung zur Homoöpathie – mit der gleichen selbstverständlichen Gewissenhaftigkeit angefertigt werden wie allopathische Rezepte. Dazu gehört z. B. auch, daß stufenweise potenziert wird und keine Potenzen übersprungen werden!

a) Stets frisch sind zu potenzieren

Ammonium carbonicum (dil., trit.)
Ammonium causticum (dil.)
Argentum colloidale (dil.)
Argentum nitricum (dil., trit.)
Aurum colloidale (dil.)
Baryum aceticum (trit.)
Bismutum colloidale (dil.)
Kalium cyanatum (dil., trit.)
Mercurius dulcis (trit.)
Phosphorus (dil.)
Platinum colloidale (dil.)

b) Nur in flüssiger Form sind abzugeben

Acidum aceticum
„ formicicum
„ hydrochloricum
„ hydrocyanicum
„ hydrofluoricum
„ nitricum
„ sulfuricum
Ammonium causticum
Bromum
Calcium causticum Segini
Carboneum sulfuratum
Chloroformium
Chlorum
Glonoinum (Nitroglycerin)
Jodum
Petroleum
Phosphorus

c) Nur in flüssiger Form oder als Verreibung sind abzugeben

Ammonium carbonicum
Ammonium jodatum
Calcium jodatum
Camphora
Camphora monobromata
Kalium cyanatum
Kreosotum
Naphthalinum
Oleum Cajeputi
Oleum Terebinthinae

d) Ausführliche Hilfen zur Belieferung von Verschreibungen für die „besonderen Heilweisen" gibt Kapitel 10.

3.2. Unverträglichkeiten

3.2.1. Einführung

In der Vergangenheit umfaßte der Begriff „Unverträglichkeiten" folgende Situationen:

1. Zwei oder mehrere Stoffe können aus physikalischen oder technischen Gründen nicht so in einer Arzneiform verarbeitet werden, daß eine einwandfreie Arzneiform entsteht: technologische oder **galenische Inkompatibilität** oder Wechselwirkung.
2. Wirkstoffe oder Hilfsstoffe lassen in einem bestimmten Arzneistoff keine ausreichend lange Haltbarkeit des Wirkstoffs oder der Arzneiform zu: **Instabilität.**
3. Die in einer Rezeptur verordneten Wirkstoffe heben sich in ihrer pharmakologischen Wirksamkeit im Körper des Patienten auf oder beeinträchtigen sich: **therapeutische Inkompatibilität.**
4. Eine oder mehrere Personen (Ärzte/Heilpraktiker/Patienten) sehen für den gleichen Patienten die gleichzeitige Verabreichung von mehreren Arzneimitteln vor, die sich in ihrer Wirkung beeinträchtigen, aufheben oder verstärken: **Interaktion.**

Nach Meinung vieler soll die Vermeidung von Interaktionen gemäß Ziffer 4 durch Information der Ärzte und Patienten eine Beratungsaufgabe des Apothekers werden. In einigen Ländern, so in den Niederlanden, in denen der Patient grundsätzlich stets bei der gleichen Apotheke eingeschrieben ist und versorgt wird, ist diese Beratung und die dazu notwendige Führung einer Patientendokumentation Teil der gesetzlichen Pflichten des Apothekers. In Deutschland ist diese Beratungspflicht eindeutig noch nicht gesetzlich verankert und es ist weiterhin ein Teil der **ärztlichen Sorgfaltspflicht,** in der Anamnese sich über die mit-behandelnden Ärzte und den Umfang der Selbstmedikation zu informieren. Bei der eigenen Rezeptur hat der verschreibende Arzt sich um die Interaktionen nach Ziffer 4 zu kümmern. Er hat dazu in der Literatur, in den Angaben der Roten Liste und der pharmazeutischen Hersteller reichlich Hilfsmittel verfügbar.

Soweit eine Beratung im Einzelfall „aus Gründen der Arzneimittel**sicherheit**" erforderlich ist, ist der Apotheker durch **§ 20 ABO** zur Information von Arzt **oder** Patient verpflichtet.

Die therapeutische Inkompatibilität der Bestandteile einer Rezeptur, wie in Ziffer 3 beschrieben, soll gleichfalls vom Arzt vermieden werden. Der erfahrene Apotheker kann sich trotzdem in gewichtigen Fällen veranlaßt sehen, mit dem **Arzt** – nicht mit dem Patienten und nicht mit dem Hilfspersonal des Arztes – Rücksprache zu nehmen.

In den Fällen nach Ziffer 1 und 2 muß der Apotheker Vorstellungen entwickeln, wie er die technologischen Probleme vermeiden oder lösen kann, um dem Arzt die Möglichkeit zu geben, die gewünschten Arzneistoffe beim Patienten anzuwenden. Oft kann auch durch Hinweise an den Verwender ein bestimmungsgemäßer Gebrauch des Arzneimittels herbeigeführt werden.

Der Vermeidung von Unverträglichkeiten im Sinne der Ziffern 1 und 2 sollen im wesentlichen die Angaben der folgenden Auflistung „Allgemeine Übersicht" dienen.

Am Ende des Kapitels werden zusätzlich Angaben gemacht, die für bestimmte Patientengruppen gelten: Schwangere und Stillende (Kapitel 3.2.4./6.2.).

Zu Fragen der Interaktionen stehen in der Apotheke mehrere Informationsquellen bereit:

Rote Liste
Prospekte der Hersteller
Interaktionskartei oder Mikrofilm
Computerprogramme und Datenbanken (BTX)
Interaktionsschema nach Merkus, herausgegeben von der APV
Interaktionsschema, herausgegeben von Böhringer Mannheim, geordnet nach Wirkstoffklassen
Monographien, siehe Literaturverzeichnisse und Verlagsprospekte.

Spezielle Auskünfte können eingeholt werden bei den Abteilungen für medizinische Dokumentation der Hersteller und bei der wissenschaftlichen Zentralstelle des SAV in Zürich, wo die Interaktionenkartei redaktionell betreut wird.

3

3.2.2. Unverträglichkeiten in der Rezeptur

Nicht gleichzeitig sollen aus pharmakologischen Gründen verordnet werden: Atropin und Pilocarpin, Calzium (per os) und Magnesium (intravenös), Chloralhydrat und Strychnin, Morphium und Coffein, Kalomel und Opium, Kal. jodatum per os und Hg-Augensalbe.

Verschiedene Arzneimittel, die – in Abständen gegeben – keine unerwünschten Nebenwirkungen verursachen, können bei gleichzeitiger Anwendung die Resorptionsfähigkeit in unerwünschtem Maße verändern, eine giftige Wirkung hervorrufen oder sonstwie schädlich wirken.

Allgemeine Übersicht

Acedicon: Gerbstoffe, Alkalien (= Fällung).

Acetanilidum: Bromide, Jodide (= Fällung); Antipyrin, Chloralhydrat, Menthol, Natr. salicylicum, Resorcin, Salipyrin, Thymol (= Verflüssigung).

Acetum Scillae: Metallsalze (= Fällung).

Acida: Salze schwächerer Säuren, z. B. Natr. salicylicum + Salzsäure (= Ausfallen der schwer löslichen, jetzt frei werdenden Salicylsäure), siehe bei den einzelnen Säuren. Man muß darauf achten, daß nicht ein schwer lösliches Salz bei der Kombination zweier Salze entsteht, z. B. salzsaure Salze + Argentum nitricum, Zincum sulfuricum + Plumbum aceticum.

Acid. acetylosalicylicum: Alkalisch reagierende Stoffe, z. B. Magnesia usta, Natr. bicarbonicum (= Zersetzung); Chininsalze, Hexamethylentetramin, Phenyldimethylpyrazolon (= Verflüssigung).

Acid. Arsenicosum: Kalium jodatum (= Niederschlag).

Acid. ascorbicum: Alkalisch reagierende Stoffe, Oxydationsmittel, Schwermetallsalze (= Zersetzung).

Acid. citricum: Theobromino-natrium salicylicum (= Zersetzung); Succus Liquiritiae (= Fällung).

Acid. nitricum: Äther, Öle, Glycerin, Harze, Kohlehydrate, Phenole, Zellulose, z. B. Pflanzenpulver, Korkstopfen, Gummistopfen (= **Explosion!**).

Acid. picronitricum: Larocain, Novocainsalze, Pantocain (= Fällung).

Acid. salicylicum: Albargin, Collargol, Chininsalze, Rivanol (= Fällung); Eisensalze (= Verfärbung); Naphthol, Resorcin (= Verflüssigung); Zinc. oxydatum in Schüttelmixturen (= gelatinöse Massen).

Acid. sulfuricum: Während des Vermischens mit Wasser: Alkohol, Terpentinöl (= starke Erwärmung, ja **Explosion!**); Barium, Blei, Kalk (= Fällung).

Acid. tannicum: Aqua communis (= Verfärbung der Lösung; deshalb nur Aqua dest.); Alkalien (= Verfärbung); Eisensalze (= Tinte!); Alkaloidsalze, Metallsalze (= Fällung); Schleime, z. B. pflanzliche, Gelatina alba, Eiweiß (= Fällung); Kal. chloricum, Kal. permanganicum (= **Explosion!**).

Alkalien: Alkaloide (= Fällung); Saure Salze (= Neutralisation); Ammoniaksalze (= Freiwerden von Ammoniak); Fette (= Verseifung); Ester, z. B. Aspirin, Salol (= Spaltung); Sirupe (= Verfärbung); Calcium-, Magnesium-, Barium-, Metallsalze (= Fällung); leicht oxydierbare Stoffe, z. b. Resorcin, Pyrogallol, Chrysarobin, Suprarenin (= Zersetzung durch Oxydation in alkal. Lösung).

Alkaloide: Alkalien, Karbonate, Metallsalze, Jod und Jodsalze, Borax, Gerbstoffe, z. B. gerbstoffhaltige Pflanzenextrakte oder -tinkturen (= Fällung; häufiger vorkommend z. B.: Morphin + Liquor Ammonii anisatus); Kalium permanganicum, salpetrige Säure, z. B. Spir. Aetheris nitrosi, Amylium nitrosum, Natr. nitrosum (= Zersetzung, Nitrierung oder Oxydation).

Alkohol: Siehe Spiritus.

Alumen: Plumbum aceticum, Alkalien, Alkalikarbonate, Gelatina alba, Aqua Calcariae (= Fällung).

Ammoniumsalze: Karbonate, Bikarbonate (= Ammoniakentwicklung, werden feucht). – Siehe auch Liq. Ammonii caustici.

Ammonium bituminosulfonicum, A. sulfoichthyolicum: Siehe Ichthyol.

Amyla: Jodum (= Verfärbung); starke Oxydationsmittel, z. B. Chlorate, Chromate, Kal. permanganicum (= **Explosion!**).

Amylium nitrosum: Irgendwelche Zusätze (= meist Zersetzung).

Antifebrin: Siehe Acetanilidum.

Antipyrin: Siehe Phenyldimethylpyrazolonum.

Aqua Amygdalarum amararum: Antipyrin, Apomorphin, Atropin, Chinin, Cocain, Coffein, Scopolamin, Strychnin (= Zersetzung); Karbonate, Liquor Kalii arsenicosi, Liquor Ammonii anisatus, Magnesia usta (= Absättigung der Blausäure); Kalium chloricum, Kalium permanganicum (= Oxydation).

Argentum colloidale: Wasserstoffperoxid (= Sauerstoffentwicklung unter **explosions**artigen Erscheinungen).

Argentum nitricum: Chloride, Bromide, Jodide, Cyanide, Acetate, Alkalien, Gerbstoffe (= Fällung); Alkaloide, Glykoside, Kohlehydrate, Phenole, Zucker, Gelatina alba und andere organ. Stoffe (beim Verreiben, z. B. zu Pillenmasse: **Explosion!** Daher als Lösung immer für sich allein und als Pillen mit Bolus alba).

Argentum proteinicum: Gerbstoffe, Argentum nitricum, Chinosol, Cocain, Pantocain-Salze, Subcutin (= Fällung bzw. Zersetzung).

Aspirin: Siehe Acid. acetylosalicylicum.

Atropin: Siehe Alkaloide.

Borax: Alkaloide, Alumen, Gummi arabicum (= Fällung); Chloralhydrat (= Zersetzung).

Camphora: Chloralhydrat, Naphthol, Phenol, Resorcin, Salol, Thymol (= flüssige Massen).

Chinin: Siehe Alkaloide.

Chinosol: Alkalisch reagierende Stoffe, Albargin, Borax, Ichthyol, Jod, Rivanol, Targesin, Zinksalze (= Fällung); Ferrisalze (= Verfärbung); Kalium permanganicum (= Zersetzung).

Chloralum hydratum: Alkalien, Ammoniak, Aqua Amygdalarum amararum, Borax, Brom-, Jodsalze (= Zersetzung); Antipyrin, Camphora, Natr. salicylicum, Phenacetinum, Pyramidon, Salipyrin (= Verflüssigung).

Cignolin: Alkalisch reagierende Stoffe, Oxydationsmittel (= Zersetzung).

Cocainum: Siehe Alkaloide.

Codeinum: Siehe Alkaloide, Liquor Ammonii anisatus.

Coffeinum-Natrium benzoicum, Coffeinum-Natrium salicylicum: Säuren, saure Fruchtsäfte, z. B. Sir. Citri, Sir. Rubi Idaei (= Fällung); Antipyrin, Pyramidon, Salipyrin (= wird feucht).

Decocta: Siehe Infusa.

Diuretin: Alkalien, Alkaloide, Metallsalze, Phosphate, Säuren (= Fällung).

Emulsionen (Emulsionssalben!): Elektrolyte, z. B. Säuren, Basen, Salze (= Zerstörung der Emulsion).

Ephedrin, Ephetonin: Albargin, Silbersalze, Targesin, Zinc. sulfuricum (= Fällung). Alkalien (= Verseifung).

Eukodal: Gerbstoffe (= Fällung).

Extrakte (häufig Gerbstoffe enthaltend): Siehe Acid. tannicum. – (Häufig Alkaloide enthaltend): Siehe dort.

Ferrum-Salze: Alkalien (= Fällung); leicht oxydierbare Stoffe (z. B. Jodide = freies Jod); Gerbstoffe (= Tinte); Acid. salicylicum, Alkaloide, Antipyrin, Phenolum, Pyramidon, Suprarenin, Resorcin (= Verfärbung).

Formaldehyd solutus: Liquor Ammonii caustici (= Bildung von Hexamethylentetramin); Eiweißkörper, Rivanol, Trypaflavin (= Fällung).

Gelatina alba: Gerbstoffe, Hydrargyrum bichloratum, Zinksalze (= Fällung). Aldehyde.

Gerbstoffe: Siehe Acid tannicum.

Glycerinum: Chloralum hydratum (= Zersetzung); Acid. chromicum, Calcaria chlorata, Kalium chloricum, Kal. permanganicum (= **Explosion!**).

Glykoside: Säuren (= Spaltung).

Gummi arabicum: Apomorphin, Guajacol, Morphin, Opium, Phenol, Pyrogallol, Naphthol, Suprarenin, Thymol (= Verfärbung und manchmal Fällung wegen oxydierender Wirkung).

Hexamethylentetraminum: Gerbstoffe (= Fällung); Antipyrin, Aspirin, Natr. bicarbonicum, Salol, Salipyrin (= Verflüssigung); Antipyrin (= unwirksame Verbindung); Sulfonamide.

Hydrargyrum bichloratum: Alkalisch reagierende Stoffe, Eiweißstoffe, Bromide, Gerbstoffe, Jodide, Pantocainsalze (= Fällung); Metalle, Metallsalze (= Zersetzung oder Amalgambildung); Kalium chloricum (= **Explosion!**).

Hydrargyrum chloratum: Cave: Licht und bei allen Verreibungen und Mischpulvern längeres Aufbewahren und Feuchtigkeit (= Bildung von Sublimat oder ähnlichen löslich-giftigen Hg^{++}-Verbindungen, die bei einer nicht seltenen Hg-Idiosynkrasie schon in Spuren hochtoxisch wirken). Kalomel soll möglichst nie als Mischpulver, sondern nur mit Sacch. Lactis abgegeben werden (da nicht hygroskopisch und somit die zur Umsetzung erforderliche Feuchtigkeit fehlt. Frisch zubereiten!). Antipyrin, Salipyrin (= Bildung einer toxischen Verbindung); alkalisch oder sauer reagierende Stoffe, Oxydations- oder Reduktionsmittel, Alkaloide (= Zersetzung).

Hydrargyrum oxycyanatum: Verreibung für sich oder mit anderen organ. Stoffen (= **Explosion!**); Ammoniak, Gerbstoffe, Pantocain (= Fällung); Sauer reagierende Stoffe (= Zersetzung).

Hydrargyrum praecipitatum album: Alkalisch reagierende Stoffe. Jod, Jodide (= Zersetzung).

Ichthyol: Salzlösungen, Aluminium-, Erdalkali-, Schwermetallsalze, Argentum nitricum, Chinosol, Novocainsalze, Pantocainsalze, Rivanol. Subcutin (= Fällung).

Infusa, Decocta: Metallsalze, Alkalien (= Fällung, z. B. von Gerbstoffen, Alkaloiden; Spaltung von Glykosiden).

Jod-Salze: Kalium chloricum, Kal. permanganicum, Liquor Ferri sesquichlorati (= Oxydation, Abscheidung von freiem Jod); Alkaloide, Argentum nitricum, Quecksilbersalze (= Fällung); Liquor Ammonii anisatus, Liquor Ammonii caustici (= **Explosion!** Entstehung von Jodstickstoff); **Organische Jod-Präparate:** Außerdem: Nitrate, Nitrite, Alkohol (= Zersetzung).

Jodum: Alkaloide, Gerbstoffe, Gummi arabicum, Metallsalze (= Fällung); Stärke, stärkehaltige Pflanzenpulver (= Blaufärbung); ätherische Öle, Chloralhydrat (= Zersetzung); Ammoniak und alle ammoniakhaltigen Verbindungen, z. b. auch Hydrargyrum praec. alb. (= **Explosion!** Entstehung von Jod-Stickstoff).

Kalium bromatum: Aethylmorphin, Chinin, Codein, Papaverin, Strychnin (= Fällung, und zwar bei stärkerer Konzentration. Deshalb gelöst der verdünnten KBr-Lösung zugeben!); Kalomel, Chloralhydrat (= Zersetzung).

Kalium chloricum: Alle leicht oxydierbaren Substanzen werden meist unter **Explosion** oxydiert, z. B. Äther, Alkohol, Glycerin, Jod, Kohle, Lycopodium, Phenol, Schwefel, Tannin, Zucker u. a. m.

Kalium jodatum: Kal. chloricum, Kal. permanganicum, Liquor Ferri sesquichlorati (= Freiwerden von Jod); Alkaloide, Liquor Kalii arsenicosi, Metallsalze, z. B. Silber-, Blei-, Quecksilbersalze (= Fällung).

Kalium permanganicum: Alkaloide (werden in Lösung oxydiert); Äther, Alkohol, Glycerin, Jod, Kohle, Lycopodium, Phenol, Schwefel, Zucker (= **Explosion!**)

Linimenta: Aluminium-, Calcium-, Magnesiumsalze, Säuren, saure Salze (= „Brechen" der Emulsion).

Liquor Ammonii anisatus: Alkaloide, auch Morphin, Codein (häufig vorkommend in Hustenmixturen! Die Alkaloide gehen häufig in die Ölphase, setzen sich an der Flaschenwandung fest und verursachen Fehldosierung.) Metallsalze (= Fällung); Jod, Jodsalze (= **Explosion!** Entstehung von Jod-Stickstoff).

Liquor Ammonii caustici: Alkaloide, Metallsalze (= Fällung); Formaldehyd (= Hexamethylentetramin); Jod (= **Explosion!** Entstehung von Jod-Stickstoff. Tritt auch mit ammoniakhaltigen Verbindungen auf!).

Liquor Ferri sesquichlorati: Mucilago Gummi arabici (= Niederschlag; genügend verdünnt jedoch nicht mehr. Siehe auch unter Ferrum-Salze).

Liquor Kalii arsenicosi: Aqua Amygdalarum amararum, Eisen-, Jodsalze (= Fällung).

Liquor Plumbi subacetici: Phosphorsaure, salzsaure, schwefelsaure Salze, Brom-, Jod-Salze, Gerbstoffe, Jod, Mucilago Gummi arabici (= Fällung).

Luminal-Natrium: Alkaloid-, Ammonium-, Schwermetallsalze (= Fällung).

Magnesia usta: Hydrargyrum chloratum (= Zersetzung).

Magnesium sulfuricum: Lösliche Karbonate und Phosphate (= Fällung).

Mentholum: Chloralhydrat, Naphthol, Phenol, Resorcin, Salol, Thymol (= flüssige Massen).

Migraenin: Siehe Phenyldimethylpyrazolonum.

Morphium-Salze: Alkalisch reagierende Stoffe mit Ausnahme von Alkali-, Erdalkalihydroxyden, z. B. auch Liq. Ammonii anisatus (häufiger vorkommend!), Bromide, Jodide (= Fällung).

Mucilago Gummi arabici: Äther, Alkohol (Tinkturen!), Ferrisalze, Gerbstoffe (= Fällung. In geringer Konzentration häufig nicht).

Naphtholum: Acid. salicylicum, Camphora. Menthol, Salipyrin (= Verflüssigung); Ferrisalze (= Verfärbung).

Natrium bromatum: Siehe Kalium bromatum.

Natrium diaethylbarbituricum und ähnliche Salze: Viele Alkaloidsalze, Ammoniumsalze, sauer reagierende Stoffe (= Fällung).

Natrium jodatum: Siehe Kalium jodatum.

Novocain-, Pantocain-Salze: Alkalisch reagierende Stoffe, Albargin, Gerbstoffe, Ichthyol, Jodum, Jodide, Targesin, Tumenol-Ammonium (= Fällung).

Opium, Pantopon: Siehe Alkaloide.

Pepsinum: Alkohol (Tinkturen!), Gerbstoffe (= Fällung); Salzsäure in stärkerer Konzentration (= Zerstörung).

Phenacetinum: Chloralum hydratum, Mentholum (= Verflüssigung).

Phenolum: Camphora, Chloralum hydratum, Mentholum, Naphtholum, Pyrogallolum, Resorcinum, Salipyrin, Thymolum (= Verflüssigung); Kal. chloricum., Kal. permanganicum (= **Explosion!**).

Phenyldimethylpyrazolonum: Gerbstoffe (gerbsäurehaltige Pflanzenauszüge!), Jod, Chinin (= Fällung); Acid. nitricum, Ammoniak, Amylium nitrosum, Ferrisalze, Natr. nitrosum, Spir. Aetheris nitrosi (= Verfärbung, Zersetzung); Acetanilid, Acid. salicylicum, Chloralhydrat, Coffeinum-Natrium salicylicum, Menthol, Naphthol, Natr. salicylicum, Phenol, Salol (= Verflüssigung); Hydrargyrum chloratum (= Löslichmachen des Quecksilbers, das dann gut resorbiert wird und giftig wirkt); Hexamethylentetramin (siehe dort). Starke Säuren (= Nitrosamine).

Phenylum salicylicum: Antipyrin, Camphora, Chloralhydrat, Menthol, Thymol (= Verflüssigung).

Plumbum aceticum: Salze anderer Säuren, Salzsäure, Schwefelsäure, phosphorsaure, kohlensaure Salze (= Fällung); Alkalien, Alkaloide, Chinosol, Gerbstoffe, Ichthyol, Kal. chloricum, Mucilago Gummi arabici, Opium, Protargol, Subcutin, Targesin (= Fällung).

Protargol: Siehe Argentum proteinicum.

Resorcinum: Acid. salicylicum, Antipyrin, Camphora, Menthol, Pyramidon (= Verflüssigung); Metallsalze, Jodsalze (= Verfärbung).

Rivanol: Acid. salicylicum, Gerbstoffe, Hydrargyrum bichloratum, Ichthyol, Jodum, Kal. chloricum, Liq. Aluminii acetici, Silberverbindungen, Subcutin (= Fällung; bei Liq. Alum. acet. löst sie sich beim Umschütteln wieder).

Sapo kalinus: Erdalkali-, Magnesium-, Schwermetallsalze (= Fällung); Cignolin, Chrysarobin, sauer reagierende Stoffe (= Zersetzung).

Sirupe: Alkalien machen häufig, Säuren manchmal den Sirup mißfarbig.

Spiritus: Oxydationsmittel, z. B. Acid. chromicum, Kal. permanganicum (= Zersetzung).

Spiritus sinapis: Lin. ammoniatum, Liquor Ammonii caustici, Spir. russicus (= Zersetzung).

Sulfur: Kal. chloricum, Kal. permanganicum (= **Explosion!**); Metallsalze (= Schwarzfärbung).

Suprarenin: Alkalisch reagierende Stoffe, Gummi arabicum (= Zersetzung); Ferrisalze (= Verfärbung).

Targesin: Aluminium-, Schwermetallsalze, Argentum nitricum, Chinosol, Formaldehyd, Gerbstoffe, Jodum, Novocain-Salze, Rivanol, Subcutin (= Zersetzung).

Theobromino-natrium salicylicum: Siehe Diuretin.

Thymolum: Antipyrin, Camphora, Chloralhydrat, Menthol, Pyramidon, Salol (= Verflüssigung).

Tincturae: Harzige nur mit Alkohol verdünnen (sonst Fällung); alkaloidhaltige nicht mit gerbsäure-haltigen mischen (sonst Fällung).

Tinctura Chinae: Tinct. Rhei (= Fällung).

Tinctura Jodi: Ammoniak, Ammoniaksalze (= **Explosion!** Entstehung von Jod-Stickstoff); Kombinationen sind überhaupt zu vermeiden.

Tinctura Opii: Gerbstoffe, Metallsalze (= Fällung); siehe auch Alkaloide.

Tinctura Strychni: Tinct. Rhei (= Fällung); siehe auch Alkaloide.

Tumenol-Ammonium: Aluminium-, Schwermetallsalze, Argentum nitricum, Chinosol, Novocain-Salze, Rivanol, Subcutin (= Fällung); alkalisch reagierende Stoffe (= Zersetzung).

Zincum oxydatum: Acid. boricum (= Zinkboratbildung); Quecksilber-, Wismut-Salze bei gleichzeitiger Anwesenheit von Wasser in Salben (= Verfärbung); Acid. salicylicum in Schüttelmixturen (= gelatinöse Massen).

Zincum sulfuricum: Alkalisch reagierende Stoffe, Chinosol, Gelatina alba, Ichthyol. Plumbum aceticum, Protargol, Targesin, Tumenol-Ammonium (= Fällung).

3.2.3. Pulvermischungen, die sich verflüssigen[1])

Acetanilidum: Chloralhydrat, Menthol, Natr. salicylicum, Phenyldimethylpyrazolon, Resorcin, Thymol, Camphora.

Acid. acetylosalicylicum: Chininsalze, Hexamethylentetramin, Phenyldimethylpyrazolon.

Hexamethylentetraminum: Acid. acetylosalicylicum, Ammonium benzoicum, Natr. benzoicum, Natr. bicarbonicum, Natr. salicylicum, Phenyldimethylpyrazolon, Phenylum salicylicum, Salipyrin.

Lithium citricum: Kristallwasserhaltige Pulver.

Menthol: Acetanilid, Camphora, Chloralhydrat, Naphthol, Phenacetin, Phenyldimethylpyrazolon, Resorcin, Salipyrin, Salol, Thymol, Urethan.

Naphtholum: Acid. salicylicum, Camphora, Menthol, Salipyrin.

Natr. benzoicum, Natr. bicarbonicum, Natr. carbonicum: Hexamethylentetramin.

Natr. salicylicum: Acetanilid, Chloralhydrat, Hexamethylentetramin, Phenyldimethylpyrazolon, Salipyrin.

Phenyldimethylpyrazolonum: Acetanilid, Acid. acetylosalicylicum, Amphotropin, Camphora, Chloralhydrat, Coffeinum-Natrium salicylicum, Hexamethylentetramin, Menthol, Natr. salicylicum, Phenylum salicylicum, Thymol, Urethan.

Phenyldimethylpyrazolonum salicylicum: Acetanilid, Chloralhydrat, Hexamethylentetramin, Menthol, Naphthol, Natr. salicylicum, Phenol, Phenylum salicylicum, Resorcin.

Phenylum salicylicum: Aminophenazon, Camphora, Chloralhydrat, Hexamethylentetramin, Menthol, Phenyldimethylpyrazolon, Thymol, Urethan.

Pyrogallolum: Camphora.

Thymolum: Acetanilid, Aminophenazon, Camphora, Chininsalze, Chloralhydrat, Menthol, Phenol, Phenyldimethylpyrazolon, Phenylum salicylicum, Santonin, Urethan.

Urethanum: Acid. benzoicum, Acid. salicylicum, Aminophenazon, Camphora, Chloralum hydratum, Menthol, Resorcin, Phenyldimethylpyrazolon, Phenylum salicylicum, Thymol.

3.2.4. Unverträgliche Salbenbestandteile[2])

Alkaloidsalze geben mit Tannin und Schwermetallsalzen unlösliche Fällungen, mit Alkalien die freien Basen, die in geringen Mengen durch die Haut hindurchgehen. Die Reaktionen verändern die Salbe äußerlich meist nicht, treten aber trotzdem auf.

Argentum-nitricum-Salben müssen frei von Tannin, Chlor und Alkalien sein und dürfen ebenso wie Hg-Salz-Salben mit Wollwachs nicht lange lagern.

Fette und Alkalien (= Seifen).

Jod und Hydrargyrum praecipitatum album geben explosive Gemische.

Novocain bildet mit Chloriden Doppelsalze, mit manchen Perubalsamsorten roten Farbstoff.

Öl/Wasser- und Wasser/Öl-Emulgatoren sollen nicht gleichzeitig gegeben werden.

Resorcin und Anaesthesin reagieren miteinander.

Salicylsäure reagiert mit Eisensalzen, Alkaloiden; mit Seife und Alkali bildet sie Salicylate.

Schwefel und seine Verbindungen dürfen mit Schwermetallsalzen nicht zusammengebracht werden (Sulfidbildung).

Viele Salze und ätherische Öle können Emulsionen zerstören.

– Im übrigen sei auf das Kapitel 3.2.2. verwiesen.

---

[1]) Zusammengestellt nach Braun.

[2]) Nach v. Czetsch-Lindenwald.

In diesem Zusammenhang sei noch erwähnt:
Stillende sollen Jod, Brom, Arsen, Quecksilber, Salicylsäure, Chinin, Alkohol u. a. nicht erhalten, weil diese Stoffe durch die Milch in den kindlichen Organismus gelangen und zu Vergiftungen führen können.
Schwangere sollen keine Abführmittel erhalten, die abortiv wirken können (Antrachinonderivate wie Cort. Frangulae, Folia Sennae).

Unverträglichkeiten können auch auftreten, wenn z. B. lösliche wirksame Stoffe durch das Lösungsmittel oder darin gelöste andere Stoffe zersetzt werden und die Zersetzungsprodukte ebenfalls löslich sind. In diesem Fall sieht man z. B. einer Mixtur äußerlich nichts an, obwohl sie in ihrer Wirksamkeit stark beeinträchtigt ist.
Ein solcher Fall liegt beispielsweise vor, wenn Atropin- oder Hyoscyaminsalze in wäßriger Lösung zusammen mit alkalisch reagierenden Stoffen verordnet werden. Hier tritt – mehr oder weniger schnell, je nach der Wasserstoffionenkonzentration – eine hydrolytische Spaltung der Alkaloidbase ein, die ja den Charakter eines Esters hat. Es bilden sich die unwirksamen Spaltprodukte Tropin und Tropasäure.

3.3. Hinweise

Übersichten über Aufbewahrung, Abgabe und besondere Vorschriften der Arzneibücher

3.3.1. Vor Licht geschützt

Grundsätzlich sind alle Arzneistoffe vor Licht geschützt und sachgemäß verschlossen aufzubewahren. Dies gilt besonders für Arzneistoffe, die pflanzlichen oder tierischen Ursprungs sind, die als Lösung vorliegen oder flüssig sind und für pulverförmige Arzneistoffe mit großen Oberflächen. Die Arzneibücher geben infolgedessen für fast alle Stoffe die Vorschrift „Vor Licht geschützt lagern". Eine Liste der Monographien, die diesen Lagerhinweis enthalten, erübrigt sich folglich.

Arzneistoffe, die über längere Zeit starkem Licht ausgesetzt waren, sollten nicht mehr verwendet werden (Teeproben im Schaufenster, Reiseapotheken!).

3.3.2. Vor Licht geschützt, dicht verschlossen (Auszug)

Acidum ascorbicum (Askorbinsäure, Vitamin C)
Acidum folicum (Folsäure)
Acidum para-aminosalicylicum (p-Aminosalicylsäure)
Adonidis pulvris (Adonispulver)
Ätherische Öle
Aneurinnitrat (Vitamin B_1-Nitrat)
Aneurinum hydrochloricum (Aneurinchloridhydrochlorid)
(Vitamin B_1-Chloridhydrochlorid)
Argentum albumino-acetyltannatum (Silbereiweiß-Acetyltannat)
Augentropfen
Augensalben
Cellulosi pulvis (Zellulosepulver)
Chinidium sulfuricum
Chininum sulfuricum
Cholinum bitartaricum (Cholinhydrogentartrat)
Cyanocobalaminum (Cyanocobalamin, Vitamin B_{12}...)
Digitalis-lanata-, D.-purpurea-Blätter u. -Pulver
Dihydrocodeinonum bitartaricum (Dihydrocodeinonhydrogentartrat)
Fette Öle
Folia Orthosiphonis
Natrium para-aminosalicylicum (p-Aminosalicylsaures Natrium)
Oleylium oleinicum
Phenolum (Phenol)
Radix Liquiritiae sine cortice
Rhizoma Rhei (Rhabarber)
Scillae pulvis (Meerzwiebelpulver)
Tetracyclinhydrochlorid
Theobromino-natrium salicylicum (Theobromin-Natriumsalicylat)
Theophyllin-Aethylendiaminum (Theophyllin-Äthylendiamin)
Thiaminii nitras (Thiaminnitrat)

3.3.3. Vor Licht und Wärme geschützt

Ascaridol
Chloramin (Chloramin-T)
Kampfer
Sera und Impfstoffe
Oleylium oleinicum (Ölsäureoleylester)
Unguentum Hydrargyri flavum (Gelbe Quecksilberoxidsalbe)
Unguentum Hydrargyri album (Quecksilberpräzipitatsalbe)
Wasserstoffperoxidlösung, konzentriert (Druckausgleich!)

3.3.4. Vor Licht, Wärme und Wasserverlust geschützt

Unguentum leniens (Kühlsalbe)

3.3.5. In sterilisierten und keimdichten Gefäßen

Chirurgisches Nahtmaterial
Benzylpenicillin-Kalium (Penicillin-G-Kalium)
Benzylpenicillin-Natrium (Penicillin-G-Natrium)
Dihydrostreptomycinum sulfuricum (Dihydrostreptomycinsulfat)
Procain-Benzylpenicillin (Procain-Penicillin-G)
Streptomycinum sulfuricum (Streptomycinsulfat)

Wenn zum oralen oder äußerlichen Gebrauch bestimmt und dieses auf dem Gefäß ausdrücklich angegeben ist, entfällt diese Anforderung. – Bei anderen Antibiotica nachsehen, ob die gleiche Ausnahme gestattet ist.

3.3.6. Besondere Vorschriften

Wird . . . verordnet, so ist . . . zu verwenden

Acidum formicicum: Wird diese verordnet, so ist Acidum formicicum DAB 7 = 25%ig – verdünnte Ameisensäure – zu verwenden.

Acidum phosphoricum: Ist Phosphorsäure verordnet, muß Acidum phosphoricum dilutum (verdünnte Phosphorsäure) abgegeben werden.

Aloe: Kap Aloe verwenden!

Acid. phosphoric.: Acid. phosphoric. (25%ig) (verdünnte Phosphorsäure).

„Essigsaure Tonerde": Es ist Liquor Aluminii acetico-tartarici (Aluminiumacetat-tartrat-Lösung) abzugeben.

Apomorphin-hydrochlorid: Einer wäßrigen Lösung ist Salzsäure gemäß DAB 7 zuzusetzen.

Calcium carbonos (EuAB, I): Wird Calcium carbonat in Pulvermischungen verordnet, so muß das Füllvolumen von 50,0 g frisch gesiebter Substanz (710) 100 bis 220 ml betragen.

Extr. Faecis ist nur als Hilfsmittel für Arzneizubereitungen zu verwenden.

Extr. Faecis spiss. (Hefe-Dickextrakt) ist nur als Hilfsstoff für Arzneizubereitungen zu verwenden.

Glycerin: Wird steriles Glycerin verordnet, ist wasserfreies Glycerin zu sterilisieren (Heißluftsterilisation).

Hyoscinum hydrobromicum: Wird dieses verordnet, so ist Scopolamin. hydrobromic. (Scopolaminhydrobromid) zu verwenden.

Magnesium oxidum leve (EuAB, I): Wird Magnesium oxid für Pulvermischungen verordnet, ist „Magnesiumoxid" zu verwenden.

Magnesium sulfuric.: Für Pulvermischungen ist Magnesium sulfuricum siccatum (getrocknetes Magnesiumsulfat) zu verwenden.

Natr. carbonic.: Für Pulvermischungen ist Natrium carbonicum siccatum (Natriumcarbonat-Monohydrat) zu verwenden.

Natr. sulfuric.: Für Pulvermischungen ist Natr. sulfuric. sicc. (entwässertes Natriumsulfat) zu verwenden.

Oleum camphoratum für parenterale Zwecke ist mit Erdnußöl herzustellen.

Oleum Ricini: Rizinusöl zur parenteralen Anwendung darf kein Antioxydans zugesetzt sein.

Öl für Injektionszwecke: Sofern nichts anderes angegeben, muß Erdnußöl entsprechender Reinheit verwendet werden.

Opium: Wird Opium verordnet, so ist Opium titrat. (eingestelltes Opium) zu verwenden.

Flüssiges Paraffin: Unter flüssigem Paraffin ist grundsätzlich dickflüssiges Paraffin, unter flüssigem Paraffin für Sprühzwecke ist dünnflüssiges Paraffin zu verstehen.

Pepsin verordnet, können zur Herstellung auch stärker wirksame Pepsine verwendet werden, wenn sie die oben angegebenen Reinheitsforderungen erfüllen, . . . In diesem Arzneimittel ist die Pepsinmenge so zu deklarieren, daß diese sich auf Pepsin von der im Arzneibuch DAB 9 geforderten Wirkweise bezieht. Wirkwertangabe in Proteaseeinheiten.

Radix Althaeae: Bei wäßrigen Drogenauszügen ist unter Eibischwurzel ohne besondere Angabe geschälte Droge zu verstehen. (Rad. Althaeae mundata).

Rad. Liquiritiae: Ohne besondere Angabe verordnet, ist geschälte Droge abzugeben.
Semen Lini: Wäßrige Auszüge sind aus der unzerkleinerten Droge durch Mazeration herzustellen. Zerkleinerter Leinsamen für innere Zwecke ist vor der Abgabe frisch zu bereiten. Lagerung nur 24 h!
Sulfur: Für innerliche Zwecke ist Sulfur depuratum (Schwefel des DAB 7!) zu verwenden.
Für äußerliche Zwecke ist Sulfur praec. (feinverteilter Schwefel des DAB) zu verwenden.
Wird „gefällter Schwefel" (im DAB 9 nicht genannt!) verordnet, so ist feinverteilter Schwefel des DAB abzugeben.
Vaseline: ohne nähere Bezeichnung Vaselinum album.
Vitamin A-Lösungen müssen mit einem Gehalt von 50 000–55 000 I.E./Gramm Lösung abgegeben werden, sofern nicht anders verordnet.

3.3.7. Nicht erhitzen

Lösungen von Scopolaminum hydrobromicum

3.3.8. Besonderheiten hinsichtlich der Lösung

Angaben über das zweckmäßigste Lösungsmittel für verschiedene, häufiger vorkommende Stoffe.

In kaltem Wasser zu lösen:

Albargin
Anaesthesin
Antipyrin
Argentum colloidale
Argentum nitricum
Argentum proteinicum
Atropinum sulfuricum
Chloralum hydratum
Codeinum phosphoricum
Coffeinum-Natrium benzoicum
Coffeinum-Natrium salicylicum
Kalium bromatum
Kalium jodatum
Kalium permanganicum
Lobelinum hydrochloricum
Natrium bicarbonicum
Natrium bromatum
Natrium jodatum
Natrium salicylicum
Physostigminum . . .
Resorcinum
Scopolaminum hydrobromicum

In warmem Wasser zu lösen:

Acidum tannicum
Borax
Diuretin
Theobromino-natrium salicylicum

In heißem Wasser zu lösen:

Acidum benzoicum
Acidum diaethylbarbituricum
Nipagin
Acidum salicylicum
Kalium sulfoguajacolicum
Nipasol

In Spiritus zu lösen:

Amylium nitrosum
Jodum
Kreosotum
Phenylum salicylicum
Salol

3.3.9. Lösungen, die vorrätig gehalten werden können

In Hinblick auf die schwindende Bedeutung der Magistralrezeptur und auf die bequemen und genauen elektronischen Waagen, sollte auf die Lagerung von Stammlösungen verzichtet werden. Nur bei geeigneter Lagerung und raschem Verbrauch könnten sie noch als fachgerecht bezeichnet werden. Die Bereitung von Augentropfen aus Stammlösungen dürfte in der Regel nicht mit den Grundsätzen der Good Manufacturing Practice zu vereinbaren sein.

3.3.10. Lösungen, die nicht haltbar sind

Acidum tannicum
Apomorphinum hydrochloricum
Argentum colloidale
Argentum proteinicum
Atropinum sulfuricum
Chloralum hydratum
Cocainum hydrochloricum
Kalium tartaricum
Natrium bicarbonicum
Physostigminum . . .
Pilocarpinum
Targesin
Tartarus stibiatus
Trockenextrakt-Lösungen

3.3.11. Bei Bedarf frisch herstellen!

Mucilago hydroxyethyl cellulosi	ohne Konservierungsmittel
Mucilago polyacrylati aquosa	ohne Konservierungsmittel
Unguentum emulsificans aquosum	ohne Konservierungsmittel
Unguentum emulsificans nonionicum aquosum	ohne Konservierungsmittel

3.3.12. Über Blaugel lagern und vor Licht geschützt

Acid. trichloraceticum
Aloe und
Aloeextrakt
Belladonnaextrakt
Cholinchlorid
Flores Verbasci
Hefetrockenextrakt
Natriumjodid
Opiumextrakt
Rhabarberextrakt
Thiopentalnatrium
Trockenextrakte

3.3.13. Eingestellte Drogen verwenden

Adoniskraut
Belladonnablätter, gepulvert
Hyoscyamusblätter, gepulvert
Ipecacuanhawurzel, gepulvert
Maiglöckchenkraut
Meerzwiebel

3.3.14. Lichtgeschützt und unter Inertgas

Calciferol
Cholecalciferol-Cholesterin
Noradrenalin-Hydrochlorid
Noradrenalin-Hydrogentartrat

alternativ in vollständig gefüllten Behältnissen

Adeps suillus
Oleum Arachidis
Oleum Jecoris
Oleum Jecoris Hippoglossi
Oleum Olivarum
Oleum Ricini raffinatum
Paraldehyd

3.3.15. Lichtgeschützt nicht unter 9° C

Formaldehyd-Lösung

3.4. Konservierung

Allgemeines

In den in der Apotheke vorrätigen oder zur Abgabe an die Patienten hergestellten Zubereitungen verursacht der Befall mit Schimmelpilzen, Hefen und Mikroben aller Art oft unliebsame Störungen (bekannte Beispiele: Sirupe, Succus Liquiritiae, Dekokte, Infuse).

Durch geeignete Konservierung, z. B. durch Nipagin M, Nipasol M, kann man dieses jedoch vermeiden. Aus diesem Grunde wird auch in den RF- und DRF-Formeln zur Herstellung von Dekokten und Infusen die Verwendung von „Aqua conservans" (= Aqua conservata = 0,1%ige Nipagin-Nipasol-Lösung) empfohlen. Im Interesse der Patienten ist darüber hinaus aber auch bei allen übrigen in Frage kommenden Arzneien eine derartige Konservierung zu empfehlen. Solche Arzneien sind z. B.: Sirupe, Hustensäfte, Succus-Liquiritiae-Lösungen (Mixtura solvens), Emulsionen, Schleime, Gallerten; außerdem auch wasserhaltige Suppositorien, Pillen, wäßrige Lösungen.

Konzentration und Art des verwendeten Konservierungsmittels müssen deklariert werden.
Nach dem DAB dürfen Sirupe „Konservierungsmittel enthalten, die physiologisch unbedenklich sein müssen".
Nach der ABO dürfen ohne Zustimmung des Verschreibenden nur „nichtgenannte Hilfsstoffe, sofern sie keine eigene arzneiliche Wirkung haben und die arzneiliche Wirkung nicht nachteilig beeinflussen können", benutzt werden.

Durch die Konservierung mit „Nip-Nip" (Kombinationspräparat aus Nipagin M und Nipasol M) werden die Nichtsporenbildner abgetötet, und die Entwicklung der für gewöhnlich in Betracht kommenden Mikroorganismen, sogar der Sporenbildner, wird unterdrückt. Dabei ist die übliche Konzentration (meist 0,1%) in keiner Weise gesundheitsschädlich oder von nachteiligem Einfluß auf die betreffenden Arzneimittel.

Andere Konservierungsmittel sind in Tabelle 1.5.3. genannt.

Für die Präparate des NRF wird in der einzelnen Monographie ein geeignetes Konservierungssystem genannt. Dazu werden Angaben zur Haltbarkeit mit und ohne Konservierung gemacht. Bei freien ärztlichen Rezepturen, die häufig keine Konservierungsmittel enthalten, ist auf die begrenzte Haltbarkeit hinzuweisen. Die Angaben in den NRF oder in vergleichbaren Sammlungen des Auslandes wie Formularium Helveticum können als Hilfen herangezogen werden.

Durchführung der Konservierung

Im allgemeinen kommt für die Konservierung eine Mischung von 7 Teilen Nipagin M und 3 Teilen Nipasol M bzw. die im Handel erhältliche fertige Mischung „Nip-Nip" in Frage. Diese Mischung ist – trocken aufbewahrt – unbegrenzt haltbar. Eine für die Verwendung in der Praxis bequeme konzentrierte Lösung in Wasser ist wegen zu schlechter Löslichkeit von Nipagin leider nicht herstellbar. Als Stammlösungen – aufbewahrt in Glasstöpselflaschen – kommen jedoch in Frage:

a) Eine 10%ige Lösung
(7 Teile Nipagin M, 3 Teile Nipasol M bzw. 10 Teile „Nip-Nip" und 90 Teile Spiritus dilutus) oder

b) eine 20%ige Lösung
(14 Teile Nipagin M, 6 Teile Nipasol M bzw. 20 Teile „Nip-Nip" und 80 Teile Spiritus dilutus).

In vielen Fällen wird man sich einer dieser Stammlösungen bedienen können, die man der fertigen flüssigen Arznei tropfenweise unter Umrühren zugibt, bis eine Konzentration von etwa 0,1% Nip-Nip erreicht ist.

Zur Konservierung von 200 g Dekokt oder dgl. würden dann 1 g von der Stammlösung b) benötigt.

Sollte durch den auf diese Weise zugesetzten Spiritus-Anteil eine Beeinflussung der betreffenden Arznei zu befürchten sein, oder will man das Nip-Nip-Gemisch sofort dem Arzneimittel zusetzen, so muß man das feingepulverte Nip-Nip-Gemisch in kochendem Aq. dest. direkt oder auch in dem kochenden Sirup oder dergleichen lösen, und zwar so lange, bis sämtliche auf dem Wasser schwimmenden ölartigen Schichten verschwunden sind.

Prüfung auf ausreichende Konservierung

Das DAB 9 gibt auf Seite 369 Vorschriften zur Kontrolle der Konservierung. Es werden Angaben zur Durchführung, Methodik und Bewertung einer solchen Kontrolle gemacht. 5 Testorganismen werden vorgeschlagen. Die Keimzahlminderung, welche das Konservierungssystem bewirken soll, wird für **orale** Präparate, Präparate zur **lokalen Applikation** und **Injektabilia** in Mehrdosenbehältnissen und andere wäßrige Zubereitungen, die steril sein müssen, einzeln vorgeschrieben.

Konservierung von Augenarzneimitteln

Augentropfen und Augensalben müssen in geeigneter Weise konserviert werden. DAB und DAC schreiben dies zwingend vor, wenn nicht vom Arzt eine Konservierung der Zubereitung ausdrücklich abgelehnt wird. Über die Wahl des geeigneten Konservierungssystems sind Angaben im DAC zu finden (vgl. auch Kapitel 3.1.4.1.10. und Tabelle 1.5.3. dieses Buches). Ausführlichere Angaben findet man in der sorgfältigen Monographie von Dolder u. Skinner (Hrsg.), Ophthalmica, Bd. I u. II.

3.5. Sterilisation

„Sterilisieren heißt, einen Gegenstand von allen vermehrungsfähigen Keimen frei machen."
Für die Praxis haben sich folgende Verfahren der Sterilisation und der Prüfung auf Sterilität bewährt:

A 121: Sterilisation mit gespanntem, gesättigtem Wasserdampf bei 121° C mindestens 20 Minuten lang.
A 134: Sterilisation mit gespanntem, gesättigtem Wasserdampf bei 134° C mindestens 5 Minuten lang.
H 160: Heißluftsterilisation bei 160° C mindestens 180 Minuten lang.
H 180: Heißluftsterilisation bei 180° C mindestens 30 Minuten lang.

Äo: Behandlung mit Äthylenoxid. Menge mindestens 1,25 g/l Kammervolumen.
R: Behandlung mit ionisierenden Strahlen (Strahlensterilisation). Dosis: Mindestens 2,5 Megarad.
4a: Entkeimungsfiltration unter aseptischen Arbeitsbedingungen.
4b: Tyndallisation: mindestens 3 × (70° C/30 Minuten + 20–25° C/16–24 Stunden).
4c: Pasteurisieren: mindestens 30 Minuten lang bei mindestens 70° C.

Die Betriebszeit eines Sterilisiergerätes setzt sich zusammen aus Anheizzeit und Sterilisierzeit. Die Anheizzeit ... muß für jeden Gerätetyp und für jede Sterilisieraufgabe experimentell festgelegt werden ....

Merke: Für gesättigten Wasserdampf gilt:

Dampfdruck in atü	0,5	1,0	1,5	2,0	2,5	3,0
Dampftemperatur in Grad	110	119	126	132	138	142

Hinweise zur Auswahl des Verfahrens zur Verminderung der Keimzahl.

Abkürzung	Bedingungen	Anwendungsbeispiele
A 134	134° C, 4 bar (etwa 4 at) mindestens 5 Minuten lang	**Instrumente Verbandstoffe**
A 121	121° C 2 bar (etwa 2 at) mindestens 20 Minuten lang	**Wäßrige Lösungen** in verschlossenen Behältnissen; z. B. aus Glas oder aus geeignetem Kunststoff **Instrumente, Schläuche, Verbandstoffe**
H 180	180° C mindestens 30 Minuten lang	**Talkum, Weißer Ton, Instrumente, Behältnisse** z. B. aus Metall, Porzellan oder Glas
H 160	160° C mindestens 180 Minuten lang	**Ölige Zubereitungen**
ÄO	mindestens 1,25 g Äthylenoxid/l Kammervolumen	**Kunststoffgeräte** und **Kunststoffbehältnisse**
R	mindestens 2,5 · 10^4 J/kg (2,5 Megarad, Mrd.)	durch die strahlenrechtlichen Vorschriften eingeschränkt
4a	geeignete Filter-Technik	niederviskose Lösungen
4b	mindestens 70° C mindestens 30 Minuten lang mindestens 3mal mit Unterbrechungen von jeweils 16 bis 24 Stunden bei 20 bis 25° C	**Wäßrige Flüssigkeiten,** die nicht der Hitzesterilisation unterworfen werden können.
4c	mindestens 70° C mindestens 30 Minuten lang	**Wäßrige Flüssigkeiten,** die nicht tyndallisiert werden können

Hinsichtlich der Prüfung auf Sterilität gibt das DAB 9 auf Seite 29 ff Anweisungen.

Das DAB 9 (S. 473 ff) betont, daß bereits **vor** der Sterilisation auf die Keimfreiheit des Endprodukts Rücksicht genommen werden muß, nämlich durch
- kontrollierte Arbeitsbedingungen, die Einschleppen und Vermehrung von Mikroorganismen verhindern,
- Auswahl und Lagerung der Ausgangsstoffe, um deren mikrobielle Verunreinigung so niedrig wie möglich zu halten,
- Prüfung auf mikrobielle Verunreinigung besonders gefährdeter Ausgangsstoffe **vor** dem Einsatz in der Produktion.

Das DAB 9 regt die Validierung der Sterilisationsverfahren an und gibt einerseits (S. 474) mikrobiologische Testverfahren zur Überprüfung der Sterilisationsverfahren an, verlangt andererseits Autoklaven-Meßprotokolle zur physikalischen Überwachung der Sterilisationsverfahren.
Die Sterilisationsverfahren des DAB 9 sind als Beispielverfahren formuliert, von denen in berechtigten Fällen abgewichen werden kann. Dann muß die Wirksamkeit der abweichenden Sterilisationsverfahren nachgewiesen werden.

Im DAB 9 werden genannt:

Sterilisation mit gesättigtem Wasserdampf

Referenzbedingungen: T = 121° C während 15 Minuten. Die Dauer der Behandlung wird von dem Zeitpunkt an gemessen, an dem die vorgeschriebenen Bedingungen im gesamten Sterilisationsgut eingetreten sind.

Sterilisation mit trockener Hitze

Bei 180° C mindestens 30 Minuten;
bei 170° C mindestens 60 Minuten;
bei 160° C mindestens 120 Minuten.
Verstärkte Ventilation ist vorgeschrieben!

Strahlensterilisation

Behandlung durch Gamma- oder Elektronenstrahlen. Dosimetrie, Eignung von Verpackung und Produkt sowie die Wirksamkeit des Verfahrens sind zu überprüfen.

Gassterilisation

Zeit, Temperatur, relative Luftfeuchtigkeit, Druck und Gaskonzentration müssen, die Wirksamkeit der angewendeten Verfahren soll bei jeder Charge mit geeigneten Bioindikatoren überprüft werden.

Aseptische Herstellung

Produkte, die nicht in ihrem Endbehältnis sterilisiert werden können, müssen aseptisch aus – soweit möglich – vorsterilisierten Ausgangsstoffen und mit sterilen Arbeitsgeräten hergestellt werden und durch Bakterien zurückhaltende Filter (Porenweite $<0{,}22\ \mu m$) filtriert werden. Diese Filtration wurde früher als „Sterilfiltration" beschrieben. Die Filter dürfen grundsätzlich längstens einen Arbeitstag lang verwendet werden. Es ist sinnvoll, die Unversehrtheit der Filter zu kontrollieren.

Bei **aseptischer Herstellung** kann die Kontrolle des Herstellungsprozesses durch die Verarbeitung eines Nährmediums und mikrobiologische Endkontrolle überprüft werden.

3.6. Vorsicht bei der Verarbeitung von Arzneimitteln!

Es sind im folgenden einige häufiger vorkommende Stoffe genannt, bei denen besondere Vorsicht geboten erscheint:

3.6.1. Hautschädigende Stoffe

„Bei allen Arbeiten, die durch Verspritzen von Säure, Lauge, konz. Wasserstoffperoxid und anderen ätzenden Stoffen zu Augenverletzungen Anlaß geben können, sind entsprechende Schutzmittel (z. B. Brillen) ... zu benutzen."[1]

Acid. aceticum[2]
Acid. chromicum[2]
Acid. monochloraceticum[2]
Acid. nitricum[2]
Acid. sulfuricum[2]
Acid. trichloraceticum[2]
Argentum nitricum[3]
Bromum[4][5]
Calcaria usta[5]
Cresolum crudum[6]
Formaldehyd solutus
Hydrogenium peroxydatum solutum concentratum
Kreosotum
Liq. Ammonii caustici[7]
Liq. Kali caustici[7]
Liq. Natri caustici[7]
Liq. Natrii silicici[7]
Oleum Crotonis
Phenolum[8]
Phosphorus[9]
u. a.

Bezüglich innerer Verätzungen usw. siehe „Erste Hilfe bei Vergiftungen" (Kapitel 7.10.).

3.6.2. Schädlicher Staub

Atropinum
Calcaria usta (Auge!)
Cantharides pulv.
Cort. Quillaiae pulv.
Euphorbium pulv.
Fruct. Colocynthidis pulv.
Hormone
Rad. Ipecacuanhae pulv.
Rhiz. Hellebori pulv.
Rhiz. Veratri pulv.
Secale-Wirkstoffe
Veratrinum
u. a.

3.6.3. Schädliche Gase und Dämpfe[10])

Acid. hydrochloricum
Acid. hydrofluoricum
Acid. nitricum[11])
Alcohol amylicus
Alcohol methylicus
Amylium nitrosum[12])
Benzinum Petrolei
Benzolum
Bromum[13])
Carboneum sulfuratum
Chloroformium[14])
Formalin
Hydrargyrum[15])
Liq. Ammonii caustici
Nitrobenzolum
u. a.

Vorsicht vor Blausäure- und Schwefelwasserstoff-Gasentwicklung bei unüberlegten Mischungen!

3.6.4. Feuergefährliche Stoffe

Acetonum
Aether
Alcohol methylicus
Aluminium pulvis subtiliss.
Benzinum Petrolei
Benzolum
Carboneum sulfuratum
Collodium
Colophonium pulv.
Magnesium pulvis subtiliss.
Spiritus
Spiritus aethereus
Toluolum
Xylolum
u. a.

Im Raum befindliche Zündflammen (Gas-Heißwasserbereiter, Sparflamme des Bunsenbrenners) sind zu löschen!

Flüssigkeiten stets durch Trichter gießen! (Äther jedoch wegen der Gefahr der Selbstentzündung nicht durch Glastrichter!)

Feuerlöschmittel bereithalten!
(Tücher, Sand, Schaumlöscher; Tetrachlorkohlenstoff nicht in geschlossenen Räumen brauchbar, Wasser nur bedingt wirksam!)

Ob ein unbekannter Stoff feuergefährlich ist, kann in der Apotheke aus folgenden Büchern ermittelt werden:

Gefahrstoffverordnung (R-Sätze 1–19, R30, R44), die in der Monographie von H. Horvath „Giftige Stoffe der Gefahrstoffverordnung" und in der Sammlung „Apotheken- und Arzneimittelrecht" von Wilson-Blanke abgedruckt ist.

Merck-Katalog „Reagenzien, Diagnostica und Chemikalien".

Chemie-Lexika, zum Beispiel Römpp, The Merck Index, Tabellen für die Pharmazeutische Praxis von H. Gebler.

3.6.5. Explosive Mischungen

Gemische von

Schwefelkohlenstoff-, Benzin-, Alkohol-, Äther-Dämpfen oder anderen Dämpfen leicht entzündlicher und leicht flüchtiger Stoffe mit Luft sind explosiv!

Vgl. hierzu auch Kapitel Unverträglichkeiten (3.2.)!

Der aus einer zerbrochenen Originalflasche ausgelaufene Äther pro narcosi kann ausreichen, einen Raum bis zu 60 m^3 zu sprengen.

---

[1]) § 55, Abs. 2 der „Unfallverhütungsvorschrift für Apotheken ..." – Berufsgenossenschaft für Gesundheitsdienst und Wohlfahrtspflege.
[2]) Mit viel Wasser, Soda- oder Natriumhydrogenkarbonatlösung schnell abwaschen! Augen: Spülen mit viel Wasser, verdünnter Soda- oder Natriumhydrogenkarbonatlösung.
[3]) Entfernung von Flecken siehe Kapitel 7.11.
[4]) Sofort mit Benzol oder Petroleum abwaschen! Verdünnte Alkalien, Sodalösung.
[5]) Vorsicht vor Augenverätzungen! Auseinanderziehen der Lider mit beiden Händen, Überspülen des Auges mit mehreren Litern Wasser. Sofort zum Augenarzt!
[6]) Mit Ammonkarbonatlösung oder verdünnter Ammoniaklösung auswaschen! Augen: Dämpfe von verdünnter Ammoniakflüssigkeit!
[7]) Schnell mit viel Wasser abwaschen! Bei Augenverätzungen hilft nur schnellstes Ausspülen mit mehreren Litern Wasser, evtl. danach mit Borwasser. (Ein Neutralisationsversuch mit schwacher Säure kommt in jedem Fall zu spät!)
[8]) Spritzer schnell mit Öl oder Alkohol abwaschen!
[9]) Bei Spritzern den Phosphor schnell mit der Pinzette entfernen oder mit reichlich Wasser abspülen. 0,5%ige Kupfersulfatlösung. Zum Abstumpfen der sich bildenden Phosphorsäure Zusatz von Soda- oder Natriumhydrogenkarbonatlösung (3–5%ig; 1 Eßl. auf 1 l Wasser). Keine Brandbinden oder festen Verbände! 10%ige Tanninsalbe. Auge: Spülen mit Wasser, Borwasser oder Natriumhydrogenkarbonatlösung.
[10]) Erste Hilfe: Frische Luft.
[11]) Braune Dämpfe (= Nitrose-Dämpfe).
[12]) Bewirkt Blutandrang zum Kopf!
[13]) Die schweren Dämpfe lassen sich teilweise gießen!
[14]) Phosgenbildung bei Gegenwart offener Flammen!
[15]) Bereitung von Ungt. Hydrargyr. ciner.! – Vorsicht bei zerbrochenen Fieberthermometern!

Beim Tragen von Schuhen mit Kreppsohlen, beim Reiben von Anzugwollstoffen und dgl. sind Ströme mit Spannungen bis zu 8000 V und bis etwa 50 Milliampere gemessen worden. Auftretende Entladungsfunken können explosible Gas-Luft-Gemische entzünden!

Äther-Luft-Gemische kriechen über den Boden! Entzündung kann durch einen Nagel im Schuh erfolgen!

Weitere Informationen über explosive Mischungen geben die im obigen Kapitel 3.6.4. genannten Werke und Tabellen. Werte für Explosionsgrenzen in Volumen-Prozent findet man in den Tabellen von L. Roth „Sicherheitsdaten / MAK-Werte".

3.6.6. Sonstiges

Vorsicht beim **Mischen!** Z. B. Acid. sulfuricum in dünnem Strahl in das Wasser geben (und nicht umgekehrt!). Vgl. auch Kapitel Unverträglichkeiten (3.2.).

Vorsicht beim **Zukorken!** Korken so aufsetzen, daß bei einem Zerbrechen der Flasche keine oder keine schwerwiegenden Schnittwunden entstehen können!

3.7. Flaschenverschluß

Flaschenverschlüsse müssen den sicheren Gebrauch des Flascheninhalts ermöglichen und das Gefäß geeignet und dauerhaft verschließen. Auch sollten die Gewohnheiten des Verbrauchers bedacht werden. Vorsicht: Tropfverschlüsse für Externa und Augentropfenbehältnisse für andere Lösungen oder Reagentien!

Für Rezepturarzneimittel ist der Gebrauch von „Kindersicheren Verschlüssen" nicht vorgeschrieben. Trotzdem kann ihr Einsatz, z. B. für Codein-haltige Säfte oder Analgetika-haltige Tropfen, sinnvoll sein.

Als Flaschenverschluß für die meisten in der Apotheke gebräuchlichen Flüssigkeiten genügt guter Naturkork oder der übliche Kunststoffverschluß. Im folgenden wurden jedoch als Richtlinien einige Ausnahmen zusammengestellt. Während bei beabsichtigter kürzerer Aufbewahrung unter Umständen auch ein anderer Verschluß genommen werden kann, ist für längere Aufbewahrung unbedingt folgendes zu beachten:

Glasstopfen

Acid. hydrochloricum
Acid. nitricum
Acid. sulfuricum
Bromum
Carboneum sulfuratum
Cresolum crudum
Hydrogenium peroxydatum solutum conc.
Jodum
Nitrobenzolum
Phenolum liquefactum
u. dgl.

Gummistopfen

Fehling-II-Reagenz
Liq. Ammonii caustici
Liq. Kali caustici
Liq. Natri caustici
Liq. Natrii silicii
Neßlers Reagenz
Nylanders Reagenz
Verkittende Flüssigkeiten
u. dgl.

Kein Gummistopfen

Acetonum
Äther
Ätherische Öle
Benzinum Petrolei
Benzolum
Carboneum sulfuratum
Carboneum tetrachloratum
Chloroformium
Hydrogenium peroxydatum solutum conc.
Lösungen mit Konservierungsmittel
Menthol mit Campher
Xylolum
u. dgl.

Anmerkungen:

Äther pro narcosi war – nach DAB 7 – mit Kork oder Verschlüssen aus Kunststoff zu verschließen. Der Kork mußte mit Zinnfolie oder Kunststoff unterlegt sein, die vorher mit Alcohol absolut. gereinigt wurde . . .

Chloroformium pro narcosi war – nach DAB 7 – mit Glasstopfen oder Kork oder Verschlüssen aus Kunststoff zu verschließen. Der Kork mußte dann aber mit Zinnfolie oder Kunststoff unterlegt sein, der vorher mit Alcohol absolut. gereinigt wurde.

Kein Kunststoff-Verschluß

In zunehmendem Maße finden jetzt auch Kunststoff-Verschlüsse oder Verschlüsse mit Kunststoff-Einlagen in den Apotheken Verwendung. Wenn auch die dazu benutzten Kunststoffe weitgehend indifferent sind, so sind sie doch nicht in jedem Fall brauchbar. Sollen sie für die folgenden Flüssigkeiten benutzt werden, so ist Vorsicht am Platze. (Ich habe schlechte Erfahrungen bei der Verwendung für diese Flüssigkeiten gemacht, wobei zugestanden werden muß, daß es Kunststoffe aus ganz unterschiedlichem Material mit entsprechend unterschiedlichen Qualitäten gibt.)

Acetonum
Äther
Carboneum tetrachloratum
Collodium
Oleum camphoratum
Oleum Eucalypti
Toluol

Kein Schraubverschluß (wegen Gasentwicklung!)

Hydrogenium peroxydatum solutum
(Nach DAB in Gefäßen mit Druckausgleich aufbewahren!)

Festsitzende Glasstopfen

Trotz aller Vorsicht läßt es sich nicht immer vermeiden, daß ein Glasstopfen festsitzt. Keine Gewalt anwenden, besonders nicht durch Hebeln mittels Eisenspatel! Den Öffnungsversuch – besonders auch durch Dagegenschlagen – möglichst dem Chef überlassen!

Ratschläge:

Vorsichtiges Erwärmen des Flaschenhalses durch ständiges Drehen über einer ganz klein gestellten (nicht rauschenden) Flamme eines Bunsenbrenners. (Cave feuergefährliche Stoffe!) Immer wieder durch Anfassen des Halses davon überzeugen, daß er nicht heißer wird, als man gerade noch anfassen kann. Diese Methode führt fast immer zum Ziel. Notfalls – nach völligem Erkalten – Versuch wiederholen.

Spir. aethereus in die Rille des Glasstopfens träufeln. (Hilft meistens auch bereits nach kurzer Zeit.)

In hartnäckigen Fällen: mehrere Stunden – evtl. über Nacht – umgekehrt in Wasser mit Spüli (oder dgl.), Flaschen mit alkoholischen Lösungen in Alkohol stellen.

Ast empfiehlt Einstellen in eine Lösung von

Chloralum hydratum	50,0
Glycerinum	30,0
Spiritus, Aq. dest. ana	10,0

oder – für Laugenflaschen und dgl. –

Ac. lacticum	30,0
Äther	30,0
Spiritus	40,0

3.8. Signatur

Es ist Wert auf eine gute Ausführung der Etiketten und deutliche Handschrift zu legen! Bei Tropfgläsern die Signatur auf die der Tropfschnauze abgekehrte Seite kleben, damit herunterlaufende Tropfen die Signatur nicht verschmieren können.

Die Rezeptur-Signatur muß enthalten:

1. Name oder Firma des Inhabers der Apotheke und deren Anschrift,
2. Inhalt nach Gewicht, Rauminhalt oder Stückzahl,
3. die Art der Anwendung und eine Gebrauchsanweisung,
4. die arzneilich wirksamen Bestandteile sowie deren Mengen nach gebräuchlichen Maßeinheiten, in deutscher Sprache und offizieller Benennung,
5. das Datum der Herstellung (nicht der Abgabe und nicht der Abfüllung!),
6. einen Hinweis auf die beschränkte Haltbarkeit.

Die früher übliche Benutzung von Etiketten auf weißem oder rotem Papier ist nicht mehr zwingend vorgeschrieben!

Im einzelnen beachte folgendes:

„Vor Gebrauch umzuschütteln!"

Grundsätzlich anzubringen bei Anreibungen, Dekokten, Emulsionen, Infusen, Linimenten, Schüttelmixturen und allen anderen flüssigen oder halbflüssigen Arzneimitteln, bei denen eine Entmischung oder Ausfällung zu erwarten ist.

„Kühl aufzubewahren! – Frischarznei! Nur beschränkt haltbar!"

Anzubringen bei leicht verderblichen oder zersetzlichen Arzneien. Hierzu gehören Dekokte, Infuse; Sirupe, Schleim, Mixtura solvens, Hydrogenium peroxydatum solutum u. a. – Die Signatur „Kühl aufzubewahren!" ist im Sommer auch bei Suppositorien angebracht!

„Feuergefährlich"/„Flammensymbol"

Werden feuergefährliche, explosionsgefährliche oder brandfördernde Stoffe als Arzneimittel abgegeben, müssen sie nicht gemäß GefStoffVO mit dem Hinweis Feuergefährlich, den Symbolen oder R/S gekennzeichnet werden. Anderes gilt, wenn Stoffe der Anlage der GefStoffVO als technische Stoffe, zu sonstigen Zwecken oder als Zwischenprodukte abgegeben werden. Im übrigen gilt die Pflicht zur vollen Kennzeichnung auch für die Lagerung innerhalb der Apotheke. Immer, wenn die Stoffe also zu kennzeichnen sind, sind die in der Anlage zur Gefahrstoffverordnung vorgeschriebenen Symbole und Sätze anzuwenden (siehe dazu auch Kapitel 3.6.4.). Wenn die Verpackung nicht mehr als 125 ml enthält, dürfen, § 7(4) der GefStoffVO gemäß, R- und S-Sätze entfallen. Die Symbole müssen aber verwendet werden!

Gefährliche Stoffe, die Arzneimittel sind **und** für den Endverbraucher verpackt abgegeben werden, müssen **nicht** als „Feuergefährlich" gekennzeichnet werden.

Alkoholgehalt

Gemäß Arzneimittel-Warnhinweis-VO vom 21. 12. 84 müssen Arzneimittel zur inneren Anwendung, die Alkohol enthalten, entsprechende Angaben zum Äthanolgehalt tragen. Die Berechnung des Alkoholgehaltes und die Wahl des richtigen Warnhinweises – E1, E2 oder E3 – werden in Kapitel 9.10.2. erläutert.

Tartrazin

Der Farbstoff Tartrazin soll wegen des Allergierisikos entsprechend deklariert werden.

„Gift!"

Gifte, die als Heilmittel auf Grund eines ärztlichen Rezeptes in der Apotheke abgegeben werden, brauchen nicht als „Gift" gekennzeichnet zu werden. Ob es zweckmäßig ist, z. B. bei einem – unter Umständen stark – sublimathaltigen Haarspiritus vorsichtshalber ein Gift-Etikett anzubringen, darüber kann man verschiedener Ansicht sein. Zum mindesten ist aber in derartigen Fällen eine deutliche Signatur „Vorsicht! – Äußerlich!" bzw. „Einreibung!" angezeigt.
Siehe auch Kapitel 6.8.4./6.8.7.

„Sine Copia!"

Wenn auch in manchen Fällen aus psychotherapeutischen Gründen ein derartiger Vermerk des Arztes zweckmäßig sein mag, so darf der Apotheker diesem Wunsch des Arztes nicht folgen (ABO). Durch geeignete Wahl der Nomenklatur kann die Inhaltsangabe für den Laien aber meist ohne Probleme verschleiert werden. Auf jeden Fall muß die Inhaltsangabe nicht in deutscher Sprache gegeben werden.

Da die Zusammensetzung der Arznei auch aus dem Rezept zu ersehen ist, wird durch den Vermerk „Sine Copia!" auf dem Arzneibehälter/Rezept ohnehin nicht gänzlich unterbunden, daß der Patient davon Kenntnis erhalten kann.

Sonstige

Bei Flüssigkeiten, die irgendwie ätzen können (Wasserstoffperoxid 30%, Desinfektionsmittel u. a.), ist eine Signatur „Nur verdünnt anzuwenden!" angebracht!

Bei Teemischungen, die zum Räuchern bestimmt sind, ist auf eine deutliche Signatur „Nur zum Räuchern bestimmt – eine andere Verwendung ist gesundheitsschädlich!" zu achten!

Rezeptpflichtige, insbesondere Betäubungsmittel enthaltende Arzneien, die an Krankenhäuser oder als Praxisbedarf abgegeben werden, sollten auf den Abgabegefäßen mit einem entsprechenden Hinweis auf die starke Wirksamkeit versehen werden!

Tierarzneimittel

Alle Tierarzneimittel, auch solche, die Rezepturen sind, müssen eine Gebrauchsinformation haben.

Begrenzte Haltbarkeit

Die Begrenzung der Haltbarkeit von Rezepturarzneimitteln orientiert sich an der Arzneiform und Zusammensetzung sowie an der Anwendungsart und der Verpackung des Arzneimittels. Eine individuelle Festlegung der Haltbarkeit kann sich auf die in DAZ (127, **2155** [1987]) referierten Ergebnisse eines ZL-Symposiums stützen. Dort wurde auch folgende Tabelle publiziert:

Haltbarkeitsfristen für Rezepturen
(Angaben aus dem Laboratorium der Niederländischen Apotheker, Den Haag)

Augentropfen, nicht konserviert	24 Stunden
Augentropfen, konserviert	1 Monat
Augentropfen in Einmalpackung	1 Jahr
Augenspülungen, nicht konserviert	24 Stunden
Augenspülungen, konserviert	1 Monat
Augensalben, wasserhaltig	1 Monat
Augensalben, wasserfrei	6 Monate
Blasenspülungen	3 Jahre
Cremes in Kruken	3 Monate
Cremes in Tuben	1 Jahr
Injektions- und Infusionslösungen	3 Jahre
Inhalate	2 Jahre
Tabletten, trocken aufzubewahren	3 Jahre
Kapseln	3 Jahre
Klysmas	1 Jahr
Lösungen äußerlich, nicht konserviert	2 Wochen
Lösungen äußerlich, konserviert	6 Monate
Lösungen äußerlich mit Alkohol > 15% g/g	2 Jahre
Mundspülungen, nicht konserviert	2 Wochen
Mundspülungen, konserviert	6 Monate
Nasentropfen	3 Monate
Ohrentropfen, wasserhaltig	1 Monat
Ohrentropfen, wasserfrei	6 Monate
Puder, trocken aufzubewahren	1 Jahr
Salbe O/W und W/O, konserviert, in Tuben	1 Jahr
Suppositorien, nicht in Blisterpackung	1 Jahr
Suppositorien, in Blisterpackung	2 Jahre

3.9. Arzneispezialitäten

„Arzneispezialitäten": *„Arzneimittel, die in gleichbleibender Zusammensetzung hergestellt und in abgabefertigen Packungen unter einer besonderen Bezeichnung in den Verkehr gebracht werden."* (Definition des AMG § 4.)

3.9.1. Lesen der Verschreibung

In Zweifelsfällen muß man sich vergewissern, ob von dem verordneten Mittel verschiedene Stärken, Packungsgrößen oder -arten (Tabletten, Dragées, Ampullen usw.) im Handel sind. (Beispiele: Hexobion-Tabl. zu 40 mg und -Drag. zu 300 mg; Librium-Drag. zu 5 mg, Kaps. zu 10 mg, Tabs zu 25 mg; Dominal forte Drag. zu 40 mg, Tabl. zu 80 mg; Euphyllin-Amp. zur im. oder iv. Injektion; Robadin-Amp. „pro Ulcere ventriculi" oder „pro Ulcere duodeni".) Hinsichtlich der verschiedenen Packungsgrößen und Stärken kann die Beachtung allein schon wegen der unterschiedlichen Preise und deren Anerkennung seitens der Krankenkassen von Bedeutung sein.

Oft ist es schwierig, die „richtige" Ausführung einer ärztlichen Verschreibung durchzuführen, wenn der Arzt nur den Namen einer Arzneispezialität verordnet – ohne Angabe der Zubereitungsform und Herstellerfirma.

Beispiele:

1. „Cordalin", „Isoptin", „Lasix": Selbst wenn der Arzt dem Patienten mündlich die Gebrauchsanweisung „einnehmen" dazugesagt hat, kann es passieren, daß die Krankenkasse nur die billigere Ampullen-Packung bezahlt, wenn der Apotheker nicht ausdrücklich dazu vermerkt hat „Dragées, Tabletten oder Tropfen" und diesen Vermerk mit seinem Handzeichen kenntlich gemacht hat.
2. „Venoruton P 4", das es als Kapseln, Tropfen und Salbe gibt: Selbst wenn der Arzt dem Patienten ausdrücklich eine Gebrauchsanweisung für die Kapseln oder Tropfen mündlich gegeben und der Patient diese Kapseln oder Tropfen immer bekommen hat und deshalb der Apotheker in gutem Glauben die Tropfen oder Kapseln abgegeben hat, kann er erleben, daß die Krankenkasse nur die Salbe bezahlt, weil sie billiger ist – wenn der Apotheker es unterlassen hat, durch sein Handzeichen die Zubereitungsform dazuzuschreiben.

So unverständlich es für einen Außenstehenden ist, daß manche Rezeptprüfer ihre Aufgabe in der Beanstandung derartiger sinnvoller Handlungsweisen eines Apothekers sehen: der Apotheker muß damit rechnen, daß ihm nur die billigste Zubereitungsform bezahlt wird – auch wenn der Patient diese gar nicht bekommen soll und nicht anwenden kann! Vielfach kann er wirklich nicht ahnen, daß ungebräuchliche, gar nicht gemeinte und womöglich erst seit kurzem neu erhältliche Zubereitungsformen als „billigste" im Handel sind, die der Rezeptprüfer aber entdeckt hat!

Die neueren Arzneimittellieferverträge mit den Kassen sehen vor, daß der Apotheker Menge und Stärke ergänzen kann. Die Ergänzungen müssen vom Arzt gegengezeichnet werden.

3.9.2. Kontrollen

Eingangskontrolle: Es ist zu prüfen, ob der Inhalt der Packungen – soweit das im Einzelfall auf Grund des Aussehens zu beurteilen ist – einwandfrei zu sein scheint (z. B. bei Flüssigkeiten keine Fällung, Trübung, Zersetzung, Schimmelbildung – Verdorbene Überzüge bei Dragées).

Prüfung der nicht in der Apotheke hergestellten Fertigarzneimittel

ABO § 12:

„(1) Fertigarzneimittel, die nicht in der Apotheke hergestellt worden sind, sind stichprobenweise zu prüfen. Dabei darf von einer über die Sinnesprüfung hinausgehenden Prüfung abgesehen werden, wenn sich keine Anhaltspunkte ergeben haben, die Zweifel an der ordnungsgemäßen Qualität des Arzneimittels begründen.

(2) Das anzufertigende Prüfprotokoll muß mindestens enthalten
1. *den Namen oder die Firma des pharmazeutischen Unternehmers,*
2. *die Bezeichnung und Darreichungsform des Arzneimittels,*
3. *die Chargenbezeichnung oder das Herstellungsdatum,*
4. *das Datum und die Ergebnisse der Prüfung,*
5. *das Namenszeichen des prüfenden oder die Prüfung beaufsichtigenden Apothekers."*

Alte ABO § 7:

„Wird nur eine Sinnesprüfung vorgenommen und dabei die einwandfreie Beschaffenheit des Arzneimittels nicht beeinträchtigt, so können die hierzu geöffneten Packungen mit einem Kontrollstreifen wieder verschlossen werden. Auf dem Kontrollstreifen könnte vermerkt werden,
1. *daß die Packung auf Grund dieser Vorschrift zur Prüfung des Inhalts geöffnet worden ist,*
2. *das Datum der Prüfung,*
3. *der Name oder die Firma des Inhabers der Apotheke und deren Anschrift,*
4. *das Namenszeichen des Apothekers, der die Prüfung durchgeführt oder beaufsichtigt hat."*

„Ergibt diese Prüfung, daß ein Arzneimittel nicht einwandfrei beschaffen ist, insbesondere nicht den Anforderungen des DAB oder den sonst allgemein anerkannten Regeln der pharmazeutischen Wissenschaft entspricht, so muß es entweder unter entsprechender Kenntlichmachung gesondert gelagert oder sofort vernichtet werden . . . ." (ABO).

Die APV hat eine ausführliche Richtlinie zur sachgerechten Gestaltung der Prüfung von Fertigarzneimitteln vorgeschlagen (DAZ **126**, 1573 [1986]).

Demnach sollen geprüft werden:
- Alle nach § 73 Abs. 3 importierten Arzneimittel
- Täglich mindestens ein Arzneimittel
- Primärpackmittel
- Packungsbeilage
- Faltschachtel
- Dosierhilfen (Löffel, Pipetten usw.)
- Punkte der arzneiformspezifischen Checkliste.

Es ist sinnvoll, vor allem dann, wenn Anzeichen dafür sprechen, daß die Beanstandung kein Einzelfall ist, eine Prüfung der Rückstellmuster beim Hersteller zu veranlassen. Zu diesem Zweck können zwei Wege eingeschlagen werden:

1. Meldung direkt an den Hersteller, am besten mit Beilage eines Teiles oder der ganzen Packung.
2. Meldung an die Arzneimittelkommision auf speziellen Vordrucken.

Die ABO schreibt zudem vor, daß in gewissen Fällen die zuständige Behörde von Beanstandungen zu unterrichten ist.

ABO § 21 Abs. 3:
„... ist die Annahme gerechtfertigt, daß Qualitätsmängel vorliegen, die vom **Hersteller** *verursacht sind, ist die zuständige Behörde unverzüglich zu benachrichtigen."*

Die Prüfung sollte in der Regel beim Wareneingang routinemäßig erfolgen. Täglich können so problematische Fälle ohne großen Aufwand unter Kontrolle gehalten werden. Beim Wareneingang sollte für interne Zwecke der Einkaufszeitpunkt auf der Packung kenntlich gemacht werden. Wechselnde Etikettenfarben, Kennziffern auf Etiketten oder sonstige Kennzeichen können dazu verwendet werden. Vor der Abgabe können dann ältere Packungen rasch erkannt und leicht nochmals überprüft werden. Gerade in diesen Fällen ist es sinnvoll, das **Herstellungsdatum** aus der Chargenbezeichnung zu entschlüsseln, was mit dem Buch von Schwendinger/Schaaf, „Haltbarkeits- und Herstellungsdaten deutscher Arzneimittel", ohne langes Suchen möglich ist. Versiegelte Packungen können im Einverständnis mit dem Kunden vor diesem während der Abgabe geprüft werden.

3.9.3. Verfalldatenkontrolle

Bei der Abgabe muß geprüft werden, ob etwaige Verfalldaten nicht überschritten wurden, z. B. bei Seren, Insulinen, Penicillin- und anderen Antibiotica-Zubereitungen. Immer noch sind Verfalldaten nur eingeprägt und schwer lesbar auf die Packungen aufgebracht. Hier ist besondere Vorsicht am Platz. Die Entschlüsselung von nicht offen deklarierten Haltbarkeitsdaten ist möglich über die Angaben der Hersteller in den Preislisten oder mit Hilfe des Buches Schwendinger/Schaaf, „Haltbarkeits- und Herstellungsdaten deutscher Arzneimittel".

Das AMG vom Juli 86 schreibt offene Verfalldaten bei allen Fertigarzneimitteln vor. Es wurde zum 1. Februar 1987 rechtswirksam. Kapitel 3.11. und 3.12. beschreiben die Absonderung und Entsorgung.

Die Kontrolle der Verfalldaten hat pharmazeutische und wirtschaftliche Gründe: Verfallene Arzneimittel dürfen nicht mehr abgegeben und verwendet werden.

Arzneimittel, die kurz vor Ablauf des Verfalldatums abgegeben werden müssen, dürfen dem Kunden nicht „untergeschoben" werden. Es ist ehrlicher und für das Vertrauen des Kunden zu seiner Apotheke dienlicher, den Kunden, vielleicht auch in Form einer Frage, über die kurze Restlaufzeit aufzuklären.

Beispiel: „Werden Sie das Präparat ... innerhalb der nächsten Wochen aufbrauchen? Seine Laufzeit ist kurz und es sollte bis in 2 Monaten verbraucht sein." Aus der Reaktion des Patienten kann dann die erforderliche Maßnahme abgeleitet werden. Viele Patienten sind einer Erklärung durchaus zugänglich. Es ist aber auch manchmal notwendig, eine neue Packung zu beschaffen, selbst wenn die Restlaufzeit dem Fachmann noch ausreichend lang bemessen erscheint. Wenig Dinge sind dem Ruf einer Apotheke so schädlich, wie begründete Zweifel an der Qualität der abgegebenen Arzneimittel!

Das wirtschaftliche Problem der Verfalldatenkontrolle gewinnt laufend an Bedeutung. Immer mehr Arzneimittel tragen offene Verfalldaten. Die laufende Überwachung des Warenlagers und die unvermeidliche Herausnahme verfallener Spezialitäten aus dem Lager schaffen steigende Kosten. Um die Kosten für verfallene Arzneimittel zu beschränken sind folgende Maßnahmen angezeigt:

1. Konsequente Kennzeichnung der Verfall-Artikel auf den Lochkarten.
2. Angabe der möglichen Laufzeit einer Spezialität auf den Kärtchen, am besten in Monaten. Diese Information kann aus der Lauer-Liste, den Herstellerprospekten und dem schon erwähnten Buch Schwendinger/Schaaf entnommen werden. Auch in der Fachpresse erscheinen periodisch geeignete Aufstellungen; z. B. PharmZtg. **128**, 1883 (1983).
3. Kontrolle der Restlaufzeit beim Wareneingang und Gegenüberstellung von Gängigkeit, Restlaufzeit, Gesamtlaufzeit und Preis. Diese Gegenüberstellung entscheidet über Hereinnahme oder Rückgabe der Packung an den Lieferanten.

   1. Beispiel:

Gängigkeit eines Artikels:	3 Einheiten pro Jahr
Mögliche Laufzeit:	12 Monate
Restlaufzeit:	8 Monate
Preis:	EK 35,– DM

   Entscheidung: **Hereinnahme,** weil frischere Ware kaum über den Großhandel erhältlich sein wird.

2. Beispiel:

Gängigkeit:	3 Einheiten pro Jahr
Mögliche Laufzeit:	24 Monate
Restlaufzeit:	5 Monate
Preis:	10,– DM

Entscheidung: **Rückgabe,** Versuch der Beschaffung beim zweiten Großhändler. Es ist durchaus damit zu rechnen, daß man Packungen mit 12 oder mehr Monaten Restlaufzeit erhält.

4. Führen einer Verfalldatenkartei, manuell oder mit EDV.

3.9.4. Unversehrte Packungen

Verschlüsse und Behältnisse müssen unversehrt und ohne Beschädigung sein. Chargennummern von Primärverpackung und äußeren Packmitteln müssen übereinstimmen. Beipackprospekte dürfen nicht fehlen. Aufdrucke wie „Ärztemuster etc." müssen in der Apotheke entdeckt werden und vom Apothekenleiter beim Großhandel oder Lieferanten persönlich reklamiert werden. Tauchen Ärztemuster in Lieferungen auf, ist größtes Mißtrauen und Vorsicht angezeigt.

Geprüfte Fertigarzneimittel, die in der Apotheke geprüft worden sind und die zu diesem Zweck geöffnet worden waren, können den in der alten ABO beschriebenen Kontrollstreifen mit Angabe der Rechtsgrundlage, des Datums, des Durchführenden, des Prüfers und der Firma des Prüfers tragen.

Sine-confectione-Arzneimittel sind Rezepturarzneimittel.

3.9.5. Signaturen

Handschriftliche Gebrauchsanweisungen schreibe man nicht auf die äußere Karton-Umhüllung, die vom Patienten später meistens entfernt wird, sondern auf den eigentlichen Arzneibehälter[1]).

Enthält die Verschreibung eine Gebrauchsanweisung, so darf das Arzneimittel nur abgegeben werden, wenn diese auf der äußeren Umhüllung oder auf dem Behältnis in lesbarer Schrift vermerkt ist (siehe auch § 14 ABO).

Der Patient hat es leichter, seine Hausapotheke in Ordnung zu halten, wenn neben der Gebrauchsanweisung der volle Namen und das Datum auf dem Anweisungsetikett vermerkt wird. Er weiß so auch nach einigen Monaten noch, welches Familienmitglied das Arzneimittel erhalten hat und wie lange es bereits im Haus ist. Erfahrungsgemäß wird die Mitarbeit des Patienten – „Compliance" – durch sorgfältige und vollständige Beschriftung gefördert. Auf jeden Fall ist sie ein Beitrag zur Anwendungssicherheit, der den Aufwand in der Apotheke rechtfertigen sollte.

3.9.6. Lagertemperaturen

Bei einer Reihe von Arzneispezialitäten, die bei bestimmten Temperaturen aufbewahrt werden müssen, muß den Patienten dazugesagt werden, daß sie diese nicht längere Zeit bei abweichender Temperatur aufbewahren dürfen.

Beispiele:

1. 4°–6° C: Beriglobin, Fractivac, Grippe-Impfstoffe, Polio-Impfstoffe (z. B. Oral-Virelon), Tetanol.
2. 5° C: Pockenschutzimpfstoff, Pertussis-Hyperimmun-Globulin.
3. –5° C: Pockenschutzimpfstoff für Impfungen im internationalen Reiseverkehr.

Bei Lebendimpfstoffen dürfen die Lagertemperaturen auch nicht nach unten unterschritten werden. Dies kann leicht in Kühltaschen oder in der Kühlbox geschehen, wenn das Arzneimittel direkt auf das tiefgefrorene Kühlelement zu liegen kommt. Frost inaktiviert ebenso wie Überwärmung!

3.9.7. Sine confectione

Ist eine Arzneispezialität mit dem Vermerk „sine confectione" verordnet, so wird die Arznei in einen geeigneten Rezeptur-Arzneibehälter (Inhalt einer Tube in eine Kruke, Dragées in eine Pappschachtel oder ein Pillengläschen) umgefüllt. Der Name der Spezialität muß auf dem Rezepturetikett vermerkt werden.

Die AMPreisVO regelt das Taxieren in § 4. Siehe Kapitel 5.

[1]) Auch auf die kleinste Packung, und zwar mit Hilfe eines angeklebten Etiketts.

3.9.8. Zubereiten von Trockensäften und ähnlichen Arzneiformen

Es ist auf Arzneispezialitäten zu achten, deren Endform nur begrenzte Zeit haltbar ist und deshalb erst in der Apotheke oder vom Patienten (nach Hinzufügen der entsprechenden Menge Wassers und Auflösen) einnehmefertig gemacht werden (z. B. Baycillin-Saft, Binotal-Saft, Clamoxyl-Trockensaft). Bei diesen Präparaten ist der Patient zu fragen, ob er die Arznei sofort verbrauchen wird und ob er die Zubereitung in der Apotheke wünscht.

Will er die Zubereitung selbst durchführen, muß sie ihm in der Regel ausführlich erläutert werden. Im Laufe der Zeit kann man unglaubliche Dinge erleben:

Z. B.: Penicillin-Säfte werden mit kochendem Wasser zubereitet (analog Kindernahrung und auch dort falsch) oder die Pulver werden löffelweise eingenommen.

Offensichtlich ist es nicht unsinnig, davon auszugehen, daß der Verbraucher keinerlei Aufschriften oder Gebrauchsanweisungen lesen will oder kann!

Ist der Patient mit der Zubereitung durch den Apotheker einverstanden, wird diese ausgeführt. Das Datum der Zubereitung wird auf der Packung vermerkt, ebenso wird das Verfalldatum der zubereiteten Form errechnet und vermerkt. Lagerhinweise geben! Beispiel: Angabe des Herstellers: Nach Zubereitung ist der ....Saft im Kühlschrank zu lagern und innerhalb 10 Tagen zu verbrauchen.

Häufig muß auch darauf hingewiesen werden, daß die Angabe des Arztes „Meßlöffel" sich bezieht auf den in der Packung beigefügten Meßlöffel und nicht auf einen „Teelöffel".

Sinnvolle Hinweise mündlich: Im Kühlschrank lagern, am ..... (Datum!) vernichten.

Sinnvoller Vermerk auf der Flasche: Im Kühlschrank haltbar bis zum ..... (Datum). Zubereitet am ..... (Datum).

Analog ist mit Augentropfen zu verfahren, bei denen aus technischen Gründen oder wegen der Stabilität die Tropfvorrichtungen vom Patienten aufgebracht werden sollen. Für sehbehinderte, alte Menschen ist das sichere Anbringen der Verschlüsse oft sehr schwer. Nach Rücksprache mit dem Kunden sollte der Abgebende Anleitung geben oder das Präparat gebrauchsfertig machen.

3.9.9. Packungsgrößen

Dem Arzt wird nahegelegt, die Menge der abzugebenden Arznei **eindeutig** auf der Verschreibung anzugeben. Die Verträge zwischen den Kassen und der Ärzteschaft sehen vor, daß die Mengenangaben in arabischen Ziffern vermerkt werden.

Beispiel: Rp.: Gelonida Tbl., No. 20.

Bis vor kurzem war es üblich und empfohlen, zur Bezeichnung der Menge von einzeldosierten Arzneiformen lateinische Ziffern zu verwenden. Das obige Beispiel würde dann so formuliert:

Rp.: Gelonida Tabl., No. XX.

Durch ein Übereinkommen zwischen den Vertretern von Industrie, Apothekern und Ärzteschaft, sollen die Ärzte ab 1. 1. 1983 über einen neuen Satz von Mengenangaben verfügen können: Normierte „therapiegerechte Packungsgrößen" können mit den Bezeichnungen

N1 (Menge für die Erprobung)
N2 (Menge für die normale Behandlung)
N3 (Menge für den Dauergebrauch)

verordnet werden.

Eine Tabelle, in der für Kapseln, Dragées und Tabletten und die verschiedenen Indikationsgruppen der Roten Liste „therapiegerechte Packungsgrößen" aufgeführt sind, wurde publiziert. Sie ist im folgenden wiedergegeben.

Nach dem 1. 1. 1983 sollte die Mehrzahl der Hersteller ihre betroffenen Packungen mit den Bezeichnungen N1, N2 oder N3 gekennzeichnet haben.

Gelonida Tbl., N2 =	und	Gelonida Tbl., 2 N2 =
Gelonida Tbl. No. 20 =		Gelonida Tbl. No. 40 =
Gelonida Tbl. No. XX		Gelonida Tbl. No. XL

Weniger korrekt, aber immer noch am weitaus häufigsten anzutreffen, ist die Mengenangabe:

„1 O.P."

Hat der Arzt diese „Mengenangabe" auf einem Kassenrezept vermerkt, kann er damit rechnen, daß der Apotheker aufgrund seiner Bindung an den Arzneiliefervertrag „die kleinste, im Handel befindliche Originalpackung" abgibt. Hat der Arzt die Bezeichnungen

„1/1" oder „gr. Packung"

verwendet, kann er bei Kassenrezepten die Abgabe der „zweitkleinsten im Handel befindlichen Packung" erwarten.

Werden vom Arzt Arzneimittel mit der Mengenangabe N1, N2 oder N3 verordnet, für die noch keine Standardmengen vereinbart worden sind, gilt:

N1 = kleinste Packung
N2 = zweitkleinste Packung
N3 = drittkleinste Packung

Für eine Übergangszeit bis auf weiteres sind die alten, noch nicht mit Angaben N1, N2 oder N3 versehenen Packungen gemäß obiger Aufstellung gleichgestellt.

Für den Fall, daß der Arzt eine Menge verordnet, für die die entsprechende Packungsgröße nicht vorgesehen und die deshalb nicht im Handel ist, fehlt eine **eindeutige** Mengenangabe und der Apotheker muß sich – notfalls durch Rückfrage – Gewißheit über den Willen des Arztes verschaffen, bevor er die Verschreibung beliefert. Ist dies nicht möglich, greift die Vorschrift der Arzneilieferungsverträge, daß bei unklarer Mengenangabe die kleinste OP abzugeben ist. Ist N3 nicht definiert, darf auf die Verordnung von N3 nur einmal N2, nicht 2×N2, abgegeben werden. Die sich immer wieder ändernden Vereinbarungen zu diesem Problem sind in den Rundschreiben der LAV detailliert abgedruckt.

Es gibt Bundesländer, in denen die Verträge zwischen Kassen und Apothekern nur zulassen, daß bei nicht vereinbarter Packungsgröße N2 oder N3 eine einzige Packung der kleinsten im Handel befindlichen Größe abgegeben wird.

Vereinbarung zur Empfehlung therapiegerechter Packungsgrößen. (Stand: 13. Mai 1981; · = keine Empfehlung; – = Packungsgrößen nicht erwünscht.)

		Richtwerte für Packungsgrößen definiert in Zähleinheiten		
		N1	N2	N3
02	Aldosteron-Antagonisten	20	50	–
03	Alkalose-/Acidosetherapeutika	·	·	·
04	Analeptika	20	50	–
05	Analgetika	10	20–30	·
05	Antirheumatika	20	50	100
07	Antiallergika	20	50	·
08	Antianämika			
	Eisen	20	50	100
	nicht Eisen	20	·	100
09	Antiarrhythmika	20	50	100
10	Antibiotika	8–12	20–30	·
11	Antidiabetika	30	–	100–120
13	Antiemetika	10–20	50	·
13	Antivertiginosa	20	50	·
14	Antiepileptika	–	50	100
15	Antifibrinolytika	20	50	–
16	Antihypertonika	20–30	50	100
18	Antihypotonika	20	50	100
19	Antikoagulantia	20	50	100
20	Antimykotika	·	50	100
22	Antiphlogistika	20	50	100
23	Antitussiva	10	20	·
23	Expektorantia	20	50	100
24	Arteriosklerosemittel	20	50	100
26	Beta-Rezeptorenblocker	20–30	50	100
27	Bronchospasmolytika/Antiasthmatika	20	50	100
28	Cholagoga und Gallenwegstherapeutika	20–30	50	100
29	Cholinergika	20	50	·
30	Corticoide	·	·	·
31	Dermatika	–	50	100
35	Diuretika	20	50	100
36	Durchblutungsfördernde Mittel	20	50	100
41	Fibrinolytika	20	50	·
42	Geriatrika	30	50	100
43	Gichtmittel	·	30–50	100
44	Grippemittel	20	·	–
45	Gynäkologika			
	(2.) Antidysmenorrhoika	10–20	·	–
	(3.) Klimakterium-Therapeutika	20	50	·
46	Hämorrhoidenmittel	20	50	100
47	Hämostyptika/Antihämorrhagika	20	50	100
48	Hypnotika/Sedativa	10	20	·
52	Kardiaka	·	50	100
54	Koronarmittel	20–30	50	100
55	Laxantia	10	30–50	–
56	Lebertherapeutika	20–30	–	100
57	Lipidsenkende Stoffe	–	30–50	100
59	Magen-Darm-Mittel	10–20	50	100
60	Migränemittel	20	50	100
61	Mineralstoffpräparate	20	50	100
62	Mund- und Rachentherapeutika	20	50	·
63	Muskelrelaxantia	20	50	100
66	Neuraltherapeutika	keine oralen Formen vorhanden		
67	Ophthalmika	·	·	·
69	Parkinsonmittel	20–30	50	100
70	Psychopharmaka			
	B.1. Antidepressiva	20	50	100
	B.2. Neuroleptika	20	50	·
	B.3. Psychoanaleptika	20	50	–
	B.4. Tranquillantia	10	20	50
	B.7. Andere Psychopharmaka	·	·	·
71	Rhinologika	10	20	–
73	Schilddrüsenpräparate			
	Thyreostatika	20	50	100
	Thyreoid-Präparate	·	50	100
75	Sexualhormone und ihre Hemmstoffe (außer zyklusgerechten Packungen)	20–30	50–60	–
76	Spasmolytika	20	50	–
77	Sulfonamide	10	20	·
78	Thrombozytenaggregationshemmer	·	50	100
79	Tuberkulosemittel	–	30–50	100
81	Urologika	20	50	100
82	Venenmittel	20	50	100
83	Vitamine	·	·	·
85	Zytostatika	·	·	·

3.9.10. Unklarheiten

Vorsicht vor Verwechslungen von Präparatenamen! Es ist auch für einen erfahrenen Apotheker – besonders in einer Großstadt mit sehr vielen Ärzten – nicht immer ganz leicht, auf einem Rezept einen mit einer sehr persönlichen Handschrift geschriebenen Präparatenamen zu entziffern. Wenn der Abholende nichts Näheres über das Anwendungsgebiet und die Anwendungsweise sagen kann, hilft unter Umständen auch eine „Beratung" mit anderen Kollegen (bitte nicht vor dem Publikum!) nicht weiter. Dann bleibt nur eine Rückfrage beim Arzt übrig.

Unleserliche Rezepte dürfen auf keinen Fall beliefert werden!

Der pharmazeutisch-technische Assistent hat in den Fällen des Absatz 4, Satz 2 (Der Apotheker hat jede Änderung auf der Verschreibung [bei Unklarheiten] zu vermerken) die Verschreibung vor .... der Abgabe der Arzneimittel einem Apotheker vorzulegen!

Wohin ein Arzneiverwechslung führen kann, zeigt folgender Fall beispielsweise: Anstelle eines verordneten Vitamin-D-Präparates in schwacher Stärke, wurde ein solches „forte" abgegeben. Wegen dadurch aufgetretener Komplikationen mußte das Kleinkind in ein Krankenhaus eingeliefert werden. Dort zog es sich eine Infektionskrankheit zu, die zum Tode führte. Obgleich durch Sachverständigengutachten belegt wurde, daß das Kind durch die Verabfolgung des stärkeren Vitamin-D-Präparates keinen bleibenden Schaden erleiden konnte, wurde dem Apotheker die Schuld an dem Tod („Kausalzusammenhang"!) gegeben, und es erfolgte entsprechende Verurteilung (vgl. StGB § 222 – S. 197).

Im folgenden sind einige Beispiele solcher Präparatenamen angeführt, die bei gedruckter Schrift zwar ohne weiteres zu unterscheiden sideren Entzifferung bei undeutlicher Handschrift aber leicht zu Verwechslungen führt. Dabei ist es durchaus möglich, daß der Apotheker keinerlei Zweifel an der Richtigkeit dessen hat, was er gelesen hat – auch wenn der Arzt etwas anderes gemeint hat. „Hier kann vielfach dem Apotheker kein Vorwurf gemacht werden, wenn er beim Arzt nicht Rückfrage gehalten hat, da er das Rezept ja ablesen konnte."[1]) Daß auch solche Verwechslungen tragische Folgen haben können, dürfte jedem Apotheker klar sein.

Angioton – Angitren
Aristamid – Cedilanid
Ariven – Otriven
Bellasanol – Belladenal
Bisolvonamid – Bisolvonat
Buscopan – Buccosperin
Cardiazol – Cordisanol
Carmol – Darmol
Coramin – Carvomin

Cortison (Ciba) – Cortiron (Schering)
Dolviran – Dolorsan
Doroma – Dromoran – Dormopan
Duogynon – Progynon
Duphaston – Duspatal
Enzynorm – Eugynon
Eucerin – Enelbin
Eugynon – Euglucon
Euphorbia Oplx – Euphrasia Oplx.
Expectal – Eupatal
Ferrlecit – Floracit
Ferrosanol – Tomanol
Gallosanol – Bellasanol
Gardan – Saridon
Gingivitol – Fungichthol
Hicoton – Ilioton
Ituran – Nuran
Lanicor – Lanitop
Liberol – Tiberal
Luminal – Sirinal
Mediment – Marament
Metifex – Monapax
Micoren – Miroton
Mirfulan – Michalon
Modenol – Moronal
Neda – Speda
Neogynon – Neopyrin
Nieral – Nieron
Nortase – Norpace
Novalgin – Neuralgin
Norflex – Neoplex
Orap – Imap
Paracodin – Persedon
Peremesin – Pernexin
Peripherin – Panflavin
Pernionin – Peremesin
Primodian – Primobolan
Quadronal – Quadronox
Recorsan – Recessan
Rhino-Vasogen – Rheuma-Vasogen
Sibelium – Silubin
Sulmycin – Leukomycin
Talusin – Taluvian – Taxilan
Tomanol – Tenerval – Tonamyl

3.9.11. Austausch von Arzneien

ABO § 17 Abs. 5:

„Die abgegebenen Arzneimittel müssen den Verschreibungen entsprechen."
„Es ist nicht gestattet, an Stelle eines verordneten Arzneimittels ein anderes Arzneimittel abzugeben, es sei denn, daß der Verschreibende dies zuläßt." (Alte ABO).

Dazu gehört auch die eigenmächtige Abgabe

1. eines nicht wortgeschützten an Stelle eines wortgeschützten Mittels (z. B. Acid. acetylosalicylicum an Stelle von Aspirin);

---

[1]) Herold, DAZ **98,** 342 (1958).

2. eines anderen, ebenfalls wortgeschützten gleicher Zusammensetzung an Stelle des verordneten (z. B. Cebion an Stelle von Cantan; ...-Tabletten an Stelle von ...-Compretten).

Nichtbeachtung des Vorstehenden kann – außer zu berufsgerichtlichen Ahndungen – zu Unterlassungs- und gegebenenfalls Schadenersatzansprüchen[1]) oder strafrechtlichen Verfolgungen (Betrug: § 263 StGB) führen.

„Nach allgemeiner und bislang unbestrittener Auffassung in Lehr- und Rechtsprechung stellt es einen Verstoß gegen die Grundsätze eines lauteren Wettbewerbs dar, dem auf eine bestimmte Ware gerichteten Kaufentschluß des Kunden nur scheinbar zu entsprechen, in Wahrheit aber etwas ganz anderes zu liefern." – Rechtskräftiges Urteil des LG Hamburg (15 Q 201/57 v. 18. 12. 1957).

3

Benutzt der Arzt in besonders gelagerten Fällen den Vermerk „aut simile" oder dgl., so ist ein „Austausch" durch ein gleich oder ganz ähnlich wirkendes Mittel[2]) in jedem Einzelfall vom Apotheker erst nach gewissenhafter Orientierung über Indikationsgebiet, Zusammensetzung und Wirkung (siehe Fachliteratur!) vorzunehmen.

Man folge nicht der noch so nachdrücklich vorgetragenen Bitte eines Patienten, an Stelle eines verordneten Mittels ein anderes zu geben.

Selbst wenn der Patient vom Arzt bisher nachweislich die nun vom Apotheker wieder gewünschte Arznei verordnet bekommten hatte, ist damit nicht ohne weiteres bewiesen, daß der Arzt jetzt nur versehentlich eine andere Arznei verschrieben hat!

Kassenpatienten, die mit derartigen Wünschen kommen, stelle man die Frage, ob sie es gutheißen würden, wenn andere Mitglieder ihrer Kasse – mit auf ihre Kosten! – sich an Stelle der vom Arzt für ihre Gesundheit notwendig verordneten Arzneien irgendwelche anderen Mittel geben lassen möchten. Notfalls kann man auch darauf hinweisen, daß das vom Apotheker erwartete „Entgegenkommen" nichts anderes als „Versicherungsbetrug" darstellt und deshalb ganz entschieden zurückzuweisen ist.

Wenn ein Apotheker einer Krankenkasse Rezepte zur Bezahlung der verordneten Mittel vorlegt, obwohl er andere Mittel abgegeben hat, von denen ihm bewußt ist, daß die Kasse sie nicht bezahlt hätte, begeht er ihr gegenüber Betrug (Reichsgerichtsentsch. v. 22. 11. 1929 – 1 D 1091/29).

Wenn der Arzt fernmündlich sein Einverständnis erklärt und der Apotheker einen entsprechenden Vermerk auf dem Rezept angebracht hat, erkennen manche Krankenkassen einen „Austausch" an. In den Verträgen mit den Kassen wird gefordert, daß der Arzt die Änderung oder Ergänzung des Rezepts durch Gegenzeichnen sanktioniert.

In diesem Zusammenhang sei noch auf folgendes hingewiesen:

Eine Auszahlung des Geldwertes auf ein vorgelegtes Kassenrezept ist nur dann vertretbar, wenn sie eine echte Rückerstattung darstellt, d. h. wenn dem Apotheker der kurz zurückliegende Vorausbezug bekannt ist oder wenn zugleich mit dem ordnungsmäßigen Kassenrezept ein Beleg darüber vorgelegt wird, daß das gleiche Mittel in der gleichen Apotheke auf eigene Kosten vorher gekauft wurde (in der Absicht, das Rezept umgehend nachzureichen). Apotheker, die sich anders verhalten, müssen mit berufsgerichtlichen Verfahren, Schadensersatzansprüchen und Gerichtsverfahren wegen Betruges (§ 263 StGB) rechnen.

3.9.12. Preisangaben

Seit dem 1. Januar 1982 sind die Apotheker verpflichtet, Preisangaben auf allen Präparaten zu machen, die zu Lasten der gesetzlichen Krankenkassen an Versicherte abgegeben werden.

3.9.13. Ausländische Arzneimittel

Werden Fertigarzneimittel nach § 73 Abs. 3 des AMG importiert und abgegeben, sind die in § 18 ABO vorgeschriebenen Eintragungen ins Einfuhrbuch vorzunehmen. Insbesondere sind Daten der Abgabe, Namenszeichen des abgebenden Apothekers und die Aufzeichnung über die besonderen Hinweise zu vermerken.

Sind die ausländischen Arzneimittel in einer für den Patienten nicht sicher verständlichen Sprache bezeichnet, verlangt es die allgemeine Sorgfaltspflicht, daß der Apotheker bei der Abgabe die wichtigen Angaben übersetzt und erläutert. Im Bedarfsfalle muß rechtzeitig vor dem Eintreffen des Kunden für eine Übersetzung gesorgt werden.

---

[1]) Nach Blanke, Pharm. Ztg. **90,** 908 (1954).

[2]) Bezüglich unterschiedlicher Dosierungen ähnlicher Arzneimittel siehe „Normdosen" von Schmid, Schultz.

Ausländische Fertigarzneimittel dürfen nur im Einzelfall für die Belieferung eines bestimmten Rezeptes importiert werden. Die Vorschriften von ABO § 14 können als Richtschnur dienen.

Einfuhr von Arzneimitteln

ABO § 18:

„(1) Werden Fertigarzneimittel nach § 73 Abs. 3 des Arzneimittelgesetzes in den Geltungsbereich dieser Verordnung verbracht, sind folgende Angaben aufzuzeichnen:

1. *die Bezeichnung des eingeführten Arzneimittels,*
2. *der Name oder die Firma und die Anschrift des pharmazeutischen Unternehmers,*
3. *die Menge des Arzneimittels und die Darreichungsform,*
4. *der Name oder die Firma und die Anschrift des Lieferanten,*
5. *der Name und die Anschrift der Person, für die das Arzneimittel bestimmt ist,*
6. *der Name und die Anschrift des verschreibenden Arztes,*
7. *das Datum der Bestellung und der Abgabe,*
8. *das Namenszeichen des Apothekers, der das Arzneimittel abgegeben oder die Abgabe beaufsichtigt hat.*

Soweit aus Gründen der Arzneimittelsicherheit besondere Hinweise geboten sind, sind diese bei der Abgabe mitzuteilen. Diese Mitteilung ist aufzuzeichnen."

3.9.14. Kindergesicherte Verpackungen

Für Flaschen:

Die Druck-/Drehverschlüsse der kindergesicherten Verpackungen müssen jedem Patienten erklärt und demonstriert werden. Es ist angezeigt, den Patienten noch in der Apotheke selbständig das Behältnis öffnen zu lassen. Ist er dazu, auch nach Anweisung, nicht in der Lage, muß ein Ausweg vom Apotheker gesucht werden. Es hat sich gezeigt, daß die Verschlüsse am leichtesten geöffnet werden können, wenn die Flaschen auf einem Tisch fixiert werden.

Für Durchdrückpackungen:

Gerade ältere Patienten mit eingeschränkter Greiffähigkeit oder Beweglichkeit der Finger (Gicht, Rheuma, Mb. Parkinson, schlechtes Sehvermögen) können die Durchdrückpackungen häufig nicht öffnen. Der Apotheker kann versuchen, die Anwendung von Hilfsmitteln zu zeigen (Schere, Messer, Gabel). Als letzter Ausweg bleibt das Umfüllen in Weithalsgläser und entsprechende Kennzeichnung. Zumindest die Patienten über 60 Jahre sollten entsprechend unterrichtet werden.

3.10. Nach der Rezeptanfertigung

„Bei der Abgabe der Arzneimittel sind auf der Verschreibung anzugeben:

1. *der Name oder die Firma des Inhabers der Apotheke und deren Anschrift,*
2. *das Namenszeichen des Apothekers/des Apothekerassistenten, der das Arzneimittel abgegeben hat, oder das Namenszeichen des Apothekers, der die Abgabe beaufsichtigt hat,*
3. *das Datum der Abgabe,*
4. *der Preis für das Arzneimittel.*

Abweichend von Nummer 2 kann der Apothekenleiter nach Maßgabe des § 3 Abs. 5 die Befugnis zum Abzeichnen von Verschreibungen auf pharmazeutisch-technische Assistenten übertragen. Der pharmazeutisch-technische Assistent hat in den Fällen des Absatzes 5 Satz 2 und bei Verschreibungen, die nicht in der Apotheke verbleiben, die Verschreibung vor, in allen übrigen Fällen unverzüglich nach Abgabe der Arzneimittel einem Apotheker vorzulegen." (ABO)

In größeren Apotheken, in denen Anfertiger und Abgebender nicht identisch sind, dürfte es zweckmäßig sein, wenn der eine nur ein Signum auf dem Rezept anbringt, der andere aber mit dem vollen Namen unterschreibt.

Die Eintragungen im Einfuhrbuch müssen vervollständigt werden.

Tierarzneimittelrezepte sind zu dokumentieren.

3.11. Nicht verkehrsfähige Arzneimittel

Die ABO bestimmt in § 21:

„Der Apothekenleiter hat dafür zu sorgen, daß bei Arzneimittelrisiken und nicht verkehrsfähigen Arzneimitteln die folgenden Maßnahmen getroffen werden:

1. *Alle Informationen über Beanstandungen bei Arzneimitteln, insbesondere über Arzneimittelrisiken wie Qualitäts- und Verpackungsmängel, Mängel der Kennzeichnung und Packungsbeilage, Nebenwirkungen, Wechselwirkungen mit anderen Arzneimitteln, Gegenanzeigen und mißbräuchliche Anwendung sind ihm oder dem von ihm beauftragten Apotheker unverzüglich mitzuteilen.*
2. *Er oder der von ihm beauftragte Apotheker hat die Informationen zu überprüfen und die erforderlichen Maßnahmen zur Gefahrenabwehr zu veranlassen.*
3. *Ist bei Arzneimitteln oder Ausgangsstoffen, die die Apotheke bezogen hat, die Annahme gerechtfertigt, daß Qualitätsmängel vorliegen, die vom Hersteller verursacht sind, ist die zuständige Behörde unverzüglich zu benachrichtigen.*
4. *Bei Rückruf von Arzneimitteln, die in der Apotheke hergestellt worden sind, ist die zuständige Behörde unter Angabe des Grundes unverzüglich zu benachrichtigen.*
5. *Über die Arzneimittelrisiken, die in der Apotheke aufgetreten sind oder festgestellt werden, sind Aufzeichnungen über die daraufhin ergriffenen Überprüfungen, Maßnahmen und Benachrichtigungen zu machen.*
6. *Bei krankenhausversorgenden Apotheken hat er unbeschadet der Nummern 1 bis 5 die ihm bekannt werdenden Arzneimittelrisiken unverzüglich den leitenden Ärzten und der Arzneimittelkommission des Krankenhauses mitzuteilen.*
7. *Arzneimittel oder Ausgangsstoffe, die nicht verkehrsfähig sind oder für die eine Aufforderung zur Rückgabe vorliegt, sind umzuarbeiten, zurückzugeben oder zu vernichten; sofern sie nicht sofort umgearbeitet, zurückgegeben oder vernichtet werden, sind sie als solche kenntlich zu machen und abzusondern. Über die Maßnahmen sind Aufzeichnungen zu machen."*

3

3.12. Entsorgung von nicht verkehrsfähigen Arzneimitteln und Altmedikamenten

Altarzneimittel, die von Kunden oder aus Arztpraxen in die Apotheke gebracht werden und Arzneimittel, die aus anderen Gründen – Überlagerung, Beschädigung, Aussonderung bei der Stationsbegehung von Krankenhäusern – zu entsorgen sind, müssen von den verkehrsfähigen Arzneimitteln getrennt aufbewahrt werden, um Untermischung zu vermeiden.

Sie sind gewerblicher Sondermüll der Apotheke und ordnungsgemäß zu entsorgen. Dem Haushaltsmüll dürfen sie nicht beigegeben werden. Zur Zeit ist es möglich, den Sondermüll über den pharmazeutischen Großhandel der Sondermüllentsorgung zuzuführen. In der Apotheke wird der Sondermüll entsprechend verpackt, gekennzeichnet und, mit der notwendigen Erklärung des Apothekenleiters versehen, weitergegeben.

Andere Sondermüllarten, z. B. Chemikalien, Batterien, giftige Farben, dürfen den Arzneimitteln nicht beigemengt werden. Um das Volumen des Sondermülls zu reduzieren, kann es sinnvoll sein, äußere Verpackungsmittel abzusondern und mit normaler Müllabfuhr zu beseitigen.

Die meisten Müllentsorgungsunternehmen schreiben vor, daß Altarzneimittel keine geschlossenen Behältnisse über 100 ml Inhalt und keine Aerosoldosen enthalten dürfen.

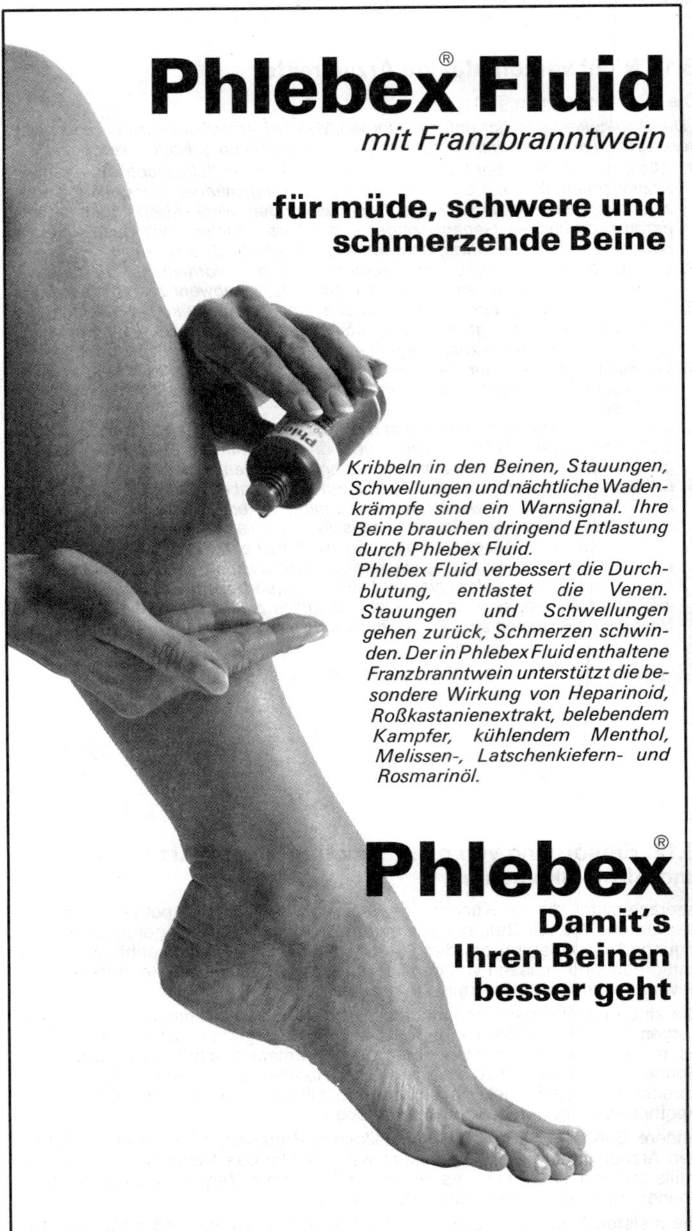

Phlebex® Thomae Dr. Karl Thomae GmbH, Biberach an der Riss

Zusammensetzung: 1 Gramm Phlebex Fluid enthält: Natriumpentosanpolysulfat 10 mg, Aescin 1 mg, Campher 2 mg, Magnesiumchlorid $6H_2O$ 20 mg. **Anwendungsgebiete:** Bei müden, schweren und schmerzenden Beinen, z.B. Stauungen, Schwellungen, Durchblutungsstörungen (Krampfadern), Blutergüssen.

Darreichungsformen und Packungsgrößen: Phlebex Fluid 50 ml DM 11,15, Klinikpackungen. - Preisänderung vorbehalten. **Eigenschaften:** Phlebex beseitigt das Druck-, Schwere- und Spannungsgefühl. Schmerzen werden gelindert, Stauungen, Schwellungen und Blutergüsse gehen zurück. Phlebex fördert die Blutzirkulation, beseitigt Flüssigkeitsansammlungen im Gewebe (Ödeme) und wirkt so der Entstehung von Venenentzündungen und deren Folgen entgegen. Neben Campher enthält Phlebex als Hilfsstoffe die ätherischen Öle der Latschenkiefer, des Rosmarins und der Melisse. Menthol wird beim Auftragen als wohltuend kühl empfunden. Phlebex zieht schnell ein, hinterläßt auf der Haut keine Rückstände und ist in besonderem Maße hautpflegend. Textilien werden nicht verschmutzt. **Dosierung:** 2-3mal täglich auftragen, am besten morgens und abends, und leicht einmassieren. Weil alkoholhaltig: Nicht auf offene Wunden und nicht in die Augen bringen.

4. Defektur

4. Defektur

In der Defektur sind sinngemäß die Hinweise zu beachten, die im Kapitel „Rezeptanfertigung" gegeben wurden. Eine nähere Beschreibung oder Bedienungsanleitung von Geräten und Apparaten, die in der Defektur als bewährte Hilfsmittel Verwendung finden, kann im Rahmen dieses Buches nicht erfolgen.

Die ABO, die am 1. 7. 87 in Kraft getreten ist, schreibt zwingend umfassende Dokumentation der Defekturherstellungen vor. Defekturherstellung liegt dann vor, wenn die Initiative zur Herstellung vom Apotheker ausgeht. Sie umfaßt also stets die Herstellung auf Vorrat auf der Basis von Standardzulassungen und kann nach Meinung von Autoren auch die sog. „verlängerte Rezeptur" betreffen. Als verlängerte Rezeptur bezeichnet man die Herstellung eines Arzneimittels auf ärztliche Anweisung, wenn zur Deckung eines absehbaren Bedarfs nicht mehr als 100 abgabefertige Einheiten gefertigt werden.

Von der Dokumentationspflicht bleibt also nur die Rezepturanfertigung im klassischen Sinn und die Herstellung unmittelbar auf Wunsch des Patienten (Teemischung, Salbe auf Grund einer Eigenvorschrift) ausgenommen. Im Hinblick auf die Dokumentationspflichten und die Forderung der ABO, Chargen von Ausgangsstoffen nach der Prüfung nicht zu vermischen, ist es mehr denn je sinnvoll, durchgehend Aufzeichnungen über den Bezugs-/Prüftermin zu machen und die Vorratsbehältnisse entsprechend zu kennzeichnen. So ist der Rückgriff auf die chargenspezifischen Prüfungen und eine durchgängige Dokumentation auch in der Apothekendefektur mit vertretbarem Aufwand zu realisieren.

Die Dokumentationspflichten sollten allerdings nicht davon ablenken, daß das wichtigste Ziel der Defekturarbeit ein **einwandfreies Produkt** bleibt.

4.1. Vorschriften galenischer Präparate

Die folgende Sammlung enthält in übersichtlicher, kurzgefaßter Form Vorschriften der in Apotheken häufiger angefertigten galenischen Präparate. Praktikanten und Studenten werden es begrüßen, in einem eigenen Buch diese Präparate zusammengefaßt vorzufinden.

Die angegebenen Zahlen stellen Gewichtsteile dar. Dahinter ist Raum gelassen für eigene Eintragungen der Mengen, die jeweils angefertigt werden. „Aqua" bedeutet immer „Aqua destillata", „Spiritus" = Äthanol 90 Vol.%, „Spiritus dilutus" = Äthanol 70 Vol.%.

Neben den Arbeitsvorschriften der Arzneibücher sind die Formeln FMB, RF und DRF gleichfalls von praktischer Bedeutung. Auch aus urheberrechtlichen Gründen werden sie hier nicht berücksichtigt. Im Grenzland kommen dazu noch die Praescriptiones magistrales, die vom Schweizer Apotheker Verein herausgegeben werden. Auch in der Schweiz wurde eine neuere Rezeptsammlung als Formularium helveticum veröffentlicht.

Um das Auffinden der Vorschriften, die teilweise noch aus dem DAB 6 stammen und im Handel nach dessen Nomenklatur bezeichnet werden, zu erleichtern, sind hier die lateinischen Begriffe der Arzneiformen an die ersten Stellen der Überschriften gestellt. Dies bedeutet bei manchen Namen eine Abweichung von der amtlichen Schreibweise. Der Autor hofft jedoch, so den Bedürfnissen der Praxis am besten gerecht zu werden.

Acetum Scillae ErgB. 6

Bulb. Scillae concis.	100
werden übergossen mit	
Spiritus	100
Acid. acetic dilut.	180
Aqua	720

Die Mischung wird 3 Tage lang bei Zimmertemperatur in einem verschlossenen Gefäß stehengelassen. Dann wird ohne starkes Auspressen durchgeseiht und nach 24 Std. filtriert.

Acidi borici solutio DAB 8

Acidum boricum solutum DAB 7
(Borsäure-Lösung; Borwasser)

Acidum boricum (Borsäure)	30
Aqua	970
Gehaltsbestimmung!	1000

Adeps benzoatus DAB 6

Benzoe	2
werden fein zerrieben mit	
Natr. sulfuric. sicc.	6
mit diesem Gemisch	
Adeps suillus	100
2 Std. unter häufigem Umrühren auf etwa 60° C erwärmt, dann filtriert.	
	ca. 100

Adeps lanae cum aqua DAB 9

Aqua purificata	250
zum geschmolzenen	
Adeps lanae	750

portionsweise geben und bis zum Erkalten rühren.

Adstringens tormentillae NRF 7.1.

Tormentilltinktur	15
Myrrhentinktur	15

Anstelle von Tormentilltinktur kann auch Ratanhiatinktur verwendet werden.

Aqua Calcariae DAB 6

Calcaria usta	10
wird gelöscht durch Besprengen mit	
Aqua	40
und der Brei in einem verschließbaren Gefäß mit	
Aqua	500
geschüttelt. Nach dem Absetzen wird die Flüssigkeit abgegossen, nochmals	
Aqua	500

aufgegossen und nach öfterem Umschütteln zum Gebrauch filtriert.

Aqua conservans STADA

Nipagin M	0,7
Nipasol M	0,3
werden gelöst in	
Spirit. dilut.	5,0
und unter starkem Umrühren gegossen in	
Aqua dest.	994,0
	1000,0

Nach einem Tag filtrieren.

Aqua conservans DAC
(Konserviertes Wasser)

p-Hydroxybenzoesäurepropylester	0,025
p-Hydroxybenzoesäuremethylester	0,075
Gereinigtes Wasser	zu 100

Heiß lösen!

Aqua Foeniculi DAC
(Fenchelwasser)

Fenchelöl	1,0
Äthanol 90% (V/V)	5,0
Konserviertes Wasser	994,0

Fenchelöl/Äthanol-Gemisch bei 35–40° C lösen! 5 Minuten schütteln und filtrieren.

Aqua Hamamelidis Corticis ErgB. 6

Cort. Hamamelidis pulv. gross.	1000
Spirit.	150
Aqua	2000

werden 24 Std. bei Zimmertemperatur stehengelassen, dann werden 1000 Teile abdestilliert.

Aqua Menthae piperitae DAB 6

Ol. Menthae piperitae	1
verreiben mit	
Talcum	10
Aqua (35–40° C)	999

wiederholt durchschütteln, nach Tagen filtrieren.

Aqua Petroselini ErgB. 6

Ol. Petroselini	1
wird mit	
Talcum	10
fein verrieben und die Verreibung mit	
Aqua (35–40° C)	999

wiederholt durchgeschüttelt. Nach mehrtägigem Stehen wird filtriert.

Aqua Plumbi DAB 6

Liq. Plumb. subacet.	20
Aqua	980
werden gemischt.	
	1000

Aqua Rosae DAB 6

Ol. Rosae	gtt. IV
Aqua (35–40° C)	1000
werden einige Zeit lang geschüttelt.	
	1000

Balsamum contra tussim

NRF 4.4.
(Hustenbalsam)

Latschenkiefernöl	0,25
Eucalyptusöl	0,25
Gereinigtes Terpentinöl	1,0
Starkes Campheröl	1,5
Polyäthylenglykolsalbe	27,0

Capsulae Acidi ascorbici 100 mg DAC

(Ascorbinsäure-Kapseln 100 mg)

Ascorbinsäure (Sieb 180)	0,1
Füllstoff (Sieb 180)	nach Bedarf

Füllstoff: Mischung von 0,5 Masseteilen hochdispersem Siliciumdioxid und 99,5 Masseteilen Mannitol.
Hartgelatine-Steckkapseln Größe 1.

Capsulae Allopurinoli 100 mg NRF 14.1.

(Allopurinol-Kapseln 100 mg)

Allopurinol (Sieb 90)	5,0
Hochdisperses Siliciumdioxid	0,1
Füllstoff für 50 Kapseln	nach Bedarf

Füllstoff: Mischung (Sieb 180) von 2,0 Gewichtsteilen hochdispersem Siliciumdioxid und 98,0 Gewichtsteilen Mannit.
Weithalsflasche.

Capsulae Codeini phosphati 30 mg NRF 4.5.

(Codeinphosphat-Kapseln 30 mg)

Codeinphosphat-Hemihydrat (Sieb 180)	0,6
Füllstoff für 20 Kapseln	nach Bedarf

Füllstoff: Mischung (Sieb 180) von 0,5 Gewichtsteilen hochdispersem Siliciumdioxid und 99,5 Gewichtsteilen Mannit.
Hartgelatine-Steckkapseln Größe 1.

Capsulae Diphenhydramini hydrochloridi 25 mg

NRF 17.1.
(Diphenhydraminhydrochlorid-Kapseln 25 mg)

Diphenhydraminhydrochlorid (Sieb 180)	0,5
Füllstoff für 20 Kapseln (Sieb 180)	nach Bedarf

Füllstoff: Mischung von 0,5 Gewichtsteilen hochdispersem Siliciumdioxid und 99,5 Gewichtsteilen Mannit.
Hartgelatine-Steckkapseln Größe 1.

Capsulae Dimenhydrinati 40 aut 80 mg DAC

(Dimenhydrinat-Kapseln 40 oder 80 mg)

Kapseln zu 40 mg

Dimenhydrinat (Sieb 180)	0,8
Füllstoff für 20 Kapseln	nach Bedarf

Kapseln zu 80 mg

Dimenhydrinat (Sieb 180)	1,6
Füllstoff für 20 Kapseln	nach Bedarf

Füllstoff: Mischung von 0,5 Teilen hochdispersem Siliciumdioxid und 99,5 Teilen Mannitol.
Hartgelatine-Steckkapseln Größe 1.
Bei Schwangerschaft nur auf ärztliche Verordnung!

Capsulae Dimenhydrinati 40 aut 80 mg cum coffeino

NRF 24.2.
(Dimenhydrinat-Kapseln 40 oder 80 mg mit Coffein)

Kapseln zu 40 mg

Dimenhydrinat (Sieb 180)	0,8
Coffein (Sieb 180)	1,0
Füllstoff für 20 Kapseln	nach Bedarf

Kapseln zu 80 mg

Dimenhydrinat (Sieb 180)	1,6
Coffein (Sieb 180)	1,0
Füllstoff für 20 Kapseln	nach Bedarf

Füllstoff: Mischung von 0,5 Teilen hochdispersem Siliciumdioxid und 99,5 Teilen Mannitol.
Hartgelatine-Steckkapseln Größe 1.
Bei Schwangerschaft nur auf ärztliche Verordnung!

Capsulae Etilefrini hydrochloridi 5 mg NRF 12.1.
(Etilefrinhydrochlorid-Kapseln 5 mg)

Etilefrinhydrochlorid	0,1
Füllstoff für 20 Kapseln (Sieb 180)	nach Bedarf

Füllstoff: Mischung (Sieb 180) von 0,5 Gewichtsteilen hochdispersem Siliciumdioxid und 99,5 Gewichtsteilen Mannit.
Hartgelatine-Steckkapseln Größe 1.

Collodium elasticum DAC
(Elastisches Collodium)

Rizinusöl	3,0
Collodium	97,0

Collodium salicylatum NRF 11.18.
(Salicylcollodium)

Salicylsäure	2,0
Milchsäure	2,22
Elastisches Collodium	zu 20,0

Durch Zusatz von Äther zu 20,0 g ergänzen!

Cremor basalis DAC
(Basiscreme)

Glycerolmonostearat	4,0
Cetylalkohol	6,0
Mittelkettige Triglyceride	7,5
Weißes Vaselin	25,5
Polyoxyethylenglycerolmonostearat	7,0
Propylenglykol	10,0
Wasser	40,0

Glycerolmonostearat, Cetylalkohol, mittelkettige Triglyceride und weißes Vaselin werden im Wasserbad auf etwa 60° C erhitzt und anteilsweise mit der auf die gleiche Temperatur erwärmten Mischung von Polyoxyethylenglycerolmonostearat, Propylenglykol und Wasser versetzt.
Bei engster Spalteinstellung durch den Dreiwalzenstuhl geben.

Cremor Betamethasoni 0,05 aut 0,1 % NRF 11.37.
(Betamethason-Creme 0,05 oder 0,1 %)

	0,05 %	0,10 %
Betamethason-17-valerat (mikrofein)	0,0122	0,0244
Mittelkettige Triglyceride	0,1	0,1
Basiscreme	zu 20,0	zu 20,0

Cremor Dimeticoni NRF 11.34.
(Dimeticon-Creme)

Dimeticon 350	5,0
Basiscreme	zu 50,0

Cremor Hydrocortisoni 0,5 aut 1,0 % NRF 11.36.
(Hydrocortison-Creme 0,5 oder 1,0 %)

	0,5 %	1,0 %
Hydrocortison mikrofein	0,1	0,2
Mittelkettige Triglyceride	0,3	0,6
Basiscreme	zu 20,0	zu 20,0

Cremor Prednisoloni 0,5 % NRF 11.35.
(Prednisolon-Creme 0,5 %)

Prednisolon (mikrofein)	0,1
Mittelkettige Triglyceride	0,3
Basiscreme	zu 20,0

Cremor Triamcinoloni 0,1 % NRF 11.38.
(Triamcinolonacetonid-Creme 0,1 %)

Triamcinolonacetonid (mikrofein)	0,02
Mittelkettige Triglyceride	0,1
Basiscreme	zu 20,0

Elixir e Succo Liquiritiae DAB 6

Succ. Liquirit. depurat.	40
werden in	
Aqua	120
gelöst und hinzugefügt	
Liq. Ammon. caust.	6
Nach 36 Std. setzt man eine Lösung zu von	
Ol. Anisi	1
Ol. Foeniculi	1
in	
Spiritus	32
schüttelt kräftig durch, läßt eine Woche lang stehen, gießt so weit als möglich klar ab und filtriert den Rest durch einen bedeckten Trichter.	
	200

Extractum Liquiritiae fluidum DAB 9
(Süßholzfluidextrakt)

Radix Liquiritiae pulvis (Sieb 710)	1
mit	

Äthanol 70 % (V/V)	q.s.

perkolieren, bis 1 Teil Perkolat abgetropft ist. Nach 2 Tagen auspressen, bei 15° C 5 Tage stehen lassen, filtrieren, Gehaltsbestimmung und Einstellen mit Äthanol 70 % (V/V).

Extractum Rhei DAB 7
(Rhabarberextrakt)

Rhizoma Rhei (Rhabarber, fein zerschnitten) (Sieb 3)	1
Äthanol 70% (V/V)	nach Bedarf

Der Rhabarber wird nach dem unter „Extrakten" beschriebenen Verfahren durch Perkolation so extrahiert, daß 3 T. Perkolat erhalten werden. Das mit der Preßflüssigkeit vereinigte Perkolat wird nach 24stündigem Stehenlassen durch Watte filtriert und der eingedampfte Extrakt auf einen Trocknungsverlust von höchstens 3,0% nachgetrocknet. Gehaltsbestimmung!

Extractum Thymi fluidum DAB 9
(Thymi extractum fluidum)
(Thymianfluidextrakt)

Herba Thymi (frisch pulverisierter (710) Thymian) wird mazeriert mit	1
Extraktionsflüssigkeit	2–3
Ammoniak-Lsg. 10 %	1
Glycerol 85 %	20
Ethanol 90 %	70
Wasser	109

Gehaltsbestimmung!

Gelatina Zinci DAB 7
(Zinci gelatina, DAB 9)
(Zinkleim, DAB 9)

Zincum oxydatum (Zinkoxid)	10
Glycerinum (Glycerin)	40
Gelatina alba (Gelatine)	15
Aqua	35
	100

Das Zinkoxid wird mit dem Glycerin angerieben. Die Gelatine läßt man im Wasser quellen; durch Erwärmen im Wasserbad wird eine Lösung hergestellt, die mit der Zinkoxid-Anreibung gleichmäßig vermischt wird. Der Zusatz von 0,1% p-Hydroxybenzoesäuremethylester (= Nipagin-M) ist gestattet. Gehaltsbestimmung!

Guttae Glyceroli trinitratis spirituosae NRF 10.1.
(Alkoholische Glyceroltrinitrat-Tropfen)

Alkoholische Glyceroltrinitrat-Lsg.	3,0
Äthanol 70 % (V/V)	17,0
	20,0

Guttae Papaverini chloridi compositae NRF 3.2.
(Zusammengesetzte Papaverinhydrochlorid-Tropfen)

Atropinsulfat	0,01
Papaverinhydrochlorid	0,40
Konserviertes Wasser	zu 20,0

Ohne Konservierung nur 1 Woche haltbar!

Guttae pectorales Thymi NRF 4.4.
(Thymian-Hustentropfen)

Thymianfluidextrakt	10,0
Primelwurzelfluidextrakt	2,0
Kamillenfluidextrakt	3,0
Kaliumcitrat	0,15
Brustelixier	zu 30,0

Kaliumcitrat wird in wenig Brustelixier ohne Erwärmen gelöst. Rest hinzufügen.

Hydrargyrum oxydatum via humida paratum
DAB 6

Hydrargyr. bichlorat. wird gelöst in	1
Aqua fervida	20

und die auf etwa 30° C abgekühlte Lösung unter Umrühren allmählich eingegossen in eine Mischung von

Liq. Natr. caustic. und	3
Aqua	5

Man läßt unter häufigem Umrühren bei Lichtabschluß 1 Std. stehen, wäscht den Niederschlag auf glattem Filter mit Wasser von etwa 30° C, bis mit Silbernitrat höchstens noch Opaleszenz entsteht, und trocknet unter Lichtabschluß bei 30° C.

Hydrogenium peroxydatum solutum DAB 7
(Verdünnte Wasserstoffperoxid-Lösung, EuAB I)

Hydrogenium peroxydatum solutum conc. (Wasserstoffperoxid-Lösung, konzentrierte)	100
Acidum phosphoricum (Phosphorsäure, verdünnte)	2
Aqua	898
	1000

Gehaltsbestimmung!

Inhalatio composita NRF 4.3.
(Zusammengesetzte Inhalationslösung)

Pfefferminzöl	1,0
Latschenkieferöl	4,5
Eucalyptusöl	4,5

Lanolinum DAB 7/DAB 8/DAB 9

Adeps Lanae anhydricus (Wollwachs)	650
Aqua	200
Paraffinium subliquidum (Dickflüssiges Paraffin)	150
	1000

Das im Wasserbad unter schwachem Erwärmen geschmolzene Wollwachs wird mit dem vorgewärmten Wasser und dem dickflüssigen Paraffin verrührt, bis eine salbenartige Masse entstanden ist. Nach 24 Std. wird nochmals durchgerührt.

Linimentum ammoniato-camphoratum DAB 6

Ol. Arachidis	55
Ol. Ricini	18
werden leicht erwärmt und darin	
Camphor. trit.	5
gelöst. Dann setzt man	
Liq. Ammon. caust.	22
zu und schüttelt kräftig bis zur Linimentbildung. Nach 1–2stündigem Stehen wird	
Sapo medicat.	0,1
unter Schütteln zugesetzt.	
	100,1

Das Liniment wird haltbarer, wenn man zunächst Sapo medicatus in Liq. Ammon. caust. löst.

Linimentum ammoniatum DAB 6

Ol. Arachid.	60
Ol. Ricini	18
werden leicht erwärmt, gut gemischt, geschüttelt mit	
Liq. Ammon. caust.	22
und nach 1–2stündigem Stehen mit	
Sapo medicat.	0,1
versetzt.	
	100,1

Das Liniment wird haltbarer, wenn man zunächst Sapo medicatus in Liq. Ammon. caust. löst.

Linimentum saponato-camphoratum DAB 6
(Opodeldoc)

Sapo medicatus	40
Camphora	10
werden in	
Spiritus	420
warm gelöst. Die filtrierte warme Lösung wird mit	
Oleum Thymi	2
Oleum Rosmarini	3
Liq. Ammon. caust.	25
versetzt und rasch durch Abkühlen zum Erstarren gebracht.	

Liquor Aluminii acetico-tartarici DAB 7
(Aluminii acetatis tartratis solutio, DAB 9)
(Aluminiumacetat-tartrat-Lösung, DAB 9)

Aluminium sulfuricum (Aluminiumsulfat)	300
Acidum aceticum (Essigsäure)	109
Calcium carbonicum (Calciumcarbonat)	135
Aqua	1600
Acidum tartaricum (Weinsäure)	q. s.

Das Aluminiumsulfat wird bei Raumtemperatur in 135 Teilen Wasser gelöst und in diese Lösung das Calciumcarbonat unter ständigem Umrühren eingetragen. Nach Beendigung der Gasentwicklung wird die Mischung der Essigsäure mit dem restlichen Wasser zugesetzt. Das Gemisch wird unter häufigem Umrühren mindestens 3 Tage lang stehengelassen, bis keine Gasentwicklung mehr zu beobachten ist und der Niederschlag sich abgesetzt hat. In je 100 Teilen des Filtrats werden 3,5 Teile Weinsäure gelöst. Gehaltsbestimmung!

Liquor Ammonii anisatus DAC
(Anisölhaltige Ammoniak-Lösung)

Anisöl	3,3
Äthanol 90 % (V/V)	80,0
Ammoniak-Lsg. 10 %	16,7
	100,0

Liquor Carbonis detergens DAC
(Lithantracis picis solutio)
(Steinkohlenteerlösung)
Aus

Cort. Quillaiae pulv. gross.	3
Spirit. dilut.	15
wird eine Tinktur bereitet und 13 Teile des Filtrates mit	
Pix Lithanthracis	7
eine Woche lang unter häufigem Umschütteln stehengelassen, dann filtriert.	

Liquor Kalii acetici DAB 6

Acid. acetic. dilut.	68
werden allmählich versetzt mit	
Kal. bicarbonic.	30
die Lösung zum Sieden erhitzt und mit	
Kal. bicarbonic.	q. s.

versetzt, bis eine Probe, mit der doppelten Menge abgekochten Wassers gemischt, Lackmuspapier schwach bläut. Nach dem Erkalten stellt man auf die vorgeschriebene Dichte ein.

Liquor Kalii arsenicosi DAB. 7
(Fowlersche Lösung)

Acidum arsenicosum (Arsen (III)-oxid)	10,0
Kalium bicarbonicum (Kaliumhydrogencarbonat)	10,0
Oleum Lavandulae (Lavendelöl)	0,1
Äthanol 90%	145,0
Aqua	834,9

Arsen (III)-oxid und Kaliumhydrogencarbonat werden unter Erhitzen in 20 T. Wasser gelöst. Die Lösung wird mit 500 T. Wasser verdünnt, mit der Lösung des Lavendelöls in Äthanol 90% versetzt und mit Wasser zu 1000 T. aufgefüllt. Gehaltsbestimmung!

Liquor Plumbi subacetici DAB 6

Plumb. acetic.	30
Lithargyrum	10
werden gut verrieben und mit	
Aqua	90

in einem verschlossenen Gefäß unter häufigem Umschütteln etwa 1 Woche lang stehengelassen, bis das Gemisch weiß oder rötlichweiß geworden ist und die festen Stoffe bis auf einen kleinen Rückstand gelöst sind. Man läßt die trübe Flüssigkeit in dem verschlossenen Gefäß absetzen und filtriert alsdann. Gehaltsbestimmung!

Lotio alba spirituosa DRF
= **Lotio alba** RF

Zinc. oxydat. crud.	200
Talcum	200
Glycerinum	200
Spiritus	200
Aqua	200
	1000

Lotio Zinci oxidi NRF 11.22.
(Zinkoxidschüttelmixtur)

Zinkoxid (Sieb 300)	20,0
Talkum (Sieb 300)	20,0
Glycerol 85 %	30,0
Wasser	30,0

Zinkoxid und Talkum gemischt, in dünner Schicht im Trockenschrank bei 180° C 1 Std. lang erhitzen. Nach Erkalten mit Glycerol 85 % anreiben und nach Zusatz des Wassers zu einer gleichmäßigen Suspension verarbeiten.

Lotio Zinci oxidi cum ammoniumsulfobitolo NRF 11.2.
(Zinkoxidschüttelmixtur mit Ammoniumsulfobitol)

Ammoniumsulfobitol	2,5
Zinkoxidschüttelmixtur	97,5

Lotio Zinci oxidi spirituosa NRF 11.3.
(Äthanolische Zinkoxidschüttelmixtur)

Zinkoxid (Sieb 300)	20,0
Talkum (Sieb 300)	20,0
Glycerol 85 %	20,0
Äthanol 90 % (V/V)	20,0
Wasser	20,0

Zinkoxid und Talkum gemischt, in dünner Schicht ausgebreitet, im Trockenschrank bei 180° C 1 Std. lang erhitzen. Nach Erkalten mit Glycerol 85 % anreiben, dann mit Äthanol 90 % und Wasser verarbeiten.

Lotio Zinci oxidi spirituosa cum ammoniumsulfobitolo NRF 11.4
(Äthanolische Zinkoxidschüttelmixtur mit Ammoniumsulfobitol)

Ammoniumsulfobitol	2,5
Äthanolische Zinkoxidschüttelmixtur	97,5

Lotio Zinci oxidi spirituosa cum chlorcresolo et lithanthracis picis liquore NRF 11.5.
(Äthanolische Zinkoxidschüttelmixtur mit Chlorkresol und Steinkohlenteerlösung)

Chlorkresol	0,1
Steinkohlenteer-Lsg.	5,0
Äthanolische Zinkoxidschüttelmixtur	zu 100,0

Chlorkresol in der Steinkohlenteerlösung lösen!

4

Lugolsche Lösung DAB 7
(Wäßrige Jodlösung)

Jodum (Jod)	5
Kalium jodatum (Kaliumjodid)	10
Aqua	85

Jod und Kaliumjodid werden in 10 T. Wasser gelöst und nach vollständiger Lösung mit dem restlichen Wasser gemischt.
Gehaltsbestimmung!

Mel depuratum DAB 6

Bolus alba	30

werden durch Behandeln mit Salzsäure und Auswaschen vom Eisen befreit, mit

Mel	400
Aqua	600

gut verrührt, eine halbe Stunde auf dem Wasserbad erwärmt, nach dem Absetzen heiß filtriert und zur Dichte 1,34 eingedampft.

Mel rosatum ErgB. 6

Ol Rosae	0,05
Mel depurat.	900
Glycerinum	100
	1000,05

Mel rosatum cum Borace
ErgB. 6

Borax	100

wird unter gelindem Erwärmen gelöst in

Mel rosatum	900
	1000

Mixtura antirheumatica
NRF 1.1.
(Antirheumatische Mixtur)

Pomeranzentinktur	5,0
Natriumsalicylat	10,0
Konserviertes Wasser	185,0

Mixtura Dextrosi-electrolyti
NRF 6.5.
(Glucose-Elektrolyt-Mischung)

Kaliumchlorid	7,5
Natriumcitrat-Dihydrat	14,5
Natriumchlorid	17,5
Wasserfreie Glucose für Injektionszwecke	100,0

Die Pulvermischung wird in 5 Einzeldosen zu je 27,9 g geteilt. Vor Gebrauch wird eine Einzeldosis in 1 Liter Wasser oder Tee gelöst.
Dosierung für 24 h:
Kleinkinder (unter 1 Jahr): 600–max. 1000 ml;
Kinder (1–4 Jahre): 1,0–max. 2,0 l;
Schulkinder u. Erwachsene: 2,0–max. 4,0 l.

Mixtura Ipecacuanhae
NRF 4.2.
(Brechwurzel-Mixtur)

Ipecacuanhatinktur	7,0
Anisölhaltige Ammoniak-Lsg.	5,0
Zuckersirup	20,0
Konserviertes Wasser	168,0

Nicht filtrieren!

Mixtura Kalii iodidi NRF 4.1.
(Kaliumjodid-Mixtur)

Kaliumjodid	10,0
Gereinigter Süßholzsaft	10,0
Konserviertes Wasser	180,0

Mixtura laxans NRF 6.10.
(Abführende Mixtur)

Sennesblättertrockenextrakt	14,0

in einem Gemisch von

Äthanol 96 %	25,0
Anisöl	0,15
Kümmelöl	0,15
Glycerol 85 %	60,70

auflösen.

Mixtura solvens NRF 4.6.
(Schleimlösende Mixtur)

Ammoniumchlorid	5,0
Gereinigter Süßholzsaft	5,0
Sorbinsäure	0,2
Wasser	zu 200,0

Mucilago ad electrocardiographium
NRF 13.1.
(Elektrodengel)

Natriumchlorid	14,0
Hydroxyethylcellulose 300	5,0
Glycerol 85 %	10,0
Sorbinsäure	0,1
Kaliumsorbat	0,1
Wasser	zu 100,0

Natriumchlorid, Sorbinsäure und Kaliumsorbat unter Erwärmen in Wasser und Glycerol 85 % lösen. Hydroxyethylcellulose in der abgekühlten Lösung dispergieren. Bis zur vollständigen Quellung stehen lassen!

Mucilago ad sonographium NRF 13.2.
(Ultraschallkontaktgel)

Polyacrylsäure	0,5
Isopropylalkohol	5,0
Propylenglykol	20,0
Natriumhydroxid-Lsg. 10 %	1,2
Wasser	73,3

Polyacrylsäure anteilweise mit Mischung Propylenglykol/Wasser anreiben, ausquellen lassen. Nach Zugabe des Isopropylalkohols die Natriumhydroxid-Lösung ohne Blasenbildung zusetzen.

Mucilago Bentoniti USP

Bentoniti USP	12,0–15,0
Glycerinum	20,0
Aqua conservans	ad 100,0

Mucilago carboxymethylcellulosi DAB 9
(Carboxymethylcellulosegel)

Carboxymethylcellulose-Natrium 600 50
Glycerol 85 % 100
anreiben
Wasser 850
kalt zugeben, 1 Std. quellen lassen. Unkonserviert frisch herstellen und alsbald verbrauchen. Konservierung 1‰ Sorbinsäure und 1‰ Kaliumsorbat oder 1‰ Nip/Nip.

Mucilago Escini NRF 23.1.
(Escin-Gel)

Wasserlösliches Escin	1,0
Äthylenglykolsalicylat	3,0
Polyacrylsäure	1,0
Ammoniak-Lsg. 10 %	1,5
Lavendelöl	0,1
Isopropylalkohol	25,0
Gereinigtes Wasser	zu 100,0

Escin wird bei 40° C in Wasser gelöst und nach dem Abkühlen mit Ammoniaklösung 10 % versetzt. Polyacrylsäure wird in kaltem Isopropylalkohol dispergiert, Äthylenglykolsalicylat und Lavendelöl hinzugefügt. Die wäßrige Lösung wird sofort eingearbeitet. Bearbeitung im Dreiwalzenstuhl, pH 5,0–6,0.

Mucilago Gummi arabici DAB 6

Gummi arabicum non pulv. 1
wird in einer Flasche, die davon etwa zur Hälfte gefüllt wird, wiederholt gewaschen, bis das Waschwasser klar abfließt. Dann fügt man
Aqua 2
hinzu. die verschlossene Flasche wird – ohne sie umzuschütteln – an einen kühlen Ort gelegt und mehrmals am Tage in ihrer Lage verändert, bis alles vollständig gelöst ist. Dann wird durchgeseiht.
In kleinen, ganz gefüllten Flaschen, kühl aufbewahren.

Mucilago Heparini 50000 I.E. NRF 23.2.
(Heparin-Gel 50000 I.E.)

Heparin-Natrium	50000 I.E.
Isopropylalkohol	25,0
Polyacrylsäure	1,0
Ammoniak-Lsg. 10 %	2,2
Gereinigtes Wasser	zu 100,0

Heparin-Natrium wird in etwa 70 g Wasser gelöst und mit Ammoniaklösung 10 % versetzt, Polyacrylsäure wird in kalt gelagertem Isopropylalkohol dispergiert. Die wäßrige Lösung wird sofort unter Rühren eingearbeitet. Bearbeitung im Dreiwalzenstuhl, pH 7,0–8,0.

Mucilago Hydroxyethylcellulosi DAB 9
(Hydroxyethylcellulosegel)
Mit
Glycerol 85 % 100
Hydroxyethylcellulose 30000 25
anreiben und kalt
Wasser 875
zumischen; 1 Std. quellen lassen. Unkonserviert frisch herstellen und alsbald verbrauchen. Konservierung 1‰ Sorbinsäure und 1‰ Kaliumsorbat oder PHB-Ester.

Mucilago polyacrylati aquosa DAB 9
(Wasserhaltiges Polyacrylatgel)

Polyacrylsäure 5
wird dispergiert in
Wasser 965
Natriumhydroxid-Lsg. 5 % 30
zugeben, vorsichtig mischen und quellen lassen. Unkonserviert frisch herstellen! Konservierung 1‰ Sorbinsäure und 1‰ Kaliumsorbat oder 1‰ Nip/Nip.

Mucilago polyacrylati cum isopropanolo DAB 9
(Isopropylalkohol-haltiges Polyacrylatgel)

Polyacrylsäure 5
wird dispergiert in
Wasser 735
Zugabe von
Isopropylalkohol 250
Natriumhydroxid-Lsg. 5 % 10
Vorsichtig mischen und kurz quellen lassen. Isopropylalkohol kann mit der gleichen Menge
Äthanol 96 %
ausgetauscht werden.

Mucilago Salep DAB 6

Tubera Salep pulv. 1
werden in einer trockenen Flasche angeschüttelt mit

Spiritus 1
dann mit
Aqua fervida 10
und nach kräftigem Durchschütteln mit
Aqua fervida 88
100

Die Flüssigkeit wird in kurzen Zwischenräumen bis zum Erkalten geschüttelt.
Frisch bereiten!

Mucilago Tylose STADA

Adulsion SL 400 28
Adulsion KN 2000 12
werden aufgestreut auf
Aqua conservans Stada 960
1000

das sich in einer flachen Schale befindet. Unter wiederholtem Umrühren wird bis zur Auflösung stehengelassen.

Oculoguttae Adrenalini neutrales 1,0 % DAC
(Neutrale Epinephrin-Augentropfen 1,0 %)

Epinephrin 1,0
Borsäure 1,2
Natriumtetraborat (Decahydrat) 0,3
Natriumdisulfit 0,3
Kaliumhydroxychinolinsulfat 0,05
Phenylmercuriborat 0,002
Wasser für Injektionszwecke zu 100,0

Phenylmercuriborat, Kaliumhydroxychinolinsulfat, Natriumdisulfit, Borsäure und Natriumtetraborat unter Aufkochen in 50 g Wasser lösen.
Nach dem Erkalten wird Epinephrin unter Begasung mit sauerstofffreiem Stickstoff R gelöst, filtriert und abgefüllt.

Oculoguttae Aethylmorphini hydrochloridi 2,0 % NRF 15.1.
(Äthylmorphinhydrochlorid-Augentropfen 2,0 %)

Äthylmorphinhydrochlorid 0,2
Natirumchlorid 0,058
Natrium-ÄDTA 0,001
Chlorhexidinacetat 0,001
Wasser für Injektionszwecke zu 10,0

Bestandteile nacheinander lösen. Entkeimungsfiltration.

Oculoguttae Argenti albumino-acetylotannatis 5,0 % NRF 15.7.
Sibereiweiß-Acetyltannat-Augentropfen 5,0 %)

Borathaltiges Silbereiweiß-Acetyltannat 0,5
Kaliumnitrat 0,006
Phenylquecksilberborat 0,0002
Wasser für Injektionszwecke zu 10,0

Kaliumnitrat und Phenylquecksilberborat lösen, danach Silbereiweiß-Acetyltannat aufstreuen.
Entkeimungsfiltration.
Bei Bedarf frisch herstellen!

Oculoguttae Atropini sulfatis 0,2 % NRF 15.2.
(Atropinsulfat-Augentropfen 0,2 %)

Atropinsulfat 0,02
Borsäure 0,181
Thiomersal 0,0002
Wasser für Injektionszwecke zu 10,0

Borsäure und Thiomersal unter Erwärmen lösen.
Nach dem Erkalten das Atropinsulfat lösen.
Entkeimungsfiltration.

Oculoguttae Atropini sulfurici 0,5 % DAC
(Atropinsulfat-Augentropfen 0,5 %)

Atropinsulfat (Monohydrat) 0,5
Borsäure 1,73
Thiomersal 0,002
Wasser für Injektionszwecke zu 100,0

Borsäure unter Erwärmen lösen. Nach dem Erkalten Atropinsulfat und Thiomersal lösen.
Sterilfiltration.

Oculoguttae carbacholi 1,0 % NRF 15.3.
(Carbachol-Augentropfen 1,0 %)

Carbachol 0,1
Borsäure 0,115
Thiomersal 0,0002
Wasser für Injektionszwecke zu 10,0

Borsäure unter Erwärmen lösen. Nach dem Erkalten Corbachol und Thiomersal lösen. Entkeimungsfiltration.

Oculoguttae chloramphenicoli 0,5 % DAC
(Chloramphenicol-Augentropfen 0,5 %)

Chloramphenicol 0,5
Natriumtetraborat (Decahydrat) 0,3
Borsäure 1,5
Phenylmercuriborat 0,002
Wasser für Injektionszwecke zu 100,0

Natriumtetraborat, Borsäure und Phenylmercuriborat unter Erhitzen lösen. In der noch heißen Lösung wird das Chloramphenicol gelöst. Die Lösung wird rasch abgekühlt. Sterilfiltration.

Oculoguttae Naphazolini hydrochloridi 0,05 %
NRF 15.4.
(Naphazolinhydrochlorid-Augentropfen 0,05 %)

Naphazolinhydrochlorid	0,005
Borsäure	0,019
Natriumchlorid	0,079
Phenylquecksilberborat	0,0002
Wasser für Injektionszwecke	zu 10,0

Entkeimungsfiltration.

Oculoguttae Physostigmini salicylatis 0,2 % NRF 15.5.
(Physostigminsalicylat-Augentropfen 0,2 %)

Physostigminsalicylat	0,02
Borax	0,002
Borsäure	0,175
Natriumdisulfit	0,005
Thiomersal	0,0002
Wasser für Injektionszwecke	zu 10,0

Borax, Borsäure, Natriumdisulfit warm lösen. Nach dem Erkalten das Physostigminsalicylat lösen. Entkeimungsfiltration.

Oculoguttae Pilocarpini hydrochloridi 1,0 aut 2,0 %
NRF 15.6.
(Pilocarpinhydrochlorid-Augentropfen 1,0 oder 2,0 %)

	1 %	2 %
Pilocarpinhydrochlorid	0,100	0,200
Natriumchlorid	0,066	0,041
Borax	0,002	0,002
Thiomersal	0,0002	0,0002
Wasser für Injektionszwecke	zu 10,0	zu 10,0

Entkeimungsfiltration.

Oculogutta Tetracaini hydrochloridi 0,5 % NRF 15.8.
(Tetracainhydrochlorid-Augentropfen 0,5 %)

Tetracainhydrochlorid	0,05
Borsäure	0,166
Chlorhexidinacetat	0,001
Wasser für Injektionszwecke	zu 10,0

Chlorhexidinacetat und Borsäure werden unter Erwärmen gelöst. Nach dem Erkalten wird Tetracainhydrochlorid darin gelöst. Entkeimungsfiltration.
Bei Bedarf frisch herstellen!

Oculoguttae Zinci sulfatis 0,25 % NRF 15.9.
(Zinksulfat-Augentropfen 0,25 %)

Zinksulfat	0,025
Borsäure	0,178
Thiomersal	0,0002
Wasser für Injektionszwecke	zu 10,0

Borsäure und Thiomersal unter Erwärmen lösen. Nach dem Erkalten Zinksulfsat lösen. Entkeimungsfiltration.

Oleum camphoratum
DAB 6

Camphora 10
werden zerkleinert und mit
Ol. Olivarum 90
in einer verschlossenen Flasche leicht erwärmt, bis Lösung erfolgt ist; dann wird filtriert.
100

Oleum camphoratum forte 20 % DAC
(Campheröl 20 %)

Campher	20,0
Mittelkettige Triglyceride	80,0

Im geschlossenen Gefäß warm lösen.

Oleum Chloroformii
DAB 6

Chloroformium	
Ol. Arachidis	aa

Oleum Zinci oxidi
NRF 11.20.
(Zinkoxidöl)

Zinkoxid (Sieb 300)	50,0
Olivenöl	50,0

Otoguttae Natrii carbonatis NRF 16.1.
(Natriumcarbonat-Ohrentropfen)

Natriumcarbonat-Dekahydrat	0,6
Wasser	3,0
Glycerol 85 %	zu 10,0

Pasta Resorcini composita NRF 11.10.
(Zusammengesetzte Resorcinpaste)

Salicylsäure	5,0
Resorcin	5,0
Glycerol	10,0
Zinkpaste	30,0

Bei Bedarf frisch herstellen! Nicht auf größeren Hautflächen und nicht bei Kindern anwenden! Über mehrere Tage lang auf die betroffenen Körperregionen messerrükkendick auftragen und nach 30–60 Minuten Einwirkzeit entfernen.

Pasta Zinci DAB 7/DAB 8/DAB 9
(Zinci Pasta, DAB 9)
(Zinkpaste, DAB 9)

4

Zincum oxydatum (Zinkoxid)	250
Amylum tritici (Weizenstärke)	250
Vaselinum album (Weißes Vaselin)	500
	1000

Das Gemisch von Zinkoxid und Weizenstärke wird in 0,5 bis 1,0 cm dicker Schicht 3–4 Std. lang bei 40° C bis 45° C getrocknet und nach dem Sieben (Sieb 35) mit dem geschmolzenen Vaselin verrieben.

Pasta Zinci oxidi mollis
NRF 11.21.
(Weiche Zinkoxidpaste)

Zinkoxid (Sieb 300)	15,0
Mittelkettige Triglyceride	10,0
Wollwachsalkoholsalbe	25,0

Das suspendierte Zinkoxid mit der Wollwachsalkoholsalbe bis zum vollständigen Schmelzen erwärmen, mischen und bis zum Erkalten rühren.

Pasta Zinci oxidi mollis cum chlorcresolo et sulfure praecipitato NRF 11.6.
(Weiche Zinkoxidpaste mit Chlorkresol und feinverteiltem Schwefel)

Chlorkresol	0,02
Feinverteilter Schwefel	2,0
mit	
Weicher Zinkoxidpaste	zu 20,0

verarbeiten.

Pasta Zinci oxidi mollis cum ethacridino lactate NRF 11.7.
(Weiche Zinkoxidpaste mit Ethacridinlactat)

Ethacridinlactat	0,2
Olivenöl	7,0
Zinkpaste	zu 20,0

Ethacridinlactat mit Olivenöl anreiben!

Pasta Zinci salicylata
DAB 6

Acid. salicylic. pulv. subt.	20
Zinc. oxydat. crud.	240
Talcum	240
werden in gut trockenem Zustand gemischt, gesiebt und mit geschmolzenem	
Vaselin. flav.	500
im erwärmten Mörser verrieben.	
	1000

Pepsinum liquidum
ErgB. 6

Pepsinum concentrat.	100
werden in folgender Mischung durch häufiges Schütteln gelöst	
Glycerinum	500
Aqua	400
	1000

Die Lösung wird mit Hilfe von Talcum filtriert. Wertbestimmung.

Phenolum liquefactum DAC
(Verflüssigtes Phenol)

Phenolum (Phenol)	90,9
Aqua	9,1
	100,0

Das Phenol wird mit der vorgeschriebenen Menge Wasser unter Umrühren gemischt, bis eine klare Lösung entstanden ist.

Pulvis adsorbens NRF 6.1.
(Adsorbierendes Pulver)

Getrocknetes Aluminiumhydroxidgel	15,0
Medizinische Kohle	35,0

Pulvis antacidus NRF 6.2.
(Säurebindendes Pulver)

Getrocknetes Aluminiumhydroxidgel	5,0
Magnesiumtrisilikat	25,0

Pulvis Calcii effervescens
NRF 20.2.
(Calcium-Brausepulver)

Calciumlactat-Trihydrat	64,0
Natriumhydrogencarbonat	15,0
Wasserfreie Citronensäure	15,0
Sorbitol (Sieb 500)	nach Bedarf
mit Aroma	
Orangentrockenaroma	2,5

Bestandteile, mit 20 g Sorbitol verrieben, gesiebt (Sieb 500) und gemischt, werden mit Sorbitol in einem 250-ml-Meßzylinder zu 250 ml ergänzt. Mit Kartenblättern mischen.

Pulvis Liquiritiae compositus DAB 6

Sacchar. pulv.	50
Fol. Sennae pulv. subt.	15
Rad. Liquirit. pulv. subt.	15
Fruct. Foeniculi pulv.	10
Sulfur depurat.	10
werden gemischt.	
	100

Pulvis Magnesiae cum Rheo DAB 6

Magnes. carbonic pulv. subt.	50
Elaeosaccharum Foeniculi	35
Rhiz. Rhei pulv. subt.	15
werden gemischt.	
	100

Pulvis salicylicus cum Talco DAB 6

Acid. salicylic. pulv. subt.	3
Amylum Tritici	10
Talcum	87
werden gemischt.	
	100

Pulvis stomachicus ErgB. 6

Bismut. subnitric.	17
Rhiz. Rhei pulv. subt.	17
Natr. bicarbonic. pulv. subt.	66
	100

werden gemischt.

Rhinoguttae Argenti proteinici DAC
(Silbereiweiß-Nasentropfen)

Kaliumnitrat	0,8
Phenylquecksilbernitrat	0,002
Silbereiweiß	5,0
Wasser für Injektionszwecke	zu 100,0

Rhinoguttae Naphazolini hydrochloridi NRF 8.1.
(Naphazolinhydrochlorid-Nasentropfen)

Naphazolinhydrochlorid	0,005
Natriumchlorid	0,088
Benzalkoniumchlorid	0,001
Wasser für Injektionszwecke	zu 10,0

Rotulae Menthae piperitae ErgB. 6

Rotulae Sacchari 1000
werden mit folgender Lösung benetzt:
Spiritus 10
Ol. Menthae piperitae 5
Dann wird zum Verdunsten des Weingeistes kurze Zeit an der Luft ausgebreitet.

Sal Carolinum factitium DAB 6

Natr. sulfuric. pulv. sicc.	44
Kal. sulfuric. pulv.	2
Natr. chlorat. pulv.	18
Natr. bicarbonic. pulv.	36
werden gemischt.	
	100

Sirupus Althaeae DAB 6

Rad. Althaeae concis. grosse 20
werden mit Wasser abgewaschen, auf einem Filter mit einer Mischung von
Spiritus 10
Aqua 450
übergossen, und die ablaufende Flüssigkeit wiederholt auf das Filter zurückgegossen. Dies wird 1 Std. lang fortgesetzt und aus 370 T. Auszug mit
Saccharum 630
der

Sirup 1000
bereitet.
Sir. Althaeae ist heiß in zum Verbrauch entsprechende Gefäße zu füllen und luftdicht verschlossen aufzubewahren.

Sirupus Foeniculi ErgB. 6

Fruct. Foeniculi contus. 100
werden durchfeuchtet mit
Spiritus 50
und dann übergossen mit
Aqua 500
Unter öfterem Umrühren wird 24 Std. lang bei Zimmertemperatur stehen gelassen. Aus 400 Teilen der abgepreßten und filtrierten Flüssigkeit werden mit
Saccharum 600
1000 Teile Sirup bereitet.

Sirupus simplex DAB 7/DAB 8/DAB 9
(Zuckersirup)

Saccharum (Saccharose)	640
Aqua	360
	1000

Die Saccharose wird mit dem auf 50° C erwärmten Wasser übergossen und unter häufigem Umrühren gelöst. Die Lösung wird kurz aufgekocht, koliert oder filtriert und mit siedendem Wasser auf die vorgeschriebene Masse aufgefüllt.

Sirupus Thymi compositus DAB 6

Extr. Thymi fluid. 150
Liq. Ammon. caust. 3
werden gemischt, nach mehreren Tagen filtriert und vermischt mit einer Lösung von
Ammon. bromat. 3
Kal. bromat. 6
Natr. bromat. 6
in
Sir. simpl. 832

1000

Solutio Aluminii chloridi hexahydrici NRF 11.1.
(Aluminiumchlorid-Hexahydrat-Lösung)

Aluminiumchlorid-Hexahydrat 20,0
in
Wasser 20,0
lösen,
Isopropylalkohol 60,0
zusetzen.
Filtrieren.

4

Solutio antiseptica NRF 11.8.
(Antiseptische Lösung)

Ethacridinlactat	0,1
Äthanol 90 % (V/V)	20,0
Wasser	zu 100,0

Solutio Arning NRF 11.13.
(Arningsche Lösung)

Ammoniumsulfobitol	6,0
Glycerol 85 %	6,0
Anthrarobin	3,0
Isopropylalkohol	40,0
Äther	45,0

Ammoniumsulfobitol wird im Glycerol 85 % gelöst. Anthrarobin mit der Mischung von Isopropylalkohol und Äther versetzen, unter öfterem Umschütteln 15 Minuten stehen lassen und dann filtrieren. Das Filtrat wird anteilweise unter Schütteln mit der Ammoniumsulfobitol-Lösung versetzt.

Solutio Bromhexini NRF 4.7.
(Bromhexin-Lösung)

Bromhexinhydrochlorid 0,2
in Gemisch von
Salzsäure 10 % 0,06
und
Konserviertes Wasser zu 100,0
lösen.

Solutio Castellani sine colore NRF 11.9.
(Farblose Castellansche Lösung)

Chlorkresol	0,1
Resorcin	10,0
Aceton	5,0
Äthanol 70 % (V/V)	10,0
Wasser	zu 100,0

Chlorkresol und Resorcin werden in der Mischung von Aceton und Äthanol 70 % gelöst und mit Wasser zu 100,0 g ergänzt.

Solutio Jodi DAB 8
(Alkoholische Jodlösung)

Jodum	2,5
Kali jodati	2,5
Aqua	28,5
Spiritus	66,5
	100,0

Jod + Kalijodid werden in 5 Teilen Wasser gelöst und nach vollständiger Lösung mit Wasser und dem Äthanol 90% (V/V) gemischt.

Solutio Polyvidoni-Iodi
NRF 11.16.
(Polyvidon-Jod-Lösung)

Polyvidon-Jod	5,0
Natriummonohydrogenphosphat-Dodekahydrat	1,16
Citronensäure, wasserfrei	0,42
Wasser	zu 50,0

Citronensäure und Natriummonohydrogenphosphat werden mit etwa 40 g Wasser versetzt; danach wird Polyvidon-Jod in kleinen Anteilen eingerührt. Nach dem Auflösen der Substanz wird mit Wasser zu 50,0 g ergänzt.

Solutio Natrii Chlorati physiologica
DAB 6

Natr. chlorat. 9
werden gelöst in
Aqua 991
die Lösung filtriert und sterilisiert.
1000

Species deflatulentes
NRF 6.4.
(Blähungstreibender Tee)

Kamillenblüten	20,0
Pfefferminzblätter (Sieb 4000)	20,0
Baldrianwurzel (Sieb 4000)	20,0
Kümmel, leicht angestoßen	20,0
Anis, leicht angestoßen	20,0

Frisch zubereiten!

Species diureticae DAB 6

Rad. Levistic. concis. grosse
Rad. Ononid. concis. grosse
Rad. Liquirit. concis. grosse
Fruct. Juniper. contus. āā 250
werden gemischt. 1000

Species laxantes DAB 6

Fruct. Foeniculi contus. 100
Fruct. Anisi contus. 100
werden gleichmäßig durchfeuchtet mit einer Lösung von
Kal. tartaric. 50
in
Aqua 100
und nach einer halben Stunde mit einer Lösung von
Acid. tartaric. 30
in
Aqua 30
ebenso gleichmäßig und dann getrocknet. Darauf vermengt man mit
Fol. Sennae concis. 320
Flor. Sambuci 200
800

Species laxantes NRF 6.9.
(Abführtee)

Fenchel, leicht angestoßen	10,0
Kamillenblüten	10,0
Pfefferminzblätter (Sieb 4000)	20,0
Sennesblätter (Sieb 400)	60,0

Frisch zubereiten!

Species laxantes hamburgenses ErgB. 6

Acid. tartaric. 25
löst man in
Aqua 55
Mit dieser Lösung tränkt man
Fruct. Coriandri contus 130
Nach dem Trocknen fügt man hinzu

Fol. Sennae concis.	525
Manna bene sicc. concis.	265
	ca. 950

Species pectorales DAB 6

Rad. Althaeae concis. grosse	400
Rad. Liquirit. concis. grosse	150
Rhiz. Irid. concis. grosse	50
Fol. Farfar. concis. grosse	200
Flor. Verbasc. concis. grosse	100
Fruct. Anisi contus.	100
werden gemischt.	1000

Species urologicae NRF 9.1.
(Blasen- und Nierentee)

Mateblätter	10,0
Orthosiphonblätter	10,0
Bärentraubenblätter	20,0
Bohnenhülsen	20,0
Schachtelhalmkraut	20,0
Birkenblätter	20,0

Zerschnittene Drogen (Sieb 4000) verarbeiten!

Spiritus aethereus DAC

Aether	250
Spirit.	750
werden gemischt.	1000

Spiritus camphoratus DAB 7/DAB 8/DAB 9
(Campherspiritus, DAB 9)

Camphora	100
wird gelöst in	
Ethanol 90 %	700
und	
Aqua	200
zugesetzt.	1000

Spiritus coloniensis ErgB. 6

Ol. Lavandulae	5
Ol. Aurantii Floris	7
Ol. Bergamottae	10
Ol. Citri	10
Spirit.	968
werden gemischt.	1000

Spiritus dermalis Triamcinoloni NRF 11.39.
(Triamcinolonacetonid-Dermalspiritus)

Triamcinolonacetonid	0,1
Salicylsäure	1,0
Benzalkoniumchlorid	0,025
Ethanol 96 %	29,7
Gereinigtes Wasser	zu 45,0

Triamcinolonacetonid, Benzalkoniumchlorid und Salicylsäure in Ethanol 96 % lösen, mit Wasser ergänzen.

Spiritus Melissae compositus DAB 6

Ol. Citronellae	10 Tropfen
Ol. Myristic. aether.	10 Tropfen
Ol. Cinnamom.	4 Tropfen
Ol. Caryophylli	4 Tropfen
werden	4 Tropfen
werden gelöst in	
Spirit.	600
vermischt mit	
Aqua	200
kräftig durchgeschüttelt und nach einigen Tagen filtriert.	800

Spiritus saponato-camphoratus DAB 6

Spirit. camphorat.	240
Spirit. saponat.	700
Liq. Ammon. caust.	48
Ol. Thymi	4
Ol. Rosmarini	8
werden gemischt und nach 24 Std. filtriert.	
	1000

Spiritus saponatus DAB 6

Ol. Olivar.	60
Liq. Kal. caustic.	70
Spiritus	75
werden in einer verschlossenen Flasche wiederholt durchgeschüttelt, bis eine Probe der gleichmäßigen Flüssigkeit sich mit Wasser und Weingeist klar mischen läßt. Alsdann fügt man hinzu	
Spiritus	225
Aqua	170
Nach einigen Tagen wird filtriert.	600

Spiritus Vini Gallici DAC
(Franzbranntwein)
100 g Franzbranntwein 38,0 und 40,0 % (V/V) Äthanol können enthalten:

Äthanol 90 % (V/V)	38,9
Ratanhiatinktur oder	
Zuckerkulör	bis zu 1,5
Lebensmittelfarbstoffe	nach Bedarf
Äthylacetat	bis zu 0,3
Wasser	zu 100,0

100 g Franzbranntwein zum äußerlichen Gebrauch können enthalten:

Campher (einschl. des Vergällungsmittels!)	bis zu 1,0
Fichten- oder Kiefernnadelöl	bis zu 0,1

Franzbranntwein zum äußerlichen Gebrauch kann mit vergälltem Branntwein hergestellt werden; als Vergällungsmittel sind Campher (0,5 % (G/V) oder Thymol (0,5 % (G/V)) zulässig.

Spiritus Vini Gallici
(Form. Berol.)

Tinct. aromatic.	2,0
Spir. Aether. nitros.	2,5
Tinct. Ratanh. gtt.	XXX
Spiritus	500,0
Aqua	ad 1000,0

Suppositoria analgetica fortes NRF 2.1.
(Starke schmerzlindernde Suppositorien)

Codeinphosphat (Sieb 90)	0,2
Paracetamol (Sieb 90)	5,0
Hartfett für 10 Supp.	nach Bedarf

Bei ca. 38° C ausgießen.

Suppositoria Diazepami 2 mg, 5 mg aut 10 mg
NRF 22.2.
(Diazepam-Suppositorien 2 mg, 5 mg oder 10 mg)

Suppositorien zu 2 mg

Diazepam	0,02
Hartfett für 10 Supp.	nach Bedarf

Suppositorien zu 5 mg

Diazepam	0,05
Hartfett für 10 Supp.	nach Bedarf

Suppositorien zu 10 mg

Diazepam	0,10
Hartfett für 10 Supp.	nach Bedarf

Diazepam wird in geschmolzenem Hartfett vollständig gelöst und die Schmelze in Formen gegossen.
(Becherglas und Glasstab verwenden!)

Suppositoria Dimenhydrinati 40, 70 aut 150 mg NRF 24.3.
(Dimenhydrinat-Suppositorien 40, 70 oder 150 mg)

Suppositorien zu 40 mg

Dimenhydrinat (Sieb 90)	0,4
Hartfett für 10 Supp. (~1 ml)	nach Bedarf

Suppositorien zu 70 mg

Dimenhydrinat (Sieb 90)	0,7
Hartfett für 10 Supp. (~1 ml)	nach Bedarf

Suppositorien zu 150 mg

Dimenhydrinat (Sieb 90)	1,5
Hartfett für 10 Supp. (~2 ml)	nach Bedarf

Bei etwa 38° C ausgießen!

Suppositoria haemorrhoidalia NRF 5.2.
(Hämorrhoidal-Suppositorien)

Butoxycainhydrochlorid (Sieb 90)	0,2
Basisches Wismutgallat (Sieb 90)	1,0
Zinkoxid (Sieb 90)	2,0
Perubalsam	1,0
Rizinusöl	0,5
Hartfett für 10 Supp.	nach Bedarf

Butoxycainhydrochlorid, basisches Wismutgallat und Zinkoxid werden gemischt und mit der Mischung von Perubalsam und Rizinusöl angerieben. Das geschmolzene Hartfett wird anteilweise zugesetzt und die homogen verriebene Masse bei etwa 38° C ausgegossen.

Suppositoria Paracetamoli 125, 250, 500 aut 1000 mg
NRF 2.3.
(Paracetamol-Suppositorien 125, 250, 500 oder 1000 mg)

Suppositorien zu 125 mg

Paracetamol	1,25
Hochdisperses Siliciumdioxid	0,00125
Lecithin	0,03
Hartfett für 10 Supp. (~1 ml)	nach Bedarf

Suppositorien zu 250 mg

Paracetamol	2,5
Hochdisperses Siliciumdioxid	0,0025
Lecithin	0,06
Hartfett für 10 Supp. (~1 ml)	nach Bedarf

Suppositorien zu 500 mg

Paracetamol	5,0
Hochdisperses Siliciumdioxid	0,005
Lecithin	0,12
Hartfett für 10 Supp. (~2 ml)	nach Bedarf

Suppositorien zu 1000 mg

Paracetamol	10,0
Hochdisperses Siliciumdioxid	0,01
Lecithin	0,24
Hartfett für 10 Supp. (~2 ml)	nach Bedarf

Herstellung nach Angaben des DAC 1986 (Anlage F, Verdrängungsfaktor-Verfahren) unter Anwendung der angegebenen Formen.

Suppositoria spasmolytica
NRF 3.1.
(Krampflösende Suppositorien)

Papaverinhydrochlorid (Sieb 90)	0,4
Adipheninhydrochlorid (Sieb 90)	0,2
Paracetamol (Sieb 90)	5,0
Hartfett für 10 Supp.	nach Bedarf

Papaverinhydrochlorid, Adipheninhydrochlorid und Paracetamol mischen, mit geschmolzenem Hartfett bei etwa 38° C ausgießen!

Tincturae
Herstellung der Tinkturen nach dem DAB 8, S. 497, nach dem

DAB 9, S. 1389.
Mazeration: Droge mit Extraktionsflüssigkeit übergießen, 5 Tage lagern und umschütteln! Dekantieren, Kolieren, Auspressen, 5 Tage unterhalb 15° C lagern und dann filtrieren.

Perkolation:
Perkolieren, Pressen! Gesamtauszug 5 Tage lagern unterhalb 15° C, dann filtrieren.

DAB 9: Drogen, die „vorsichtig" zu lagern sind:
1 Teil Droge
10 Teile Menstruum

Sonstige Drogen:
1 Teil Droge
5 Teile Menstruum

Die Konzentration der verwendeten Extraktionsflüssigkeit (Menstruum) ist anzugeben.

Tinctura Absinthii DAB 6

Herb. Absinthii pulv. gross.	200
Spirit. dilut.	1000

Tinctura amara DAB 6

Rad. Gentianae pulv. gross.	60
Herb. Centaurii pulv. gross.	60
Pericarp. Aurantii pulv. gross.	40
Fruct. Aurantii immat. pulv. gross.	20
Rhiz. Zedoariae pulv. gross.	20
Spirit. dilut.	1000

Tinctura amara NRF 6.3.
(Bittere Tinktur)

Wermuttinktur	1,0
Ingwertinktur	1,0
Pomeranzentinktur	5,0
Enziantinktur	13,0

Tinctura Angelicae
ErgB. 6

Rad. Angelicae pulv. gross	200
Spirit. dilut.	1000

Tinctura anticholerica
ErgB. 6

Tinct. Opii	100
Tinct. Cascarillae	80
Tinct. Ratanhiae	200
Tinct. aromatica	300
Tinct. Valerian. aether.	300
Ol. Menthae pip.	20
	1000

werden gemischt und nach 3 Tagen filtriert.

Tinctura Arnicae
DAB 7/DAB 8/DAB 9
(Arnikatinktur, DAB 9)

Flores Arnicae (Arnikablüten)	100
Äthanol 70%	1000

Perkolation!
DAB 9: „Flores Arnicae" sind Blütenstände, nach herkömmlicher Nomenklatur des Handels „Flores arnicae cum calycibus".

Tinctura aromatica DAB 6

Cort. Cinnamomi pulv. gross.	100
Rhiz. Zingiberis pulv. gross.	40
Rhiz. Galangae pulv. gross.	20
Flor. Caryophyll. pulv. gross.	20
Fruct. Cardamomi contus.	20
Spirit. dilut.	1000

Tinctura Aurantii DAB 7/DAB 9
(Pomeranzentinktur, DAB 9)

Pericarpium Aurantii (Pomeranzenschale, frisch gepulvert [Sieb 710])	200
Äthanol 70%	1000

Perkolation! Bitterwert bestimmen!

Tinctura Belladonnae DAB 9
(Belladonna-Tinktur)

Belladonnablätter (Sieb 710)	1
Äthanol 70 % (V/V)	8–10

Perkolation, Gehaltsbestimmung!

Tinctura Benzoes DAB 9
(Benzoetinktur)

Benzoe (Sieb 710)	200
Äthanol 90 % (V/V)	1000

Mazeration!

Tinctura Camphorae benzoica ErgB. 6

Camphora	10
Acid. benzoic.	20
werden gelöst in	
Spirit. dilut.	965
hinzugemischt werden	
Ol. Anisi	5
	1000

Tinctura Capsici DAB 6

Fruct. Capsici pulv. gross.	100
Spirit.	1000

Tinctura carminativa
ErgB. 6

Rhiz. Zedoariae pulv. gross.	80
Rhiz. Calami pulv. gross.	40
Rhiz. Galangae pulv. gross.	40
Flor. Chamomill. Romanae pulv. gross.	20

4

Fruct. Carvi pulv. gross. 20
Fruct. Anisi pulv. gross. 20
Fol. Lauri pulv. gross. 15
Flor. Caryophylli pulv. gross. 15
Macis pulv. gross. 10
Pericarpium Aurantii pulv. gross. 5
Spirit. 500
Aqua Menthae pip. 500

Bei der Abgabe ist zu 9 Teilen dieser Tinktur 1 Teil Spir. Aetheris nitrosi **hinzuzufügen.**

Tinctura Chinae DAC
(Chinatinktur)
Gepulverte Chinarinde (Sieb 710) 20
Ethanol 70 % (V/V) nach Bedarf für etwa 100 Teile Tinktur.
Perkolation, Gehaltsbestimmung!

Tinctura Chinae composita DAB 7/DAB 8
(Zusammengesetzte Chinatinktur, DAB 9)
Cortex Chinae 100
(Chinarinde, grob gepulvert [Sieb 710])
Pericarpium Aurantii 40
(Pomeranzenschale, grob gepulvert [Sieb 710])
Radix Gentianae 40
(Enzianwurzel, grob gepulvert [Sieb 710])
Cortex Cinnamomi 20
(Zimt, grob gepulvert [Sieb 710])
Äthanol 70% 1000
Wird durch Perkolation hergestellt.
Pomeranzenschale und Zimt sind unmittelbar vor der Perkolation zu pulverisieren. Bitterwertbestimmung!

Tinctura Colchici DAB 6
Sem. Colchici pulv. gross. 100
Spirit. dilut. 1000

Tinctura Convallariae ErgB. 6
Herb. Convallariae recens florens contus. 700
Spirit. 840

Tinctura Digitalis DAB 7
Folia Digitalis 100
(Digitalisblätter, grob gepulvert [Sieb 4])
Äthanol 70% 1000
Perkolation!

Tinctura Gentianae DAB 6
(Enziantinktur, DAB 9)
Enzianwurzel, pulverisiert (Sieb 710) 200
Ethanol 70 % (V/V) 1000
Perkolation, Bitterwertbestimmung!

Tinctura Ipecacuanhae DAB 7/DAB 8/DAB 9
(Ipecacuanhatinktur)
Radix Ipecacuanhae 100
(Ipecacuanhawurzel, gepulvert [Sieb 710])
Äthanol 70% 800–1200
Herstellung durch Perkolation, so daß aus 1 T. Droge etwa 9 T. Tinktur erhalten werden.
Gehaltsbestimmung!

Tinctura Jodi DAB 7
(Alkoholische Jodlösung, DAB 8)
(Jodi solutio, DAB 8)
(Ethanolhaltige Jodlösung, DAB 9)
Jodum 25
(Jod)
Kalium jodatum 25
(Kaliumjodid)
Aqua 285
Äthanol 90% 665
1000

Jod und Kaliumjodid werden in 50 T. Wasser gelöst und nach vollständiger Lösung mit dem restlichen Wasser und dem Äthanol gemischt.
Gehaltsbestimmung!

Tinctura Jodi decolorata ErgB. 6
Jodum 85
Natr. thiosulfuric. 85
werden gelöst in
Aqua 85
Dann werden hinzugefügt
Liq. Ammonii caustici spirituosus 125
Nach kurzer Zeit, während der man gelegentlich umschüttelt, erfolgt Entfärbung. Hierzu gibt man
Spirit. 415
und filtriert nach dreitägigem Stehen an einem kühlen Ort. Dem Filtrat fügt man hinzu
Aqua 205
Sollte hierbei eine zunächst milchige, sich bald zu Boden setzende Ausscheidung auftreten, so wird nochmals filtriert. – Darf nicht in größerer Menge vorrätig gehalten werden!
1000

Tinctura Lobeliae DAB 6
Herb. Lobeliae pulv. gross. 100
Spirit. dilut. 1000

Tinctura Myrrhae DAB 7/DAB 8
(Myrrhae tinctura, DAB 9)

Myrrha 200
(Myrrhe, grob gepulvert [Sieb 710])
Äthanol 90% 1000
Mazeration!

Tinctura Opii
DAB 7/DAB 8/DAB 9
(Opii tinctura)
(Opiumtinktur)
Opium 10
Mischung aus gleichen Volumenteilen Äthanol 70% und Wasser q. s.

Opiumtinktur wird durch Mazeration so hergestellt, daß aus 10 T. Droge etwa 80–100 T. Tinktur erhalten werden.
Gehaltsbestimmung!

Tinctura Pimpinellae
DAB 6
Rad. Pimpinellae pulv. gross. 200
Spirit. dilut. 1000

Tinctura Ratanhiae
DAB 7/DAB 8
(Ratanhia tinctura, DAB 8)
(Ratanhiatinktur)
Radix Ratanhia 200
(Ratanhia-Wurzel, grob gepulvert [Sieb 710])
Äthanol 70% 1000
Perkolation!

Tinctura Scillae DAB 6
Bulb. Scillae concis. 200
Spirit. dilut. 1000

Tinctura Strophanthi
DAB 6
Sem. Strophanthi pulv. gross. 100
werden im Perkolator mit
Benzin. Petrolei
entfettet und darauf getrocknet; dann wird mit
Spirit. dilut. 1000
die Tinktur bereitet.

Tinctura Strychni DAB 6
Sem. Strychni pulv. gross. 100
Spirit. dilut. 1000

Tinctura Tormentillae
DAB 6
Rad. Tormentillae pulv. gross. 200
Spirit. dilut. 1000

Tinctura Valerianae
DAB 7/DAB 8/DAB 9
(Baldriantinktur)
(Valerianae tinctura)
Radix Valerianae 200
(Baldrianwurzel, grob gepulvert [Sieb 710])
Äthanol 70% 1000
Perkolation!

Tinctura Valerianae aetherea DAB 6
Rad. Valerianae pulv. gross. 200
Spirit. aether. 1000

Unguentum Acidi borici
DAB 7/DAB 8
(Borsalbe)
(Acidi borici unguentum)
Acidum boricum 30
(Borsäure, sehr fein gepulvert [Sieb 90])
Vaselinum album 970
(Weißes Vaselin)
1000
Gehaltsbestimmung!

Unguentum Alcoholum Lanae DAB 7/DAB 8/DAB 9
(Lanae alcoholum unguentum)
(Wollwachsalkoholsalbe)
Alcoholes Lanae 60
(Wollwachsalkohole)
Alcohol cetylstearylicus = Lanette-O 5
(Cetylstearylalkohol)
Vaselinum album 935
(Weißes Vaselin)
1000
werden auf dem Wasserbad geschmolzen und bis zum Erkalten gerührt. Bis zu 12 T. des Vaselins können durch Paraffin. subliquid. (dickflüssiges Paraffin) ersetzt werden.

Unguentum Alcoholum Lanae aquosum
DAB 7/DAB 8
(Wasserhaltige Wollwachsalkoholsalbe)
(Lanae alcoholum unguentum aquosum)
Unguentum Alcoholum Lanae = Eucerinum anhydricum 500
(Wollwachsalkoholsalbe)
Aqua 500
1000
In die auf etwa 60° C erwärmte Wollwachsalkoholsalbe wird das auf gleiche Temperatur erwärmte Wasser eingearbeitet. Die Salbe wird bis zum Erkalten gerührt.

Unguentum Ammonii bituminosulfonatis 10, 20 aut 50 % NRF 11.12.
(Ammoniumbituminosulfonat-Salbe 10, 20 oder 50 %)
10 %ige Salbe
Ammoniumbituminosulfonat 5,0
Wasser 4,5
Wollwachsalkoholsalbe zu 50,0
20 %ige Salbe
Ammoniumbituminosulfonat 10,0

Wasser	4,0
Wollwachsalkoholsalbe	zu 50,0

50 %ige Salbe

Ammoniumbituminosulfonat	25,0
Wasser	2,5
Wollwachsalkoholsalbe	zu 50,0

Wollwachsalkoholsalbe und Wasser werden emulgiert und mit Ammoniumbituminosulfonat verrieben.

Unguentum camphoratum
ErgB. 6 (20%)

Camphora	200
Adeps Lanae anhydric.	540
Vaselin flav.	260
	1000

Unguentum contra tussim NRF 4.8.
(Hustensalbe)

Campher	8,0
Menthol	2,0
Eucalyptusöl	8,0
Kiefernnadelöl	10,0
Gereinigtes Terpentinöl	2,0
Ceresin	21,0
Weiße Vaseline	49,0

Ceresin (3 Teile) und weißes Vaselin (7 Teile) werden auf dem Wasserbad geschmolzen, bis zum Erkalten gerührt und mit dem Dreiwalzenstuhl homogenisiert. Die Lösung von Campher und Methanol in den Ölen wird ohne Verlust eingearbeitet.

Unguentum contra tussim mite NRF 4.9.
(Milde Hustensalbe)

Eucalyptusöl	8,0
Kiefernnadelöl	10,0
Gereinigtes Terpentinöl	2,0
Ceresin	24,0
Weißes Vaselin	56,0

Ceresin (3 Teile) und weißes Vaselin (7 Teile) werden auf dem Wasserbad geschmolzen, bis zum Erkalten gerührt und mit dem Dreiwalzenstuhl homogenisiert. Die vereinigten Öle werden ohne Verlust eingearbeitet.

Unguentum Emplastri Plumbi NRF 11.14.
(Beipflastersalbe)

Beipflaster	20
Weißes Vaselin	30

Bleipflaster und weißes Vaselin geschmolzen mischen. Kaltrühren. Nach 24 Std. an einem kühlen Ort Salbe nochmals gut durchrühren.

Unguentum Emplastri Plumbi cum Acido salicylico NRF 11.11.
(Salicylsäurehaltige Bleipflastersalbe)

Salicylsäure	1,5
Rizinusöl	5,0
Bleipflastersalbe	43,5

Salicylsäure, mit Rizinusöl angerieben, mit der schwach erwärmten Bleipflastersalbe versetzen.

Unguentum emulsificans
DAB 7/DAB 8/DAB 9
(Hydrophile Salbe)

Alcohol cetylstearylicus emulsificans = Lanette-N (Emulgierender Cetylstearylalkohol)	300
Paraffinum subliquidum (Dickflüssiges Paraffin)	350
Vaselinum album (Weißes Vaselin)	350
	1000

werden auf dem Wasserbad geschmolzen und bis zum Erkalten gerührt. Falls nach der angegebenen Vorschrift keine gut streichbare Salbe erhalten wird, dürfen dickflüssiges Paraffin und weißes Vaselin nach Bedarf bis zu 10% gegeneinander ausgetauscht werden.

Unguentum emulsificans aquosum DAB 7/DAB 8/DAB 9
(Wasserhaltige hydrophile Salbe)

Unguentum emulsificans (Hydrophile Salbe)	300
Aqua	700
	1000

Die hydrophile Salbe wird auf dem Wasserbad bei etwa 70° C geschmolzen und die Schmelze mit dem auf etwa gleiche Temperatur erwärmten, frisch abgekochten Wasser in kleinen Anteilen versetzt. Die Salbe wird bis zum Erkalten gerührt und das verdampfte Wasser ersetzt. Der Zusatz von insgesamt 0,1% Nip/Nip oder 0,1% Sorbinsäure ist gestattet. Bei Bedarf frisch herstellen, wenn ohne Konservierung!

Unguentum emulsificans nonionicum aquosum DAB 9
(Nichtionische hydrophile Creme)

Weiße Vaseline	250
Cetylstearylalkohol	100

bei 70° C schmelzen

Glycerol 85 %	100
Polysorbat 60	50

Wasser 500
einarbeiten, zum Erkalten rühren. Konservierung 0,1% Sorbinsäure oder Nip/Nip. Unkonserviert frisch herzustellen und rasch aufzubrauchen.

Unguentum Glycerini DAB 6

Amyl. Tritici	100
werden angerührt mit	
Aqua	150
und dann zugesetzt	
Glycerinum	1000
Dann setzt man eine Anreibung zu von	
Tragacanth. pulv. subt. mit	20
Spiritus	50
und erwärmt im Wasserbade unter Umrühren so lange, bis der Weingeistgeruch verschwunden und eine durchscheinende Gallerte entstanden ist.	

Unguentum haemorrhoidale NRF 5.1.
(Hämorrhoidal-Salbe)

Butoxycainhydrochlorid (Sieb 180)	0,5
Basisches Wismutgallat (Sieb 180)	1,25
Zinkoxid (Sieb 180)	2,5
Perubalsam	1,0
Rizinusöl	2,5
Wollwachsalkoholsalbe	zu 50,0

Unguentum Hamamelidis ErgB. 6

Aqua Hamamelidis Corticis	100
Lanolinum	100
Vaselin. flav.	800
	1000

Unguentum Hydrargyri album DAB 7/DAB 8
(Hydrargyri amido chloridi unguentum, DAB 9)
(Quecksilberpräzipitatsalbe)

Hydrargyrum bichloratum, Sublimat [Quecksilber(II)-chlorid]	27
Liquor Ammonii caustici (Ammoniaklösung)	q. s.
Aqua	780
Adeps Lanae anhydricus (Wollwachs)	80
Vaselinum album (Weißes Vaselin)	q. s.

Das Quecksilber(II)-chlorid wird in 540 T. warmem Wasser gelöst, die filtrierte Lösung nach dem Erkalten unter Umrühren mit Ammoniaklösung bis zur schwach alkalischen Reaktion vermischt; hierzu sind etwa 40 T. erforderlich. Der Niederschlag wird abfiltriert und mit insgesamt 240 T. Wasser ausgewaschen . . .
Weitere Herstellung s. DAB 9, S. 1225.
Gehaltsbestimmung!

Unguentum Hydrargyri cinereum DAB 6

Hydrargyrum	300
Adeps Lanae anhydr.	50
Ol. Olivar.	10
werden so lange verrieben, bis Quecksilberkügelchen mit der Lupe (6fach) nicht mehr wahrzunehmen sind. Die Verreibung wird dann aufgenommen mit einem geschmolzenen und wieder erkalteten Gemisch von	
Adeps suillus	400
Sebum ovile	240
	1000

Unguentum Hydrargyri flavum DAB 7/DAB 8
(Hydrargyri oxidi flavi unguentum, DAB 9)
(Gelbe Quecksilberoxidsalbe)

Hydrargyrum bichloratum, Sublimat [Quecksilber(II)-chlorid]	19
Natrium causticum (Natriumhydroxid)	8,5
Aqua	q. s.
Adeps Lanae anhydricus (Wollwachs)	60
Vaselinum album (Weißes Vaselin)	q. s.

Das Quecksilber(II)-chlorid wird in 380 T. warmem Wasser gelöst und die filtrierte, auf 30° C abgekühlte Lösung allmählich unter Umrühren in die Lösung des Natriumhydroxids in 300 T. Wasser eingegossen. Dieses Gemisch wird unter häufigem Umrühren und unter Lichtausschluß 1 Std. lang stehengelassen. Der Niederschlag wird abfiltriert und mit Wasser von 30° C so lange ausgewaschen, bis . . .
Weitere Herstellung s. DAB 9, S. 1223.

Unguentum Hydrocortisoni acetati 0,5 aut 1,0 %
NRF 11.15.
(Hydrocortisonacetat-Creme 0,5 oder 1,0 %)

	0,5 %	1,0 %
Mikrofeines Hydrocortisonacetat	0,15	0,3
Nichtionische hydrophile Creme	zu 30,0	zu 30,0

4

Unguentum Lanette STADA

Alcohol cetylstearylicus emulsificans (= Lanette N®)	240
Oleylium oleinicum (= Cetiol®)	160
werden auf etwa 80° C erwärmt und mit dem auf etwa 80° C erwärmten	
Aqua conservans	600
	1000

vermischt und kaltgerührt.
Aufbewahrung in dichtschließenden Gefäßen.

Unguentum leniens DAB 7
(Kühlsalbe)

Cera flava (Gelbes Wachs)	65
Cetaceum (Walrat)	80
Oleum Arachidis (Erdnußöl)	600
Glycerinmonostearat [Keine lateinische Bezeichnung!]	5
Aqua	250
	1000

In das auf etwa 60° C erwärmte Gemisch von Wachs, Walrat, Erdnußöl und Glycerinmonostearat wird das auf gleiche Temperatur erwärmte Wasser eingearbeitet. Die Salbe wird bis zum Erkalten gerührt.

Unguentum leniens DAB 8
(Kühlsalbe)

Cera flava (gelbes Wachs)	70
Cetaceum (Walrat)	80
Ol. Arachidis (Erdnußöl)	600
Aqua (Wasser)	250

Anfertigung wie Unguentum leniens DAB 7

Unguentum leniens DAB 9
(Kühlsalbe)

Gelbes Wachs	70
Cetylpalmitat	80
Erdnußöl	600
schmelzen und bei 60° C mit	
Wasser	250

mischen, bis zum Erkalten rühren. Nach Möglichkeit frisch herstellen. Ohne Antioxidans max. 3 Monate lagerfähig.

Unguentum molle DAB 6

Vaselin. flav.	
Lanolinum	aa

Unguentum Olei Jecoris
DRF

Ol. Jecoris	30,0
Cumarin	0,2
Eucerin. anhydr.	ad 100,0

Unguentum Olei Jecoris
RF

Ol. Jecoris	40,0
Cumarin	0,2
Ungt. molle	ad 100,0

Unguentum ophthalmicum
FMB, RF, DRF
(1% Hydrarg. oxydat. flav.)

Ungt. Hydrargyri flav.	20
Vaselin. alb. ophthalm.	ad 100

Unguentum ophthalmicum compositum ErgB. 6

Adeps suillus	700
Cera flava	120
Hydrarg. oxydat. rubr.	75
Zinc. oxydat.	30
Camphora	25
Ol. Amygdalarum	50
	1000

Unguentum Polyäthylenglycoli
DAB 7/DAB 8
(Macrogoli unguenta)
(Macrogolsalbe)

Polyäthylenglykol 300	500
Polyäthylenglykol 1500	500
	1000

werden unter Erwärmen auf dem Wasserbad gemischt und bis zum Erkalten gerührt. Falls nach der Vorschrift keine gutstreichbare Salbe erhalten wird, dürfen Polyäthylenglykol 300 und 1500 bis zu 10% gegeneinander ausgetauscht werden.

Unguentum Polyvidon-Iodi
NRF 11.17.
(Polyvidon-Jod-Salbe)

Polyvidon-Jod	5,0
Polyäthylenglykol 400	30,0
Polyäthylenglykol 4000	12,5
Wasser	zu 50,0

Die Mischung von Polyäthylenglykol 400 und 2,5 g Wasser wird auf dem Wasserbad auf 70° C erwärmt, in kleinen Anteilen mit Polyvidon-Jod versetzt und bis zur vollständigen Lösung gerührt. Diesem Ansatz wird das bei 70° C geschmolzene Polyäthylenglykol 4000 zugesetzt. Die Salbe wird bis zum Erkalten gerührt, wobei eine rasche Abkühlung zu vermeiden ist. Anschließend wird mit Wasser zu 50,0 g ergänzt und, falls erforderlich, durch eine Salbenmaschine gegeben. Wird nach der Vorschrift keine gut streichbare Salbe erhalten, dürfen Polyäthylenglykol 400 und 4000 bis zu jeweils 2,5 g gegeneinander ausgetauscht werden.

Unguentum sulfuratum rubrum FMB, RF, DRF

Hydrargyrum sulfurat. rubr.	10
Sulfur sublimat.	250
Ol. Bergamottae	10
Ungt. molle	730
	1000

Unguentum Zinci DAB 7/DAB 8/DAB 9 (Zinci unguentum) (Zinksalbe)

Zincum oxydatum (Zinkoxid)	100
Unguentum Alcoholum Lanae = Eucerinum anhydricum (Wollwachsalkoholsalbe)	900
	1000

Das feingepulverte Zinkoxid wird mit etwa 100 T. geschmolzener Wollwachsalkoholsalbe gleichmäßig verrieben. Dann wird allmählich der Rest der Salbengrundlage hinzugefügt und bis zum Erkalten gerührt.

Vinum Chinae DAB 6

Extract. Chinae fluid.	50
Tinct. Aurant.	10
Vinum Xerense	800
werden gemischt, nach achttägigem Stehen filtriert und im Filtrat gelöst	
Saccharum	150
Acid. citric.	1
	1011

Vinum Colae ErgB. 6

Extr. Colae fluid.	50
Vinum Xerense	850
Sir. simpl.	100
	1000

werden gemischt und filtriert.

Vinum Pepsini DAB 6

Pepsinum*)	24
werden in	
Glycerinum	20
Aqua	20
gelöst und dann zugesetzt	
Acid. hydrochloric.	3
Tinct. Aurant.	2
Sirup. simpl.	92
Vinum Xerense	839
	1000

Nach dem Absetzen wird filtriert.

Zinci gelatina DAB 8 siehe Gelatina Zinci DAB 7

*) Da der Wirkungswert des Pepsinum DAB 7 10mal größer ist, darf von diesem nur der 10. Teil der oben angegebenen Menge genommen werden, um den gleichwertigen Pepsinwein zu erhalten. Gemäß DAB 8 können auch Pepsine höherer Konzentrationen verwendet werden. Die Einwaage muß entsprechend verringert werden.

4

4.2. Trocknungsverluste frischer Drogen

Um 1 Gewichtsteil getrockneter Droge zu erhalten, muß man im Durchschnitt ... Gewichtsteile frischer Droge nehmen.

Folia Althaeae	8
Folia Belladonnae	6–7
Folia Digitalis	5
Folia Juglandis	4
Folia Melissae	4–5
Folia Menthae pip.	5
Folia Rosmarini	4–5
Folia Salviae	4–5
Folia Stramonii	8–9
Folia Trifolii fibr.	5
Flor. Arnicae	5
Flor. Calendulae	7
Flor. Chamomillae	5
Flor. Lavandulae	8
Flor. Malvae	5
Flor. Pruni spinosae	6
Flor. Sambuci	5–6
Flor. Verbasci	7–8
Herba Absinthii	5
Herba Agrimoniae	4
Herba Artemisiae	4
Herba Centaurii	4
Herba Violae tricolor.	5
Herba Meliloti	4
Herba Tanaceti	4–5
Radix Althaeae	5
Radix Gentianae	3–4
Radix Primulae	3–5
Radix Valerianae	4

4.3. Verhältnis Volumen zu Gewicht von Drogen

Einem Fassungsvermögen von 1000 ml entsprechen:

60,0 g	Folia Menthae piperitae tot.
125,0 g	Spec. pectorales
150,0 g	Flor. Chamomillae, Flor. Tiliae, Folia Menthae piperitae conc., Herba Plantaginis und dergl.
200,0 g	Herba Millefolii, Herba Violae tricoloris
250,0 g	Folia und Folliculi Sennae
300,0 g	Fruct. Anisi und Foeniculi; Cort. Quercus, Rhiz. Calami
350,0 g	Cort. Cinnamomi pulv. und andere Drogenpulver
400,0 g	Fruct. Cynosbati cum Semine
500,0 g	Rad. Valerianae

4.4. Schüttdichte von Pulvern

Coffeinum anhydricum	1,23 g/ml
Kaliumdichromat	1,26 g/ml
Magnesiumkarbonat	0,08 g/ml
Milchzucker	0,56–0,71 g/ml
Stärken	0,50 g/ml
Talk	0,48 g/ml

4.5. Standardzulassungen

Aufgrund des AMG wurde eine Verordnung über Standardzulassungen erlassen (3. 12. 82). Diese Verordnung wurde zwischenzeitlich durch 3 Änderungsverordnungen, die letzte vom 3. 3. 87, erweitert. Bis dahin wurden Standardzulassungen für Präparate zur Anwendung beim Menschen und zur Anwendung bei Tieren veröffentlicht. Die Herstellung von Hausspezialitäten kann sich auf die Standardzulassungen stützen. Der Apotheker, der hier als pharmazeutischer Unternehmer tätig wird, kann **zusätzlich** zu der in der Monographie angegebenen Bezeichnung einen frei gewählten Namen benutzen. Es ist auch erlaubt, den vorgeschriebenen Text zu erweitern, wenn nicht zugleich die Indikation erweitert wird. Die Nutzung einer Standardzulassung muß gemeldet werden.

Im folgenden werden die Monographietitel aufgeführt, unter denen bis März 1987 Standardzulassungen in Kraft gesetzt worden sind. Weitere Fragen beantwortet: R. Braun, Standardzulassungen für Fertigarzneimittel, Liste der Standardzulassungen (Stand 3. 3. 87/3. ÄnderungsVO), DAV, Stuttgart (1987).

Acetat-Hämodialyse-Konzentrate
Acetylsalicylsäure-Kapseln 500 mg
Acetylsalicylsäure-Tabletten 500 mg
Äthanol 80 % (V/V) ad us. vet.
Äthanol 70 % (V/V) ad us. vet.
Aluminiumhydroxid-Tabletten 500 mg
Ammoniumbituminosulfonat-Salbe 5 %
Ammoniumbituminosulfonat-Salbe 10 %
Ammoniumbituminosulfonat-Salbe 30 %
Ammoniumbituminosulfonat-Salbe 40 %
Ammoniumbituminosulfonat-Salbe 50 %
Angelikawurzel
Anis
1 M-L-Argininhydrochlorid-Lösung
Arnikablüten
Arnikatinktur
Ascorbinsäure
Ascorbinsäure-Tabletten 100 mg
Atropinsulfat-Augentropfen 1 %
Atropinsulfat-Augentropfen 2 %
Atropinsulfat-Tabletten 0,5 mg
Atropinsulfat-Lösung 0,25 mg/ml
Atropinsulfat-Lösung 0,5 mg/ml
Atropinsulfat-Lösung 1,0 mg/ml
Atropinsulfat-Lösung 2,0 mg/ml
Atropinsulfat-Lösung 50,0 mg/10 ml
Atropinsulfat-Lösung 100,0 mg/10 ml
Baldriantinktur
Baldrianwurzel
Bärentraubenblätter
Basilikumkraut
Beruhigungstee I
Besenginsterkraut
Bicarbonat-Hämodialyse-Konzentrate, sauer
Bicarbonat-Hämodialyse-Konzentrate, basisch
Birkenblätter
Blasen- und Nierentee I
Brennesselkraut
Brombeerblätter
Brusttee
Calciumchlorid-Lösung 1 normal
Campherspiritus
Cascararinde
Chinarinde
Chinatinktur, zusammengesetzte
Chlortalidon-Tabletten 100 mg
Codeinphosphat-Kapseln 30 mg
Codeinphosphat-Kapseln 50 mg
Codeinphosphat-Tabletten 30 mg
Codeinphosphat-Tabletten 50 mg
Dimenhydrinat-Kapseln 50 mg
Dimeticon-Kapseln 100 mg
Dimeticon-Tabletten 80 mg
Diphenhydraminhydrochlorid-Kapseln 25 mg
Diphenhydraminhydrochlorid-Kapseln 50 mg
Diphenhydraminhydrochlorid-Tabletten 25 mg
Diphenhydraminhydrochlorid-Tabletten 50 mg
Eibischblätter
Eibischwurzel
Eichenrinde
Enzianwurzel
Erdrauchkraut
Erkältungstee
Ethacridinlactat-Tabletten 200 mg
Ethacridinlactat-Dragées 200 mg
Eucalyptusblätter
Eucalyptusöl
Färberginsterkraut
Faulbaumrinde
Fenchel
Flohsamen
Folsäure-Tabletten 5 mg
Franzbranntwein
Franzbranntwein mit ätherischem Öl
Frauenmantelkraut
Fructose-Lösung 5 %
Fructose-Lösung 10 %
Fructose-Lösung 20 %
Fructose-Lösung 40 %
Fructose-Glucose-Xylit-Lösung 10 %
Fructose-Glucose-Xylit-Lösung 24 %
Fructose-Glucose-Xylit-Lösung 40 %
Gänsefingerkraut
Gallentee I
Gartenbohnenhülsen, samenfrei
Glucose-Lösung 5 %
Glucose-Lösung 10 %
Glucose-Lösung 20 %
Glucose-Lösung 40 %
Glucose-Lösung 50 %
Glucose-Lösung 10 % mit Elektrolyten
Glucose-Lösung 5 %/Natriumchlorid-Lösung 0,9 %, 3 + 1
Glucose-Lösung 5 %/Natriumchlorid-Lösung 0,9 %, 1 + 3
Glucose-Lösung 5 %/Natriumchlorid-Lösung 0,9 %, 1 + 1
Glucose-Lösung 5 %/Ringer-Lösung, 3 + 1
Glucose-Lösung 5 %/Ringer-Lösung, 1 + 3
Glucose-Lösung 5 %/Ringer-Lösung, 1 + 1
Glucose-Lösung 5 %/Ringer-Lactat-Lösung 3 + 1
Glucose-Lösung 5 %/Ringer-Lactat-Lösung 1 + 3
Glucose-Lösung 5 %/Ringer-Lactat-Lösung 1 + 1
Glycerol-Suppositorien 0,75–1,0 g
Glycerol-Suppositorien 1,5–2,0 g
Goldrutenkraut
Hamamelisblätter
Hamamelisrinde
Hauhechelwurzel
Heidelbeeren
Hirtentäschelkraut
Holunderblüten
Hopfenzapfen
Huflattichblätter
Hustentee
(2-Hydroxyethyl)-salicylat-Benzylnicotinat-Salbe
Indische Flohsamen
Isländisches Moos
Jodlösung, alkoholische
Johanniskraut
1 M-Kaliumchlorid-Lösung
1 M-Kaliumlactat-Lösung
Kaliumphosphat-Lösung
Kamillenblüten
Kamille, römische
Kohle-Tabletten 250 mg
Korianderfrüchte
Kreuzdornbeeren
Kümmel
Kürbissamen

Lactose
Lavendelblüten
Lebertran
Leinsamen
Liebstöckelwurzel
Lindenblüten
Lithiumcarbonat-Tabletten 150 mg
Lithiumcarbonat-Tabletten 450 mg
Löwenzahn
Mädesüßblüten
Magentee I
Magen- und Darmtee I
Magnesiumoxid, schweres
Magnesiumsulfat
Magnesiumtrisilikat-Tabletten 500 mg
Malvenblätter
Mannit-Lösung 10 %
Mannit-Lösung 20 %
Mariendistelfrüchte
Melissenblätter
Myrrhentinktur
Natriumchlorid-Lösung, isotonische
Natriumchlorid-Lösung, isotonische, ad us. vet.
Natriumchlorid-Lösung, 1 molar
Natriumchlorid-Lösung 10 %
Natriumchlorid-Lösung 20 %
Natriumhydrogencarbonat-Lösung 1,4 %
Natriumhydrogencarbonat-Lösung 4,2 %
Natriumhydrogencarbonat-Lösung 8,4 %
1 M-Natriumlactat-Lösung
Natriumsulfat
Orthosiphonblätter
Paracetamol-Kapseln 500 mg
Paracetamol-Suppositorien 125 mg
Paracetamol-Suppositorien 250 mg
Paracetamol-Suppositorien 500 mg
Paracetamol-Suppositorien 1 g
Paracetamol-Tabletten 500 mg
Passionsblumenkraut
Pfefferminzblätter
Pfefferminzöl
Phenobarbital-Tabletten 15 mg
Phenobarbital-Tabletten 100 mg
Phenobarbital-Tabletten 300 mg
Phenobarbital-Natrium-Ampullen 219 mg
Pomeranzenschalen
2-Propanol 60 % (V/V)
2-Propanol 70 % (V/V)
2-Propanol 80 % (V/V)
Pyridoxin-Tabletten 40 mg
Queckenwurzelstock
Ratanhiatinktur
Ratanhiawurzel
Rhabarber
Riboflavin-Tabletten 10 mg
Riesengoldrutenkraut
Ringelblumenblüten
Ringer-Lösung
Ringer-Acetat-Lösung
Ringer-Lactat-Lösung
Ringer-Lactat-Lösung nach Hartmann
Rizinusöl, raffiniertes
Rosmarinblätter
Ruhrkrautblüten
Salbeiblätter
Salicylcollodium
Schachtelhalmkraut
Schafgarbenkraut
Schlüsselblumenblüten
Schwarze Johannisbeerblätter
Sennesblätter
Sennesfrüchte, Alexandriner
Sennesfrüchte, Tinnevelly
Sonnenhutwurzel
Spitzwegerichkraut
Stiefmütterchenkraut
Süßholzwurzel
Tannin-Eiweiß-Tabletten 500 mg
Taubnesselkraut, weißes
Tausendgüldenkraut
Thymian
Tormentillwurzelstock
3 M-Trometamol-Lösung
Trometamol-Natriumchlorid-Kaliumchlorid-Lösung
Wacholderbeeren
Wasserstoffperoxid-Lösung, verdünnte
Weißdornblätter mit Blüten
Wermutkraut
Xylit-Lösung 5 %
Xylit-Lösung 10 %
Zimt
Zinköl
Zinkpaste
Zinkpaste, weiche
Zinksalbe

5. Taxieren

5. Taxieren

5.1. AMPreisVO

Nach vielen Jahren ist die Preisbildung der Arzneimittel durch die Arzneimittelpreis-Verordnung (AMPreisVO) vom 14. November 1980 vollständig neu geregelt worden. Die Verordnung trat am 1. Januar 1981 in Kraft und wurde auf Grund des § 78 des Arzneimittelgesetzes vom 21. August 1976 vom zuständigen Minister für Wirtschaft erlassen.

Die Verordnung regelt die Preisbildung von Fertigarzneimitteln und von Arzneimitteln, die in Apotheken und von Tierärzten hergestellt werden.

§ 1 Anwendungsbereich der Verordnung

„1. Für Arzneimittel, die im voraus hergestellt und in einer zur Abgabe an den Verbraucher bestimmten Packung in den Verkehr gebracht werden (Fertigarzneimittel) und deren Abgabe nach § 43 Abs. 1 des Arzneimittelgesetzes den Apotheken vorbehalten ist, werden durch diese Verordnung festgelegt.

I. die Preisspannen des Großhandels bei der Abgabe im Wiederverkauf an Apotheken oder Tierärzte (§ 2),

II. die Preisspannen sowie die Preise für besondere Leistungen der Apotheken bei der Abgabe im Wiederverkauf (§§ 3, 6 und 7),

III. die Preisspannen der Tierärzte bei der Abgabe im Wiederverkauf an Tierhalter (§ 10).

2. Für Arzneimittel, die in Apotheken oder von Tierärzten hergestellt werden und deren Abgabe nach § 43 Abs. 1 und 3 des Arzneimittelgesetzes den Apotheken vorbehalten ist, werden durch diese Verordnung festgelegt.

I. die Preisspannen sowie die Preise für besondere Leistungen der Apotheken (§§ 4 bis 7),

II. die Preisspannen der Tierärzte (§ 10).

3. Ausgenommen sind die Preisspannen und Preise der Apotheken, wenn es sich um eine Abgabe handelt

I. durch Krankenhausapotheken,

II. an Krankenhäuser und diesen nach § 14 Abs. 6 Satz 2 des Gesetzes über das Apothekenwesen in der Fassung der Bekanntmachung vom 15. Oktober 1980 (BGBl. I S.1993) gleichgestellte Einrichtungen sowie an Justizvollzugsanstalten und Jugendarrestanstalten,

III. an die in § 47 Abs. 1 Nr. 2 bis 7 des Arzneimittelgesetzes genannten Personen und Einrichtungen unter den dort bezeichneten Voraussetzungen,

IV. von Impfstoffen, die zur Anwendung bei allgemeinen, insbesondere behördlichen oder betrieblichen Grippevorsorgemaßnahmen bestimmt sind,

V. an Gesundheitsämter für Maßnahmen der Rachitisvorsorge,

VI. von Blutkonzentraten, die zur Anwendung bei der Bluterkrankheit, sowie von Arzneimitteln, die zur Anwendung bei der Dialyse Nierenkranker bestimmt sind."

Fertigarzneimittel

Für die Berechnung der Preise werden für den pharmazeutischen Großhandel degressiv ausgestaltete Höchstspannen vorgeschrieben, die auf dem Herstellerabgabepreis aufbauen. Zu den so errechneten Großhandelsabgabepreisen (= Apothekeneinkaufspreisen) kommt die gesetzliche Umsatzsteuer.

§ 2 Großhandelszuschläge für Fertigarzneimittel

„1. Bei der Abgabe von Fertigarzneimitteln durch den Großhandel an Apotheken oder Tierärzte dürfen auf den Herstellerabgabepreis ohne die Umsatzsteuer höchstens Zuschläge nach Absatz 2 oder 3 sowie die Umsatzsteuer erhoben werden.

2. Der Höchstzuschlag ist bei einem Herstellerabgabepreis

	bis 1,65 DM	*21,0 vom Hundert (Spanne 17,4 vom Hundert),*
von 1,74 DM	*bis 3,33 DM*	*20,0 vom Hundert (Spanne 16,7 vom Hundert),*
von 3,43 DM	*bis 5,02 DM*	*19,5 vom Hundert (Spanne 16,3 vom Hundert),*
von 5,16 DM	*bis 7,14 DM*	*19,0 vom Hundert (Spanne 16,0 vom Hundert),*
von 7,35 DM	*bis 11,81 DM*	*18,5 vom Hundert (Spanne 15,6 vom Hundert),*
von 12,15 DM	*bis 17,80 DM*	*18,0 vom Hundert (Spanne 15,3 vom Hundert),*
von 21,37 DM	*bis 86,96 DM*	*15,0 vom Hundert (Spanne 13,0 vom Hundert),*
von mehr als 108,71 DM		*12,0 vom Hundert (Spanne 10,7 vom Hundert).*

3. Der Höchstzuschlag ist bei einem Herstellerabgabepreis

von 1,66 DM bis	*1,73 DM*	*0,35 DM,*
von 3,34 DM bis	*3,42 DM*	*0,67 DM,*
von 5,03 DM bis	*5,15 DM*	*0,98 DM,*
von 7,15 DM bis	*7,34 DM*	*1,36 DM,*
von 11,82 DM bis	*12,14 DM*	*2,19 DM,*
von 17,81 DM bis	*21,36 DM*	*3,20 DM,*
von 86,97 DM bis	*108,71 DM*	*13,04 DM.“*

In § 3 der AMPreisVO werden die Zuschläge für Apotheken bestimmt. Es handelt sich dabei um Festpreise, d. h. Preise, die von den Apotheken weder überschritten noch unterschritten werden dürfen. Die zulässigen Ausnahmen von der Festpreisregelung ergeben sich aus den in § 1, Abs. 3, genannten Fällen, in denen die gesamte AMPreisVO nicht zur Anwendung gelangt. Durch die Verordnung von Festspannen und der Bestimmung einer einheitlichen Ausgangsbasis (§ 3, Abs. 2) soll das Ziel einheitlicher Preise in allen Apotheken erreicht werden. § 3, Abs. 5, regelt die Preisbildung – und indirekt damit auch die Abgabe – der Arzneimittelmenge, die im Fall unvollständiger Angaben des Arztes durch die Apotheken vorzunehmen ist.

§ 3 Apothekenzuschläge für Fertigarzneimittel

„1. Bei der Abgabe von Fertigarzneimitteln durch die Apotheken sind zur Berechnung des Apothekenabgabepreises Festzuschläge nach Absatz 3 oder 4 sowie die Umsatzsteuer zu erheben.

2. Der Festzuschlag ist zu erheben

I. bei Fertigarzneimitteln, die vom Großhandel beziehbar sind, auf den Betrag, der sich aus der Zusammenrechnung des bei Belieferung des Großhandels geltenden Herstellerabgabepreises ohne die Umsatzsteuer und des darauf entfallenden Großhandelshöchstzuschlags nach § 2 ergibt,

II. bei Fertigarzneimitteln, die nur vom Hersteller beziehbar sind, auf den bei Belieferung der Apotheken geltenden Herstellerabgabepreis ohne die Umsatzsteuer.

3. Der Festzuschlag ist bei einem Betrag

	bis 2,40 DM	*68 vom Hundert*	*(Spanne 40,5 vom Hundert),*
Von 2,64 DM	*bis 7,60 DM*	*62 vom Hundert*	*(Spanne 38,3 vom Hundert),*
von 8,27 DM	*bis 14,28 DM*	*57 vom Hundert*	*(Spanne 36,3 vom Hundert),*
von 16,97 DM	*bis 23,75 DM*	*48 vom Hundert*	*(Spanne 32,4 vom Hundert),*
von 26,52 DM	*bis 38,00 DM*	*43 vom Hundert*	*(Spanne 30,1 vom Hundert),*
von 44,17 DM	*bis 57,00 DM*	*37 vom Hundert*	*(Spanne 27,0 vom Hundert),*
von mehr als	*70,30 DM*	*30 vom Hundert*	*(Spanne 23,1 vom Hundert).*

4. Der Festzuschlag ist bei einem Betrag

von 2,41 DM	*bis 2,63 DM*	*1,63 DM,*
von 7,61 DM	*bis 8,26 DM*	*4,71 DM,*
von 14,29 DM	*bis 16,96 DM*	*8,14 DM,*
von 23,76 DM	*bis 26,51 DM*	*11,40 DM,*
von 38,01 DM	*bis 44,16 DM*	*16,34 DM,*
von 57,01 DM	*bis 70,30 DM*	*21,09 DM.*

5. Sofern die abzugebende Menge nicht in der Verschreibung vorgeschrieben oder gesetzlich bestimmt ist, haben die Apotheken, soweit mit den Kostenträgern nichts anderes vereinbart ist, die kleinste im Verkehr befindliche Packung zu berechnen."

Die Umsatzsteuer – im Moment wird der volle Mehrwertsteuersatz von 14% auf Arzneimittel erhoben – wird den Preisen zugezählt.

Beispiel

Herstellerabgabepreis (ohne MWSt)	20,00 DM
Zuschlag des Großhandels (§ 2, Abs. 3)	3,20 DM
Höchstpreis des Großhandels = Apothekeneinkaufspreis ohne MWSt.	23,20 DM
Festzuschlag der Apotheke (§ 3, Abs. 3): 48%	11,14 DM
Apothekenverkaufspreis ohne MWSt.	34,34 DM
Voller Mehrwertsteuersatz von 14%	4,81 DM
Apothekenverkaufspreis einschl. MWSt.	39,15 DM

Als Festpreise sind die Apothekenverkaufspreise nicht aufzurunden oder abzurunden. Diese Regelung führt zu lästiger Mehrarbeit an der Kasse, erleichtert aber die Arbeit, die sich bei den allfälligen Erhöhungen der Mehrwertsteuer ergeben, wenn zum Stichtag alle Preise in der Apotheke umgestellt werden müssen. Mit den genauen alten Preisen können ohne Hilfe von Preislisten die neuen Preise rechnerisch ermittelt werden, was bei der früher üblichen Auf- und Abrundung nicht der Fall war.

Leider zeigt die Erfahrung, daß gleichzeitig mit der Mehrwertsteuer meistens auch Preiserhöhungen von den Herstellern vorgenommen werden, so daß doch wieder auf Preislisten zurückgegriffen werden muß.

Stoffe

In § 4 wird die Preisbildung bei der Abgabe von Stoffen in der Apotheke geregelt.

§ 4 Apothekenzuschläge für Stoffe

„1. Bei der Abgabe eines Stoffes, der in Apotheken in unverändertem Zustand umgefüllt, abgefüllt, abgepackt oder gekennzeichnet wird, sind ein Festzu-

5

schlag von 100 vom Hundert (Spanne 50 vom Hundert) auf die Apothekeneinkaufspreise ohne Umsatzsteuer für Stoff und erforderliche Verpackung sowie die Umsatzsteuer zu erheben.

2. Auszugehen ist von dem Apothekeneinkaufspreis der abzugebenden Menge des Stoffes, wobei der Einkaufspreis der üblichen Abpackung maßgebend ist.

3. Treffen die Apotheken mit den Trägern der gesetzlichen Krankenversicherung Vereinbarungen über Apothekeneinkaufspreise, die der Berechnung zugrunde gelegt werden sollen, so ist der Festzuschlag für die durch diese Vereinbarungen erfaßten Abgaben abweichend von den Absätzen 1 und 2 auf diese Preise zu erheben. Auch für die durch diese Vereinbarungen nicht erfaßten Abgaben kann auf die vereinbarten Preise abgestellt werden."

Stoffe sind demnach alle Arzneimittel, die einerseits nicht Fertigarzneimittel sind und andererseits nicht in der Apotheke be- oder verarbeitet werden. § 4 erfaßt somit die Preisbildung bei der Abgabe aller Drogen und Chemikalien sowie der Zubereitungen, die in der Apotheke nicht selbst zubereitet, sondern nur gehandelt werden.

Typische Beispiele sind Natrium bicarbonicum, Sulfur, Succus Liquiritiae, Vaselinum album, Acidum hydrochloricum, Flores Chamomillae, Radix Valerianae.

Atypische Beispiele sind die Zubereitungen, die in manchen Apotheken nur gehandelt, in anderen Apotheken jedoch angefertigt werden: Tinkturen, Teemischungen des Arzneibuches wie Species pectorales, einfache Salben wie Unquentum leniens, Lanolin oder Pasta Zinci. Solange ein Bezug von einem Lieferanten üblich oder zumindest möglich ist, kann auf § 4 bei der Preisberechnung abgestellt werden. Die gemäß § 4, Abs. 3, zwischen den Kassenverbänden und der Vertretung der Apotheken vereinbarte Liste von Basispreisen auf Grund üblicher Abpackungen enthält typische und untypische „Stoffe" und ermöglicht die einheitliche Preisgestaltung beim wichtigsten Teil der unverarbeitet abzugebenden Arzneimittel.

Für die Stoffe, die von der Übereinkunft zwischen Apotheken und Kassen nicht erfaßt werden, wird der Preis in der einzelnen Apotheke auf der Basis der aktuellen Einkaufspreise kalkuliert. Maßgebend ist dabei der Einkaufspreis der „üblichen" Abpackung. Um die gegenüber den Kunden wünschenswerte und notwendige gleichbleibende Preisberechnung zu gewährleisten, tut der Apothekenleiter gut daran, festzulegen, welche Zubereitungen von Lieferanten gekauft und nach § 4 zu berechnen sind. Gleichzeitig sollte die für die Apotheke „übliche" Abpackung beim Einkauf für die Preisberechnung festgelegt werden. Dann wird jeder Mitarbeiter in der Lage sein, ohne Rückfragen und zweifelsfrei den gleichen Preis für die gleiche Ware zu ermitteln.

Korrekte Preise sind eine Grundlage, deren Fehlen das Vertrauen in die kaufmännisch zuverlässige Führung einer Apotheke beim Kunden erschüttern. Die Festlegung der üblichen Abpackung beim Einkauf wird durch regelmäßige Dokumentation der Einkäufe selbstverständlich erleichtert. Eine Rechtfertigung der verrechneten Preise gegenüber den Kostenträgern ist dann ohne weiteres möglich.

Zum 1. Januar 1981 ist die erste Liste von Basispreisen veröffentlicht worden. Die Preisberechnung mittels dieser Liste ist einfach und kann – ja sollte – auch bei der Preisgestaltung für den Handverkauf und die Privatversicherten verwendet werden. Inzwischen wurde die Liste aktualisiert.

Im Interesse einheitlicher Preise zwischen den Apotheken und gemäß der Ansicht wichtiger betriebswissenschaftlicher Autoren sollte grundsätzlich von den Einkaufspreisen zum Zeitpunkt des Verkaufs ausgegangen werden. Dieser Meinung ist im übrigen auch das OLG Koblenz in seinem Urteil vom 15. 11. 81[1]).

Ein Urteil des BGH, veröffentlicht in PharmZtg. **129**, 1775 (1984), weicht für einen Teilbereich der Preisgestaltung von dieser Auffassung ab. Die Folgen dieses Urteils für die Praxis sind allerdings noch nicht abzusehen.

Die „Hilfstaxe für Apotheker", herausgegeben vom DAV, enthält inzwischen Angaben über alle mit den Kassen vereinbarten Preise. Diese vereinbarten Preise sind mit dem Zeichen * am Kopf jeder Eintragung gekennzeichnet. Die anderen Preise der Liste sind in gleicher Weise wie die vereinbarten Preise ermittelt worden. Eine Übereinkunft mit den Kassen über diese Preise kam jedoch nicht zustande.

Anbrüche und „sine-confectione"

Die Preisberechnung von Anbrüchen und sine-confectione-Abgabe von Arzneispezialitäten unterliegt den Vorschriften von § 4 AMPreisV. Ein Rezepturaufschlag kann somit nicht erhoben werden. Die Berechnung des Abgabepreises einer solchen Arznei berücksichtigt folglich:

[1]) AZ.: 6U 1113/80 in PharmZtg. **127**, 341 (1982).

EK der OP des Fertigarzneimittels
+ 100% Zuschlag gemäß § 4
+ EK der Verpackungsmittel einschl. Etiketten
+ 100% Zuschlag dazu

= Summe Warenwert
+ 14% MWSt.

= Taxbetrag

Soll von einem Fertigarzneimittel eine Menge als Anbruch oder als sine-confectione-Arznei abgegeben werden, die nicht mit der Menge einer oder mehrerer Originalpackungen übereinstimmt, ist – soweit die Meinung des Leiters des ABDA-Arzneimittelbüros[1]) – davon auszugehen, daß der Rest des Anbruchs als unbrauchbar vernichtet werden muß und deshalb alle verwendeten Originalpackungen in Rechnung gestellt werden sollen.

Die Mitgabe des nicht vollständig verbrauchten Teils einer angebrochenen Packung auch an Privatversicherte ist nicht erlaubt.

Beispiel
Rp.
Tabl. Anafranil 25 mg No. V (fünf!)
D.S.: Täglich eine Tablette einnehmen
Zu taxieren sind:
1 Originalpackung Anafranil Tabletten, die 20 Tabletten enthält und im Apotheken-Einkauf kostet:

EK 6,95 DM	6,95 DM
100% Zuschlag	6,95 DM
EK Gefäß (Weithalsglas)	0,49 DM
100% Zuschlag	0,49 DM
Warenwert:	14,88 DM
14% MWSt.	2,08 DM
Taxbetrag:	16,96 DM

Werden für solche Arzneien mehrere Originalpackungen benötigt, sei daran erinnert, daß der Apotheker stets an das Gebot der Wirtschaftlichkeit durch Vertrag und gesunden Menschenverstand gebunden bleibt.

Für Rezepturanfertigungen, in denen Fertigarzneimittel Verwendung finden, gilt nach Auskunft der ABDA[1]) die analoge Grundsatz-Regelung, daß das angebrochene Arzneimittel im allgemeinen nicht aufbewahrt und wiederverwendet werden kann und deshalb die gesamte Originalpackung der Berechnung zugrunde gelegt werden muß. Hier wird auf den EK der verwendeten Originalpackung gemäß § 5 Abs. 2 ein Aufschlag von 90% berechnet und natürlich Rezepturzuschlag, Gefäßpreis inkl. Etikettenpreis sowie Mehrwertsteuer hinzugefügt.

Zubereitungen

§ 5 der AMPreisV regelt die Preisberechnung von Zubereitungen, die in der Apotheke hergestellt werden. Diese Zubereitungen können aus einem oder mehreren Stoffen bestehen.

Der Wortlaut des Paragraphen:

§ 5 Apothekenzuschläge für Zubereitungen aus Stoffen

„1. Bei der Abgabe einer Zubereitung aus einem Stoff oder mehreren Stoffen, die in Apotheken angefertigt wird, sind

I. ein Festzuschlag von 90 vom Hundert auf die Apothekeneinkaufspreise ohne Umsatzsteuer für Stoffe und erforderliche Verpackung,

II. ein Rezepturzuschlag nach Absatz 3

sowie die Umsatzsteuer zu erheben.

2. Auszugehen ist von den Apothekeneinkaufspreisen der für die Zubereitung erforderlichen Mengen an Stoffen und Fertigarzneimitteln. Maßgebend ist

I. bei Stoffen der Einkaufspreis der üblichen Abpackung,

II. bei Fertigarzneimitteln der Einkaufspreis nach § 3 Abs. 2 der erforderlichen Packungsgröße.

[1]) Auskunft von L. Hempel, ABDA Frankfurt. L. Hempel versucht, Erfahrungen mit der Arzneimittelpreisverordnung in Nr. 7 der PharmZtg. (1981) zu kommentieren und eine – soweit möglich – eindeutige Interpretation des Verordnungstextes zu geben.

3. Der Rezepturzuschlag beträgt für

I. die Herstellung eines Arzneimittels durch Zubereitung aus einem Stoff oder mehreren Stoffen,
bis zur Grundmenge von 500 g,
die Anfertigung eines gemischten Tees, Herstellung einer Lösung ohne Anwendung von Wärme, Mischen von Flüssigkeiten bis zur Grundmenge von 300 g 1,50 DM,

II. die Anfertigung von Pudern, ungeteilten Pulvern, Salben, Pasten, Suspensionen und Emulsionen
bis zur Grundmenge von 200 g,
die Anfertigung von Lösungen unter Anwendung von Wärme, Mazerationen, Aufgüssen und Abkochungen
bis zur Grundmenge von 300 g 3,00 DM,

III. die Anfertigung von Pillen, Tabletten und Pastillen
bis zur Grundmenge von 50 Stück,
die Anfertigung von abgeteilten Pulvern, Zäpfchen, Vaginal-Kugeln und für das Füllen von Kapseln
bis zur Grundmenge von 12 Stück,
die Anfertigung von Arzneimitteln mit Durchführung einer Sterilisation, Sterilfiltration oder aseptischen Zubereitung
bis zur Grundmenge von 300 g,
das Zuschmelzen von Ampullen
bis zur Grundmenge von 6 Stück 4,50 DM.

Für jede über die Grundmenge hinausgehende kleinere bis gleich große Menge erhöht sich der Rezepturzuschlag um jeweils 50 vom Hundert.

4. Treffen die Apotheken mit den Trägern der gesetzlichen Krankenversicherung Vereinbarungen über Apothekeneinkaufspreise, die der Berechnung zugrunde gelegt werden sollen, so ist der Festzuschlag nach Absatz 1 Nr. 1 für die durch diese Vereinbarungen erfaßten Abgaben abweichend von den Absätzen 1 und 2 auf diese Preise zu erheben. Auch für die durch diese Vereinbarungen nicht erfaßten Abgaben kann auf die vereinbarten Preise abgestellt werden. Für Fertigarzneimittel können solche Vereinbarungen über Apothekeneinkaufspreise nicht getroffen werden."

Der Paragraph ist in sich so übersichtlich, daß er keiner weiteren Erläuterung bedarf. Die Arbeitspreise werden in einer Tabelle (Kapitel 5.2./5.3.) zusammengestellt, wo auch die Gefäßpreise zu finden sind. Für die Ermittlung des maßgeblichen Einkaufspreises bei Stoffen kann auf die Ausführungen im vorigen Kapitel verwiesen werden.

Werden Fertigarzneimittel bei Zubereitungen verwendet, wird der Zuschlag auf den Apothekeneinkaufspreis erhoben. Der Zuschlag ist wie bei Stoffen 90%. Die erforderliche Menge bestimmt die maßgebende Packung: Sind zum Beispiel 10 Gramm eines Fertigarzneimittels in einer Zubereitung zu verarbeiten, im Handel Packungen zu 5 Gramm und 15 Gramm erhältlich, müssen 2 Packungen zu 5 Gramm berechnet werden.

Muß ein Anbruch gemacht werden, ändert sich der Zuschlag nicht. Werden also 5 Gramm eines Fertigarzneimittels benötigt und ist die kleinste im Verkehr befindliche Packungsgröße 10 Gramm, müssen auf den Apothekeneinkaufspreis der 10-g-Packung 90% aufgeschlagen werden.

Die Rezepturzuschläge dürfen nur einmal berechnet werden. Dies ergibt sich aus dem Text der Verordnung und wird im amtlichen Kommentar ausdrücklich bestätigt.

Beispiel			(Preise: Stand Okt. 1984)
Pasta exsiccans DRF, Dosis I			
Bismutum subgallic.	5,0		0,94 DM
Zinci oxydati	12,5		0,23 DM
Talci	12,5		0,10 DM
Ol. Lini (EK 3,23/250 g)	10,0		0,29 DM
Adipis Lanae	10,0		0,23 DM
Rezepturaufschlag			3,00 DM
Gefäß: Kruke + Etikett			0,86 DM
		Verkaufspreis	5,65 DM
		14% MWSt.	0,79 DM
		Taxbetrag	6,44 DM

Beispiel

Salbenrezeptur:
Rp:

Diprosone Creme 30,0 EK 12,08 für 30-g-Packung		22,96 DM
Diprosone Basiscreme 30,0 EK 4,06 DM für die 50-g-Packung		7,71 DM
Rezepturzuschlag		3,00 DM
Gefäß: Kruke + Etikett		1,26 DM
	Verkaufspreis	34,93 DM
	14% MWSt.	4,89 DM
	Taxbetrag	39,82 DM

Beispiel

Tinctura Valerianae comp. DRF 28:
Rp:

Spiritus aetherei		0,21 DM
Tincturae Valerianae		0,17 DM
Spiritus Menthae pip. $\overline{aa}$ ad 10,0		0,33 DM
Rezepturaufschlag		1,50 DM
Tropfglas + Etikett		0,76 DM
	Verkaufspreis	2,97 DM
	14% MWSt.	0,42 DM
	Taxbetrag	3,39 DM

Fertigarzneimittel, die vom Patienten gebrauchsfertig gemacht werden müssen, z. B. Antibiotika-Trockensäfte, Augentropfen usw., werden dann zu Rezepturen, wenn der Arzt auf dem Rezept den Vermerk „Gebrauchsfertig abgeben!" oder sinngemäß Gleiches vermerkt. Dann muß auch gemäß § 5 AMPreisVO, allerdings ohne Berechnung von Gefäß/Etikett, taxiert werden.

5

Notdienstzuschlag

§ 6 Notdienst

„Bei der Inanspruchnahme in der Zeit von 20.00 Uhr bis 7.00 Uhr können die Apotheken einen zusätzlichen Betrag von 2,00 DM einschließlich Umsatzsteuer berechnen."

Es handelt sich wie bisher um eine „Kann"-Vorschrift. Der Zusatz über die Mehrwertsteuer ist neu aufgenommen. Aus Gründen der Kollegialität sollte von der Möglichkeit dieses Notdienstzuschlages grundsätzlich Gebrauch gemacht werden. In anderen Ländern werden Notdienstzuschläge in manchmal vielfacher Höhe erhoben.

Betäubungsmittel

§ 7 Betäubungsmittel

„Bei der Abgabe eines Betäubungsmittels, dessen Verbleib nach § 15 der Betäubungsmittel-Verschreibungs-Verordnung in der Fassung der Bekanntmachung vom 25. April 1978 (BGBl. I, S. 537) nachzuweisen ist, können die Apotheken einen zusätzlichen Betrag von 0,50 DM einschließlich Umsatzsteuer berechnen."

Der Nachweis über den Verbleib und Bestand im BTM wird ab 1. 1. 82 gemäß § 9 der BtMVV vom 16. Sept. 81 geführt. Die Gebühr bleibt.

Sonderbeschaffungen

§ 8 Sonderbeschaffung

„Unvermeidbare Telegrammgebühren, Fernsprechgebühren, Porti, Zölle und andere Kosten der Beschaffung von Arzneimitteln, die üblicherweise weder in Apotheken noch im Großhandel vorrätig gehalten werden, können die Apotheken mit Zustimmung des Kostenträgers gesondert berechnen."

Die Vorschriften über Sonderbeschaffungen, die auch die Berechnung von Arzneimitteln aus dem Ausland regelt, entsprechen der bisherigen Regelung. Auch diese Vorschrift ist eine „Kann"-Vorschrift. Die Zustimmung des Kostenträgers kann in einem Arzneimittellieferungsvertrag generell gegeben werden, sie kann aber auch von Fall zu Fall erforderlich werden. Bei zu erwartenden außerordentlichen Belastungen empfiehlt es sich, schon aus Gründen der partnerschaftlichen Verhältnisse, eine kurze Rücksprache mit dem Kostenträger, was gewiß weniger Zeit und Anstrengung kostet als eine spätere Auseinandersetzung mit der beanstandenden Prüfstelle, zu halten.

Angaben auf dem Rezept

§ 9 Angaben auf der Verschreibung

„Auf der Verschreibung sind von den Apotheken einzeln anzugeben

I. bei Fertigarzneimitteln der Apothekenabgabepreis, zusätzlich berechnete Beträge und die Summe der Einzelbeträge,

II. bei Arzneimitteln, die in Apotheken hergestellt werden, außerdem die Einzelbeträge des Apothekenabgabepreises,

III. bei einem Betrag nach § 6 auch die Zeit der Inanspruchnahme."

Als Einzelbeträge des Apothekenabgabepreises sind zu verstehen die einzelnen Positionen bei der Berechnung einer Rezeptur, die aus Einkaufspreis und Zuschlag errechnet worden sind, der Gefäßpreis, berechnet aus Einkauf und Zuschlag, und der Rezepturzuschlag, berechnet nach Maßgabe von § 5 Abs. 3.

Sonstige Vorschriften

In den §§ 10–12 werden die Zuschläge für die Tierärzte festgelegt. Es handelt sich hier um Höchstpreisvorschriften. Außerdem werden die Vorschriften zur Gültigkeit in Berlin und die Ablösung alter Vorschriften verordnet.

§ 10 Zuschläge der Tierärzte

„1. Bei der Abgabe von Arzneimitteln durch Tierärzte an Tierhalter dürfen höchstens Zuschläge entsprechend § 3 Abs. 2 bis 4, § 4 Abs. 1 und 2 und § 5 Abs. 1 bis 3 sowie die Umsatzsteuer erhoben werden.

2. Liegt der für den Zuschlag entsprechende § 3 Abs. 2 maßgebliche Betrag über 100 DM, so sind für den 100 DM übersteigenden Betrag folgende Zuschläge zu erheben:
von 100 DM bis 250 DM höchstens 25 vom Hundert,
von mehr als 250 DM höchstens 20 vom Hundert.

3. Bei der Abgabe von Fütterungsarzneimitteln durch die Tierärzte an Tierhalter ist bei der Bemessung der Höchstzuschläge nach den Absätzen 1 und 2 von den Einkaufspreisen der erforderlichen Mengen von Arzneimittel-Vormischungen auszugehen."

5.2. Arbeitspreise für die Grundmengen

Rezeptur	Grundmenge	Preis
Abkochungen	300,0	3,00 DM
Ampullen	6 Stück	4,50 DM
Aseptische Zubereitung	300,0	4,50 DM
Aufgüsse	300,0	3,00 DM
Emulsion	200,0	3,00 DM
Kapseln	12 Stück	4,50 DM
Lösung mit Erwärmen	300,0	3,00 DM
Lösung ohne Erwärmen	300,0	1,50 DM
Mazerationen	300,0	3,00 DM
Mischung von Flüssigkeiten	300,0	1,50 DM
Pasta	200,0	3,00 DM
Pastillen	50 Stück	4,50 DM
Pillen	50 Stück	4,50 DM
Puder	200,0	3,00 DM
Pulver ungeteilt	200,0	3,00 DM
Pulver unterteilt	12 Stück	4,50 DM
Salbe	200,0	3,00 DM
Sterilfiltrierte Zubereitung	300,0	4,50 DM
Sterilisierte Zubereitung	300,0	4,50 DM
Suspension	200,0	3,00 DM
Tabletten	50 Stück	4,50 DM
Teemischung	300,0	1,50 DM
Vaginal-Kugeln	12 Stück	4,50 DM
Zäpfchen	12 Stück	4,50 DM
Zubereitung aus einem oder mehreren Stoffen	500,0	1,50 DM

Arbeitspreise bis Vielfache der Grundmenge

bis	1–	2–	3–	4–	5–	6–	7–	8–	9– fache
DM	1,50	2.25	3,00	3,75	4,50	5,25	6,00	6,75	7,50
DM	3,00	4,50	6,00	7,50	9,00	10,50	12,00	13,50	15,00
DM	4,50	6,75	**9,00**	11,25	13,50	15,75	18,00	20,25	22,50

Beispiel:
Arbeitspreis für 30 Kapseln:
Preis für die Grundmenge von 12 Stück: 4,50 DM. Bis 36 Kapseln, d. h. bis zur 3fachen Grundmenge, ist der Arbeitspreis 9,00 DM.

5.3. Gefäßpreise

Die Gefäßpreise werden wie die Preise der Substanzen – regelmäßig aktualisiert – in der „Hilfstaxe" veröffentlicht. Die Gefäßpreise der „Hilfstaxe" enthalten bereits die Etiketten.

6. Abgaberichtlinien und -Bestimmungen

6. Abgaberichtlinien und -Bestimmungen

6.1. Vor der Abgabe

1. Zweckmäßigerweise wird, bevor man unter die Augen des Abholenden tritt, überprüft:
   a) Ob die an der angefertigten Arznei angebrachte Rezeptabschrift genau mit der Fassung des Rezeptes übereinstimmt.
   b) Ob die angefertigte Arznei einwandfrei ist:
   Bei Flüssigkeiten besonders auf vermeidbare Fällungen und Schwebestoffe achten. Wenn unvermeidbar, Signatur „Vor Gebrauch umzuschütteln!“ anbringen. – Verschluß muß dicht, Flasche außen sauber und trocken sein.
   Bei Salben nachsehen, ob die angefertigte Salbe überhaupt in die Kruke gefüllt wurde.
   c) Ob die erforderlichen zusätzlichen Signaturen, z. B. „Äußerlich“, „Nur verdünnt anzuwenden!“, „Vor Gebrauch umzuschütteln!“ angebracht sind.
   d) Ob erkennbarer Arzneimittelmißbrauch vorliegt.
2. Folgende Eintragungen sind auf dem Rezept vorzunehmen:
   a) Die Einzelbeträge der Apothekenabgabepreise bei Zubereitungen oder die Apothekenabgabepreise bei Spezialitäten.
   b) Tag der Abgabe und Abdruck des Apotheken-Stempels,
   c) Namenszeichen des Apothekers, der das Arzneimittel abgegeben oder die Abgabe beaufsichtigt hat.
   d) Zeit der Inanspruchnahme im Nachtdienst.

Vorgeschrieben werden die Vermerke

zu a) von der AMPreisVO § 9
zu b) und c) von der ABO.

Auf Privatrezepten sollte man eine vollständige Unterschrift anbringen, da hiermit auch der richtige Erhalt des Betrages bestätigt werden soll. Um dem Patienten die Abrechnung mit der Krankenkasse zu erleichtern, quittiert man zweckmäßigerweise den Gesamtbetrag („Sa.: ...").
Zu empfehlen ist ein Apothekenstempel mit Datum.

Bezahlter Betrag, Unterschrift und Apothekenstempel mit Datum sollten möglichst unmittelbar nebeneinander zusammen auf dem Rezept stehen, damit man auch bei wiederholter Abgabe einer Arznei ersehen kann, welche Angaben zusammengehören.
In größeren Betrieben, in denen Anfertiger und Abgebender unter Umständen verschiedene Personen sind, ist es zweckmäßig, daß der Anfertiger nur mit einem abgekürzten Namenszeichen abzeichnet (für evtl. Rückfragen!) und der – meistens erst später – Abgebende mit dem vollen Namen unterschreibt.

3. Bei Arzneien, die erst später abgeholt werden, unterlasse man nie, zur Vermeidung von Verwechslungen – besonders in größeren Betrieben! – (trotz evtl. ausgegebener „Kontrollnummern!") sich vom Abholenden den Namen des Patienten und des Arztes sagen zu lassen!

6.2. Bei der Abgabe

Anwendung erläutern!

Beispiele:

a) „Zweistündlich" heißt nicht „zweimal stündlich", sondern „alle 2 Stunden"! Deshalb auch die Verwendung entsprechender Etiketten empfehlenswert: „Alle ... Stunden ...-löffel voll einzunehmen".
b) Umhüllung bei Tabletten und Zäpfchen (aus Zellophan-, Alu-Folie oder Kunststoff) ist vorher zu entfernen – während Gelatine-Steck-Kapseln (z. B. mit Körnchen, die eingenommen werden sollen) ungeöffnet und unzerkaut geschluckt werden sollen.
c) Rivanol-Tabl. z. B. sind nicht zum Einnehmen, sondern nur zur Herstellung von Lösungen bestimmt!
d) Nicht verdünnen: Rivanol-Lösung 1 : 1000, Hexoral.
e) Verdünnt anzuwenden: Essigsaure Tonerde, Wasserstoffperoxid-Lösung.
f) Tropfgläser, Dosieraerosole, Pipettengläser, Vaginalcremes, Salben-Glasstäbchen, Ansatzrohre für Salbentuben erklären.
g) Räucherpulver, Zäpfchen, Vaginal-Tabletten u. -Kugeln: „Nicht zum Einnehmen bestimmt!"

Siehe im übrigen unbedingt die ausführlichen Darlegungen „Hinweise und Auskünfte" in Kapitel 7.

Hinweise geben!

Nach der ABO ist ausdrücklich vorgeschrieben, anzugeben: „Die Art der Anwendung" (z. B. „Augentropfen", „Magenpulver" sowie unter Umständen „ein Hinweis auf die beschränkte Haltbarkeit, sofern es bei dem abzugebenden Arzneimittel angezeigt ist").

Weitere Beispiele:

a) „Diese (Sulfonamid- oder Antibiotica-)Tabletten wirklich in dieser verordneten – vielleicht groß erscheinenden – Menge einnehmen, da sonst keine Wirkung zu erzielen!"
b) Vor Kindern sorgfältig aufzubewahren: Dragierte Arzneien, Früchtewürfel, Wurmschokolade, mit Schokolade überzogene oder nach Schokolade riechende Arzneien, z. B. auch Zäpfchen, die mit Ol. Cacao hergestellt wurden, Sirupe (Hustensäfte!), gut schmeckende Mixturen und Chemikalien!
c) Signaturen beachten: „Nur kurze Zeit haltbar!", „Feuergefährlich", „Vor Gebrauch umzuschütteln!"; bei einzunehmenden Arzneien: „Gut umschütteln und schnell die vorgeschriebene Menge ausgießen! Letzten Rest nicht verwenden!".

d) Aufbewahrung: „Kühl aufzubewahren!"
Infuse, Dekokte und meist auch Mixturen, Salben usw., die keine Konservierungsmittel enthalten, sind nicht beliebig lange haltbar! – Bei späteren, ähnlich erscheinenden Krankheiten ist noch lange nicht das früher einmal verordnete Medikament angezeigt! Augentropfen 6 Wochen nach Anbruch vernichten!

e) Teillieferung: „Rezepte bitte aufbewahren, da ohne Vorlage des Rezeptes keine nochmalige Abgabe gestattet ist!" Unbedingt dazusagen bei der Abgabe von „Antibaby-Pillen"!

f) Vorsicht! „Diese Salbe ist dünnflüssig! Deshalb bitte entsprechend transportieren!" – „Diese Arznei (Dekokt, Mixtur) ist noch heiß!"

g) Verfärbung des Urins (Pyridium, Multibionta etc.), des Stuhles (Gentianaviolett verfärbt nach einigen Tagen bläulich, Eisenpräparate!).

h) Entstehung von Flecken: Targesin-Augentropfen, Silbernitrat-, Rivanol-Lösung, Jod-Tinktur, flüssige Eisenpräparate, Rifamycin-Augenarzneien.

i) Aufbewahrung bei tiefer Temperatur (Kühlschrank!).

Vorsicht

a) Schwangere sollen auf die Risiken, die mit jeder Einnahme von Arzneimitteln während der Schwangerschaft verbunden sind, hingewiesen werden. Dies soll so geschehen, daß unnötiger Medikamentengebrauch während der Schwangerschaft verhindert wird, die ordnungsgemäße Mitarbeit des Patienten bei der Therapie durch den Arzt aber nicht beeinträchtigt wird. Die Bereitschaft der Schwangeren, sich mit dem Arzt wegen Beschwerden und deren Behandlung in Verbindung zu setzen, sollte im Gespräch gefördert werden. Speziell soll gewarnt werden vor Gebrauch von Abführmitteln, die Anthrachinon-Verbindungen enthalten. Auf die Risiken in den unterschiedlichen Stadien der Schwangerschaft sollte differenziert Rücksicht genommen werden. Im ersten Trimenon stehen teratogene Einflüsse im Vordergrund, im letzten Zeitraum vor der Entbindung ist die Gefahr einer vorzeitigen Wehenauslösung zu beachten. Bei allen Gesprächen mit Schwangeren, jungen Müttern und Vätern gilt: **Sie sind besonders empfänglich für alles, was beunruhigt und verunsichert.** Deshalb: Vorsicht und Takt!

b) Bei der Abgabe von Wurmmitteln darauf achten, ob zur Durchführung der Kur bzw. zur Vermeidung gesundheitlicher Schädigungen auch ein Abführmittel erforderlich ist, dieses dem Patienten zur Verfügung steht und er auch die Kurvorschrift beherrscht bzw. versteht. Für Kinder Dosierung ausrechnen!

6

c) Nicht in Trinkflaschen (Bier-, Wein-, Spirituosen-, Mineralwasser-Flaschen) abzugeben (für Gifte ohnehin unzulässig!), z. B.:

Bleichwasser	Salmiakgeist
Bleiwasser	Salzsäure und andere Säuren
Desinfektionsmittel	Wasserstoffperoxid
Essigsaure Tonerde	und dgl.
Karbolwasser	Externa

d) Bei geänderter Konzentration auf Grund eines neuen Rezeptes, vor allem, wenn die Konzentration gegenüber früher erhöht wurde, darauf vorsichtshalber hinweisen.

e) Bei geringstem Zweifel, ob das abzugebende Mittel das richtige ist, fragen, für welchen Zweck es benutzt werden soll. – Auf diese Weise ist schon mancher Irrtum aufgeklärt bzw. vermieden worden. – Im übrigen schreibt die ABO ausdrücklich vor: „Ergeben sich ... Bedenken, so darf das Arzneimittel nicht abgegeben werden, bevor die Unklarheit beseitigt ist."

f) Hinsichtlich der Abgabe von Chinin-Präparaten und anderen zur Abtreibung mißbräuchlich benutzten Mitteln ist zu beachten:
Ist dem Apotheker bekannt, daß derartige Mittel zur Abtreibung Verwendung finden sollen, dann ist er nicht nur berechtigt, sondern verpflichtet, die Abgabe zu verweigern. Andernfalls macht er sich der Beihilfe zu einem Vergehen nach § 218 des Strafgesetzbuches strafbar.
Der Apotheker ist nicht verpflichtet, sich bei allen Mitteln, die vom Volk gelegentlich zur Abtreibung versucht werden, zu vergewissern, ob sie im vorliegenden Fall als Abortivum benutzt werden sollen.

g) Alkoholgehalt: Autofahrer und gefährdete Berufe warnen! Siehe Kapitel 9.10.

6.3. Bestimmungen über die Abgabe von Arzneimitteln

Mögen manche Bestimmungen dem Publikum auch unzeitgemäß oder überholt erscheinen – solange sie Gültigkeit haben, sollte sie jeder aus folgenden Gründen unbedingt beachten:

a) Es handelt sich um Bestimmungen, die erlassen wurden, um die Bevölkerung vor gesundheitlichen Schädigungen zu schützen, die so weit gehen können, daß sie zum Tode führen.
Unverständige Patienten sollte man mit besonderem Nachdruck auf diese Begründung hinweisen.

b) Die strikte Befolgung schützt den Apotheker vor Strafen, die auch dann schon verhängt werden können, wenn „nichts passiert" ist.

c) Aus hier nicht näher zu erörternden beruflichen Erwägungen.

Beachte:
Nicht nur der Apothekenleiter, sondern auch die Angestellten der Apotheke sind an die Vorschriften gebunden! Der angestellte Apotheker, der im Namen und für Rechnung des Apothekenleiters Arzneien in unzulässiger Weise zubereitet oder abgibt, ist nicht etwa nur wegen Beihilfe, sondern als selbständiger Täter zu bestrafen. Ein Apothekenleiter, der z. B. wegen einer Arzneiverwechslung seines approbierten Mitarbeiters in ein Strafverfahren verwickelt wird, kann auf dessen Eigenverantwortlichkeit verweisen.

Es ist eine irrige Ansicht, daß Mitarbeiter wegen Nichteinhaltung der Vorschriften dann nicht verantwortlich gemacht werden können, wenn der Apothekenleiter ihnen gegenüber ausdrücklich die volle Alleinverantwortung für etwaige Gesetzeswidrigkeiten übernommen hat. Im Strafrecht gibt es in der Regel keinen Haftungsausschluß durch Vereinbarung, wie dies im bürgerlichen Recht möglich ist.
Hat der Apothekenleiter davon Kenntnis, daß seine Angestellten Vorschriften zuwiderhandeln und duldet er dies, so kann er unter Umständen wegen Beihilfe oder als mittelbarer Täter oder Anstifter bestraft werden. Der Staatsanwalt hat übrigens Verstöße gegen gesundheitspolizeiliche Vorschriften auch dann zu verfolgen, wenn aus ihnen kein Schaden für Leben oder Gesundheit entstanden ist.

6.4. Verschreibungspflichtig

Verschreibungspflichtige Mittel sind solche, die entweder nach dem Betäubungsmittel-Gesetz (siehe Kapitel 6.6.) oder nach dem AMG v. 16. 5. 1961 (siehe Kapitel 6.7.) nur von „Ärzten, Zahnärzten oder Tierärzten ..." verschrieben werden dürfen[1]).

Ein „Rezept" ist eine Urkunde! (Reichsgerichtsurteile v. 12. 10. 1888, 8. 10. 1901, 3. 11. 1913). Ein Faksimile-Stempel an Stelle einer Unterschrift genügt nicht den gesetzlichen Bestimmungen (Deutsches Ärzteblatt 1949, Nr. 49, S. 445).

Die Unterschrift braucht nicht unbedingt leserlich zu sein. Erforderlich ist aber ein die Identität des Unterschreibenden ausreichend kennzeichnender, individueller Schriftzug. Dem genügt ein einfacher geschlängelter Strich nicht (OLG Düsseldorf, Urteil v. 23. 2. 1956 – Neue Juristische Wochenschrift 1956, S. 923).

Nach einer Entscheidung des BGH braucht eine Unterschrift nicht lesbar zu sein: sie muß allerdings „einen individuellen Charakter haben, der die Nachahmung durch einen beliebigen Dritten mindestens erschwert." AZ: 7 ZR 57/63 („Die Welt" v. 20. 6. 1964).

„Die Unterzeichnung eines bestimmten Schriftsatzes mit einer Buchstabenfolge, die sich als bewußte oder gewollte Abkürzung darstellt, genügt den Erfordernissen der eigenhändigen Unterschrift nicht." (BGH v. 13. 7. 1967. – Der Betriebsberater 1967, S. 1062).

„Wenn einem Apotheker nicht bekannt ist, daß eine Person, die sich z. B. als Arzt ausgibt, die Approbation als Arzt besitzt oder wenn der Apotheker im Zweifel ist, ob sich der Anfordernde nicht etwa fälschlich den Namen einer anderen Person zulegt, die als Arzt approbiert ist, so hat der Apotheker zur Vermeidung eines Verstoßes gegen die obengenannten Vorschriften die Abgabe stark wirkender Arzneimittel zu verweigern, bis er sich über die Berechtigung zur Abgabe stark wirkender Arzneimittel an die fordernde Person Gewißheit verschafft hat." (Auszug aus dem RdErldPrMdI vom 24. 3. 1934.)

---

[1]) Verschreibungspflichtige Mittel dürfen also auf Verlangen nicht-approbierter Personen (Heilpraktiker) nicht abgegeben werden!

Arzt-Ausweise werden von den Ärztekammern ausgegeben. Sie tragen in der Regel ein Lichtbild und können – vor allem in Verbindung mit dem Personalausweis oder Reisepaß – als Approbationsnachweis vom Apotheker akzeptiert werden.

Ausländische Ärzte, Zahnärzte usw. sind **keine** Ärzte im Sinn der deutschen Rechtsordnung, es sei denn, sie wären in der DDR approbiert, oder im Besitz einer Erlaubnis zur vorübergehenden Ausübung des Arztberufes, oder EG-Angehörige, die den ärztlichen Beruf aufgrund von umgesetzten EG-Vorschriften ausüben, oder schweizerische, österreichische, belgische oder luxemburgische Ärzte im Grenzbereich, die aufgrund bilateraler Abkommen sogar BtM auf deutschen BtM-Formularen verschreiben dürfen.

Über die Verschreibungspflicht der Arzneispezialitäten kann man sich jederzeit an Hand der „Lauer-Taxe" („Großen Deutschen Arznei-Spezialitätentaxe") informieren. Der Aufdruck „Verschreibungspflichtig" ist ab 15. August 1970 vorgeschrieben. Eine Ermittlung der Verschreibungspflicht auf Grund der Zusammensetzung einer Arzneispezialität wurde von Jahr zu Jahr – nicht zuletzt wegen der ständig geänderten Nomenklatur und der entsprechend schwierigen Auffindungsmöglichkeiten im ABC – immer zeitraubender. (vgl. hierzu auch Kapitel 6.7.). – Soweit Arzneimittel zur Rezeptur auf Grund der individuellen Verordnung eines Arztes verordnet werden, ist die erstmalige Abgabe unproblematisch. Die amtliche Liste der verschreibungspflichtigen Arzneimittel ist meist in der Form der „Scribas-Tabelle" in den Apotheken verfügbar.

Den Hinweis einzelner Patienten, „In der X-Apotheke bekomme ich dieses Mittel aber immer so! Dann muß ich eben dorthin gehen!" sollte man als Erpressungsversuch ignorieren. Ärzte sollte man gegebenenfalls an die Anordnung des RMdI vom 31. 3. 1941 erinnern, die endet: „. . . Diesen pflichtgemäß erfolgenden Mitteilungen der Apotheker ist daher gern und unbedingt Rechnung zu tragen." (Abgedruckt in DAZ **92**, 112 [1952] und Medizin. Klinik **47**, 779 [1952].)

Wiederholte Abgabe von verschreibungspflichtigen Arzneimitteln siehe Kapitel 6.7.

Verschreibungen von Ärzten, die „bedenkliche Arzneimittel" sind, dürfen nicht abgegeben werden (siehe Kapitel 3.).

6.5. Höchstgaben (Maximaldosen)

Der Apotheker ist verpflichtet, bei Arzneimitteln, für die eine Höchstgabe nach dem DAB festgesetzt ist (leicht zu entnehmen der Höchstmengen-Tabelle in Kapitel 11.2.) zu überprüfen, ob die Einzel- oder Tages-Höchstgabe überschritten wurde. Ist „die größte Einzelgabe oder größte Tagesgabe, d. h. die sich auf 24 Stunden verteilende Menge, überschritten, so darf der Apotheker das Arzneimittel für einen Erwachsenen nur dann abgeben, wenn der Arzt bzw. Zahnarzt durch ein der Mengenangabe des betreffenden Arzneimittels beigefügtes Ausrufungszeichen (!) sowie durch wörtliche Wiederholung der verordneten Menge zu erkennen gegeben hat, daß die Überschreitung der Höchstgaben beabsichtigt ist. Die Höchstgaben gelten, soweit im Einzelfall nichts anderes angegeben ist, für die perorale Gabe bei Erwachsenen. Die im DAB genannten Höchstgaben sind nicht mit den Normdosen (siehe Kapitel 1.6.) zu verwechseln!

„Bei der Berechnung der Höchstgaben flüssiger Arzneimittel sind folgende Mengen anzusetzen:

Für den Inhalt eines Eßlöffels	15 ml,
für den eines Kinder- oder Dessertlöffels	10 ml,
für den eines Tee- oder Kaffeelöffels	5 ml".

Weder das DAB noch die ABO geben bedauerlicherweise Anweisungen, wie der Apotheker verfahren soll, wenn die Höchstgabe überschritten und der Arzt nicht erreichbar ist. Ist im DAB ein Arzneimittel nicht genannt, muß der Apotheker im Rahmen seiner Sorgfaltspflicht das Normdosenverzeichnis (von der ABO vorgeschrieben!) oder – bei der Verwendung für Kinder – moderne pädiatrische Tabellen benutzen. „Ergeben sich sonstige Bedenken, so darf das Arzneimittel nicht abgegeben werden, bevor die Unklarheit beseitigt ist" (ABO).

Tabelle 10.3. faßt für Betäubungsmittel Höchstgaben und Tagesabgabemengen zusammen.

6.6. Betäubungsmittel

6.6.1. Das BtMG: Ein Überblick

Der Bundestag hat am 28. 7. 1981 (BGBl. I, S. 681) das Gesetz zur Neuordnung des Betäubungsmittelrechtes beschlossen. Es besteht aus dem Artikel Nummer 1, dem **Gesetz über den Verkehr mit Betäubungsmitteln (Betäubungsmittelgesetz BtMG)** und den Artikeln 2 bis 7, in denen die Einpassung in andere Gesetze vorgenommen wird.

Das BtMG behandelt in acht Abschnitten

1. Begriffsbestimmungen
2. Erlaubnis und Erlaubnisverfahren
3. Pflichten im Betäubungsmittelverkehr
4. Überwachung
5. Vorschriften für Behörden
6. Straftaten und Ordnungswidrigkeiten
7. Betäubungsmittelabhängige Straftäter
8. Übergangs- und Schlußvorschriften.

Im Zusammenhang mit der Abgabe von BtM in der Apotheke muß hier nur ein Teil der Regelungen vorgestellt werden. Eine ausführliche Behandlung ist den bewährten Lehrbüchern der Pharmazeutischen Gesetzeskunde vorbehalten.

6.6.2. Wichtige Bestimmungen des BtMG

§ 1 Betäubungsmittel

(1) Betäubungsmittel im Sinne dieses Gesetzes sind die in den Anlagen I bis III aufgeführten Stoffe und Zubereitungen.

(2) Die Bundesregierung wird ermächtigt, nach Anhörung von Sachverständigen durch Rechtsverordnung mit Zustimmung des Bundesrates die Anlagen I bis III zu ändern oder zu ergänzen, wenn dies

1. *nach wissenschaftlicher Erkenntnis wegen der Wirkungsweise eines Stoffes, vor allem im Hinblick auf das Hervorrufen einer Abhängigkeit,*
2. *wegen der Möglichkeit, aus einem Stoff oder unter Verwendung eines Stoffes Betäubungsmittel herstellen zu können, oder*
3. *zur Sicherheit oder zur Kontrolle des Verkehrs mit Betäubungsmitteln oder anderen Stoffen oder Zubereitungen wegen des Ausmaßes der mißbräuchlichen Verwendung und wegen der unmittelbaren oder mittelbaren Gefährdung der Gesundheit*

erforderlich ist. In der Rechtsverordnung nach Satz 1 können einzelne Stoffe oder Zubereitungen ganz oder teilweise von der Anwendung dieses Gesetzes oder einer auf Grund dieses Gesetzes erlassenen Rechtsverordnung ausgenommen werden, soweit die Sicherheit und die Kontrolle des Betäubungsmittelverkehrs gewährleistet bleiben.

(3) . . .

§ 2 Sonstige Begriffe

(1) Im Sinne dieses Gesetzes ist

1. *Stoff:*
   eine Pflanze ein Pflanzenteil oder ein Pflanzenbestandteil in bearbeitetem oder unbearbeitetem Zustand sowie eine chemische Verbindung und deren Ester, Ether, Isomere, Molekülverbindungen und Salze – roh oder gereinigt – sowie deren natürlich vorkommende Gemische und Lösungen;
2. *Zubereitung:*
   ohne Rücksicht auf ihren Aggregatzustand ein Stoffgemisch oder die Lösung eines oder mehrere Stoffe außer den natürlich vorkommenden Gemischen und Lösungen;
3. *ausgenommene Zubereitung:*
   eine in den Anlagen I bis III bezeichnete Zubereitung, die von den betäubungsmittelrechtlichen Vorschriften ganz oder teilweise ausgenommen ist;
4. *Herstellen:*
   das Gewinnen, Anfertigen, Zubereiten, Be- oder Verarbeiten, Reinigen und Umwandeln.

(2) Der Einfuhr oder Ausfuhr eines Betäubungsmittels steht jedes sonstige Verbringen in den oder aus dem Geltungsbereich dieses Gesetzes gleich.

Die Erlaubnis zum Verkehr mit BtM in den Apotheken wird in § 3 und § 4 des BtMG geregelt.

§ 3 Erlaubnis zum Verkehr mit Betäubungsmitteln

(1) Einer Erlaubnis des Bundesgesundheitsamtes bedarf, wer

1. *Betäubungsmittel anbauen, herstellen, mit ihnen Handel treiben, sie, ohne mit ihnen Handel zu treiben, einführen, ausführen, abgeben, veräußern, sonst in den Verkehr bringen, erwerben oder*
2. *ausgenommene Zubereitungen (§ 2 Abs. 1 Nr. 3) herstellen*

will.

(2) Eine Erlaubnis für die in Anlage I bezeichneten Betäubungsmittel kann das Bundesgesundheitsamt nur ausnahmsweise zu wissenschaftlichen oder anderen im öffentlichen Interesse liegenden Zwecken erteilen.

§ 4 Ausnahmen von der Erlaubnispflicht

(1) Einer Erlaubnis nach § 3 Abs. 1 bedarf nicht, wer

1. *im Rahmen des Betriebs einer öffentlichen Apotheke oder einer Krankenhausapotheke (Apotheke)*
   a) *in Anlage II oder III bezeichnete Betäubungsmittel oder dort ausgenommene Zubereitungen herstellt,*
   b) *in Anlage II oder III bezeichnete Betäubungsmittel erwirbt,*
   c) *in Anlage III bezeichnete Betäubungsmittel auf Grund ärztlicher, zahnärztlicher oder tierärztlicher Verschreibung abgibt oder*
   d) *in Anlage II oder III bezeichnete Betäubungsmittel an Inhaber einer Erlaubnis zum Erwerb dieser Betäubungsmittel zurückgibt oder an den Nachfolger im Betrieb der Apotheke abgibt,*
2. *...*
3. *in Anlage III bezeichnete Betäubungsmittel*
   a) *auf Grund ärztlicher, zahnärztlicher oder tierärztlicher Verschreibung oder*
   b) *... erwirbt*
4. *...*
5. *...*

(2) ....

(3) Wer nach Absatz 1 Nr. 1 und 2 keiner Erlaubnis bedarf und am Betäubungsmittelverkehr teilnehmen will, hat dies dem Bundesgesundheitsamt zuvor anzuzeigen. Die Anzeige muß enthalten:

1. *den Namen und die Anschriften des Anzeigenden sowie der Apotheke oder der tierärztlichen Hausapotheke,*
2. *das Ausstellungsdatum und die ausstellende Behörde der apothekenrechtlichen Erlaubnis oder der Approbation als Tierarzt und*
3. *das Datum des Beginns der Teilnahme am Betäubungsmittelverkehr.*

Das Bundesgesundheitsamt unterrichtet die zuständige oberste Landesbehörde unverzüglich über den Inhalt der Anzeigen, soweit sie tierärztliche Hausapotheken betreffen.

§ 11 gibt in Abs. 2 die Ermächtigung zum Erlaß der Betäubungsmittelaußenhandelsverordnung (BtMAHV), die am 16. Dez. 81 erlassen und in DAZ (**121**, 2965 [1981]) abgedruckt ist.

Abgabe und Erwerb werden in § 12, Verschreibung und Abgabe auf Verschreibung in § 13 geregelt. Beide Paragraphen enthalten die Ermächtigungen zum Erlaß von Verordnungen über Handel und Verschreiben von BtM der Anlage III.

§ 12 Abgabe und Erwerb

(1) Betäubungsmittel dürfen nur abgegeben werden an

1. *Personen oder Personenvereinigungen, die im Besitz einer Erlaubnis nach § 3 zum Erwerb sind oder eine Apotheke oder tierärztliche Hausapotheke betreiben,*
2. *...*
3. *(1) ...*

(2) Der Abgebende hat dem Bundesgesundheitsamt unverzüglich jede einzelne Abgabe unter Angabe des Erwerbers und der Art und Menge des Betäubungsmittels zu melden. Der Erwerber hat dem Abgebenden den Empfang der Betäubungsmittel zu bestätigen.

...

(3) Die Absätze 1 und 2 gelten nicht bei

1. *Abgabe von in Anlage III bezeichneten Betäubungsmitteln*
   a) *auf Grund ärztlicher, zahnärztlicher oder tierärztlicher Verschreibung im Rahmen des Betriebes einer Apotheke,*
   b) *...*

6

2. . . .

3. . . .

(4) Der Bundesminister wird ermächtigt, durch Rechtsverordnung ohne Zustimmung des Bundesrates das Verfahren hinsichtlich der Meldung und der Empfangsbestätigung, insbesondere Form, Inhalt, Ausgabe und Aufbewahrung der hierbei zu verwendenden amtlichen Formblätter zu regeln, soweit es für die Sicherheit oder Kontrolle des Betäubungsmittelverkehrs erforderlich ist.

§ 13 Verschreibung und Abgabe auf Verschreibung

(1) Die in Anlage III bezeichneten Betäubungsmittel dürfen nur von Ärzten, Zahnärzten und Tierärzten und nur dann verschrieben oder im Rahmen einer ärztlichen, zahnärztlichen oder tierärztlichen Behandlung verabreicht oder einem anderen zum unmittelbaren Verbrauch überlassen werden, wenn ihre Anwendung am oder im menschlichen oder tierischen Körper begründet ist. Die Anwendung ist insbesondere dann nicht begründet, wenn der beabsichtigte Zweck auf andere Weise erreicht werden kann. Die in Anlagen I und II bezeichneten Betäubungsmittel dürfen nicht verschrieben, verabreicht oder einem anderen zum unmittelbaren Verbrauch überlassen werden.

(2) Die nach Absatz 1 verschriebenen Betäubungsmittel dürfen nur im Rahmen des Betriebs einer Apotheke und gegen Vorlage der Verschreibung abgegeben werden. Im Rahmen des Betriebs einer tierärztlichen Hausapotheke dürfen nur die in Anlage III bezeichneten Betäubungsmittel und nur zur Anwendung bei einem vom Betreiber der Hausapotheke behandelten Tier abgegeben werden.

(3) Die Bundesregierung wird ermächtigt, durch Rechtsverordnung mit Zustimmung des Bundesrates das Verschreiben von den in Anlage III bezeichneten Betäubungsmitteln, ihre Abgabe auf Grund einer Verschreibung und das Aufzeichnen ihres Verbleibs und des Bestandes bei Ärzten, Zahnärzten, Tierärzten, in Apotheken, tierärztlichen Hausapotheken, Krankenhäusern und Tierkliniken zu regeln, soweit es zur Sicherheit oder Kontrolle des Betäubungsmittelverkehrs erforderlich ist. Insbesondere können

1. das Verschreiben auf bestimmte Zubereitungen, Bestimmungszwecke oder Mengen beschränkt,

2. Form, Inhalt, Anfertigung, Ausgabe, Aufbewahrung und Rückgabe des zu verwendenden amtlichen Formblattes für die Verschreibung sowie der Aufzeichnungen über den Verbleib und den Bestand festgelegt und

3. . . .

werden.

Für die **Vorratsbehältnisse in Apotheken** gelten die Vorschriften für Kennzeichnung nicht. Auch die zur **Abgabe** bestimmten kleinen Behältnisse und Ampullen müssen nicht die vollen Angaben enthalten:

§ 14 Kennzeichnung und Werbung

(1) Im Betäubungsmittelverkehr sind die Betäubungsmittel unter Verwendung der in den Anlagen aufgeführten Kurzbezeichnungen zu kennzeichnen. Die Kennzeichnung hat in deutlich lesbarer Schrift, in deutscher Sprache und auf dauerhafte Weise zu erfolgen.

(2) Die Kennzeichnung muß außerdem enthalten

1. bei rohen, ungereinigten und nicht abgeteilten Betäubungsmitteln den Gewichtsvomhundertsatz und bei abgeteilten Betäubungsmitteln das Gewicht des enthaltenen reinen Stoffes,

2. auf Betäubungsmittelbehältnissen und – soweit verwendet – auf den äußeren Umhüllungen bei Stoffen und nicht abgeteilten Zubereitungen die enthaltene Gewichtsmenge, bei abgeteilten Zubereitungen die enthaltene Stückzahl; dies gilt nicht für Vorratsbehältnisse in wissenschaftlichen Laboratorien sowie für zur Abgabe bestimmte kleine Behältnisse und Ampullen.

(3) Die Absätze 1 und 2 gelten nicht für Vorratsbehältnisse in Apotheken und tierärztlichen Hausapotheken.

(4) . . . .

(5) Für in Anlage I bezeichnete Betäubungsmittel darf nicht geworben werden. Für in den Anlagen II und III bezeichnete Betäubungsmittel darf nur in Fachkreisen der Industrie und des Handels sowie bei Personen und Personenvereinigungen, die eine Apotheke oder eine tierärztliche Hausapotheke betreiben, geworben werden, für in Anlage III bezeichnete Betäubungsmittel auch bei Ärzten, Zahnärzten und Tierärzten.

§ 15 Sicherungsmaßnahmen

Wer am Betäubungsmittelverkehr teilnimmt, hat die Betäubungsmittel, die sich in seinem Besitz befinden, gesondert aufzubewahren und gegen unbefugte Entnahme zu sichern.

§ 16 Vernichtung

(1) Der Eigentümer von nicht mehr verkehrsfähigen Betäubungsmitteln hat diese auf seine Kosten in Gegenwart von zwei Zeugen in einer Weise zu vernichten, die eine auch nur teilweise Wiedergewinnung der Betäubungsmittel ausschließt sowie den Schutz von Mensch und Umwelt vor schädlichen Einwirkungen sicherstellt. Über die Vernichtung ist eine Niederschrift zu fertigen und diese drei Jahre aufzubewahren.

(2) ....

(3) Absatz 1 und .... gelten entsprechend, wenn der Eigentümer nicht mehr benötigte Betäubungsmittel beseitigen will.

6.6.3. Die Anlagen des BtMG

Das BtMG hat drei Aufstellungen als Anlagen, die zuletzt am 6. August 1984 durch die 1. BtM-Rechtsänderungs-Verordnung geändert wurden. Diese Änderungen sind hier bereits eingearbeitet (s. auch DAZ **124**, 1634 [1984]).

Anlage I Nicht verkehrsfähige Betäubungsmittel

Anlage II Verkehrsfähige, nicht verschreibungsfähige Betäubungsmittel

Anlage III Verkehrsfähige und verschreibungsfähige Betäubungsmittel

Stoffe der **Anlage I** können nicht am Verkehr mit Btm in Apotheken teilnehmen, ausgenommen, wenn Zubereitungen dieser Stoffe ausschließlich diagnostischen oder analytischen Zwecken dienen, ohne am menschlichen oder tierischen Körper angewendet zu werden und ihr Gehalt an einem oder mehreren Betäubungsmitteln jeweils 0,001 vom Hundert nicht übersteigt.

Die 2. BtMAeVO vom 23. 7. 86 entläßt die homöopathische Zubereitung von Opium ab D6, von Papaver somniferum ab D4 aus der Btm-Gesetzgebung.

In **Anlage II** sind aufgeführt:

Cetobemidon

Cocablätter

6

Codein
– ausgenommen in Zubereitungen, die ohne einen weiteren Stoff der Anlagen I bis II (außer Amobarbital, Barbital, Cyclobarbital, Ethylmorphin, Meprobamat, Methylphenobarbital, Pentobarbital, Phenobarbital, Secorbarbital) bis zu 2,5 vom Hundert oder je abgeteilte Form bis zu 100 mg Codein, berechnet als Base, enthalten –

Dexamphetamin

Dextropropoxyphen

Difenoxin
– ausgenommen in Zubereitungen, die ohne einen weiteren Stoff der Anlagen I bis III je abgeteilte Form bis zu 0,5 mg Difenoxin und, bezogen auf diese Menge, mindestens 0,5 vom Hundert Atropinsulfat enthalten –

Dihydrocodein
– ausgenommen in Zubereitungen, die ohne einen weiteren Stoff der Anlagen I bis III (außer Barbital) bis zu 2,5 vom Hundert oder je abgeteilte Form bis zu 100 mg Dihydrocodein, berechnet als Base, enthalten –

Dihydromorphin

Dihydrothebain

Diphenoxylat
– ausgenommen in Zubereitungen, die ohne einen weiteren Stoff der Anlagen I bis III je abgeteilte Form bis zu 2,5 mg Diphenoxylat und, bezogen auf diese Menge, mindestens 1 vom Hundert Atropinsulfat enthalten –

Ecgonin

Ethylmorphin
– ausgenommen in Zubereitungen, die ohne einen weiteren Stoff der Anlagen I bis III (außer Codein) bis zu 2,5 vom Hundert oder je abgeteilte Form bis zu 100 mg Ethylmorphin, berechnet als Base, enthalten

Isomethadon

Levamfetamin

Levomoramid

Levorphanol

Methadon

Methadon-Zwischenprodukt (Premethadon)

Mohnstrohkonzentrat

Moramid-Zwischenprodukt (Premoramid)

Nicocodin

Nicodicodin

Papaver orientale
(Papaver bracteatum)
Pflanzen und Pflanzenteile der zur Art Papaver orientale gehörenden Pflanzen, ausgenommen deren Samen; dienen diese Zierzwecken, so finden betäubungsmittelrechtliche Vorschriften nur Anwendung auf die Einfuhr, Durchfuhr und Ausfuhr.

Pethidin-Zwischenprodukt A (Prepethidin)

Pethidin-Zwischenprodukt B (Norpethidin)

Pethidin-Zwischenprodukt C (Pethidinsäure)

Phendimetrazin

Pholcodin
– ausgenommen in Zubereitungen, die ohne einen weiteren Stoff der Anlagen I bis III bis zu 2,5 vom Hundert oder je abgeteilte Form bis zu 100 mg Pholcodin, berechnet als Base, enthalten –

Propiram
N-(1-Methyl-2-piperidinoethyl)-N-(2-pyridyl)propionamid
– ausgenommen Zubereitungen, die ohne einen weiteren Stoff der Anlagen I bis III bis zu 100 mg Propiram und mindestens dieselbe Menge Methylcellulose enthalten –

Racemorphan

Racemoramid

Tetrahydrothebain

Thebain

Die Anlage III ist in die Teile A, B und C gegliedert.

Zahlreiche Stoffe der Anlage III sind „ausgenommene Zubereitungen", die, wie in der Anlage bezeichnet, ganz oder teilweise von den betäubungsmittelrechtlichen Bestimmungen ausgenommen sind (§ 2 BtMG).

Anlage III (verkehrsfähige und verschreibungsfähige Betäubungsmittel)

Teil A

Alfentanil

Amphetamin

Buprenorphin

Cocain

Dextromoramid

Ethorphin

Fenetyllin

Fentanyl

Hydrocodon

Hydromorphon

Levomethadon

Methamphetamin

Methaqualon

Methylphenidat

Morphin

Nabilon

Normethadon

Opium
– der geronnene Saft der zur Art Papaver somniferum gehörenden Pflanzen – ausgenommen in Zubereitungen, die nach einer homöopathischen Verfahrenstechnik, insbesondere nach dem homöopathischen Teil des Arzneibuches, hergestellt sind, wenn die Endkonzentration die sechste Dezimalpotenz nicht übersteigt –

Oxycodon

Papaver somniferum
– Pflanzen und Pflanzenteile, ausgenommen die Samen, der zur Art Papaver somniferum gehörenden Pflanzen
– ausgenommen zu Zierzwecken gewonnene Pflanzen und Pflanzenteile (Mohnstroh), sofern ihnen nach einem vom Bundesgesundheitsamt zugelassenen Verfahren das Morphin entzogen wurde; in diesem Fall finden die betäubungsmittelrechtlichen Vorschriften nur Anwendung auf die Einfuhr, Ausfuhr und Durchfuhr –
– ausgenommen in Zubereitungen, die nach einer homöopathischen Verfahrenstechnik, insbesondere nach dem homöopathischen Teil des Arzneibuches, hergestellt sind, wenn die Endkonzentration die vierte Dezimalpotenz nicht übersteigt –

Pethidin

Phenmetrazin

Piritramid

Tilidin
– ausgenommen in Zubereitungen, die ohne einen weiteren Stoff der Anlagen I bis III je abgeteilte Form bis zu 615 mg Tilidin, berechnet als Base, und, bezogen auf diese Menge, mindestens 7,5 vom Hundert Naloxonhydrochlorid enthalten. Für diese Zubereitungen gelten jedoch die betäubungsmittelrechtlichen Vorschriften über die Einfuhr, Ausfuhr und Durchfuhr –

6

Teil B

Amobarbital
– ausgenommen in Zubereitungen, die ohne einen weiteren Stoff der Anlagen I bis III (außer Codein)

a) je abgeteilte Form bis zu 100 mg Amobarbital enthalten oder

b) jedoch mit einem weiteren Stoff der Anlage III Teil B oder C zusammen keine größere Menge an Betäubungsmitteln enthalten als die geringere Menge, die bei einem der Stoffe (außer Codein) für ausgenommene Zubereitungen festgelegt ist.

Für diese Zubereitungen gelten jedoch die betäubungsmittelrechtlichen Vorschriften über die Einfuhr, Ausfuhr und Durchfuhr –

Cyclobarbital
– ausgenommen in Zubereitungen, die ohne einen weiteren Stoff der Anlagen I bis III (außer Codein)

a) je abgeteilte Form bis zu 200 mg Cyclobarbital enthalten oder

b) jedoch mit einem weiteren Stoff der Anlage III Teil B oder C zusammen keine größere Menge an Betäubungsmitteln enthalten als die geringere Menge, die bei einem der Stoffe (außer Codein) für ausgenommene Zubereitungen festgelegt ist.

Für diese Zubereitungen gelten jedoch die betäubungsmittelrechtlichen Vorschriften über die Einfuhr, Ausfuhr und Durchfuhr –

Glutethimid
– ausgenommen in Zubereitungen, die ohne einen weiteren Stoff der Anlagen I bis III

a) je abgeteilte Form bis zu 250 mg Glutethimid enthalten oder

b) jedoch mit einem weiteren Stoff der Anlage III Teil B oder C zusammen keine größere Menge an Betäubungsmitteln enthalten als die geringe Menge, die bei einem der beiden Stoffe für ausgenommene Zubereitungen festgelegt ist.

Für diese Zubereitungen gelten jedoch die betäubungsmittelrechtlichen Vorschriften über die Einfuhr, Ausfuhr und Durchfuhr –

Pentazocin

Pentobarbital
– ausgenommen in Zubereitungen, die ohne einen weiteren Stoff der Anlagen I bis III (außer Codein)

a) je abgeteilte Form bis zu 110 mg Pentobarbital enthalten oder

b) jedoch mit einem weiteren Stoff der Anlage III Teil B oder C zusammen keine größere Menge an Betäubungsmitteln enthalten als die geringe Menge, die bei einem der Stoffe (außer Codein) für ausgenommene Zubereitungen festgelegt ist.

Für diese Zubereitungen gelten jedoch die betäubungsmittelrechtlichen Vorschriften über die Einfuhr, Ausfuhr und Durchfuhr –

Secobarbital
– ausgenommen in Zubereitungen, die ohne einen weiteren Stoff der Anlagen I bis III (außer Codein)

a) je abgeteilte Form bis zu 120 mg Secobarbital enthalten oder

b) jedoch mit einem weiteren Stoff der Anlage III Teil B oder C zusammen keine größere Menge an Betäubungsmitteln enthalten als die geringere Menge, die bei einem der Stoffe (außer Codein) für ausgenommene Zubereitungen festgelegt ist.

Für diese Zubereitungen gelten jedoch die betäubungsmittelrechtlichen Vorschriften über die Einfuhr, Ausfuhr und Durchfuhr –

Teil C

Alprazolam
8-Chlor-1-methyl-6-phenyl-4H-[1,2,4]triazolo[4,3-a][1,4]benzodiazepin
– ausgenommen in Zubereitungen, die ohne einen weiteren Stoff der Anlagen I bis III je abgeteilte Form bis zu 1 mg Alprazolam enthalten. Für diese Zubereitungen gelten jedoch die betäubungsmittelrechtlichen Vorschriften über die Einfuhr, Ausfuhr und Durchfuhr –

Amfepramon
– ausgenommen in Zubereitungen ohne verzögerte Wirkstofffreigabe, die ohne einen weiteren Stoff der Anlagen I bis III je abgeteilte Form bis zu 25 mg Amfepramon und in Zubereitungen mit verzögerter Wirkstofffreigabe bis zu 75 mg Amfepramon enthalten –

Barbital
– ausgenommen in Zubereitungen, die ohne einen weiteren Stoff der Anlagen I bis III (außer Codein oder Dihydrocodein)

a) bis zu 10 vom Hundert oder je abgeteilte Form bis zu 500 mg Barbital enthalten oder

b) jedoch mit einem weiteren Stoff der Anlage III Teil B oder C zusammen keine größere Menge an Betäubungsmitteln enthalten als die geringere Menge, die bei einem der Stoffe (außer Codein oder Dihydrocodein) für ausgenommene Zubereitungen festgelegt ist –

– ausgenommen in Zubereitungen, die, ohne am menschlichen oder tierischen Körper angewendet zu werden, ausschließlich diagnostischen oder analytischen Zwecken dienen und je abgeteilte Form bis zu 25 g Barbital oder Barbital-Natrium oder ein Gemisch dieser beiden Stoffe enthalten –

Bromazepam
7-Brom-5-(2-pyridyl)-1H-1,4-benzodiazepin-2(3H)-on
– ausgenommen in Zubereitungen, die ohne einen weiteren Stoff der Anlagen I bis III je abgeteilte Form bis zu 12 mg Bromazepam enthalten. Für diese Zubereitungen gelten jedoch die betäubungsmittelrechtlichen Vorschriften über die Einfuhr, Ausfuhr und Durchfuhr –

Camazepam
(7-Chlor-1,3-dihydro-1-methyl-2-oxo-5-phenyl-2H-1,4-benzodiazepin-3-yl)-dimethylcarbamat
– ausgenommen in Zubereitungen, die ohne einen weiteren Stoff der Anlagen I bis III je abgeteilte Form bis zu 20 mg Camazepam enthalten. Für diese Zubereitungen gelten jedoch die betäubungsmittelrechtlichen Vorschriften über die Einfuhr, Ausfuhr und Durchfuhr –

Chlordiazepoxid
7-Chlor-N-methyl-5-phenyl-3H-1,4-benzodiazepin-2-ylamin-4-oxid
– ausgenommen in Zubereitungen, die ohne einen weiteren Stoff der Anlagen I bis III je abgeteilte Form bis zu 40 mg Chlordiazepoxid enthalten. Für diese Zubereitungen gelten jedoch die betäubungsmittelrechtlichen Vorschriften über die Einfuhr, Ausfuhr und Durchfuhr –

Clobazam
7-Chlor-1-methyl-5-phenyl-1H-1,5-benzodiazepin-2,4(3H,5H)-dion
– ausgenommen in Zubereitungen, die ohne einen weiteren Stoff der Anlagen I bis III je abgeteilte Form bis zu 30 mg Clobazam enthalten. Für diese Zubereitun-

gen gelten jedoch die betäubungsmittelrechtlichen Vorschriften über die Einfuhr, Ausfuhr und Durchfuhr –

Clonazepam
5-(2-Chlorphenyl)-7-nitro-1H-1,4-benzodiazepin-2(3H)-on
– ausgenommen in Zubereitungen, die ohne einen weiteren Stoff der Anlagen I bis III bis zu 0,25 vom Hundert als Tropflösung, jedoch nicht mehr als 250 mg je Packungseinheit, oder je abgeteilte Form bis zu 2 mg Clonazepam enthalten. Für diese Zubereitungen gelten jedoch die betäubungsmittelrechtlichen Vorschriften über die Einfuhr, Ausfuhr und Durchfuhr –

Clorazepat
7-Chlor-2,3-dihydro-2-oxo-5-phenyl-1H-1,4-benzodiazepin-3-carbonsäure
– ausgenommen in Zubereitungen, die ohne einen weiteren Stoff der Anlagen I bis III je abgeteilte Form bis zu 50 mg, als Trockensubstanz nur zur parenteralen Anwendung bis zu 100 mg Dikaliumchlorazepat enthalten. Für diese Zubereitungen gelten jedoch die betäubungsmittelrechtlichen Vorschriften über die Einfuhr, Ausfuhr und Durchfuhr –

Clotiazepam
5-(2-Chlorphenyl)-7-ethyl-1-methyl-1H-thieno[2,3-e][1,4]diazepin-2(3H)-on
– ausgenommen in Zubereitungen, die ohne einen weiteren Stoff der Anlagen I bis III je abgeteilte Form bis zu 20 mg Clotiazepam enthalten. Für diese Zubereitungen gelten jedoch die betäubungsmittelrechtlichen Vorschriften über die Einfuhr, Ausfuhr und Durchfuhr –

Cloxazolam
10-Chlor-11b-(2-chlorphenyl)-2,3,7,11b-tetrahydrooxazolo[3,2-d][1,4]benzodiazepin-6(5H)-on

Delorazepam
7-Chlor-5-(2-chlorphenyl)-1H-1,4-benzodiazepin-2(3H)-on

Diazepam
7-Chlor-1-methyl-5-phenyl-1H-1,4-benzodiazepin-2(3H)-on
– ausgenommen in Zubereitungen, die ohne einen weiteren Stoff der Anlagen I bis III bis zu 1 vom Hundert als Sirup oder Tropflösung, jedoch nicht mehr als 250 mg je Packungseinheit, oder je abgeteilte Form bis zu 20 mg Diazepin enthalten. Für diese Zubereitungen gelten jedoch die betäubungsmittelrechtlichen Vorschriften über die Einfuhr, Ausfuhr und Durchfuhr –

6

Estazolam
8-Chlor-6-phenyl-4H-1,2,4-triazolo[4,3–a][1,4]benzodiazepin

Ethchlorvynol
– ausgenommen in Zubereitungen, die ohne einen weiteren Stoff der Anlagen I bis III je abgeteilte Form bis zu 250 mg Ethchlorvynol enthalten –

Ethinamat
– ausgenommen in Zubereitungen, die ohne einen weiteren Stoff der Anlagen I bis III je abgeteilte Form bis zu 500 mg Ethinamat enthalten –

Ethylloflazepat
Ethyl[7-chlor-5-(2-fluorphenyl)-2,3-dihydro-2-oxo-1H-1,4-benzodiazepin-3-carboxylat]

Fludiazepam
7-Chlor-5-(2-fluorphenyl)-1-methyl-1H-1,4-benzodiazepin-2(3H)-on

Flunitrazepam
5-(2-Fluorphenyl)-1-methyl-7-nitro-1H-1,4-benzodiazepin-2(3H)-on
– ausgenommen in Zubereitungen, die ohne einen weiteren Stoff der Anlagen I bis III je abgeteilte Form bis zu 2 mg Flunitrazepam enthalten. Für diese Zubereitungen gelten jedoch die betäubungsmittelrechtlichen Vorschriften über die Einfuhr, Ausfuhr und Durchfuhr –

Flurazepam
7-Chlor-1-(diethylaminoethyl)-5-(2-fluorphenyl)-1H-1,4-benzodiazepin-2(3H)-on
– ausgenommen in Zubereitungen, die ohne einen weiteren Stoff der Anlagen I bis III je abgeteilte Form bis zu 30 mg Flurazepam enthalten. Für diese Zubereitungen gelten jedoch die betäubungsmittelrechtlichen Vorschriften über die Einfuhr, Ausfuhr und Durchfuhr –

Halazepam
7-Chlor-5-phenyl-1-(2,2,2-trifluorethyl)-1H-1,4-benzodiazepin-2(3H)-on
– ausgenommen in Zubereitungen, die ohne einen weiteren Stoff der Anlagen I bis III je abgeteilte Form bis zu 120 mg Halazepam enthalten. Für diese Zubereitungen gelten jedoch die betäubungsmittelrechtlichen Vorschriften über die Einfuhr, Ausfuhr und Durchfuhr –

Haloxazolam
10-Brom-11b-(2-fluorphenyl)-2,3,7,11b-tetrahydrooxazolo-[3,2-d][1,4]benzodiazepin-6(5H)-on

Ketazolam
11-Chlor-8,12b-dihydro-2,8-dimethyl-12b-phenyl-4H-[1,3]oxazino[3,2-d][1,4] benzodiazepin-4,7(6H)-dion
– ausgenommen in Zubereitungen, die ohne einen weiteren Stoff der Anlagen I bis III je abgeteilte Form bis zu 45 mg Ketazolam enthalten. Für diese Zubereitungen gelten jedoch die betäubungsmittelrechtlichen Vorschriften über die Einfuhr, Ausfuhr und Durchfuhr –

Loprazolam
6-(2-Chlorphenyl)-2-(4-methyl-1-piperazinylmethylen)-8-nitro-2H-imidazo[1,2-a][1,4]benzodiazepin-1(4H)-on
– ausgenommen in Zubereitungen, die ohne einen weiteren Stoff der Anlagen I bis III je abgeteilte Form bis zu 2,5 mg Loprazolam enthalten. Für diese Zubereitungen gelten jedoch die betäubungsmittelrechtlichen Vorschriften über die Einfuhr, Ausfuhr und Durchfuhr –

Lorazepam
7-Chlor-5-(2-chlorphenyl)-3-hydroxy-1H-1,4-benzodiazepin-2(3H)-on
– ausgenommen in Zubereitungen, die ohne einen weiteren Stoff der Anlagen I bis III je abgeteilte Form bis zu 2,5 mg Lorazepam enthalten. Für diese Zubereitungen gelten jedoch die betäubungsmittelrechtlichen Vorschriften über die Einfuhr, Ausfuhr und Durchfuhr –

Lormetazepam
7-Chlor-5-(2-chlorphenyl)-3-hydroxy-1-methyl-1H-1,4-benzodiazepin-2(3H)-on
– ausgenommen in Zubereitungen, die ohne einen weiteren Stoff der Anlagen I bis III je abgeteilte Form bis zu 2 mg Lormetazepam enthalten. Für diese Zubereitungen gelten jedoch die betäubungsmittelrechtlichen Vorschriften über die Einfuhr, Ausfuhr und Durchfuhr –

Mazindol
– ausgenommen in Zubereitungen, die ohne einen weiteren Stoff der Anlagen I bis III je abgeteilte Form bis zu 1 mg Mazindol enthalten –

Medazepam
7-Chlor-2,3-dihydro-1-methyl-5-phenyl-1H-1,4-benzodiazepin
– ausgenommen in Zubereitungen, die ohne einen weiteren Stoff der Anlagen I bis III je abgeteilte Form bis zu 10 mg Medazepam enthalten. Für diese Zubereitungen gelten jedoch die betäubungsmittelrechtlichen Vorschriften über die Einfuhr, Ausfuhr und Durchfuhr –

Meprobamat
– ausgenommen in Zubereitungen, die ohne einen weiteren Stoff der Anlagen I bis III (außer Codein)
a) je abgeteilte Form bis zu 500 mg Meprobamat enthalten oder
b) jedoch mit einem weiteren Stoff der Anlage III Teil B oder C zusammen keine größere Menge an Betäubungsmitteln enthalten als die geringere Menge, die bei einem der Stoffe (außer Codein) für ausgenommene Zubereitungen festgelegt ist –

Methylphenobarbital
– ausgenommen in Zubereitungen, die ohne einen weiteren Stoff der Anlagen I bis III (außer Codein)

a) je abgeteilte Form bis zu 200 mg Methylphenobarbital enthalten oder
b) jedoch mit einem weiteren Stoff der Anlage III Teil B und C zusammen keine größere Menge an Betäubungsmitteln enthalten als die geringe Menge, die bei einem der Stoffe (außer Codein) für ausgenommene Zubereitungen festgelegt ist –

Methyprylon
3,3-Diethyl-5-methyl-2,4-piperidindion
– ausgenommen in Zubereitungen, die ohne einen weiteren Stoff der Anlagen I bis III je abgeteilte Form bis zu 200 mg Methyprylon enthalten –

Nimetazepam
1-Methyl-7-nitro-5-phenyl-1H-1,4-benzodiazepin-2(3H)-on

Nitrazepam
7-Nitro-5-phenyl-1H-1,4-benzodiazepin-2(3H)-on
– ausgenommen in Zubereitungen, die ohne einen weiteren Stoff der Anlagen I bis III bis zu 0,5 vom Hundert als Tropflösung, jedoch nicht mehr als 250 mg je Packungseinheit, oder je abgeteilte Form bis zu 100 mg Nitrazepam enthalten. Für diese Zubereitungen gelten jedoch die betäubungsmittelrechtlichen Vorschriften über die Einfuhr, Ausfuhr und Durchfuhr –

Nordazepam
7-Chlor-5-phenyl-1H-1,4-benzodiazepin-2(3H)-on
– ausgenommen in Zubereitungen, die ohne einen weiteren Stoff der Anlagen I bis III bis zu 0,5 vom Hundert als Tropflösung, jedoch nicht mehr als 150 mg je Packungseinheit oder je abgeteilte Form bis zu 15 mg Nordazepam enthalten. Für diese Zubereitungen gelten jedoch die betäubungsmittelrechtlichen Vorschriften über die Einfuhr, Ausfuhr und Durchfuhr –

Oxazepam
7-Chlor-3-hydroxy-5-phenyl-1H-1,4-benzodiazepin-2(3H)-on
– ausgenommen in Zubereitungen, die ohne einen weiteren Stoff der Anlagen I bis III je abgeteilte Form bis zu 50 mg Oxazepam enthalten. Für diese Zubereitungen gelten jedoch die betäubungsmittelrechtlichen Vorschriften über die Einfuhr, Ausfuhr und Durchfuhr –

Oxazolam
(cis-trans)-10-Chlor-2,3,7,11b-tetrahydro-2-methyl-11b-phenyloxazolo=[3,2-d][1,4]benzodiazepin-6(5H)-on
– ausgenommen in Zubereitungen, die ohne einen weiteren Stoff der Anlagen I bis III je abgeteilte Form bis zu 20 mg Oxazolam enthalten. Für diese Zubereitungen gelten jedoch die betäubungsmittelrechtlichen Vorschriften über die Einfuhr, Ausfuhr und Durchfuhr –

Phenobarbital
– ausgenommen in Zubereitungen, die ohne einen weiteren Stoff der Anlagen I bis III (außer Codein)

a) bis zu 10 vom Hundert oder je abgeteilte Form bis zu 300 mg Phenobarbital enthalten oder

b) jedoch mit einem weiteren Stoff der Anlage III Teil B oder C zusammen keine größere Menge an Betäubungsmitteln enthalten als die geringere Menge, die bei einem der Stoffe (außer Codein) für ausgenommene Zubereitungen festgelegt ist –

Phentermin
– ausgenommen in Zubereitungen, die ohne einen weiteren Stoff der Anlagen I bis III je abgeteilte Form bis zu 16 mg Phentermin enthalten –

Pinazepam
7-Chlor-5-phenyl-1-(2-propinyl)-1H-1,4-benzodiazepin-2(3H)-on

Pipradrol
– ausgenommen in Zubereitungen, die ohne einen weiteren Stoff der Anlagen I bis III je abgeteilte Form bis zu 1,5 mg Pipradrol enthalten –

– die Isomere der in dieser Anlage aufgeführten Stoffe, wenn sie nicht besonders ausgenommen sind und das Bestehen solcher Isomere in der bestimmten chemischen Bezeichnung möglich ist;

– die Ester, Ether und Molekülverbindungen der in dieser Anlage aufgeführten Stoffe, wenn sie nicht in einer anderen Anlage verzeichnet sind und das Bestehen solcher Ester, Ether und Molekülverbindungen möglich ist;

– die Zubereitungen der in dieser Anlage aufgeführten Stoffe, wenn sie nicht

a) ohne am menschlichen oder tierischen Körper angewendet zu werden, ausschließlich diagnostischen oder analytischen Zwecken dienen, und ihr Gehalt an einem oder mehreren Betäubungsmitteln jeweils 0,001 vom Hundert nicht übersteigt, oder

b) besonders ausgenommen sind.

Prazepam
7-Chlor-1-(cyclopropylmethyl)-5-phenyl-1H-1,4-benzodiazepin-2(3H)-on
– ausgenommen in Zubereitungen, die ohne einen weiteren Stoff der Anlagen I bis III je abgeteilte Form bis zu 20 mg Prazepam enthalten. Für diese Zubereitungen gelten jedoch die betäubungsmittelrechtlichen Vorschriften über die Einfuhr, Ausfuhr und Durchfuhr –

Temazepam
7-Chlor-3-hydroxy-1-methyl-5-phenyl-1H-1,4-benzodiazepin-2(3H)-on
– ausgenommen in Zubereitungen, die ohne einen weiteren Stoff der Anlagen I bis III je abgeteilte Form bis zu 20 mg Temazepam enthalten. Für diese Zubereitungen gelten jedoch die betäubungsmittelrechtlichen Vorschriften über die Einfuhr, Ausfuhr und Durchfuhr –

Tetrazepam
7-Chlor-5-(1-cyclohexenyl)-1-methyl-1H-1,4-benzodiazepin-2(3H)-on
– ausgenommen in Zubereitungen, die ohne einen weiteren Stoff der Anlagen I bis III je abgeteilte Form bis zu 50 mg Tetrazepam enthalten. Für diese Zubereitungen gelten jedoch die betäubungsmittelrechtlichen Vorschriften über die Einfuhr, Ausfuhr und Durchfuhr –

Triazolam
8-Chlor-6-(2-chlorphenyl)-1-methyl-4H-1,2,4-triazolo-[4,3-a][1,4]benzodiazepin
– ausgenommen in Zubereitungen, die ohne einen weiteren Stoff der Anlagen I bis III je abgeteilte Form bis zu 1 mg Triazolam enthalten. Für diese Zubereitungen gelten jedoch die betäubungsmittelrechtlichen Vorschriften über die Einfuhr, Ausfuhr und Durchfuhr –

6.6.4. Die 9. BtM-Gleichstellungs-Verordnung

Am 1. Juli 1981 ist die 9. BtM-GlV vom 15. Juni 1981 in Kraft getreten.

§ 1

Den in § 1 Abs. 1 Nr. 1 Buchstabe b des Betäubungsmittelgesetzes genannten Stoffen werden die folgenden Stoffe und ihre Salze gleichgestellt:

Eticyclidin, Mecloqualon, Methaqualon, Rolicyclidin, Sufentanil, Tenocyclidin.

Die 9. BtM-GlV wird durch Art. 5, Abs. 3 der 1. BtMAeVo außer Kraft gesetzt.

6.6.5. Abgabe von Betäubungsmitteln

Die Abgabe der BtM wird durch die **Verordnung über das Verschreiben, die Abgabe und den Nachweis des Verbleibes von Betäubungsmitteln** (BtMVV) in der Fassung vom 16. Sept. 1981 (BGBl I, S. 1427 vom 27. Dez. 1981) (DAZ **121**, 2969 [1981]) geregelt. Die 1. BtMAeVo vom 6. August 1984 hat auch die BtMVV geändert.

Die zentralen Vorschriften für die Apotheke sind:

§ 1	Die in Anlage III des BtMG bezeichneten BtM dürfen **nur als Zubereitungen** verschrieben werden.
§ 2 (1)	Der Arzt darf für **einen** Patienten an **einem** Tag nur **ein** Betäubungsmittel verschreiben, wobei er Höchstmengen und andere Beschränkungen beachten muß.
§ 2 (2) Nr. 1	Einige Betäubungsmittel darf der **Arzt** in besonders schweren Fällen bis zur **zweifachen** der festgesetzten Höchstmenge verschreiben.
§ 2 (2) Nr. 2	In außergewöhnlichen Fällen darf er eines dieser Mittel bis zur **vierfachen** der festgesetzten Höchstmenge verschreiben.
	Morphin darf unter den bezeichneten Bedingungen bis zur **zehnfachen** der festgesetzten Höchstmenge verschrieben werden (siehe Kapitel 11.3.).
§ 2 (2)	Eigenhändiger Vermerk **„Menge ärztlich begründet“** und **„Verschreibung für × Tage“** ist dazu notwendig.
§ 3	Der Zahnarzt darf unter Einhaltung der festgesetzten Höchstmenge bestimmte BtM verschreiben.
	Eine Überschreitung der festgesetzten Höchstmenge ist dem **Zahnarzt nicht** gestattet.
§ 4 (1)	Der Tierarzt darf für ein Tier BtM nach festgesetzten Bedingungen verschreiben.
§ 4 (2)	Der Tierarzt kann bei einigen BtM bis zur **zweifachen** der festgesetzten Höchstmenge verschreiben und muß vermerken „Menge ärztlich begründet“.
§ 5 (1)	Es dürfen BtM nur auf dem amtlichen Formblatt verordnet werden.
§ 6 (1)	Die Formvorschriften des § 6 (1) und § 6 (2) für das BtM-Rezept müssen eingehalten werden,
§ 7	ansonsten darf das BtM nicht abgegeben werden.
§ 7 (1) Nr. 3	Rezepte, die **vor mehr als sieben Tagen** verschrieben wurden, dürfen nicht beliefert werden.
§ 7 (2)	Der Abgebende vermerkt auf Teil I des Rezeptes 1. Name oder Firma und Anschrift der Apotheke sowie **BGA-Nummer** des Apothekenleiters 2. Abgabedatum 3. Namenszeichen des Abgebenden
§ 9	Über den Verbleib und Bestand müssen Nachweise auf amtlichen Formblättern geführt werden.

6.6.6. Text der BtMVV

Verordnung über das Verschreiben, die Abgabe und den Nachweis von Betäubungsmitteln – (Betäubungsmittel-Verschreibungsverordnung – BtMVV –)

Vom 16. September 1981 (BGBl. I, S. 1427 vom 22. Dezember 1981), geändert durch die BtM-Rechtsänderungs-Verordnungen vom 6. August 1984 (BGBl. I, S. 1081) und vom 23. Juli 1986 (BGBl. I, S. 1099)

§ 1 Verschreibungsgrundsatz

„Die in Anlage III des Betäubungsmittelgesetzes bezeichneten Betäubungsmittel dürfen nur als Zubereitungen verschrieben werden. Die Vorschriften dieser Verordnung gelten auch für die Salze der Betäubungsmittel; die für eine Base angegebene Höchstmenge gilt auch für deren Salze."

§ 2 Verschreiben durch einen Arzt

„(1) Der Arzt darf für einen Patienten an einem Tage verschreiben:

a) eines der folgenden Betäubungsmittel unter Einhaltung der nachstehend festgesetzten Höchstmengen (einfache Höchstmengen)

1.	Amphetamin	200 mg
2.	Buprenorphin	10 mg
3.	Dextromoramid	100 mg
4.	Fenetyllin	2 500 mg
5.	Hydrocodon	200 mg
6.	Hydromorphon	30 mg
7.	Levomethadon	60 mg
8.	Methamphetamin	100 mg
9.	Methaqualon	6 000 mg
10.	Methylphenidat	200 mg
11.	Morphin	200 mg
12.	Nabilon	36 mg
13.	Normethadon	200 mg
14.	Opium, eingestelltes	2 000 mg
15.	Opiumextrakt	1 000 mg
16.	Opiumtinktur	20 000 mg
17.	Oxycodon	200 mg
18.	Papaver somniferum, berechnet als Morphin	200 mg
19.	Pentazocin	700 mg
20.	Pentobarbital	2 500 mg
21.	Pethidin	1 000 mg
22.	Phenmetrazin	600 mg
23.	Piritramid	220 mg
24.	Tilidin	1 050 mg

oder

b) eines der in Anlage III Teil B außer Pentazocin und Pentobarbital oder Teil C des Betäubungsmittelgesetzes bezeichneten Betäubungsmittel.

(2) Der Arzt darf für einen Patienten, der in seiner Dauerbehandlung steht, in einem besonders schweren Krankheitsfall, sofern die Schwere der Krankheit es erfordert, an einem Tage eines der nachstehenden Betäubungsmittel wie folgt verschreiben:

1. Buprenorphin, Dextromoramid, Hydromorphon, Levomethadon, Morphin, eingestelltes Opium, Opiumextrakt, Opiumtinktur, Oxycodon, Pentazocin oder Pethidin bis zum Zweifachen der einfachen Höchstmenge für den Bedarf von bis zu 7 Tagen,

2. Morphin nur zur oralen Anwendung

(a) als Kapseln oder Tabletten mit verzögerter Wirkstofffreigabe je Anwendungstag bis zum Fünffachen,

(b) als Lösung bis zu einem Gehalt von 4 vom Hundert unter Zusatz von mindestens 1 vom Hundert Carboxymethylcellulose-Natrium je Anwendungstag bis zum Zehnfachen

der einfachen Höchstmenge für den Bedarf von bis zu 7 Tagen oder

3. Buprenorphin oder Morphin nur zur periduralen oder intrathekalen Anwendung je Anwendungstag bis zur einfachen Höchstmenge für den Bedarf von bis zu 28 Tagen.

Betäubungsmittelabhängigkeit gilt nicht als besonders schwerer Krankheitsfall im Sinne des Satzes 1.

(3) Der Arzt darf für seinen Praxisbedarf an einem Tage nur verschreiben:

1. eines der in Absatz 1 Buchstabe a bezeichneten Betäubungsmittel bis zu der dort festgesetzten Höchstmenge oder eines der in Absatz 1 Buchstabe b bezeichneten Betäubungsmittel,

6

2. bis zu 275 mg Alfentanil zur Prämedikation und Anästhesie einschließlich der Neurolept- und On-Demand-Analgesie,

3. bis zu 1000 mg Cocain zu Eingriffen am Auge, am Kehlkopf, an der Nase, am Ohr, am Rachen oder am Kiefer als

(a) Lösung bis zu einem Gehalt von 20 vom Hundert oder

(b) Augentablette oder Salbe bis zu einem Gehalt von 2 vom Hundert

4. bis zu 40 mg Fentanyl zur Prämedikation und Anästhesie einschließlich der Neurolept- und On-Demand-Analgesie, zu diagnostischen Eingriffen und in der Intensivmedizin.

(4) Der Arzt, der eine Teileinheit (Station) eines gegliederten Krankenhauses oder ein nicht gegliedertes Krankenhaus leitet oder beaufsichtigt, darf für den Stationsbedarf der von ihm geleiteten oder beaufsichtigten Einrichtung an einem Tage nur die in den Absätzen 1 und 3 Nr. 2 bis 4 bezeichneten Betäubungsmittel unter Beachtung der in Absatz 3 festgesetzten Beschränkungen über Bestimmungszweck, Gehalt und Darreichungsform verschreiben. Dies gilt auch für einen Belegarzt, wenn die ihm zugeteilten Betten räumlich und organisatorisch von anderen Teileinheiten abgegrenzt sind."

§ 3 Verschreiben durch einen Zahnarzt

„(1) Der Zahnarzt darf für einen Patienten an einem Tage verschreiben:

a) eines der folgenden Betäubungsmittel unter Einhaltung der nachstehend festgesetzten Höchstmengen (einfache Höchstmengen)

1.	Amphetamin	200 mg
2.	Buprenorphin	10 mg
3.	Dextromoramid	100 mg
4.	Fenetyllin	2 500 mg
5.	Hydrocodon	200 mg
6.	Hydromorphon	30 mg
7.	Levomethadon	60 mg
8.	Methamphetamin	100 mg
9.	Methaqualon	6 000 mg
10.	Methylphenidat	200 mg
11.	Morphin	200 mg
12.	Normethadon	200 mg
13.	Opium, eingestelltes	2 000 mg
14.	Opiumextrakt	1 000 mg
15.	Opiumtinktur	20 000 mg
16.	Oxycodon	200 mg
17.	Pentazocin	700 mg
18.	Pethidin	1 000 mg
19.	Phenmetrazin	600 mg
20.	Piritramid	220 mg
21.	Tilidin	1 050 mg

oder

b) eines der in Anlage III Teil B außer Pentazocin und Pentobarbital oder Teil C des Betäubungsmittelgesetzes bezeichneten Betäubungsmittel.

(2) Der Zahnarzt darf für seinen Praxisbedarf an einem Tage nur verschreiben:

1. eines der in Absatz 1 Buchstabe a bezeichneten Betäubungsmittel bis zu der dort festgesetzten Höchstmenge oder eines der in Absatz 1 Buchstabe b bezeichneten Betäubungsmittel,

2. bis zu 30 mg Alfentanil zur Prämedikation und Anästhesie einschließlich der Neuroleptanalgesie,

3. bis zu 5 mg Fentanyl zur Prämedikation und Anästhesie einschließlich der Neuroleptanalgesie und

4. bis zu 2500 mg Pentobarbital zur Prämedikation und Anästhesie.

(3) Der Zahnarzt, der eine Teileinheit (Station) eines gegliederten Krankenhauses oder ein nicht gegliedertes Krankenhaus leitet oder beaufsichtigt, darf für den Stationsbedarf der von ihm geleiteten oder beaufsichtigten Einrichtung an einem Tage nur die in den Absätzen 1 und 2 Nr. 2 bis 4 bezeichneten Betäubungsmittel unter Beachtung der in Absatz 2 festgesetzten Beschränkungen über den Bestimmungszweck verschreiben. Dies gilt auch für einen Belegzahnarzt, wenn die ihm zugeteilten Betten räumlich und organisatorisch von anderen Teileinheiten abgegrenzt sind."

§ 4 Verschreiben durch einen Tierarzt

„(1) Der Tierarzt darf für ein Tier an einem Tage verschreiben:

a) eines der folgenden Betäubungsmittel unter Einhaltung der nachstehend festgesetzten Höchstmengen (einfache Höchstmengen)

1.	*Amphetamin*	*1 000 mg*
2.	*Buprenorphin*	*10 mg*
3.	*Dextromoramid*	*100 mg*
4.	*Fenetyllin*	*2 500 mg*
5.	*Hydrocodon*	*200 mg*
6.	*Hydromorphon*	*30 mg*
7.	*Levomethadon*	*250 mg*
8.	*Methamphetamin*	*100 mg*
9.	*Methaqualon*	*6 000 mg*
10.	*Methylphenidat*	*200 mg*
11.	*Morphin*	*500 mg*
12.	*Normethadon*	*200 mg*
13.	*Opium, eingestelltes*	*12 000 mg*
14.	*Opiumextrakt*	*6 000 mg*
15.	*Opiumtinktur*	*120 000 mg*
16.	*Oxycodon*	*300 mg*
17.	*Pentazocin*	*700 mg*
18.	*Pethidin*	*1 000 mg*
19.	*Phenmetrazin*	*600 mg*
20.	*Piritramid*	*220 mg*
21.	*Tilidin*	*1 050 mg*

oder

b) eines der in Anlage III Teil B außer Pentazocin und Pentobarbital oder Teil C des Betäubungsmittelgesetzes bezeichneten Betäubungsmittel.

(2) Der Tierarzt darf für ein Tier in einem besonders schweren Krankheitsfall, sofern die Schwere der Krankheit es erfordert, an einem Tage eines der folgenden Betäubungsmittel wie folgt verschreiben:

Buprenorphin, Dextromoramid, Hydromorphon, Levomethadon, Morphin, eingestelltes Opium, Opiumextrakt, Opiumtinktur, Oxycodon, Pentazocin oder Pethidin bis zum Zweifachen der einfachen Höchstmenge für den Bedarf von bis zu 7 Tagen.

(3) Der Tierarzt darf für seinen Praxisbedarf an einem Tage nur verschreiben:

1. *eines der in Absatz 1 Buchstabe a bezeichneten Betäubungsmittel bis zu der dort festgesetzten Höchstmenge oder eines der in Absatz 1 Buchstabe b bezeichneten Betäubungsmittel,*
2. *bis zu 30 mg Alfentanil zur Prämedikation und Anästhesie einschließlich der Neuroleptanalgesie,*
3. *bis zu 1000 mg Cocain zu Eingriffen am Auge als*
   (a) Lösung bis zu einem Gehalt von 20 vom Hundert oder
   (b) Augentablette oder Salbe bis zu einem Gehalt von 2 vom Hundert,
4. *bis zu 30 mg Etorphin zur Immobilisierung von Tieren, die im Zoo, im Zirkus oder in Wildgehegen gehalten werden, durch eigenhändige oder in Gegenwart des Verschreibenden erfolgende Verabreichung,*
5. *bis zu 10 mg Fentanyl zur Prämedikation und Anästhesie einschließlich der Neuroleptanalgesie, zu diagnostischen Eingriffen oder zur Immobilisierung und*
6. *bis zu 40 000 mg Pentobarbital zur Prämedikation und Anästhesie sowie zur Einschläferung von Tieren.*

(4) Der Tierarzt, der eine Teileinheit (Station) einer gegliederten Tierklinik oder eine nicht gegliederte Tierklinik leitet oder beaufsichtigt, darf für den Stationsbedarf der von ihm geleiteten oder beaufsichtigten Einrichtung an einem Tage nur die in den Absätzen 1 und 3 Nr. 2, 3, 5 und 6 bezeichneten Betäubungsmittel unter Beachtung der in Absatz 3 festgesetzten Beschränkungen über Bestimmungszweck, Gehalt und Darreichungsform verschreiben.“

§ 5 Betäubungsmittelrezept

„(1) Betäubungsmittel dürfen nur auf einem dreiteiligen amtlichen Formblatt (Betäubungsmittelrezept) verschrieben werden. Zur Verschreibung anderer Arzneimittel darf dieses nur verwendet werden, wenn die Verschreibung neben der eines ausgefertigten Betäubungsmittels erfolgt. Teil I und II des ausgefertigten Betäubungsmittelrezeptes ist zur Vorlage in einer Apotheke bestimmt, Teil III verbleibt bei dem Arzt, Zahnarzt oder Tierarzt, an den das Betäubungsmittelrezept ausgegeben wurde.

(2) Betäubungsmittelrezepte werden vom Bundesgesundheitsamt auf Anforderung an den einzelnen Arzt, Zahnarzt oder Tierarzt ausgegeben. Das Bundesgesundheitsamt kann die Ausgabe versagen, wenn der begründete Verdacht besteht, daß die Betäubungsmittelrezepte nicht den betäubungsmittelrechlichen Vorschriften gemäß verwendet werden.

(3) Die numerierten, mit dem Ausgabedatum des Bundesgesundheitsamtes und der BGA-Nummer des einzelnen Arztes, Zahnarztes oder Tierarztes versehenen Betäubungsmittelrezepte sind nur zu dessen Verwendung bestimmt und dürfen nur im Vertretungsfall übertragen werden. Die nicht verwendeten

Betäubungsmittelrezepte sind bei Aufgabe der ärztlichen, zahnärztlichen oder tierärztlichen Tätigkeit dem Bundesgesundheitsamt zurückzugeben.

(4) Der Arzt, Zahnarzt oder Tierarzt hat die Betäubungsmittelrezepte gegen Entwendung zu sichern. Ein Verlust ist unter Angabe der Rezeptnummern dem Bundesgesundheitsamt unverzüglich anzuzeigen, das die zuständige oberste Landesbehörde unterrichtet.

(5) Der Arzt, Zahnarzt oder Tierarzt hat Teil III der ausgefertigten und Teil I bis III der fehlerhaft ausgefertigten Betäubungsmittelrezepte nach Ausstellungsdaten (§ 6 Abs. 1 Nr. 2) geordnet drei Jahre aufzubewahren und auf Verlangen der nach § 19 Abs. 1 Satz 3 des Betäubungsmittelgesetzes zuständigen Landesbehörde einzusenden oder Beauftragten dieser Behörde vorzulegen."

§ 6 Angaben auf dem Betäubungsmittelrezept

„(1) Auf dem Betäubungsmittelrezept sind anzugeben:

1. *Name, Vorname und Anschrift des Patienten, für den das Betäubungsmittel bestimmt ist; bei tierärztlichen Verschreibungen die Art des Tieres sowie Name, Vorname und Anschrift des Tierhalters,*
2. *Ausstellungsdatum,*
3. *hinsichtlich der verordneten Zubereitung*
   - *a) bei einer Rezeptur*
     Bestandteile, Gewichtsmenge des enthaltenen Betäubungsmittels, Darreichungsform, bei abgeteilten Zubereitungen die Stückzahl,
   - *b) bei einem Fertigarzneimittel*
     Bezeichnung, Darreichungsform, Gewichtsmenge des enthaltenen Betäubungsmittels je Packungseinheit, bei abgeteilten Zubereitungen je abgeteilte Form und die Stückzahl,
   - *c) bei einer homöopathischen Zubereitung*
     den Verdünnungsgrad des enthaltenen Betäubungsmittels und die Gewichtsmenge der Packungseinheit, bei abgeteilten Zubereitungen die Stückzahl der abgeteilten Formen, bei einem Gemisch mehrerer Zubereitungen zusätzlich den Gewichtsvomhundertsatz der das Betäubungsmittel enthaltenden Verdünnung,

   die Gewichtsmenge in Gramm oder Milligramm, die Stückzahl in arabischen Ziffern und in Worten wiederholt,
4. *Gebrauchsanweisung mit Einzel- und Tagesgabe, ausgenommen in den Fällen des § 2 Abs. 2 Nr. 3,*
5. *in den Fällen des § 2 Abs. 2 der Vermerk ‚Menge ärztlich begründet', in den Fällen des § 4 Abs. 2 der Vermerk ‚Menge tierärztlich begründet' und in jedem dieser Fälle darüber hinaus die Angabe, für wieviele Tage verschrieben wird,*
6. *der Bestimmungszweck bei der Verschreibung von Alfentanil, Cocain, Etorphin und Fentanyl sowie von Buprenorphin und Morphin in den Fällen des § 2 Abs. 2 Nr. 3 und Pentobarbital in den Fällen des § 3 Abs. 2 Nr. 4 und des § 4 Abs. 3 Nr. 6,*
7. *Name des verschreibenden Arztes, Zahnarztes oder Tierarztes, seine Berufsbezeichnung und Anschrift einschließlich Telefonnummer, im Vertretungsfall darüber hinaus der Vermerk ‚In Vertretung',*
8. *in den Fällen des § 2 Abs. 3, § 3 Abs. 2 und § 4 Abs. 3 der Vermerk „Praxisbedarf" anstelle der Angaben in den Nummern 1 und 4,*
9. *in den Fällen des § 2 Abs. 4, § 3 Abs. 3 und § 4 Abs. 4 der Name oder die Bezeichnung und die Anschrift der Einrichtung, für die der Stationsbedarf bestimmt ist, anstelle der Angaben in den Nummern 1 und 4,*
10. *ungekürzte Unterschrift des verschreibenden Arztes, Zahnarztes oder Tierarztes.*

(2) Die Angaben nach Absatz 1 sind mit Tintenstift oder Kugelschreiber zu vermerken und auf allen Teilen des Betäubungsmittelrezeptes übereinstimmend anzubringen. Hierbei sind die Angaben nach den Nummern 2 bis 6, 8 und 10 von dem Verschreibenden eigenhändig vorzunehmen. Im Falle einer Änderung der Verschreibung hinsichtlich der Angaben nach Absatz 1 Nr. 2 bis 6 hat der Verschreibende die Änderung auf allen Teilen des Betäubungsmittelrezeptes handschriftlich zu vermerken und durch seine Unterschrift zu bestätigen. Die Angaben nach Absatz 1 Nr. 1, 7 mit Ausnahme des Vermerks ‚In Vertretung' sowie nach Nummer 9 können auch durch eine andere Person, maschinell oder mit Stempeln erfolgen.

(3) Bei flüssigen Zubereitungen ist die Gewichtsmenge des Betäubungsmittels, die in der aus technischen Gründen erforderlichen Überfüllung des Abgabebehältnisses enthalten ist, nicht zu berücksichtigen

1. *bei der jeweils festgesetzten Höchstmenge (§§ 2 bis 4) und*
2. *auf den Betäubungsmittelrezepten sowie in den Aufzeichnungen über Verbleib und Bestand (§ 9)."*

§ 7 Abgabe

„(1) Betäubungsmittel dürfen nicht abgegeben werden auf ein Betäubungsmittelrezept,

1. das nach einer Vorschrift der §§ 1 bis 4 oder des § 8 Abs. 2 für den Abgebenden erkennbar nicht ausgefertigt werden durfte,

2. bei dessen Ausfertigung eine Vorschrift des § 5 Abs. 1 Satz 1 und 2, der § 6 oder des § 8 Abs. 1 Satz 2 nicht beachtet wurde oder

3. das vor mehr als sieben Tagen ausgefertigt wurde.

(2) Der Abgebende hat auf der Rückseite des Teiles I des Betäubungsmittelrezeptes anzugeben:

1. Namen oder Firma und Anschrift der Apotheke sowie die dem Apothekenleiter zugewiesene BGA-Nummer,

2. Abgabedatum und

3. Namenszeichen des Abgebenden.

Die Angaben nach Satz 1 sind mit Tinte, Tintenstift oder Kugelschreiber zu vermerken. Die Angaben nach Satz 1 Nr. 1 können auch maschinell oder mit Stempeln erfolgen.

(3) Der Apothekenleiter hat Teil I der Betäubungsmittelrezepte nach Abgabedaten geordnet drei Jahre aufzubewahren und auf Verlangen dem Bundesgesundheitsamt oder der nach § 19 Abs. 1 Satz 3 des Betäubungsmittelgesetzes zuständigen Landesbehörde einzusenden oder Beauftragten dieser Behörde vorzulegen. Teil II ist zur Verrechnung bestimmt.

(4) Der Tierarzt darf aus seiner Hausapotheke Betäubungsmittel nur zur Anwendung bei einem von ihm behandelten Tier und nur unter Einhaltung der für die Verschreibung geltenden Vorschriften der §§ 1 und 4 Abs. 1 und 2 abgeben."

§ 8 Verschreiben und Abgabe für die Ausrüstung von Kauffahrteischiffen

6

§ 9 Nachweis über den Verbleib und Bestand

„(1) Über den Verbleib und den Bestand der Betäubungsmittel

1. der Apotheken,

2. der tierärztlichen Hausapotheken,

3. des ärztlichen, zahnärztlichen und tierärztlichen Praxisbedarfs,

4. des Stationsbedarfs der Krankenhäuser und Tierkliniken sind für jedes Betäubungsmittel unter Angabe der Bezeichnung, Darreichungsform und Gewichtsmenge des enthaltenen Betäubungsmittels fortlaufend Aufzeichnungen auf Karteikarten nach amtlichem Formblatt zu führen. Bestehen bei den in Nummer 4 genannten Einrichtungen Teileinheiten (Stationen), sind die Aufzeichnungen in diesen zu führen. In Teileinheiten (Stationen) können anstelle von Karteikarten auch Bücher mit fortlaufend numerierten Seiten nach amtlichem Formblatt (Betäubungsmittelbücher) verwendet werden.

(2) Auf den Karteikarten oder in den Betäubungsmittelbüchern sind über jeden Zugang und jeden Abgang mit Tintenstift oder Kugelschreiber anzugeben:

1. Datum des Zugangs oder des Abgangs,

2. zugegangene oder abgegangene Menge und der sich daraus am Ende eines Kalendermonats ergebende Bestand; bei Stoffen und nicht abgeteilten Zubereitungen die Gewichtsmenge in Gramm oder Milligramm, bei abgeteilten Zubereitungen die Stückzahl; bei flüssigen Zubereitungen, die in den in Abs. 1 Nr. 3 oder 4 genannten Einrichtungen im Rahmen einer Behandlung angewendet werden, die Mengen auch in Millilitern,

3. Name oder Firma und Anschrift des Lieferers oder des Empfängers oder die sonstige Herkunft oder der sonstige Verbleib,

4. in Apotheken im Falle der Abgabe auf Verschreibung, in Krankenhäusern und Tierkliniken im Falle des Erwerbs auf Verschreibung, der Name und die Anschrift des verschreibenden Arztes, Zahnarztes oder Tierarztes und die Nummer des Betäubungsmittelrezeptes.

(3) Die Eintragungen über Zugänge, Abgänge und Bestände der Betäubungsmittel sind in den Karteikarten oder Betäubungsmittelbüchern

1. von dem Apotheker für die von ihm geleitete Apotheke,

2. von dem Tierarzt für die von ihm geleitete tierärztliche Hausapotheke und

3. von dem in den §§ 2 bis 4 bezeichneten, verschreibungsberechtigten Arzt, Zahnarzt oder Tierarzt für den Praxis- oder Stationsbedarf

am Ende eines jeden Kalendermonats zu prüfen. Sofern sich der Bestand geändert hat, sind das Namenszeichen und das Prüfdatum anzubringen.

(4) Die Karteikarten oder Betäubungsmittelbücher sind von den in Absatz 3 genannten Personen oder in den von diesen geleiteten Einrichtungen (§ 2 Abs. 4, § 3 Abs. 3 und § 4 Abs. 4) drei Jahre, von der letzten Eintragung an gerechnet aufzubewahren. Bei einem Wechsel in der Leitung einer Einrichtung haben die betreffenden Personen das Datum der Übergabe sowie den übergebenen Bestand zu vermerken und durch ihre Unterschrift zu bestätigen.

(5) Die Karteikarten und die Betäubungsmittelbücher sind auf Verlangen der nach § 19 Abs. 1 Satz 3 des Betäubungsmittelgesetzes zuständigen Landesbehörde einzusenden oder Beauftragten dieser Behörde vorzulegen. In der Zwischenzeit sind vorläufige Aufzeichnungen vorzunehmen, die nach Rückgabe der Karteikarten und Betäubungsmittelbücher nachzutragen sind."

§ 10 Straftaten

§ 11 Ordnungswidrigkeiten

§ 12 Formblätter

§ 12a Übergangsvorschrift

„Die Betäubungsmittel ‚Thebacon' und ‚native Opiumalkaloide in ihrem natürlichen Mischungsverhältnis' darf der Arzt, Zahnarzt oder Tierarzt bis zum 31. Juli 1988 nach den bisher geltenden Vorschriften verschreiben."

§ 13 Berlin-Klausel

§ 14 Inkrafttreten

„(1) Diese Verordnung tritt am 1. Januar 1982 in Kraft."

6.6.7. Weitere Erläuterungen vom Bundesgesundheitsamt

Homöopathische Zubereitungen, die Kokain, Morphin oder Opium enthalten, unterliegen, abhängig von ihrer Potenz, den Vorschriften der Betäubungsmittel-Verschreibungs-Verordnung (siehe Kapitel 11.3.2.).

Unter „Mengen" sind nach Auffassung des Bundesgesundheitsamtes nicht die „Gewichtsmengen" oder der „Betäubungsmittelgehalt nach Gewicht" zu verstehen, sondern „die Stückzahl der Packungseinheit, z. B. Cliradon-Tropfflasche 100 mg Nr. 1 (eine) . . ., Acedicon-Tablongetten 7,5 mg Nr. 12 (zwölf) oder Dicodid-Tabletten 10 mg Nr. 20 (zwanzig) . . ." Entsprechend wäre zu verfahren bei DRF-Rezepturen hinsichtlich der Angabe „Dosis 1 (eine)". – Bei Gewichts**end**mengen nur zur Abgabe herzurichtender Betäubungsmittel, z. B. Tct. Opii 10,0, dürfte es ebenfalls angezeigt sein, diese Menge in Worten (hier: zehn) zu wiederholen.

Zur Frage der Nachweispflicht von Codein und anderen (vgl. § 15 BtMVV):

„Nachweispflichtig ist jeder Eingang und Ausgang der der Betäubungsmittel-Verschreibungs-Verordnung unterliegenden Betäubungsmittel und der in § 2 Nr. 2 dieser Verordnung genannten Zubereitungen unabhängig von ihrer Verwendung. Hierzu gehören u. a. die Herstellung von Arzneimitteln einschließlich der Verarbeitung eines Betäubungsmittels in Rezeptur und Defektur, auch wenn das hergestellte Arzneimittel dann den betäubungsmittelrechtlichen Vorschriften nicht mehr unterliegt."

In der Roten Liste wird vom BGA veröffentlicht (1987), daß **Betäubungsmittelsucht** keine schwerwiegende Krankheit sei, welche die Überschreitung der Höchstmengen rechtfertige.

Die Abgabe von sterilen **Einmalspritzen an Drogensüchtige** stellt **keinen** Strafbestand des BtMG dar. Im Interesse der AIDS-Prävention sollen die Apotheker Einmalspritzen auch einzeln und im Notdienst abgeben.

6.7. Verschreibungspflichtige Arzneimittel

Auf Grund des AMG v. 16. Mai 1961 (§ 35 Abs. 2 u. 3) wurde am 31. Okt. 1977 eine neue Verordnung erlassen. Danach sind (§ 1) verschreibungspflichtig:

„Arzneimittel[1]), die a) in der Anlage zu dieser Verordnung bestimmte Stoffe sind oder die b) Zubereitungen aus Stoffen sind oder solche enthalten." Diese dürfen nur nach Vorlage einer ärztlichen, zahnärztlichen oder tierärztlichen Verschreibung abgegeben werden. Wegen der Bedeutung dieser Verordnung seien die §§ 2–9 im folgenden wiedergegeben. Eine übersichtliche Kurzfassung der wichtigsten Bestimmungen ist anschließend zusammengestellt. Eine Wiedergabe der Anlage erfolgt nicht, da sie ständigen Änderungen unterworfen ist. Durch Verordnung vom 31. Okt. 1977 (PharmZtg. **122**, 2096 [1977]) wurden in diese Verordnung neu aufgenommen (unter Fortfall der entsprechenden Bestimmungen im BtMG) Äthylmorphin, Dihydrocodein, Codein, Pholcodin, Diphenoxylat etc. – Empfehlenswert ist die Lose-Blatt-Sammlung „Scribas Tabelle"[2]).

Am 1. Juli 1984 trat die 11. VO zur Änderung der VO über verschreibungspflichtige Arzneimittel in Kraft (PharmZtg. **129**, 1381 [1984]). Neben der Unterstellung ephedrinhaltiger Arzneimittel unter die Verschreibungspflicht wurde in § 3 verordnet, daß Wiederholungsvermerke auf Rezepten unzulässig sind und vom Apotheker nicht mehr ausgeführt werden dürfen.

Kurzfassung der wichtigsten Bestimmungen und Erläuterungen

1. Eine **Abgabe** eines in der Anlage genannten Stoffes oder von Zubereitungen aus ihnen kann nur nach Vorlage einer ärztlichen, zahnärztlichen oder tierärztlichen Verschreibung erfolgen.
2. Bei Arzneimitteln, die in der Apotheke hergestellt werden (nur dann!), ist eine „Gebrauchsanweisung" vorgeschrieben.
3. Eine **wiederholte Abgabe** ist nicht zulässig.

6

Text der Verordnung

§ 2

„(1) Die Verschreibung muß enthalten:

1. *Name, Berufsbezeichnung und Anschrift des verschreibenden Arztes, Zahnarztes oder Tierarztes,*
2. *Datum der Ausfertigung,*
3. *Name der Person, für die das Arzneimittel bestimmt ist; bei tierärztlichen Verschreibungen Name des Tierhalters und die Tierart, bei der das Arzneimittel angewendet werden soll,*
4. *Wartezeit bei Arzneimitteln, die für Tiere bestimmt sind, die der Gewinnung von Lebensmitteln dienen,*
5. *abzugebende Menge des verschriebenen Arzneimittels,*
6. *Gebrauchsanweisung bei Arzneimitteln, die in der Apotheke hergestellt werden sollen,*
7. *Gültigkeitsdauer der Verschreibung,*
8. *eigenhändige Unterschrift des Verschreibenden.*

(2) Ist die Verschreibung für den Praxisbedarf eines Arztes, Zahnarztes, Tierarztes, für ein Krankenhaus, eine Tierklinik oder einen Zoo bestimmt, so genügt an Stelle der Angabe nach Absatz 1 Nr. 3 ein entsprechender Vermerk.

(3) Fehlt bei Arzneimitteln in abgabefertigen Packungen die Angabe der Menge des verschriebenen Arzneimittels, so gilt die kleinste Packung als verschrieben.

(4) Fehlt die Angabe der Gültigkeitsdauer, so gilt die Verschreibung 6 Monate.

(5) Fehlen Angaben nach Absatz 1 Nr. 2, 4 oder 6, oder sind sie unvollständig, so kann der Apotheker, wenn ein dringender Fall vorliegt und eine Rücksprache mit dem Arzt nicht möglich ist, die Verschreibung insoweit sachgemäß ergänzen.

[1]) „Kosmetische Mittel" (= Mittel zur Reinigung, Pflege oder Färbung der Haut, des Haares oder der Mundhöhle) fallen nicht unter diese Bestimmungen!

[2]) DAV (wird laufend ergänzt!).

§ 3

Die wiederholte Abgabe eines verschreibungspflichtigen Arzneimittels auf dieselbe Verschreibung über die verschriebene Menge hinaus ist unzulässig.

§ 4

Verschreibungspflichtige Arzneimittel dürfen ohne Vorlage einer Verschreibung an Ärzte, Zahnärzte oder Tierärzte oder in dringenden Fällen nach fernmündlicher Unterrichtung durch einen Arzt, Zahnarzt oder Tierarzt auch an andere Personen abgegeben werden, wenn sich der Apotheker Gewißheit über die Person des Arztes, Zahnarztes oder Tierarztes verschafft hat.

§ 5

Äußerer Gebrauch im Sinne der Anlage dieser Verordnung ist die Anwendung auf Haut, Haaren oder Nägeln.

§ 6

Von der Verschreibungspflicht sind Arzneimittel ausgenommen, die aus den in der Anlage zu dieser Verordnung genannten Stoffen – und Zubereitungen aus Stoffen – nach einer homöopathischen Verfahrenstechnik, insbesondere nach den Regeln des Homöopathischen Arzneibuches hergestellt sind, wenn die Endkonzentration dieser Arzneimittel im Fertigprodukt die 4. Dezimalpotenz nicht übersteigt. Diese Arzneimittel dürfen auch mit nicht verschreibungspflichtigen Stoffen und Zubereitungen aus Stoffen gemischt werden.

§ 7

Verschreibungspflichtige Arzneimittel dürfen auf Verschreibung eines Dentisten abgegeben werden, soweit die Abgabe in der Anlage zu dieser Verordnung für zulässig erklärt ist."

Erläuterungen der Anlage zur Abgabe-VO

Beachte, daß eine Reihe von Mitteln **nicht** unter der seit langem in der Apotheke üblichen Nomenklatur bzw. an der z. B. im DAB gewohnten Stelle zu finden ist!

In der Scribas-Tabelle sind in der Einleitung Hinweise für das Auffinden bestimmter Stoffgruppen gegeben.

Zahlen und Angaben wie „α", „β", „γ", „D", „N", „d", „l", „+", „–", „threo" und dgl., die einer chemischen Bezeichnung vorangestellt sind, blieben bei der Einordnung ins ABC unberücksichtigt. Bezeichnungen, die mit „Bis" oder „Tris" beginnen, sind dagegen an entsprechender Stelle im ABC zu finden.

Suche deshalb:

„N-Alkyl-atropin" unter „A",
„2-[Bis(2

§ 7

Verschreibungspflichtige Arzneimittel dürfen auf Verschreibung eines Dentis
abgegeben werden, soweit die Abgabeunter „T".

Merke:

„Quellfähige Drogen", „Stoffe und Zubereitungen ..., die zur Behebung der Amenorrhoe bestimmt sind" und „Zubereitungen ... zur Einführung in die Gebärmutter" sind – unabhängig von ihrer Zusammensetzung oder Herkunft – verschreibungspflichtig!

Einzelne Fertigarzneimittel, die aufgrund von § 73 AMG importiert sind, sind immer verschreibungspflichtig – Import ohne ärztliche Verschreibung ist nicht zulässig.

6.8. Gifte

Hinweis: Maßnahmen bei Vergiftungen: Kapitel 7.10.

6.8.0. Abgabe von Giften: Gesetze

Der Verkehr mit Giften wurde mit der Verordnung über gefährliche Stoffe vom 26. August 1986, der Gefahrstoffverordnung (GefStoffVO) bundeseinheitlich geregelt. Damit sind die Giftverordnungen der Länder außer Kraft gesetzt, europäische Richtlinien verwirklicht und zahlreiche andere Rechtsvorschriften zusammengefaßt worden.

Die für die Praxis der Apotheke geschaffene Darstellung von H. Hörath, „Giftige Stoffe der Gefahrstoffverordnung"*), führt ausführlich in die neue Verordnung ein. Hier beschränken wir uns auf die zentralen Punkte.

Neben der Gefahrstoffverordnung sind im Zusammenhang mit Giften noch andere Rechtsvorschriften zu beachten:

- ABO und AMG, betreffend der Kennzeichnung, Lagerung usw. der Arzneimittel
- Gesetz zum Schutz vor gefährlichen Stoffen (Chemikaliengesetz)
- Strafgesetzbuch
  - § 222 Fahrlässige Tötung
  - § 229 Vergiftung
  - § 230 Fahrlässige Körperverletzung
  - § 330a Schwere Gefährdung durch Freisetzen von Giften
- Bürgerliches Gesetzbuch
  - § 823 Schadenersatzpflicht
- Pflanzenschutzmittel-Höchstmengen-VO
- Gesetz über die Vermeidung und Entsorgung von Abfällen (Abfallgesetz)

6.8.1. Gifte: Beschreibung

Stoffe und Zubereitungen sind einzustufen als:

1. sehr giftig

wenn mit ihnen
a) nach Verbringen in den Magen der Ratte eine LD 50 bis zu 25 mg/kg Körpergewicht,
b) nach Verbringen auf die Haut der Ratte oder des Kaninchens eine LD 50 bis zu 50 mg/kg Körpergewicht,
c) nach Aufnahme über die Atemwege an der Ratte eine LC 50 bis zu 0,1 mg/l Luft pro 4 Stunden
ermittelt wurde,

2. giftig

wenn mit ihnen
a) nach Verbringen in den Magen der Ratte eine LD 50 von 25 mg/kg bis zu 200 mg/kg Körpergewicht,
b) nach Verbringen auf die Haut der Ratte oder des Kaninchens eine LD 50 von 50 mg/kg bis 400 mg/kg Körpergewicht,
c) nach Aufnahme über die Atemwege an der Ratte eine LC 50 von 0,1 mg/l Luft bis 0,5 mg/l Luft pro 4 Stunden
ermittelt wurde,

3. mindergiftig

wenn mit ihnen
a) nach Verbringen in den Magen der Ratte eine LD 50 von 200 mg/kg bis 2000 mg/kg Körpergewicht,
b) nach Verbringen auf die Haut der Ratte oder des Kaninchens eine LD 50 von 400 mg/kg bis 2000 mg/kg Körpergewicht,
c) nach Aufnahme über die Atemwege an der Ratte eine LC 50 von 0,5 mg/l Luft bis 5,0 mg/l Luft pro 4 Stunden
ermittelt wurde,

4. ätzend

wenn sie als handelsfertige Erzeugnisse am Kaninchen nach 30 Minuten dauernder Berührung mit der Haut in einer Menge von 0,5 ml oder 0,5 g innerhalb von sieben Tagen das Gewebe zerstören (Nekrose),

*) H. Hörath, Giftige Stoffe der Gefahrstoffverordnung: Eine Einführung in die Gesetzes- und Giftkunde, 2. Aufl., Wissenschaftliche Verlagsges., Stuttgart (1987).

5. reizend
wenn sie am Kaninchen nach 30 Minuten dauernder Berührung mit der Haut in einer Menge von 0,5 ml oder 0,5 g innerhalb von drei Tagen Entzündungen hervorrufen.

Juristisch definiert werden die Gifte über die Positivlisten, welche als Anlage jeder Giftverordnung zugeordnet sind.

Gifte im Sinn der Verordnungen sind die Stoffe, die in der Positivliste aufgeführt sind und die

1. **nicht Arzneimittel** sind,
   – Wird ein Stoff, welcher in der Positivliste als Gift aufgeführt wird, als Arzneimittel abgegeben, sind die Vorschriften der Giftverordnung nicht anzuwenden. Zum Beispiel muß ein solches Arzneimittel kein Totenkopfzeichen tragen. –
2. **nicht Explosivstoffe** im Sinn des Sprengstoffgesetzes sind,
3. **nicht Lebensmittel und Bedarfsgegenstände** sind und dem Lebensmittel- und Bedarfsgegenständegesetz oder sonstigen lebensmittelrechtlichen Vorschriften unterliegen.

Beispiele:
Nitroglycerin ist als Arzneimittel kein Gift, als Sprengstoff kein Gift, als Chemikalie oder technischer Rohstoff aber Gift.

Essigsäure ist als technisches Produkt oder als Chemikalie ein Gift und entsprechend den Vorschriften der Giftverordnung zu handeln und zu kennzeichnen, als Lebensmittel (Kunstessig) oder Arzneimittel kein Gift.

Weitere Beispiele

Wirkstoff	ist ein Gift	ist ein Arzneimittel
Cumarin	als Rodentizid	als Antikoagulans
Jodlösung	als Reagens	als Wunddesinfiziens
Lindan	als Insektizid	als Parasitenmittel
Quecksilber	als Thermometerfüllmittel	als Zahnfüllmittel
Salzsäure	als Reinigungsmittel	als Magenmittel
Silbernitrat	als Reagens	als Ätzstift
Strychnin	als Rodentizid	als Bittermittel
Chloroform	als Lösemittel	als Narkosemittel
Wasserstoffperoxid	als Bleichmittel	als Wunddesinfiziens

Gifte sind eine Teilmenge der „Gefährlichen Stoffe" nach § 3 Nr. 3 des Chemikaliengesetzes (ChemG), die wiederum Teilmenge der „Gefahrstoffe" nach § 15 der Gefahrstoffverordnung (GefStoffVO) sind.

Die neuen Begriffe der Gefahrstoffverordnung

Gefahrstoffe (§ 15 GefStoffVO)

1. **Gefährliche Stoffe** (§ 3 Nr. 3 ChemG)
   - a) sehr giftige Stoffe
   - b) giftige Stoffe
   - c) mindergiftige Stoffe
   - d) ätzende Stoffe
   - e) reizende Stoffe

   (b–e: Gifte alter Definition)
   - f) explosionsgefährliche Stoffe
   - g) brandfördernde Stoffe
   - h) hochentzündliche Stoffe
   - i) leichtentzündliche Stoffe
   - j) entzündliche Stoffe
   - k) krebserzeugende Stoffe
   - l) fruchtschädigende Stoffe
   - m) erbgutverändernde Stoffe
   - n) Stoffe mit sonstigen chronisch schädigenden Eigenschaften, explosionsfähige Stoffe (z. B. Ammoniumnitrat in Düngemitteln)
2. **Stoffe, aus denen beim Umgang gefährliche Stoffe entstehen** = Herstellen + verwenden
3. **Erzeugnisse, bei deren Verwendung gefährliche Stoffe entstehen**
4. **Stoffe, die Krankheitserreger übertragen können**

6.8.2. Handel mit Giften

Wer mit sehr giftigen und giftigen Stoffen und Zubereitungen handeln will, bedarf einer Erlaubnis der zuständigen Behörde. Bei Apotheken gilt diese Erlaubnis als erteilt. Sie benötigen keine besondere Erlaubnis.

Voraussetzung für die Erteilung einer Gifthandelserlaubnis sind Nachweis der Zuverlässigkeit und Sachkenntnis. In Apotheken dürfen PTA Gifte und Schädlingsbekämpfungsmittel unter Aufsicht eines Apothekers abgeben.

6.8.3. Aufbewahrung der Gifte

Gifte sind ganz allgemein so aufzubewahren, daß sie die menschliche Gesundheit nicht gefährden können. Das gilt sowohl für Gewerbetreibende als auch für die Aufbewahrung der Gifte in der Wohnung der Verbraucher. In Betrieben, die mit Giften Handel treiben, müssen die Gifte in Behältnissen aufbewahrt werden, die

- *das Gift dicht umschließen und Beanspruchungen durch Stoß, Druck oder Feuchtigkeit sicher widerstehen,*
- *aus Werkstoffen hergestellt sein, die von dem Gift nicht angegriffen werden (z. B. Flußsäure in Kunststoffgefäßen!) und mit dem Werkstoff nicht in gefährlicher Weise reagieren.*

Gifte sind so aufzubewahren, daß sie Betriebsfremden nicht zugänglich sind.

Giftige und sehr giftige Stoffe müssen in einem stets verschlossenen Schrank (Giftschrank), und wenn dieser nicht ausreicht, in einem stets verschlossenen Raum (Giftraum) gelagert werden. In einem Betrieb, in dem **nur** sachkundige Personen tätig sind, brauchen diese Stoffe nicht mehr wie früher in einem abgeschlossenen Giftschrank aufbewahrt werden. Als sachkundige Personen in der Apotheke gelten Approbierte, Apothekerassistenten und PTA.

Stets verschlossen bedeutet, daß der Schlüssel auch während der Geschäftszeiten abgezogen sein muß. Die Kennzeichnung des Giftschrankes mit dem Wort „Gift" ist nicht mehr vorgeschrieben.

Gifte sind übersichtlich geordnet, nicht unmittelbar neben, unter oder über Arzneimitteln, oder kosmetischen Mitteln zu lagern.

Besondere Sorgfalt ist beim Umgang mit Natrium, Kalium, Phosphor und Flußsäure notwendig:

Da **Natrium und Kalium** mit Wasser heftig reagieren, müssen beide unter einer sauerstofffreien Flüssigkeit (z. B. unter Paraffin, Petroleum oder dgl.) aufbewahrt werden.

Phosphor und seine Zubereitungen sind außerhalb des Giftschrankes an einem kühlen aber frostfreien Ort unter Verschluß in einem feuerfesten Behältnis (Mauernische mit Eisentür im Keller!) zu lagern.

Gelber Phosphor muß zusätzlich unter Wasser in einem Glasgefäß, das in einer mit Sand oder Asbest gefüllten Blechbüchse steht, aufbewahrt werden.

Flußsäure darf nicht in Glasgefäßen vorrätig gehalten werden. Flußsäure wird meist in Plastikflaschen oder innenparaffinierten Glasflaschen gehandelt.

Beachtet werden sollte auch die Forderung der Berufsgenossenschaften, wonach Säuren, Laugen und Wasserstoffperoxidlösung 30% **unter Augenhöhe** zu lagern sind.

6.8.4. Kennzeichnung der Vorratsgefäße in Apotheken

Die Vorratsgefäße von Giften, wie zum Beispiel die Standgefäße, sind auf der Vorderseite mit der in der Spalte 2 der Anlage I vorgeschriebenen Bezeichnung, dem Gefahrensymbol und der Gefahrenbezeichnung deutlich und dauerhaft zu kennzeichnen.

Somit ist es nicht mehr erlaubt, ein Vorratsgefäß, das Natriumhydroxid enthält, ausschließlich mit der veralteten Bezeichnung „Seifenstein" zu kennzeichnen. Derartige veraltete Standgefäße können weiterverwendet werden, wenn auf ihnen die Bezeichnung des Giftes, so wie sie in der Anlage I aufgeführt ist, zusätzlich deutlich und dauerhaft ergänzt wird. Weitergehende Vorschriften für die Kennzeichnung von Vorratsgefäßen gibt es nicht mehr, auch nicht für Gifte der früheren Abteilung 1. So braucht zum Beispiel nach der GefStoffVO das Standgefäß für das sehr giftige Strychnin nicht mehr in weißer Farbe auf schwarzem Grund beschriftet zu werden. In Apotheken sind jedoch nach wie vor die Kennzeichnungsvorschriften der Apothekenbetriebsordnung zu beachten:

ABO § 16: Lagerung

„(1) Arzneimittel, Ausgangsstoffe, apothekenübliche Waren und Prüfmittel sind übersichtlich und so zu lagern, daß ihre Qualität nicht nachteilig beeinflußt wird und Verwechslungen vermieden werden. Soweit ihre ordnungsgemäße Qualität nicht festgestellt ist, sind sie unter entsprechender Kenntlichmachung gesondert

zu lagern. Dies gilt auch für Behältnisse, äußere Umhüllungen, Kennzeichnungsmaterial, Packungsbeilagen und Packmittel. Die Vorschriften der Gefahrstoffverordnung über die Lagerung und Kennzeichnung gefährlicher Stoffe und Zubereitungen bleiben unberührt.

(2) Die Vorratsbehältnisse für Arzneimittel müssen so beschaffen sein, daß die Qualität des Inhalts nicht beeinträchtigt wird. Sie müssen mit gut lesbaren und dauerhaften Aufschriften versehen sein, die den Inhalt eindeutig bezeichnen. Die Vorratsbehältnisse sind mit einer der im Synonym-Verzeichnis zum Arzneibuch aufgeführten Bezeichnungen zu bezeichnen. Für Arzneimittel, die im Synonymverzeichnis zum Arzneibuch nicht aufgeführt sind, ist eine sonst gebräuchliche wissenschaftliche Bezeichnung zu verwenden. Der Inhalt ist durch zusätzliche Angaben zu kennzeichnen, soweit dies zur Feststellung der Qualität und zur Vermeidung von Verwechslungen erforderlich ist. Soweit für ein Arzneimittel größte Einzel- oder Tagesgaben gesetzlich festgelegt sind, müssen diese auf den Vorratsbehältnissen angegeben werden.

(3) Die Aufschriften der Vorratsbehältnisse für Arzneimittel sind in schwarzer Schrift auf weißem Grund auszuführen, soweit nicht im Arzneibuch etwas anderes bestimmt ist. Aufschriften von Vorratsbehältnissen für Arzneimittel, die im Arzneibuch nicht aufgeführt sind, aber in ihrer Zusammensetzung oder Wirkung den „vorsichtig" oder „sehr vorsichtig" zu lagernden Mitteln des Arzneibuches gleichen oder ähnlich sind, insbesondere Mittel, die der Verschreibungspflicht unterliegen, sind in roter Schrift auf weißem Grund beziehungsweise in weißer Schrift auf schwarzem Grund auszuführen.

(4) Nach dieser Verordnung vorgeschriebene Chargenproben von Arzneimitteln, die ein Verfalldatum tragen, müssen mindestens ein Jahr nach Ablauf des Verfalldatums gelagert werden. Chargenproben von Arzneimitteln, deren Dauer der Haltbarkeit weniger als ein Jahr beträgt, müssen mindestens ein halbes Jahr nach Ablauf des Verfalldatums gelagert werden. Chargenproben von Arzneimitteln ohne Verfalldatum sind mindestens fünf Jahre nach der Freigabe der Charge zu lagern."

6.8.5. Einteilung und Gefahrenbezeichnung

In der Positivliste werden den Giften – europäisch-einheitliche – Kennzeichen zugeordnet, die sie einordnen und die Kennzeichnung festlegen.

Zusätzlich werden die anzubringenden Bezeichnungen der besonderen Gefahren (R-Sätze) und Sicherheitsratschläge (S-Sätze) durch Ziffern festgelegt. Die alte Einteilung in 3 Gift-Klassen ist aufgegeben.

Sehr giftige Stoffe

Kennbuchstabe: T^+

Gefahrensymbol: (schwarzer Totenkopf auf orangegelbem Grund)

Gefahrenbezeichnung: Sehr giftig

sehr giftig

Giftige Stoffe

Kennbuchstabe: T

Gefahrensymbol: (schwarzer Totenkopf auf orangegelbem Grund)

Gefahrenbezeichnung: Giftig

giftig

Beispiele für giftige Stoffe:
Arsen und seine Verbindungen, Benzol, Chlor, Crimidin, Cyanide Ethylenoxid, Giftgetreide, Lindan, Methanol, Nikotin, Parathion, Phenol, Phosphor, Strychnin, Tetrachlormethan, Thallium u. a.

Ätzende Stoffe

Kennbuchstabe C:

Gefahrensymbol: (schwarzes Ätzzeichen auf orangegelbem Grund)

Gefahrenbezeichnung: Ätzend

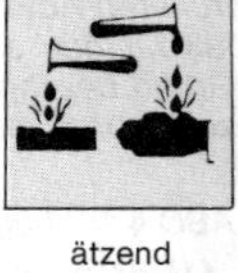

ätzend

Beispiele für ätzende Stoffe:
Ammoniaklösung $>$ 35%, Brom, Chromtrioxid, Essigsäure, Kalium, Ätzkali, Natrium, Ätznatron, Natronlauge $>$ 5%, Phosphorsäure 25%, Salpetersäure ab 20%, Salzsäure $>$ 25%, Schwefelsäure $>$ 15%, Silbernitrat, Wasserstoffperoxid ab 20%.

Mindergiftige Stoffe

Kennbuchstabe: Xn

Gefahrensymbol: (liegendes Kreuz auf orangegelbem Grund = Andreas-Kreuz)

Gefahrenbezeichnung: mindergiftig

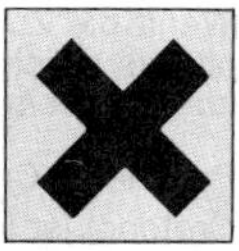

mindergiftig

Beispiele für mindergiftige Stoffe:
Kaliumchlorat, Kaliumpermanganat, Natriumchlorat, Oxalsäure, Terpentinöl, Chloroform.

Reizende Stoffe

Kennbuchstabe: Xi

Gefahrensymbol: (liegendes Kreuz auf orangegelbem Grund = Andreaskreuz)

Gefahrenbezeichnung: Reizend

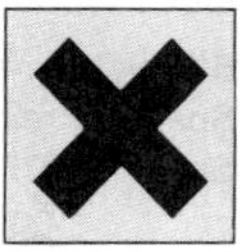

reizend

Beispiele für reizende Stoffe:
Ammoniaklösung 10–35%, Formaldehyd 5–30%, Kaliumdichromat, Kaliumhydroxidlösung 1–5%, Natriumdichromat, Natriumhydroxidlösung 1–5%, Phosphorsäure 10–25%, Schwefelsäure 5–15% u. a.

Die GefStoffVO kennt noch die weiteren Gefahrensymbole:

Explosionsgefährlich

Kennbuchstabe: E

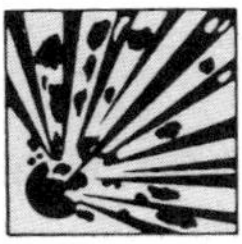

explosions-
gefährlich

Brandfördernd

Kennbuchstabe: O

brand-
fördernd

Hochentzündlich

Kennbuchstabe: F^+

hochent-
zündlich

Leichtentzündlich

Kennbuchstabe: F

leichtent-
zündlich

Die Gefahrsymbole werden auch kombiniert verwendet.

6.8.6. Einstufung der Zubereitungen von Giften

Der Grundsatz, daß alle Stoffe, die in der Anlage aufgeführt sind, als Gifte gelten, ist zunächst nur auf die reinen Stoffe anwendbar. Viele Gifte kommen aber nicht nur in reiner Form, sondern auch verdünnt in Form ihrer Zubereitung in den Verkehr.

Wenn die Zubereitungen genau so gefährlich sind wie der reine Giftstoff, so ist das durch ein T in der Spalte 8 der Anlage zum Ausdruck gebracht. Solche Zubereitungen werden von der GefStoffVO voll erfaßt.

Beispiel: c Crotonöl

Crotonöl ist in Spalte 8 der Anlage mit einem T gekennzeichnet. Das bedeutet, daß auch die Zubereitungen von Crotonöl Gifte sind. Selbst eine stark verdünnte (z. B. 1%ige) Zubereitung von Crotonöl ist deshalb wie das reine Erzeugnis mit dem Totenkopf und der Gefahrenbezeichnung „Giftig" zu kennzeichnen.

Zubereitungen, die im Vergleich zum reinen Gift relativ ungefährlich sind, haben in der Spalte 8 Prozentangaben.

Beispiel: Ameisensäure

Spalte 4: reiner Stoff: C: Ätzende Stoffe

Spalte 8: T: Keine Eintragung
X_n: Keine Eintragung
C: >25 %

Zubereitungen mit mehr als 25 % Ameisensäure sind klassiert als „Ätzender Stoff".

Spalte 8: X_i: 10–25 %

Zubereitungen mit 10–25 % Ameisensäure sind klassiert als „Reizender Stoff".

Zubereitungen mit weniger als 10 % Ameisensäure brauchen nicht mit Warnsymbolen gekennzeichnet zu werden.

6.8.7. Kennzeichnung der Abgabebehältnisse

Gifte stellen für den Verbraucher immer eine Gefahr dar. Es ist deshalb wichtig, daß man anhand der Packung schon auf den ersten Blick erkennen kann, wie gefährlich der Inhalt ist. Diese Aufgabe erfüllen die Gefahrensymbole. Während der Totenkopf schon immer als Symbol für giftige Stoffe galt, wird sich das liegende Kreuz (auch „Andreaskreuz" genannt) als Gefahrensymbol für gesundheitsschädliche und reizende Stoffe beim Verbraucher erst noch einführen müssen.

Neben diesen Symbolen dürfen auf den Abgabebehältnissen von Giften folgende Angaben nicht fehlen:

a) *die Namen der enthaltenen Gifte, und zwar mit der Bezeichnung, die in der Anlage steht.*

   Beispiel: n 12-1 Natriumhydroxid

   Das Abgabebehältnis darf entweder mit „Natriumhydroxid" oder „Ätznatron" versehen werden, weil beide Stoffe in der Anlage aufgeführt sind. Nicht erlaubt sind veraltete oder unklare Bezeichnungen. **Die chemische Bezeichnung oder Formel reicht ebenfalls nicht.**

b) *die Menge nach gebräuchlichen Gewichts- oder Volumeinheiten, z. B.: 500 Gramm.*

c) *bei Zubereitungen die Konzentration des Giftes, z. B.: „rein", „70%ig", „wasserfrei" u. dgl.*

d) *die Hinweise auf besondere Gefahren („**R-Sätze**"); siehe Anlage III a und III b der Giftverordnung.*
   Für Natriumhydroxid beispielsweise ist der R-Satz Nr. 35 vorgeschrieben; er lautet: „Verursacht schwere Verätzungen!"

e) *die Sicherheitsratschläge („**S-Sätze**"). Sie geben dem Verbraucher Hinweise auf richtige Verhaltensweisen (siehe Anlagen IV a und IV b).*
   Für Natriumhydroxid lauten die S-Sätze:

   S 2: Darf nicht in die Hände von Kindern gelangen!
   S 26: Spritzer in die Augen gründlich mit Wasser abspülen und Arzt konsultieren!
   S 37/39: Bei der Arbeit geeignete Schutzhandschuhe und Schutzkleidung tragen.

f) *Schädlingsbekämpfungsmitteln, Pflanzenbehandlungsmitteln und Holzschutzmitteln muß immer eine Gebrauchsanweisung beigefügt sein.*

g) *bei Giften, die im* **Haushalt** *Verwendung finden, darf der Sicherheitsratschlag S 2* **nie fehlen.** Er lautet:

   „Darf nicht in die Hände von Kindern gelangen!"

h) **abfüllbare Gifte** *müssen ferner den Sicherheitsratschlag tragen: „Darf nicht in Eß-, Trink- oder sonstige für Lebensmittel vorgesehene Behältnisse abgefüllt werden!"*

i) Gifte in Sprühdosen, die in Räumen zur Anwendung kommen, müssen Angaben über die erforderliche Sprühdauer enthalten, bezogen auf die Raumgröße, bei der keine Gesundheitsgefahr bei bestimmungsgemäßem Gebrauch entsteht.

k) Name und Anschrift des Herstellers, des Importeurs oder des Vertriebsunternehmers.

l) Krebserzeugende Stoffe und Zubereitungen müssen als solche gemäß Anhang II, Nr. 1.1. der GefStoffVO gekennzeichnet sein.

m) Formaldehyd-freisetzende Zubereitungen mit mehr als 0,1 % Formaldehydgehalt: „Enthält Formaldehyd"

Auch Kleinpackungen unter 125 ml, die sehr giftige, giftige, mindergiftige oder ätzende Gefahrstoffe enthalten, müssen vollständig, mit Symbol und R/S-Sätzen usw., gekennzeichnet sein.

Die Kennzeichnung muß von sonstigen Angaben abgesetzt sein, ihre Abmessung sollte nach Möglichkeit die vorgeschriebenen Mindestgrößen nicht unterschreiten. Sie muß sich ferner hinsichtlich Farbe und Aufmachung deutlich vom Untergrund unterscheiden. Für das Gefahrensymbol ist eine Mindestgröße von 1 cm² vorgeschrieben.

Rauminhalt der Verpackung	Mindestgröße der Kennzeichnung
bis zu 0,25 Liter	angemessene Größe
von mehr als 0,25 bis 3 Liter	52× 74 mm
von mehr als 3 bis 50 Liter	74×105 mm

Präparate, die unter die Ausnahmen der Giftverordnung fallen, sind rechtlich keine Gifte; sie können deshalb auch in Firmen verkauft werden, deren Inhaber keine Gifthandelserlaubnis besitzen.

Eine Selbstbedienung mit diesen Giften ist allerdings nicht möglich, da bei der Selbstbedienung nicht sicherzustellen ist, daß diese Gifte nicht in die Hände von Kindern gelangen. Gerade das aber soll durch den Sicherheitsratschlag 2 verhindert werden.

Beispiele für derartige Ausnahmen:

Dichlorvos in Sprühdosen	*bis zu 0,05%*
Kalilauge und Natronlauge	*bis zu 1%*
Metaldehyd	*bis zu 10%*

Für den Bereich der Binnenschiffahrt und der Beförderung zur See gelten zusätzlich, international vereinbart, weitere Gefahrensymbole.

6

6.8.8. Sätze zur Bezeichnung der besonderen Gefahren

R-Sätze

R 14 *Reagiert heftig mit Wasser (in Verbindung mit C und Xi).*
R 20 *Gesundheitsschädlich beim Einatmen.*
R 21 *Gesundheitsschädlich bei Berührung mit der Haut.*
R 22 *Gesundheitsschädlich beim Verschlucken.*
R 23 *Giftig beim Einatmen.*
R 24 *Giftig bei Berührung mit der Haut.*
R 25 *Giftig beim Verschlucken.*
R 26 *Sehr giftig beim Einatmen.*
R 27 *Sehr giftig bei Berührung mit der Haut.*
R 28 *Sehr giftig beim Verschlucken.*
R 29 *Entwickelt bei Berührung mit Wasser giftige Gase.*
R 31 *Entwickelt bei Berührung mit Säure giftige Gase.*
R 32 *Entwickelt bei Berührung mit Säure hochgiftige Gase.*
R 33 *Gefahr kumulativer Wirkungen.*
R 34 *Verursacht Verätzungen.*
R 35 *Verursacht schwere Verätzungen.*
R 36 *Reizt die Augen.*
R 37 *Reizt die Atmungsorgane.*
R 38 *Reizt die Haut.*
R 39 *Ernste Gefahr irreversibler Schäden.*
R 40 *Irreversible Schäden möglich.*
R 100 *Großflächige Verwendung in Innenräumen kann zu Gesundheitsschäden führen.*

Kombination der R-Sätze

R 20/21	*Gesundheitsschädlich beim Einatmen und bei Berührung mit der Haut.*
R 21/22	*Gesundheitsschädlich bei Berührung mit der Haut und beim Verschlucken.*
R 20/22	*Gesundheitsschädlich beim Einatmen und Verschlucken.*
R 20/21/22	*Gesundheitsschädlich beim Einatmen, Verschlucken und bei Berührung mit der Haut.*
R 23/24	*Giftig beim Einatmen und bei Berührung mit der Haut.*
R 24/25	*Giftig bei Berührung mit der Haut und beim Verschlucken.*
R 23/25	*Giftig beim Einatmen und Verschlucken.*
R 23/24/25	*Giftig beim Einatmen, Verschlucken und Berührung mit der Haut.*
R 26/27	*Sehr giftig beim Einatmen und bei Berührung mit der Haut.*
R 27/28	*Sehr giftig bei Berührung mit der Haut und beim Verschlucken.*
R 26/28	*Sehr giftig beim Einatmen und Verschlucken.*
R 26/27/28	*Sehr giftig beim Einatmen, Verschlucken und bei Berührung mit der Haut.*
R 36/37	*Reizt die Augen und die Atmungsorgane.*
R 37/38	*Reizt die Atmungsorgane und die Haut.*
R 36/38	*Reizt die Augen und die Haut.*
R 36/37/38	*Reizt die Augen, Atmungsorgane und die Haut.*

Sicherheitsratschläge (S-Sätze)

S 1	*Unter Verschluß aufbewahren.*
S 2	*Darf nicht in die Hände von Kindern gelangen.*
S 3	*Kühl aufbewahren.*
S 4	*Von Wohnplätzen fernhalten.*
S 5	*Unter . . . aufbewahren. (Geeignete Flüssigkeit vom Hersteller anzugeben.)*
S 6	*Unter . . . aufbewahren. (Inertes Gas vom Hersteller anzugeben.)*
S 7	*Behälter dicht geschlossen halten.*
S 8	*Behälter trocken halten.*
S 9	*Behälter an einem gut gelüfteten Ort aufbewahren.*
S 13	*Von Nahrungsmitteln, Getränken und Futtermitteln fernhalten.*
S 14	*Von . . . fernhalten. (Inkompatible Substanzen sind vom Hersteller anzugeben.)*
S 15	*Vor Hitze schützen.*
S 18	*Behälter mit Vorsicht öffnen und handhaben.*
S 20	*Bei der Arbeit nicht essen und trinken.*
S 21	*Bei der Arbeit nicht rauchen.*
S 22	*Staub nicht einatmen.*
S 23	*Gas/Rauch/Dampf/Aerosol nicht einatmen.*
S 24	*Berührung mit der Haut vermeiden.*
S 25	*Berührung mit den Augen vermeiden.*
S 26	*Spritzer in die Augen gründlich mit Wasser abspülen und Arzt konsultieren.*
S 27	*Beschmutzte/getränkte Kleidung sofort ausziehen.*
S 28	*Bei Berührung mit der Haut sofort abwaschen mit viel . . . (Vom Hersteller anzugeben.)*
S 30	*Niemals Wasser hinzugießen.*
S 36	*Bei der Arbeit geeignete Schutzkleidung tragen.*
S 37	*Geeignete Schutzhandschuhe tragen.*
S 38	*Bei unzureichender Belüftung Atemschutzgerät anlegen.*
S 39	*Schutzbrille/Gesichtsschutz tragen.*
S 40	*Fußboden und verunreinigte Gegenstände mit . . . reinigen. (Material vom Hersteller anzugeben.)*
S 42	*Bei Räuchern/Versprühen geeignetes Atemschutzgerät anlegen.*
S 44	*Bei Unwohlsein ärztlichen Rat einholen. (Wenn möglich, dieses Etikett vorzeigen.)*
S 45	*Bei Unfall oder Unwohlsein sofort Arzt zuziehen. (Wenn möglich, dieses Etikett vorzeigen.)*
S 100	*Nur nach Gebrauchsanweisung!* *Mißbrauch verursacht Gesundheitsschäden!*
S 101	*Nicht in Innenräumen verwenden, die zum Aufenthalt von Menschen bestimmt sind.*

Kombination der S-Sätze

S 1/2	*Unter Verschluß und für Kinder unzugänglich aufbewahren.*
S 3/9	*Behälter an einem kühlen, gut gelüfteten Ort aufbewahren.*
S 7/9	*Behälter dicht geschlossen an einem gut gelüfteten Ort aufbewahren.*
S 3/7/9	*Behälter dicht geschlossen an einem kühlen, gut gelüfteten Ort aufbewahren.*
S 7/8	*Behälter trocken und dicht geschlossen halten.*
S 20/21	*Bei der Arbeit nicht essen, trinken, rauchen.*
S 24/25	*Berührung mit den Augen und der Haut vermeiden.*
S 36/37	*Bei der Arbeit geeignete Schutzhandschuhe und Schutzkleidung tragen.*
S 36/39	*Bei der Arbeit geeignete Schutzkleidung und Schutzbrille/Gesichtsschutz tragen.*
S 37/39	*Bei der Arbeit geeignete Schutzhandschuhe und Schutzbrille/Gesichtsschutz tragen.*
S 36/37/39	*Bei der Arbeit geeignete Schutzkleidung, Schutzhandschuhe und Schutzbrille/Gesichtsschutz tragen.*

In der Praxis hat es sich bewährt, im aktuellen „Katalog der Firma Merck" die bei seltenen Chemikalien notwendigen R- und S-Sätze nachzusehen.

6.8.9. Abgabe der Gifte

Die Abgabe der Gifte unterliegt strengen gesetzlichen Vorschriften. Im Einzelhandel ist folgendes zu beachten:
Gifte dürfen nur abgegeben werden

1. *wenn der Erwerber* **dem Gifthändler bekannt** *ist oder sich ausweist,*
2. *an* **Personen über 18 Jahren,**
3. *in Abgabebehältnissen, die das Gift dicht umschließen und allen Beanspruchungen durch Stoß, Druck, Feuchtigkeit u. dgl. sicher widerstehen. Die Abgabebehältnisse müssen ähnlich wie die Vorratsbehältnisse aus Werkstoffen hergestellt sein, die von Giften nicht angegriffen werden und die mit ihnen nicht in gefährlicher Weise reagieren. Ausnahmen von diesem Grundsatz sind nur möglich, wenn sich hierdurch die Gefahren erhöhen würden,*

   Verboten ist ferner, Gifte in **Eß-, Trink- oder Kochgefäßen** *oder in Behältnissen abzugeben, deren Form oder Bezeichnung die* **Gefahr einer Verwechslung** *des Inhalts mit Lebensmitteln herbeiführen würde.*

   Papierbeutel können zur Abgabe von Giften in Apotheken nicht verwendet werden.

   In der Praxis sollte man auch heute noch auf keinen Fall anders verfahren – auch wenn die Leute noch so sehr bitten oder schimpfen und sich für auf keinen Fall vorkommende Verwechslungen verbürgen. Die erfaßten Vergiftungsfälle beweisen, daß auch im ordentlichsten Haushalt, in dem nur Erwachsene bzw. „Gebildete" leben, derartige Verwechslungen vorgekommen sind. **Unter Umständen gebe man lieber eine „richtige" Flasche kostenlos mit** als sich der Gefahr auszusetzen, an einer durch Fahrlässigkeit verursachten Vergiftung mitschuldig zu werden.
4. *Wenn zu erwarten ist, daß das Gift nur in erlaubter Weise verwendet wird.*
5. Gifterlaubnisscheine sind abgeschafft. Das **Verbot der Abgabe**, wenn **nicht** zu erwarten ist, daß der Erwerber die Gifte nur in der erlaubten Weise verwendet, ist eine beabsichtigte Verschärfung und beläßt absichtlich eine große Verantwortung beim **Abgebenden**.
6. *Für sehr giftige und giftige Stoffe und Zubereitungen muß ein Giftbuch geführt werden. Es verzeichnet:*
   Art und Name des Giftes
   Abgabedatum, Verwendungszweck
   Name und Anschrift des Erwerbers
   Name des Abgebenden
   Unterschrift des Erwerbers

6.8.10. Gifte als Schädlingsbekämpfungsmittel, Pflanzenbehandlungsmittel und Holzschutzmittel

Die neue GefStoffVO ist so gestrafft worden, daß für Schädlingsbekämpfungsmittel, Pflanzenbehandlungsmittel und Holzschutzmittel nur noch ein einziger Paragraph übriggeblieben ist. Danach dürfen diese Mittel nur in den Verkehr gebracht werden, wenn sie einen vom Genuß abschreckenden Geruch und Geschmack aufweisen. Das kann natürlich nicht für Fraßgifte gelten, da diese sonst von Ratten und Mäusen gemieden würden.

Folgende giftige Schädlingsbekämpfungs-, Pflanzenbehandlungs- und Holzschutzmittel müssen deutlich, dauerhaft und so gefärbt sein, daß sie – ausgenommen wasserabstoßende Zubereitungen wie Pasten oder dergleichen – Wasser deutlich färben:

1. Antu, Chloralose, Cumarinderivate, Promurit und seine Verbindungen sowie Mittel, die nicht insektizide, akarizide oder fungizide Phosphor- oder Phosphonsäureester oder -amide sind
2. arsenhaltige Mittel: grün, als Holzschutzmittel auch in anderer Weise fluorhaltige Mittel: blau oder violett, als Holzschutzmittel auch gelb quecksilberhaltige Mittel: blau oder rot
3. Giftgetreide: dunkelrot
4. Phosphorwasserstoff entwickelnde Zubereitungen: blau oder rot
5. Thalliumhaltige Mittel: blau

Die Beifügung einer Gebrauchsanweisung ist vorgeschrieben.

6.8.11. Anwendung hochgiftiger Stoffe = Begasungsmittel

Folgende Gifte der Verordnung sind besonders gefährlich und unterliegen deshalb strengeren Vorschriften wie die übrigen Gifte:

1. *Ethylenoxid und dessen Zubereitungen*
2. *Cyanwasserstoff, Stoffe und Verbindungen, die zum Entwickeln oder Verdampfen von Cyanwasserstoff oder leicht flüchtigen Cyanverbindungen dienen und deren Zubereitungen, einschließlich Acrylnitrit*
3. *Methylbromid und dessen Zubereitungen*
4. *Phosphorwasserstoff, Phosphorwasserstoff entwickelnde Verbindungen und deren Zubereitungen, ausgenommen Fraßgifte.*

Wer diese hochgiftigen Stoffe anwenden will, bedarf dazu einer besonderen Erlaubnis. Voraussetzung für die Erteilung dieser Erlaubnis ist u. a., daß der Antragsteller eine Giftprüfung über die Anwendung hochgiftiger Stoffe bestanden hat.

6.8.12. Lösemittel

Die gesetzlichen Bestimmungen über Lösemittel sind in Sondervorschriften geregelt. Solange es sich um reine Lösemittel handelt, ist die Handhabung und Kennzeichnung wie bei anderen Giften gemäß Spalte 4, 5 und 6 der Positivliste vorzunehmen. Bei Lösungsmittelgemischen und Zubereitungen treten besondere Vorschriften zur Einstufung und Kennzeichnung in Kraft, deren Erörterung hier zu weit führt.

Die folgende Tabelle gibt für die gebräuchlichen organischen Lösemittel die Angabe von Spalten 1 bis 6 der Positivliste.

Auszug der gebräuchlichen Lösemittel.

Lfd. Nr.	Bezeichnung	Nr. gemäß EG-Richtlinie	Kennbuchstabe für Gefahrensymbol	Hinweis auf besondere Gefahren (R-Sätze) *)	Sicherheitsratschläge (S-Sätze) *)
1	2	3	4	5	6
a 44	Anilin	612–008–00–7	T	23/24/25–33	28–36/37–44
b 13	Benzol	601–020–00–8	T	23/24–39	9
b 45	Butanol Butylalkohol ausgenommen: tert.-Butanol	603–004–00–6	Xn	20	
k 14	Kohlendisulfid Schwefelkohlenstoff	006–003–00–3	T	26	27–45
m 13	Methanol, Methylalkohol	603–001–00–X	T	23/25	2–7
n 21	Nitrobenzol	609–003–00–7	T	26/27/28–33	36/37–28–45
p 36	Pyridin	613–002–00–7	Xn	20/21/22	26–28
t 3	Terpentinöl	650–002–00–6	Xn	20/21/22	2
t 5	1,1,2,2-Tetrachlorethan	602–015–00–3	T	26/27	2–38–45
t 6	Tetrachlorethen, Perchlorethylen	602–028–00–4	Xn	20/22	2–25
t 7	Tetrachlormethan, Tetrachlorkohlenstoff	602–008–00–5	T	26/27	2–38–45
t 21	Toluol	601–021–00–3	Xn	20	
t 28	1,1,2-Trichlorethan	602–014–00–8	Xn	20/21/22	9
t 29	Trichlorethen, Trichlorethylen	602–027–00–9	Xn	20/22	2–25
t 30	Trichlormethan Chloroform	602–006–00–4	Xn	20	2–24/25

*) Text siehe Kapitel 6.8.8.

6.8.13. Offizinelle Stoffe pflanzlichen Ursprungs in der Giftverordnung

Pflanzen		Kennbuchstabe
P 6–1	Adonisröschen (Adonis vernalis)	T
P 6–2	Bilsenkraut (Hyoscyamus niger)	T
P 6–3	Brechnuß (Strychnos nux vomica)	T
P 6–4	Brechwurzel (Uragoga Ipecacuanha)	Xn
P 6–5	Eisenhut (Aconitum napellus)	T
P 6–6	Fingerhutblätter (Digitalisarten)	T
P 6–7	Jasminwurzel, gelbe (Rhizoma Gelsemii)	T
P 6–8	Kalabarsamen (Physostigma venenosum)	T
P 6–9	Meerzwiebel (Urginea maritima)	Xn
P 6–10	Mutterkorn (Claviceps purpurea)	T
P 6–11	Nieswurz (Veratrum-Arten)	T
P 6–12	Rizinusarten (Rizinussamen)	Xn
P 6–13	Schierling (Conium maculatum)	T
P 6–14	Stechapfel (Datura stramonium)	T
P 6–15	Tollkirsche (Atropa belladonna)	T

Alkaloide		Kennbuchstabe	Stammpflanze
a 4	Aconitin	T	Aconitum napellus
a 56	Atropin	T	Atropa belladonna
b 43	Brucin	T	Strychnos nux-vomica
c 46	Colchicin	T	Colchicum autumnale
c 47	Coniin	T	Conium maculatum
c 52	Curare	T	Strychnos-Arten
e 1	Emetin	T	Uragoga Ipecacuanha
g 1	Gelsemin	T	Gelsemium sempervirens
h 5	Homatropin	T	–
h 13–1	Hyoscyamin	T	Atropa belladonna
m 39	Mutterkornalkaloide	T	Secale cornutum
n 19–1	Nikotin	T	Nicotiana tabacum
e 8	Physostigmin (Eserin)	T	Physostigma venenosum
p 20	Pilocarpin	T	Pilocarpus-Arten
s 10–1	Scopolamin	T	Solanaceen-Arten
s 17–1	Strychnin	T	Strychnos nux-vomica
Glykoside			
d 48	Digitalisglykoside	T	Digitalis-Arten
m 8	Meerzwiebelglykoside	T	Urginea maritima
Sonstige Inhaltsstoffe			
f 1–7	Gummigutti	Xn	Harz
a 10	Agarizin	T	dreibasische Oxysäure
b 24	Bittermandelöl	T	ätherisches Öl
c 50	Crotonöl	T	fettes Öl
p 34	pyrethroide Wirkstoffe	Xn	Chrysanthemsäureester
r 3–1	Rotenon	T	Fünferingsystem

6.9. Explosivstoffe

Die Abgabe von explosionsfähigen Stoffen kann in der Apotheke immer wieder vom Kunden verlangt werden. Teils wollen Schüler für „chemische Versuche", teils Eltern für ihre Kinder, teils Erwachsene in Zusammenhang von Festen Stoffe wie Salpeter erwerben, die explosiv sind oder mit denen explosive Mischungen erzeugt werden können. Der Apotheker unterliegt hier den Vorschriften des Sprengstoffgesetzes vom 13. Sept. 1976 (s. DAZ **121**, 1732 [1981]). **Auch wird von ihm erwartet, daß er sein chemisches und menschliches Wissen einsetzt, um Gefährdung zu verhindern.**

1. In jedem Fall sollte der Apothekenleiter selbst oder ein erfahrener, mit den örtlichen Verhältnissen vertrauter approbierter Mitarbeiter die Bedienung eines solchen Kunden übernehmen.
2. Jugendlichen unter 18 Jahren dürfen solche Stoffe nicht überlassen werden, auch dann nicht, wenn Zettel mit der Erlaubnis der Eltern (gefälscht?) vorgezeigt oder vorgelegt werden.

   Ist der Apothekenleiter aufgrund persönlicher Kenntnis der beteiligten Personen geneigt, dem Verlangen des Kunden zu entsprechen, tut er gut daran, sich telefonisch mit den Eltern in Verbindung zu setzen, um sie über den beabsichtigten Kauf zu informieren, um sie auf ihre Aufsichtspflicht hinzuweisen und um ihnen die notwendigen Vorsichtsmaßnahmen zu erläutern.
3. Ergibt das Gespräch mit dem Kunden – auch dem Erwachsenen –, daß es an Sachkenntnis oder Zuverlässigkeit mangelt oder ein plausibler Verwendungszweck nicht vorgebracht wird, ist der Apotheker gehalten, den Stoff nicht abzugeben.
4. Die Menge der abgegebenen Stoffe sollte möglichst klein gehalten werden. Es ist allerdings häufig so, daß die Kunden mehrere Apotheken angehen und so doch kritische Stoffmengen zusammenbringen.
5. Mißbräuchliche Verwendung liegt auch vor beim Gebrauch von Chemikalien zur Herstellung von psychotropen Stoffen – Designer Drugs –. Auskunft über die aktuell verwendeten Stoffe geben die Sonderdezernate der Landeskriminalämter und die Pharmazeutischen Institute der Universitäten, z. B. der Universität Tübingen, Abteilung für Pharmazeutische Chemie.

6.10. Abgabe von Branntwein

6.10.1. Begriffserläuterungen

Unter „Verkaufspreis" ist hier nicht der Apotheken-Verkaufspreis zu verstehen, sondern der Preis, zu dem der Branntwein von der Bundesmonopolverwaltung abgegeben wird.

Für den Apothekenbetrieb kommen normalerweise in Frage:

„Branntwein zum regelmäßigen Verkaufspreis"

Unvergällter „Branntwein zur Herstellung von Trinkbranntwein, Aromen, Essenzen . . ."

„Branntwein zum ermäßigten Verkaufspreis"

„Unvergällter Branntwein, der zu ärztlichen, chirurgischen und pharmazeutischen Zwecken an Ärzte, Zahnärzte, Tierärzte, Krankenhäuser, Apotheken . . . abgegeben wird" (zum sogenannten medizinisch-pharmazeutischen Sonderpreis).

„Branntwein zum allgemeinen ermäßigten Verkaufspreis"

a) als „vollständig vergällter Branntwein" (Brennspiritus)
   (mit Methyläthylketon vergällt)

b) als „unvollständig vergällter Branntwein"
   Darf nur zur Herstellung von Heilmitteln verwendet werden, die in fertigem Zustand Branntwein nicht mehr enthalten (z. B. Extrakte).

„Branntwein zum besonderen ermäßigten Verkaufspreis"

Dieser – meist mit Kampfer oder Thymol vergällte – Branntwein darf zur Herstellung von Heilmitteln, vorwiegend für den äußeren Gebrauch verwendet werden. Er muß in vergälltem Zustand oder unter ständiger amtlicher Überwachung verarbeitet werden.

Ohne Möglichkeit einer Ausnahmegenehmigung (seit 1. April 1981) ist es verboten, in Apotheken unvergällten Branntwein zum med.-pharm. Sonderpreis zu beziehen, wenn daneben steuerlich nicht begünstigter Branntwein zum regulären Verkaufspreis verwendet wird.

6.10.2. Abgabebestimmungen

Für Apotheken gelten z. Z. folgende Bestimmungen (s. auch H. Hückel, Pharm. Gesetzeskunde, DAV, Stuttgart [1987]):

1.1. Branntwein zum regelmäßigen Verkaufspreis

Abgabe an Privatpersonen für häusliche Zwecke gestattet.

Voraussetzung hierfür ist, daß die Apotheke auf den Bezug von Sprit zum med.-pharm. Sonderpreis verzichtet und nur noch Sprit zum regelmäßigen Verkaufspreis bezieht. Die Apotheke muß den „Halbliterverkauf" beim Hauptzollamt angemeldet und den „Verpflichtungsschein" abgegeben haben.

Der Branntwein ist in unverändertem Zustand (Mindeststärke z. Z. 94,4 Gew.-% = 96,4 Vol.%[1])) abzusetzen. Wird er auf Stärken des Arzneibuchs herabgesetzt, müssen Stärke und Verwendung zu Heilzwecken angegeben werden.

2. Branntwein zum ermäßigten Verkaufspreis

Zu Heilzwecken ist Alkohol in den vom DAB festgelegten Stärken von 90 Vol.-% und 70 Vol.-% herabzusetzen[2]) und an Patienten abzugeben, mit der ausdrücklichen Bezeichnung
Äthanol 90 Prozent (ml/ml) – Spiritus – Nur zu Heilzwecken –
Äthanol 70 Prozent (ml/ml) – Spiritus dilutus – Nur zu Heilzwecken –
Äthanol 80 oder 45 Prozent (ml/ml) – Nur zu Heilzwecken –
und zwar in Mengen bis 200 ml ohne Rezept, in darüber hinausgehenden Mengen nur gegen Rezept.

Es ist nicht gestattet, unverarbeiteten Sprit (von mindestens 96,4 Vol.-%), der zum med.-pharm. Sonderpreis bezogen worden ist, an Private abzusetzen. Wird hiergegen verstoßen, so liegt mindestens eine Monopolordnungswidrigkeit gem. § 125 Branntweinmonopolgesetz vor, sofern nicht nach Lage des Einzelfalles eine Bestrafung wegen Monopolhinterziehung in Betracht kommt.

Eine Abgabe von unverarbeitetem Branntwein, zum med.-pharm. Sonderpreis bezogen, an Ärzte, Zahnärzte und Tierärzte zu ärztlichen oder chirurgischen Zwecken ist gestattet.

---

[1]) Für Alcohol absolut. (für med. und techn. Zwecke) ist die Mindeststärke 99,6 Gew.-% = 99,8 Vol.-%! – Alle Prozentangaben nach Auskunft der Bundesmonopolverwaltung V 7157-3591/62-II/2 v. 26. 9. 1962.

[2]) Das Herabsetzen gilt als Verarbeitung (PharmZtg. **109**, 881 [1964]).

3. Brennspiritus

Nach § 87 Abs. 2 des Gesetzes über das Branntweinmonopol vom 8. 4. 1922 darf Branntwein zu anderen Zwecken, als er von der Monopolverwaltung abgegeben ist, nicht verwendet werden.

Nach § 83 der Branntwein-Verwertungsordnung darf Brennspiritus (genau 92,4 Gew.-% = 94,8 Vol.-%) nur zu Putz-, Heizungs-, Koch- und Beleuchtungszwecken oder zu anderen gewerblichen Zwecken, also nicht zu Heilzwecken, verwendet werden. Auch ein Herabsetzen der Stärke ist nicht gestattet.

Die medizinische Verwendung von Brennspiritus ist somit nur zu Reinigungs-, Wasch- und Desinfektionszwecken (z. B. zum Reinigen von Spritzen und zur Händedesinfektion) gestattet, sofern damit nicht eine Heilwirkung beabsichtigt ist oder erzielt wird.

Als Heilmittel darf der Arzt oder Tierarzt Brennspiritus nicht verschreiben oder mündlich verordnen; der Apotheker macht sich strafbar, wenn er als Heilmittel verordneten Brennspiritus abgibt, und der Kranke darf weder von sich aus, noch auf mündliche Anordnung des Arztes Brennspiritus als Heilmittel kaufen oder verwenden[1]).

Sofern aus dem Wortlaut eines Rezeptes einwandfrei hervorgeht, daß Brennspiritus nicht zu Heilzwecken bestimmt ist, darf der Apotheker Brennspiritus in Mengen unter 1 Liter abgeben[2]).

Ohne ärztliches Rezept darf Brennspiritus normalerweise nicht in Mengen unter 1 l (= kleinstes „Monopolbehältnis"!) abgegeben werden. Nach § 92 Branntweinverwertungsordnung kann vom „Aufsichtsoberbeamten" eine Ausnahme zugelassen werden.

Es ist dem Apotheker nicht zumutbar – und es wird seitens des BMI die Befugnis nicht erteilt – in den Fällen, in denen der Verwendungszweck zu Reinigungs-, Wasch- oder Desinfektionszwecken auf einem Rezept versehentlich nicht angegeben wurde, diesen Verwendungszweck nach Rücksprache mit dem Überbringer des Rezeptes auf dem Rezept nachzutragen[3]).
Der „Handel mit vollständig vergälltem Branntwein" ist vor Eröffnung sowohl der Zollstelle als auch der Gewerbepolizei anzumelden.

4. Trinkbranntwein

Soweit die Abgabe von Trinkbranntwein als „Arzneimittel" erfolgt, bestehen für die Apotheken keine Einschränkungen. Falls die Abgabe von Trinkbranntwein zu Genußzwecken erfolgt, bedarf auch der Apotheker einer „Erlaubnis" nach § 1 des Gaststättengesetzes.

Auszug aus § 1 Abs. 1 des Gaststättengesetzes vom 28. 4. 1930 (RGBl. I, S. 146): „Wer ... Kleinhandel mit Branntwein betreiben will, bedarf dazu der Erlaubnis ..." – Unabhängig von dieser erforderlichen polizeilichen Erlaubnis ist auch eine monopolgesetzliche Genehmigung des Handels mit Branntwein gemäß § 106 des Branntweinmonopolgesetzes erforderlich. – Wer Trinkbranntwein nur zur Abgabe als „Arzneimittel" vorrätig halten will, darf ihn nicht zum allgemeinen Verkauf anbieten, also nicht z. B. in der Offizin ausstellen.

6.11. Abgabe von Isopropylalkohol

Die Verwendung von Isopropylalkohol 1. an Stelle von Äthanol oder 2. in Arzneien des DAB ist unzulässig!

Zu 1) Ein Austausch in Arzneien oder Rezepturen nach Magistralformeln etc. ist ausdrücklich untersagt. Ein derartiges Handeln stellt außerdem Betrug dar (§ 263 StGB) mit allen Konsequenzen!

Zu 2) Die Verwendung von Isopropylalkohol ist für die Herstellung von Zubereitungen nach dem DAB unzulässig.

Weitere Erläuterungen:

„Gesetzliche Bestimmungen, die eine Verwendung von Isopropylalkohol ... auf Grund ärztlicher Verschreibungen" (zum äußeren Gebrauch!) „verbieten, bestehen nicht"[4]).

„Die Bezeichnung ‚Franzbranntwein' für ein aus Isopropylalkohol hergestelltes Erzeugnis ... ist unzulässig"[5]).

---

[1]) Nach Handb. DDA, 1939, S. 91.
[2]) Nach einem Bescheid der Monopolverwaltung vom 8. 1. 1938 (Handb. DDA, 1939, S. 92).
[3]) Nach einem Bescheid des Bundesminister des Innern vom 16. 9. 1953 (Apoth.-Jahrb. 1954, S. 207).
[4]) Bdl., Gesch. Z. 4426-03-3265 II/54 v. 13. 7. 1954 (DtApothZtg. **94**, 850 [1954]).
[5]) Bundesmonopolverwaltung V 7154-4447/56 II/51 v. 5. 11. 1956 (Apoth.-Jahrb. 1958, S. 282).

7. Hinweise und Auskünfte an Patienten

7. Hinweise und Auskünfte an Patienten

Wenn auch die „Ausübung der Heilkunde" nach der Berufsordnung untersagt ist, so war es nach den bisherigen Apothekenbetriebsordnungen immer gestattet, „einfache, die Anwendung eines Mittels erläuternde, kurze Anweisung zu geben". „Es ist die Pflicht des Apothekers, ... mit sachkundigem Rat zur Verfügung zu stehen und einem Mißbrauch von Arzneimitteln entgegenzuwirken"[1]).

Die folgenden Hinweise lassen erkennen, in welchem Ausmaß der Apotheker als sachkundiger Berater wirken muß.

Daß der Apotheker in gewissen Fällen geradezu verpflichtet ist, weitergehende Hinweise und Ratschläge zu erteilen, ergibt sich aus § 330 c des Strafgesetzbuches:

„Wer bei Unglücksfällen oder gemeiner Gefahr oder Not nicht Hilfe leistet, obwohl dies erforderlich und ihm den Umständen nach zuzumuten, insbesondere ohne erhebliche eigene Gefahr und ohne Verletzung anderer wichtiger Pflichten möglich ist, wird mit Gefängnis bis zu einem Jahr oder mit Geldstrafe betraft."

Die ABO, die am 1. 7. 87 in Kraft getreten ist, bestätigt und erweitert die Beratungs- und Auskunftsverpflichtung:

§ 20 Information und Beratung

(1) Der Apotheker hat Kunden und die zur Ausübung der Heilkunde, Zahnheilkunde oder Tierheilkunde berechtigten Personen zu informieren und zu beraten, soweit dies aus Gründen der Arzneimittelsicherheit erforderlich ist. Durch die Information und Beratung der Kunden darf die Therapie der zur Ausübung der Heilkunde, Zahnheilkunde oder Tierheilkunde berechtigten Personen nicht beeinträchtigt werden. Soweit Arzneimittel ohne Verschreibung abgegeben werden, hat der Apotheker dem Kunden die zur sachgerechten Anwendung erforderlichen Informationen zu geben.

(2) Dem Leiter einer krankenhausversorgenden Apotheke oder dem von ihm beauftragten Apotheker obliegt die Information und Beratung der Ärzte des Krankenhauses über Arzneimittel. Er ist Mitglied der Arzneimittelkommission des Krankenhauses.

---
[1]) Amtliche Begründung zu ABO § 10.

7

7.1. Allgemeines über Hinweise und Auskünfte

Erfahrungsgemäß erwartet der Patient von seiten des Apothekers bei der Abgabe eines Arzneimittel die Erläuterung seiner Anwendung. Auch im Hinblick auf ärztlich verordnete Mittel fragen die Patienten bekanntermaßen immer wieder danach, weil sie entweder die vom Arzt angeordnete Gebrauchsanweisung vergessen haben oder weil sich übervorsichtige Patienten vergewissern wollen, daß die Gebrauchsanweisung auch wirklich „richtig" ist, d. h. ob Arzt und Apotheker etwas Übereinstimmendes bzw. das Gleiche sagen, was auch in der dem Präparat beigegebenen Anwendungsvorschrift steht.

Niemals ungebeten ein Urteil über eine verlangte Arznei äußern – es sei denn, daß man sich verpflichtet fühlt, vor der Anwendung (allgemein oder im vorliegenden Einzelfall) warnen zu müssen. Dabei muß man aber damit rechnen, daß man trotz aller vielleicht vorliegenden gewichtigen Gründe und trotz bester Argumentation kein Gehör findet. Oftmals wird der „Rat" einer Krankenschwester, eines Verwandten, einer Zeitungsanzeige oder eines Briefkastenonkels bereitwilliger befolgt als der eines Arztes oder Apothekers. Im übrigen sollte das Vertrauen zu einer bestimmten Arznei nicht grundlos erschüttert werden. Der Glaube an eine Heilmethode oder ein bestimmtes Mittel ist häufig von nicht zu unterschätzendem therapeutischem Wert!

Nichts sagen, was man nicht genau weiß! Es gibt Patienten, die als Chemiker, Lehrer, Sanitäter, Sprechstundenhilfen oder Rote-Kreuz-Schwestern entsprechende Kenntnisse haben oder durch Lesen von Veröffentlichungen in speziellen Fragen gut orientiert sind. Unzutreffende Auskünfte können den Ruf der Apotheke oder der Apotheker, ja Gesundheit oder Leben des Patienten gefährden! In Zweifelsfällen Rat bei erfahreneren Kollegen suchen oder – schweigen!

Nicht mehr sagen, als dem behandelnden Arzt normalerweise recht sein wird! Zu weit gehende Auskünfte können den Patienten oder die Angehörigen unnötig beunruhigen oder den Heilerfolg in Frage stellen.

„Salus aegroti suprema lex!" und „Reden ist Silber, Schweigen ist Gold!"

In besonderem Maße ist der Apotheker zur Verschwiegenheit verpflichtet. So heißt es in der Berufsordnung:

> **„Der Apotheker ist zur Verschwiegenheit über alle Vorkommnisse verpflichtet, die ihm in Ausübung seines Berufes bekannt werden."**

Das Strafgesetzbuch sagt (Auszug aus § 300):

> *„Wer unbefugt ein fremdes Geheimnis offenbart, das ihm in seiner Eigenschaft ... als Apotheker ... anvertraut worden oder bekanntgeworden ist, wird mit Gefängnis bis zu 6 Monaten und mit einer Geldstrafe oder mit einer dieser Strafen bestraft."*

Niemals darf der Eindruck entstehen, als ob man nicht zunächst uneigennütziger Berater und bereitwilliger Helfer der Patienten sei.

7.2. Allgemeine Anwendungsrichtlinien für Arzneien

Der erfahrene Apotheker wird gewiß in den meisten Fällen ohne weiteres eine sachlich richtige Auskunft zu geben wissen – wenngleich es bei der Fülle neuer Arzneimittelspezialitäten immer notwendiger wird, auf dem laufenden zu bleiben. Ich möchte hier nur einige Beispiele teilweise gegenüber früher völlig abweichender Anwendungs- bzw. Packungsformen herausgreifen:

Nicht alle Tabletten sind zur Anwendung per os bestimmt: Albothyl Fluor-, Jucitu-, Farmacyrol-V-Tabletten; Canesten-, Pimafucin-Vaginaltabletten; Chinosol-Gurgel-Tabletten, Essitol-(Essigsaure-Tonerde-)Tabletten; Rivanol-Tabletten (½–1promillige Lösung zu Umschlägen).

Nicht alle Pasten sind zur Aufbringung auf die äußere Haut bestimmt: Gynaedron, Colpan (zur Einführung in die Vagina); Cebion-Paste (zur Zahnfleischmassage); Dynexan, Kamistad, Benzodent (als schmerzstillende Salbe auf die Schleimhaut aufzutragen); Zahnerol (Zahnungsbalsam); Tarinde (Abführmittel); Wurm-Serol; Tuben-Tees „Nattermann"; Piperazin-Paste (vet.).

Nicht jeder Inhalt von Ampullen ist zur Injektion bestimmt: Optonicum, Frubiase (zum Trinken); Intal, Nitramyl (zum Inhalieren); Leukomycin-solubile (zur Inhalation oder Instillation); Spenglersan (zum Einreiben).

Flüssigkeiten, die jetzt in Tuben geliefert werden: Terracortril-Augentropfen, Mulgatol, Mulgatum, MAR, Tubentees (Nattermann), Tirgon, Tarinde oder in neuartigen Behältern, z. B. Flexiolen (zum inneren oder äußeren Gebrauch) oder Rectiolen (zur rectalen Anwendung).

Präparate mit regulierter Wirkstoff-Freigabe: ... – „retard", ... – „protrahiert", ... – „Depot" „long", ... – „Mehrschichttabletten", Zwei-Phasen-Dragées.

Gebrauchsfertige Injektionen: Bipule (2-Kammer-Spritzampullen), Citole, Manoject, Orgaject, Prestule, Spritzampulle, Steraject.

Packungen mit verschiedenartigem Inhalt: Adiposetten (grüne u. weiße Dragées), Amorphan (orange u. weiße Dragées), Anginos-C (Anginos-Tabl. u. Vitamin-C-Tabl.), Dolomo (weiße u. blaue Tabl.), Haar intern (Drag. u. Tropfen), Moronal-Combipackung (Ovula, Drag. u. Salbe), Ampho-Moronal-Combipackung (Ovula, Tabl. u. Creme), Inimur-Kombipack (Drag. u. Vaginalstäbchen), Etalontin 28-Fe (rosa Drag. u. braune Tabl.), Eunomin (weiße, rosa u. grüne Drag.), Ovanon 28 (weiße, rosa u. gelbe Tabl.), Gilucur Kombi (rote Drag. u. blaue Kaps.), Nitro-Mack-retard-Kombipackung (Kapseln mit weißen Kügelchen und Kapseln mit weißen und roten Kügelchen), Systral Komb. (gelbe u. braune Drag.), Kytta, Nagelkur (Salbe, Tabletten), Antussan Kombi (Tropfen, Tee), Hämolind (Tabletten, Rectal-Kaps., Feuchttüchlein); Procto-Jellin, Posterisan-Kombi, Ultraproct-Kombi, Scheriproct-Kombi (Zäpfchen und Salbe).

„Kapsel-Suppositorien" (z. B. Gilurytmal), „Pelvitorien" (rectal oder vaginal applizierbare Suppositorien, z. B. Gynichtherm-Vaginalzäpfchen).

„Trockensäfte" (Flaschen, deren Pulver-Inhalt mit Wasser aufzulösen ist): Baycillin, Binotal, Moronal, Paraxin, Bisolvonat, Clamoxyl.

„Briefe" (mit flüssigem Inhalt): Phosphalugel, Solugastril Gel, Gastropulgit, Kompensan, Locid.

Kinder-Fertigbrei wird unter Umständen auch von Magenkranken oder Schwerkranken genommen! – In solchen Fällen hört der Abholende nicht gern die Frage nach dem Alter „des Kindes"!

7

7.3. Arzneien zum inneren Gebrauch

Die in der folgenden Übersicht aufgezählten Beispiele sollen auf einige besonders wichtige Gesichtspunkte aufmerksam machen. Weitere Beispiele wird jeder erfahrene Pharmazeut selbst geben können. Im einzelnen jeweils auch die pharmakologischen Zusammenhänge zu erläutern – wie dies zum vollen Verständnis unerläßlich ist –, ist im Rahmen dieses Buches nicht möglich.

7.3.1. Einnehmezeit

Vor dem Essen

Appetitanregende Mittel:
z. B. Bittermittel, Auszüge von Herb. Absinthii, Herb. Centaurii. Etwa ½ Stunde vor dem Essen – möglichst in kleinsten Portionen eine Weile im Mund belassen. Während oder nach dem Essen genommen, tritt die beabsichtigte Wirkung nicht ein, sondern unter Umständen Hemmung der Peristaltik, Verstopfung!

Verschiedene kreislaufwirksame Mittel:
z. B. Sympatol liq., Orthangin, Carnigen, Effortil, Novadral, Ordinal, Amphodyn, Purostrophan, Strophoral.

Adsorbentien:
z. B. Carbo med., Bolus alba.

Appetitzügler:
z. B. Fugoa Depot, Recatol.

Außerdem:
z. B. Ovibion, Orchibion, Bellergal, Baycillin Mega, Eisenpräparate (B-12-Mardulcan, Ferrogran, Ferrosanol).

Während des Essens

Verdauungsfördernde Mittel:
z. B. Pepsin-Salzsäure-Zubereitungen wie Acidol-Pepsin, Luizym, Enzynorm, Pankreoflat.

Antirheumatika und Mittel, die erfahrungsgemäß den Magen strapazieren.

Nach dem Essen

Die meisten Arzneien!
z. B. Hustenmittel (Ipesandrin N, Dicton) sowie Präparate, die Sulfonamide, Digitalis, Salizyl, Purin oder brom-, jod- bzw. phosphorsaure Salze enthalten. Außerdem z. B. Diuraupur, Resaltex, Elfanex, Rabro-, Roter-, Ulgastrin-Tabletten.

Vor und nach dem Essen

Magenmittel von der Art der Masigel-, Gelusil-, Kompensan-Tabletten ca. 20 Minuten nach Ende der Mahlzeit einnehmen.

Nüchtern (morgens)

Verschiedene Wurmmittel, damit sie konzentriert auf die Parasiten wirken können.

Salinische Abführmittel:
z. B. Magnes. sulfuric., Natr. sulfuric., Sal Carolin. factit., und zwar in warmem Wasser. – Außerdem: Sulfur depurat.

Rollkur-Mittel:
z. B. Rollkur „Gödecke", Azulon, Azupanthenol, Suczulen comp.

Außerdem:
z. B. Wismutpräparate (bei Magen- und Darmgeschwüren)
Schilddrüsenhormone (L-Thyroxin, Euthyrox)
Appetitzügler (Recatol)

Abends

Schlafmittel:
½ Stunde vor dem Schlafengehen (möglichst in warmer Flüssigkeit).

Vegetabilische Abführmittel:
z. B. Aloe, Cort. Frangulae, Fol. Sennae, Rhiz. Rhei.

Nicht des Abends

Anregende Mittel (z. B. Coffein), temperaturherabsetzende Mittel (z. B. Antipyrin), auswurfbefördernde Mittel (z. B. Inf. Ipecac.), Kreislaufanregende Mittel, stimulierende Psychopharmaka.

7.3.2. Einnehmeweise der Arzneiformen

Die meisten Patienten können Arzneien in der Weise einnehmen, wie in den folgenden Abschnitten angegeben. Stößt das aber auf Schwierigkeiten, so lassen sich diese Arzneien – sofern sie nicht lingual, buccal oder auf andere ganz besondere Weise unbedingt zugeführt werden müssen – auch wie folgt einnehmen:

Erwachsene können Arzneien vielfach ohne weiteres unter Nahrungsmittel (Brot, Kompott, Marmelade usw.) gemischt einnehmen.

Bei Kindern muß man Vorsicht walten lassen. Wenn die Arznei einen unangenehmen Geschmack hat, läuft man Gefahr, daß später dieses Essen verweigert wird. Meistens ist es besser, in einem Löffel die Arznei eigens möglichst schmackhaft zu bereiten oder sofort hinterher einen „Leckerbissen" zu geben. (Bittere Tropfen auf Würfelzucker, Dragées und dgl. in etwas Brei, Löffel-Arzneien in Schleimsuppe.)

Bei Kleinkindern muß man mit besonderer Überlegung zu Werke gehen.

Vigantoletten werden während einer Milch- oder Breimahlzeit auf einmal (mit einem Teelöffel in etwas warmem Wasser gelöst) unmittelbar in den Mund verabreicht, so daß das Kind vor und nach der Einnahme der Arznei Nahrung erhält.

1. Mixturen, Lösungen, Sirupe

Eßlöffelweise (entsprechend jeweils etwa 15 ml)
Kinderlöffelweise (entsprechend jeweils etwa 10 ml)
Teelöffelweise (entsprechend jeweils etwa 5 ml)
– meistens unverdünnt!

Ausnahmen: Verdünnt:

Rollkur-Mittel (Targesin-Rollkur: Von 2%iger Targesin-Lösung 1 Eßlöffel auf ½ Glas Wasser, trinken, sodann je 5 Minuten Rückenlage, linke Seite, Bauchlage, rechte Seite. – Azulon liquidum: 20 Tropf. auf ½ Glas lauwarmen Wassers usw.). Die Reihenfolge (Rücken, linke Seite usw.) ist wichtig!

Hustensäfte nimmt man zweckmäßigerweise in warmem Getränk, Hustentee oder Milch; Sklerosol (verdünnt mit sechsfacher Menge Wasser).

Von Schüttelmixturen soll erst nach gründlichem Schütteln schnell die vorgeschriebene Menge entnommen werden. Der letzte Rest sollte bei starkwirkenden Bestandteilen nicht mehr benutzt werden, um zu hohe Konzentrationen auszuschließen.

Anmerkung: Bei der Einnahme von Bromsalzen (KBr, NaBr) ist zu beachten, daß durch Einschränkung der Chloridzufuhr (Kochsalz!) die Wirksamkeit der Bromsalze vergrößert wird. Durch größere Kochsalzmengen wird die Bromsalzausscheidung beschleunigt.

Bewährte Einnahmemethoden:

Oleum Jecoris: Mit zwei Fingern die Nasenflügel fest zudrücken und einnehmen. Kleinkinder, denen man eine Abneigung gegen Lebertran noch nicht einsuggeriert hat, nehmen Lebertran im allgemeinen ohne Widerwillen. Danach einen Bissen Brot essen.

Oleum Ricini: Erwachsene: Am besten gemischt mit Weinbrand. Kinder: Auf angewärmtem Löffel (dadurch dünnflüssiger). Oder: Reichlich kalte, etwas gezuckerte Milch trinken, sofort die Portion Ricinus, sofort etwas Milch nachtrinken.

2. Tropfen

Tropfenweise – meistens in 1 Eßlöffel voll Wasser, Milch oder auf Zucker einzunehmen.

Auf keinen Fall unverdünnt:
z. B. Liq. Ammonii anisatus (in 1 Eßl. Zuckerwasser), Acid. hydrochlor. dilut. (in mindestens ½ Glas Wasser!).
Unverdünnt z. B. Aspecton, Ovibion, Orchibion, Strophocor, Stenopressin, u. a. m.
Hustentropfen in warmem Zuckerwasser oder gesüßtem Hustentee.
LM-Potenzen vor Einnahme frisch verschütteln.

3. Dragées, Pillen, Gelatine-Kapseln

7

Mit einem Schluck Wasser oder einem Bissen Brot gleichzeitig – **unzerkaut!** – hinunterschlucken. Gelatine-Kapseln – wie z. B. Retard-Kaps. – also nicht öffnen, um die Kügelchen so einzunehmen! Der Gelatine-Mantel soll bewirken, daß sie erst im Magen frei werden. – Nicht zu heiß nachtrinken! – Manche bevorzugen folgende Methode: Pille oder dgl. auf die Zunge legen, dann einen kräftigen Schluck Flüssigkeit aus einer Flasche trinken, wobei der Flaschenhals vollständig von den Lippen umschlossen wird. Andere machen es folgendermaßen: Pille oder dgl. so hinter die Vorderzähne legen, daß sie von der Zungenspitze überdeckt ist. Darauf wird ein Glas Wasser so getrunken, als ob die Pille gar nicht vorhanden wäre. Beim Trinken entsteht unter der Zungenspitze ein Wirbel, durch den die Pille mitgeschwemmt wird und fast unbemerkt ihren Weg in den Magen nimmt.

Ausnahmen: z. B. Nitrolingual-Kapseln: Kapseln zerkauen, Inhalt nicht hinunterschlucken, Kapselhülle nach einiger Zeit ausspucken! – Nitrolingual-Kapseln „grün" können auch geschluckt werden! – Optipect-Drag. „langsam im Mund zergehen lassen". – Aescosulf-Drag. lutschen. – Arovit-Drag., Rovigon-Drag. „zerkauen, lutschen oder ganz schlucken" – Intal-Kapseln (zur Inhalation mit dem Spinhaler).

Beachte bei Dragées, daß die Ärzte häufig „Tabletten" oder „Kapseln" gleich „Dragées" setzen! Solange es von einem Präparat nur Tabletten, Kapseln oder Dragées gibt oder die Tabletten, Kapseln und Dragées den gleichen Gehalt haben (z. B. Trisomnin Tabl. u. Kapseln), ist es meistens gleichgültig. Unterschiedlichen Gehalt an Wirkstoffen haben z. B. Aneural-Drag. (200 mg) und -Tabl. (400 mg), Taxilan-Drag. (25 mg) und Tabl. (100 mg). – Oft ist es auch deshalb nicht gleichgültig, ob man Dragées oder Tabletten gibt, weil die Resorptionsgeschwindigkeit unterschiedlich ist. (Digimerck-Dragées sind dünndarmlöslich!) Distraneurin-Kapseln und -Filmtabletten sind therapeutisch äquivalent. Die Wirkung nach Gabe von Kapseln tritt nach 15–30 Minuten ein, nach Filmtabletten nach 60–90 Minuten. – Nicht alle Dragées werden unzerkaut geschluckt. So werden 2 Drag. Suczulen comp. in einem halben Glas kühlen Wassers aufgelöst und zur Rollkur morgens nüchtern getrunken.

4. Oblaten-Kapseln

In einem Eßlöffel voll Flüssigkeit (Wasser, Tee, Milch) wird eine Kapsel etwas erweicht. Sie läßt sich dann leicht mit einem Schluck Flüssigkeit hinunterschlucken.

Beispiele: Melabon, Ullus Kapseln.

5. Tabletten

„Normale" Tabletten (das ist der überwiegend größere Teil): In 1 Eßlöffel Wasser zerfallen lassen, einnehmen, einen Schluck Wasser nachtrinken. Man kann Tabletten auch einfach pulverisieren, indem man sie auf einen Eßlöffel legt und mit Hilfe eines Teelöffels durch festen Druck mit dem Daumen zerdrückt.

Mund-, Hals-Tabletten:
Im Mund zergehen lassen (lutschen). – Lutschtabletten sollte man erst ab 3. Lebensjahr geben!

Beispiele: Siogeno, Panflavin, Dorithricin. Hierzu gehören auch Rennie-Tabl.

Lingual-Tabletten:
Entweder im Mund weich werden lassen oder zerkauen und mit dem Mundspeichel über die ganze Mundschleimhaut verteilen oder unter oder auf der Zunge zergehen lassen.

Beispiele:

Nitroglycerin-Compr.; Farmacyrol, Ergosanol SL (gelangen dann unter teilweiser Umgehung der Leber unzerstört in den Blutkreislauf).
Von den synthetischen Hormonpräparaten werden peroral eingenommen: Progynon-C, Aludrin-Tabletten (nicht zerkauen, möglichst wenig Speichel erzeugen!), Isoket-Tabl., Strophoral-Tabl., Sympatovit Drag. (sublingual, nüchtern!).

Buccal-Tabletten:
Sie sind mit der Zunge über die obere Zahnreihe zwischen Oberkiefer und Oberlippe hinaufzuschieben und sollen an dieser Stelle bis zur völligen Auflösung liegenbleiben.

Beispiel: Stenopressin Tabl.

Besonderheiten:

Unzerkaut sind zu schlucken z. B. Digimerck Tab., Sustac-Retard mite u. forte Tabletten.
Aufzulösen sind z. B. Acidol-Pepsin-Tabletten, Oralpädon-Tabletten.
Sulfonamid-Tabletten nicht auf leeren Magen nehmen. Viel Flüssigkeit (1 Glas Wasser oder 1 Tasse Tee) nachtrinken!

6. Pulver

Dosierung: Bei Schachtelpulvern je 1 Messerspitze oder 1 gestrichenen Teelöffel voll, bei Kapselpulvern 1 Kapsel voll, bei Briefchen je 1 Sachet.
Einnehmen in etwas Wasser verrührt (z. B. Magenpulver wie Gelusil-Lac) oder in einer Oblate: eine Oblate kurz unter die Wasserleitung halten oder in Wasser tauchen, Pulver aufschütten, Oblate zusammenfalten und mit einem Schluck Wasser gleichzeitig – ohne zu zerkauen – hinunterschlucken.

Auflösen in 1 Glas Wasser z. B. Schieffers Stoffwechselsalz, Sal. Carolin. factit.
Bei trockenem Einnehmen (wie z. B. bei Rutanol-Nr. 20-Pulver angegeben „Im Mund zergehen lassen!") wird fast immer – besonders bei spezifisch leichten, feinen Pulvern (z. B. Carbo medicin. pulv.) – durch die Atemluft etwas verstäubt oder es gelangt unbeabsichtigt in die Atmungsorgane.

Anschwemmen in Wasser (z. B. Gelusil-Lac., Acidophilus).

7. Granulat

Trocken einnehmen (z. b. Agiolax, Bionorm, Normacol). Granulate, die erst durch Hinzufügen von Wasser als „Saft" eingenommen werden sollen, sind in Kapitel 3.9.8. behandelt.

8. Würfel

Ganz oder geteilt einnehmen, z. B. Neda-Würfel, Pasta-Palm.

9. Therapeutische Systeme

Der Gebrauch der neuen Arzneiformen sollte den Patienten mit besonderer Sorgfalt erläutert werden. Dazu ist es notwendig, daß die Mitarbeiter vorher ausführlich diese Dinge lernen. Es lohnt sich durchaus, die Gebrauchsanweisungen und Verpackungen eingehend zu studieren, wie die Probleme mit den Rheumamitteln Osmogit und Amuno Gits (Sommer 1983) gezeigt haben.

7.4. Arzneien zum äußeren Gebrauch

1. Augen-Tropfen

Kopf nach hinten neigen, Tropfpipette vor das Auge bringen, mit der freien Hand Unterlid leicht nach unten ziehen und 1–2 Tropfen (nicht mehr!) eintropfen. Auge einige Male öffnen und schließen. Die Abtropföffnung soll nicht berührt werden!

Etwas Watte, Zellstoff oder dgl. bereithalten, damit ausquellende bzw. danebenfallende Tropfen nicht in der Wäsche Flecken verursachen (Targesin-Lösungen).

Spiegel verwenden. Im Sitzen Arm aufstützen, Helfer bei Alten organisieren!

2. Augen-Salbe

Aus der Tube einen ca. 1 cm langen Salbenstrang auf das Augenlid aufbringen.

Kopf nach hinten neigen, mit der freien Hand Unterlid leicht nach unten ziehen und mit stumpfem Ende eines Glasstäbchens eine linsengroße Salbenmenge auf die Innenseite des Augenlides auftragen.

Beachte, daß manche Augen-Salben auch als Nasen-Salben Verwendung finden (z. B. Bepanthen-Augen- und Nasensalbe).

Helfer organisieren, wenn Patient alt ist und zittert!

3. Ohren-Tropfen

Nicht anzuwenden bei durchlöchertem Trommelfell!

Flasche durch Einstellen in warmes Wasser anwärmen: durch Anhalten der Flasche an die Wange feststellen, ob körperwarm – darf weder zu kalt noch zu warm sein! Kopf mit der gesunden Seite seitlich auf Tisch, Bett legen. In das kranke Ohr 5–10 Tropfen eintropfen. Nach etwa 10 Minuten mit etwas Watte Ohr verstopfen, dann kann der Kopf wieder aufgerichtet werden.

4. Nasen-Tropfen

Nase durch Schneuzen möglichst vom Schleim befreien. Bei stark nach hinten gebeugtem Kopf (eventuell liegend) 3–5 Tropfen eintropfen. Sobald der Patient spürt, daß die Tropfen an die hintere Rachenwand gelangen, den Kopf so weit wie möglich nach vorn-unten beugen (eventuell auf Stuhl stützen) und so 1–2 Minuten belassen, damit auch die oberen Nasengänge erreicht werden.

Die Mechanik der Dosiersprayaufsätze ist relativ störanfällig. Es ist daher sinnvoll, dem Kunden den Gebrauch zu demonstrieren und bei dieser Gelegenheit die Funktion des Ventils zu überprüfen.

Vorsicht bei der Verwendung von Nasensprayflaschen bei Säuglingen und Kleinkindern (keine exakte Dosierungsmöglichkeit, Gefahr der Überdosierung!).

Bei Nasensprays genügen 1–2 Sprühstöße. Höhere Dosen werden resorbiert und können u. a. Blutdrucksteigerung hervorrufen. In der Regel soll die Behandlung nicht länger als 2 Wochen durchgeführt werden.

Zu naphthylimidazolinhaltigen Präparaten (z. B. Privin, Tyzine, Rhino-Flexiole) hat die Arzneimittelkommission der Dt. Ärzteschaft*) folgende Empfehlungen gegeben:

*) PharmZtg. **104,** 1399 (1959).

7

I) Nasensprays, die Naphthylimidazolin enthalten, sollten nicht bei Säuglingen und Kindern unter 6 Jahren angewandt werden.

II) Nasentropfen nur in 0,05%iger Lösung (Verdünnung 1 : 2000).

Beachte, daß manche Nasen-Tropfen auch als Augentropfen Verwendung finden (z. B. Targesin-Lösung, Privin).

Nasentropfen in Einzeldosenbehältern (Nasivinetten, Otrivinetten): Die einzelnen Behältnisse werden abgetrennt und unmittelbar vor Gebrauch geöffnet. Bei den Otrivinetten wird der Dosierkanal gefüllt und dann die so abgemessene Menge in die Nase eingespritzt. Vor allem älteren Patienten muß die Gebrauchsanweisung ausführlich erklärt werden. Auf die Kennzeichnung der Einzeldosisbehälter hinweisen und einer Verwechslung mit Einzeldosis-Augentropfen beim Patienten vorbeugen!

5. Zäpfchen

Zäpfchen – kühl aufbewahren – von etwaiger Umhüllung befreien und erst nach dem Stuhlgang einführen, evtl. zuvor kurz in Wasser tauchen. Zäpfchen, die zu weich (geworden) sind, zuvor in kaltem Wasser erhärten.

Bei Selbstanwendung am besten in Rückenlage mit angezogenen und gespreizten Beinen einführen. Bei Kindern und Bettlägerigen kann die Darreichung auch in Bauch-, Seiten- oder Knie-Ellenbogenlage erfolgen.

6. Salben

Dick auftragen (auf Mull), nicht einreiben: Bei Verbrennungen, Wunden, Furunkeln, Thrombose (Brand- und Wundsalben, Ichtholan, Ilon-Abszeß-Salbe, Hirudoid, Thrombophob).

Auftragen, mit warmem Tuch bedecken.
Beispiele: Stas, Liberol, Wick-Vaporub.

Auftragen, kräftig massieren.
Beispiele: Recorsan-, Cor-Vel-, Praecordin-Herzsalbe.

Auftragen, 3–4 Minuten einwirken lassen, einmassieren:
Rheumasalben (Arthrosenex, Bayolin, Dolorgiet, Finalgon, Forapin, Mobilat).

Auftragen und mit der flachen Hand (Fingerinnenseite) in die Haut ein„klatschen". Beispiel: Volonimat-Creme.

Vor dem Einmassieren die Haut feucht bürsten oder heiße, feuchte Umschläge auflegen. Beispiele: Benerva-Salbe, Pernionin-Salbe.

Mit Meßgerät abgemessene Menge Salbe auf eine definierte Fläche auftragen: Nitroglycerin-Salben.

Salbenspray: Creme oder Cremeschaum direkt auf die Haut auftragen und nur leicht verteilen (Delmeson-Spray, Desitin-, Mirfulan-Salbenspray).

7. Einreibemittel

Leicht verteilen und einreiben.
Beispiel: Dolorsan.

Auftragen, einwirken lassen, einreiben.
Beispiel: Dolorgiet.

Wenig auftragen, sofort einreiben (= ohne Wärmegefühl) oder reichlich auftragen, einige Minuten einwirken lassen (= mit Wärmegefühl), erst dann einreiben. Beispiele: Mediment, Rubriment.

Derartige Einreibemittel dürfen im allgemeinen nicht in die Augen oder auf Schleimhäute gelangen und sollen vielfach mit Hilfe beigefügter Verreiber, Fingermassagekappen oder unter Benutzung von Gummihandschuhen aufgebracht werden. Um unerwünschte Hautreizungen zu vermeiden, sind anschließend außerdem die Hände auf das gründlichste mit Seife und Bürste zu reinigen!

8. Percutan-Mittel und Transdermale Therapeutische Systeme

Arzneien, die durch die Haut hindurch resorbiert werden; selten!

Beispiel: Homöopathische Kolloide (in die Ellenbeugen oder die Innenseiten der Oberschenkel verreiben); DMSO-Mittel (z. B. Infiltrina) enthalten eine Kappe, mit deren Hilfe unmittelbar aus der Flasche auf die Haut aufgetragen werden kann. DMSO-haltige Salben wie Dolobene Gel oder Salben, die Nitroglycerin zur systemischen Wirkung bringen sollen, können den Percutan-Mitteln zugeordnet werden.

„Wenn Gute-Nacht-Geschichten nicht mehr helfen."

Gittalun®

Deutschlands erste Trinktablette
bei Einschlafstörungen
und unruhigem Schlaf.

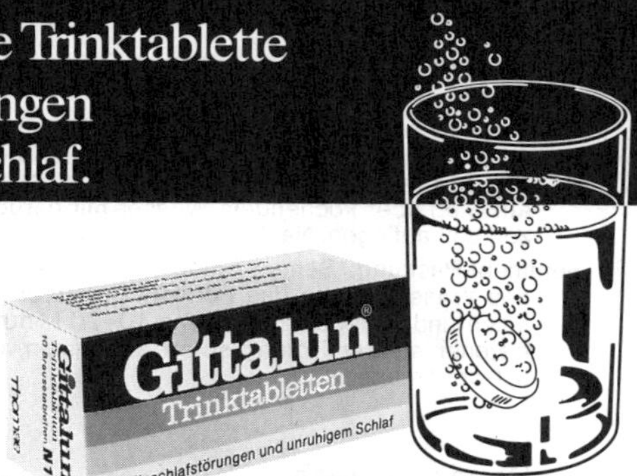

Gittalun®

ist empfehlenswert:

Weil es alle Vorteile eines Monopräparates bietet.
Denn es enthält als Wirksubstanz nur das seit langem bewährte, schlaffördernde Antihistaminikum Doxylaminsuccinat (25 mg).

Weil es rasch und zuverlässig wirkt.
Denn durch das einzigartige galenische Konzept als Trinktablette kann Gittalun vom Körper leichter resorbiert und schneller aufgenommen werden.

Weil es gut verträglich ist.
Denn was sich schon im Wasser auflöst, kann nicht im Magen liegen.

Gittalun® Trinktabletten Thomae Dr. Karl Thomae GmbH, Biberach an der Riss
Zusammensetzung: 1 Brausetablette enthält 25 mg Doxylaminsuccinat. **Anwendungsgebiete:** Behandlungsbedürftige Einschlafstörungen und unruhiger Schlaf. **Gegenanzeigen:** Nicht anwenden während der Schwangerschaft und während der Stillzeit, bei Engwinkelglaukom. **Nebenwirkungen:** In Einzelfällen sind Schwindel, Mundtrockenheit, Magen-Darm-Beschwerden, Nervosität, Reizbarkeit, Desorientierung, Kopfschmerzen, Herzklopfen, Benommenheit sowie Müdigkeit am nächsten Tag möglich.

Darreichungsform und Packungsgrößen: OP mit 10 Brausetabletten (N 1) DM 5,75, OP mit 20 Brausetabletten (N 2) DM 10,10. Klinikpackung. Preisänderung vorbehalten. **Wechselwirkungen mit anderen Mitteln:** Obwohl bisher keine Wechselwirkungen bekannt geworden, diese aber nicht völlig auszuschließen sind, sollte bei Patienten, die unter Dauerbehandlung mit anderen Arzneimitteln (z. B. blutzuckersenkenden oder Herz-Kreislauf-Präparaten) stehen, die Möglichkeit einer Wechselwirkung bedacht werden. Das gilt insbesondere dann, wenn bereits Psychopharmaka oder andere, zentral dämpfend wirkende Arzneimittel eingenommen werden, da die Wirksubstanz von Gittalun Trinktabletten die Wirkung solcher Präparate verstärken kann. Dasselbe gilt für verschreibungspflichtige Schmerzmittel, die häufig zentral dämpfende Wirksubstanzen enthalten. **Hinweis:** Gittalun Trinktabletten können das Reaktionsvermögen soweit verändern, daß die Fähigkeit zur aktiven Teilnahme am Straßenverkehr oder zum Bedienen von Maschinen beeinträchtigt wird. Dies gilt in verstärktem Maße bei gleichzeitigem Alkoholgenuß und bei spät abendlicher Einnahme auch für den nächsten Morgen.

Transdermale Therapeutische Systeme (TTS): Pflaster, die auf geeignete Hautstellen geklebt werden und in kontrollierter Geschwindigkeit und Menge systemisch wirksame Arzneimittel abgeben. Beispiele sind Nitroglycerin-TTS (Deponit und Nitroderm), Scopolamin-TTS (Scopoderm) und Estraderm TTS. Die Hautstelle muß sauber und salbenfrei sein. Die Entnahme aus der Verpackung, die Entfernung der Schutzfolien sowie das Aufbringen der Pflaster auf die Hautstellen muß **jedem Patienten** erläutert werden!

9. Umschläge, Packungen

Werden im allgemeinen mit wasserundurchlässiger Schicht (Gummi, Billroth-Batist, Guttapercha, Kunststoff) abgedeckt. Bei heißen Packungen kommt darüber noch ein angewärmtes wollenes Tuch.

Alkohol-Umschläge dürfen nicht luftdicht abgedeckt werden (anstelle der beabsichtigten, kühlenden Wirkung tritt sonst hyperämisierende, entzündungsfördernde Wirkung ein!).

Umschläge mit Drogen oder Drogen-Auszügen: Drogen je nach Art überbrühen oder abkochen, leicht ausdrücken und in Leinentuch einschlagen oder Kompresse mit dem Absud so durchtränken, daß Kompresse heiß genug ist.

Vor dem Auflegen heißer Umschläge oder Packungen überprüfen, ob sie nicht zu heiß sind (Handrückenprobe!).

Leinsamenmehl-Packung: (Nach Heilmeyer:) 3–4 Eßl. Placenta Sem. Lini in 1–2 Gläsern kaltem Wasser verrühren, 10–15 Minuten unter Umrühren bis zur breiigen Konsistenz kochen, in Leinwandbeutel füllen, nochmals auf Sieb über kochendem Wasser mit darüber gestülptem Deckel erhitzen und auflegen. Nach Abkühlung jeweils wieder über Sieb erhitzen.

Senfmehl-Packung: Semen Sinapis mit heißem Wasser anteigen. (Kochendes Wasser würde das Ferment zerstören!) In dünnen Leinwandbeutel füllen und auflegen. Höchstens 10–20 Minuten liegen lassen. Bei eingetretener starker Rötung sofort abnehmen, da evtl. entstehende Blasen schwer heilen.

10. Darmspülungen

Zur Erzielung einer arzneilichen Wirkung auf Darmschleimhaut bzw. auf im Darm befindliche Parasiten (Würmer): Meistens ½ l körperwarme Flüssigkeit mittels Irrigator einführen.

11. Rectiolen

Kanüle (evtl. eingefettet) bis zum Schutzkragen in den After einführen. Sodann Füllkörper umfassen und durch Zusammendrücken entleeren. Leere Rectiole wegwerfen.

12. Gurgel-Mittel

Ältere Mittel zum Gurgeln werden im allgemeinen verdünnt angewandt. Die neueren Präparate sind meist gebrauchsfertig und werden unverdünnt verwendet!

13. Okklusiv-Verbände auf Nägeln

Bei der keratolytischen Behandlung der Finger- und Zehennägel sowie beim Gebrauch von externen Antimykotika auf Nägeln und stark verhornten Hautstellen ist ein Okklusiv-Verband angezeigt. Dem Patienten ist zu zeigen, wie eine Abdeckfolie zugeschnitten werden kann und wie mit Folie und Pflaster eine wirksame Okklusion erzielt wird. Die Motivation zur Mitarbeit sollte durch den Hinweis auf die besseren Heilungsaussichten sowie auf die unter Umständen verkürzte Behandlungszeit geweckt werden. Bei der Behandlung von Mykosen der Nägel sollte auch auf die notwendige, regelmäßige und vollständige Abtragung kranker Hornpartien mit einer kräftigen Feile hingewiesen werden.

14. Pflegeschaum

Spraydose kräftig schütteln und Schaum mit Finger oder Spatel auftragen. Dann mit Zellstoff oder Watte/Watteträger von der Haut abnehmen: Sanitas-Pflegeschaum für Kolostomie.

15. Präparierte Mullkompressen

Die Entnahme der einzeln verpackten, sterilen Mullkompressen (Oleo-Tüll, Sofra-Tüll, Adaptic) – am besten mit einer Pinzette – soll erst unmittelbar vor Auflage auf die Wunde erfolgen. Die Kompressen nicht zuschneiden, sondern – wenn notwendig – auf kleineres Maß falten. Wenn mehrere Kompressen nebeneinander gebraucht werden, die Ränder überlappen lassen.

7.5. Wurmkuren

1. Oxyuren

Madenwürmer. Bewährt ist Molevac. In erster Linie wirksam gegen Madenwürmer; einmal 5 mg/kg. Molevac färbt Stuhl hellrot.

Bei Befall mit Madenwürmern (Oxyuris vermicularis) ist – besonders bei Kindern – peinlichste Sauberkeit erforderlich; kurze Fingernägel, Hände sorgfältig mit der Bürste säubern, nach jedem Stuhlgang sorgfältige Waschung der Aftergegend und der Hände, Aftergegend äußerlich mit Ungt. Hydrargyr. praecipitat. oder spezieller Wurmsalbe einstreichen. Geschlossenes Höschen nach jedem Stuhlgang wechseln und auskochen. Familienmitglieder (Geschwister) evtl. mitbehandeln.

2. Ascariden

Spulwürmer. Bewährt sind Piperazin-Präparate. Dosierungsvorschriften genau einhalten! Bei Überdosierung Übelkeit und Störung des Zentralnervensystems. Handelspräparate: Stavermol, Tasnon, Vermicompren.

Gegen Oxyuren und Ascariden wirken: Vermizym; Minzolum (50 mg/kg über 1–4 Tage); Helmex (einmalige Gabe von 10 mg/kg). Rezeptpflichtig!

3. Cestoden

Bandwürmer. Bewährtes Präparat: Yomesan: einmalige Dosis 4 Tabl. (2,0 g) nach dem Frühstück. 2 Std. nach der Tabletteneinnahme können salinische Abführmittel (z. B. Glaubersalz, Bittersalz) gegeben werden. Neues Präparat: Cestol.

Bei verschiedenen Wurmmitteln muß anschließend und rechtzeitig ein Abführmittel gegeben werden (bei Oleum Chenopodii besonders wichtig!). Immer vergewissern, ob nicht versehentlich die Verordnung eines Abführmittels vergessen wurde!

Eine Wiederholung der Wurmkur ist durchweg anzuraten, doch darf sie nicht nach zu kurzer Zeit erfolgen!

Die in neuerer Zeit wieder in Mode gekommenen Wurmkuren mit Heilkräutern sind im Vergleich zu den oben genannten Arzneistoffen deutlich weniger wirksam und vor allem nicht exakt dosierbar und deshalb erheblich gefährlicher! Die wichtigsten alten Pflanzenwirkstoffe und Pflanzen unterliegen deshalb der Verschreibungspflicht!

7.6. Spezielle Anwendungsrichtlinien für einige Handverkaufs-Artikel

Angaben über weitere, hier nicht verzeichnete Mittel sind dem Kapitel „Rezeptur-Arzneimittel“ zu entnehmen (Kapitel 1.4.).

7.6.1. Arzneien zum inneren Gebrauch

Arzneimittel	Anwendung	Konzentration
Karlsbader Salz Sal Carolinum factitium	Abführmittel	1–2 Teel. auf 1 Glas Wasser
Rizinusöl Oleum Ricini	Abführmittel	1–2 Eßl. voll
Bittersalz Magnesii Sulfas Glaubersalz Natrii Sulfas Decahydricus	Abführmittel	10–20 g (etwa 1–2 gestrichene Eßl. voll) in ¼–½ Liter Wasser aufgelöst trinken
Schwefel, Sulfur depuratum (nicht Sulfur praecipitatum)	Abführmittel	1,0–4,0 g abends
„Brustpulver" Pulvis Liquiritae compositus	Abführmittel (Kein Hustenmittel)	mehrmals täglich messerspitzenweise in Wasser
Kinderpulver Pulvis Magnesiae cum Rheo	Mildes Abführmittel für Kinder	mehrmals täglich messerspitzenweise in Wasser
Anistropfen Liquor Ammonii anisatus	Hustenmittel	mehrmals täglich 20–30 Tropfen in Flüssigkeit[1]) (Kinder 2–5 Tropfen)
Hoffmannstropfen Spiritus aethereus	Bei Unwohlsein, Ohnmachtsanfällen	10–40 Tropfen auf Zucker
Salzsäure, verdünnte Acid. hydrochloricum dilutum	Bei Säuremangel	tropfenweise (15–25) in (mindestens) ½ Glas Wasser vor und zu den Mahlzeiten schluckweise
Natron Natrii Hydrogenocarbonas	Gegen Sodbrennen	1 Messerspitze in ½ Glas Wasser gelöst mindestens 30 Min. vor dem Essen
Gebrannte Magnesia Magnesii Oxidum Leve Magnesiumoxid	Gegen Sodbrennen	mehrmals täglich messerspitzenweise
Kohle, medizinische[2]) Carbo medicinalis	Gegen Durchfall bei Vergiftungen	10,0–20,0 g in Wasser aufgeschlemmt
Weißer Ton Bolus alba		30,0 g (2 Eßl.) in Wasser aufgeschlemmt
Choleratropfen Tinctura anticholerica[3])	Gegen Durchfall	mehrmals täglich 10–30 Tropfen in schwarzem Tee oder Wasser
Baldriantropfen Tinctura Valerianae	Beruhigungsmittel leichtes Schlafmittel	mehrmals täglich 10–30 Tropfen in Wasser oder auf Zucker

[1]) Durch unverdünntes Einnehmen ist Verätzung der Mundschleimhaut möglich!

[2]) Gleichzeitig ist die Gabe eines Abführmittels (z. B. Magnes. sulfuric) erforderlich, um die evtl. mit Giftstoffen beladene Kohle möglichst schnell herauszubefördern. Nicht unmittelbar vor oder nach dem Essen geben! Nicht gleichzeitig mit Gerbsäurepräparaten (z. B. Tannalbin)!

[3]) Im Handverkauf natürlich ohne Opium oder sonstige verschreibungspflichtige Bestandteile!

7.6.2. Arzneien zum äußeren Gebrauch

Arzneimittel	Anwendung	Konzentration
Borwasser Acid. boricum solutum	Zum Augenbaden, Gurgeln, zu Umschlägen[1])	unverdünnt
Myrrhentinktur Tct. Myrrhae	Zur Pinselung der Mundschleimhaut	unverdünnt
	Zur Mundspülung	10 Tropfen auf 1 Glas Wasser
Borax Natr. tetraborat	Bei Erkrankungen der Mundschleimhaut	als Mundwasser 1 gehäufter Teel. auf 1 Glas Wasser
Rosenhonig mit Borax Mel rosatum cum Borace (ErgB.6.)		zum Aufpinseln, Auftupfen unverdünnt
Wasserstoffperoxid 3%ig Hydrogenium peroxydatum solutum	Zum Auswaschen eitriger und verschmutzter Wunden[2])	unverdünnt
	Als Ohrentropfen	mit der gleichen Menge Spiritus oder Wasser verdünnt
	Zum Gurgeln	1 Eßl. auf 1 Glas lauwarmes Wasser
„Essigsaure Tonerde" Liquor Aluminii acetico-tartarici	Zum Gurgeln, für Verbände, Umschläge, Spülungen	2 Teel. auf 1 Glas oder 1 Eßl. auf ¼ Liter Wasser
Arnikatinktur Tct. Arnicae	Zu Umschlägen nach Prellungen, Quetschungen[3])	mit 1–3 Teilen Wasser verdünnt oder mit 1 Teil essigsaurer Tonerde und 1–2 Teilen Wasser verdünnt
Kaliumpermanganat Kalium permanganicum	Zum Gurgeln; zu Waschungen, Bädern	Einige Kristalle in lauwarmem Wasser auflösen, bis weinrote (bei Vollbädern rosarote) Färbung (nicht mehr!)
Glyzerin Glycerinum	Gegen spröde Hände	In die feuchte Haut einreiben

[1]) Nicht zur Wundbehandlung (toxisch!). Darf seit Mitte 1983 als „borsäurehaltige Zubereitung" nicht mehr im Sinne eines Arzneimittels abgegeben werden.
[2]) Nicht zu verwenden bei tiefen Wunden!
[3]) Nicht längere Zeit verwenden! Keine undurchlässigen Verbände benutzen! Innerlich nicht ohne ärztliche Anordnung einnehmen!

7.7. Krankenpflegeartikel

Jeder Patient erwartet vom Apotheker und seinen Mitarbeitern vollständige und umfassende Kenntnisse der Krankenpflegeartikel und setzt voraus, die Anwendungsweise der Krankenpflegeartikel erläutert zu bekommen!

Da eine ausführliche Behandlung in diesem Rahmen nicht möglich ist, soll hier wenigstens das angedeutet werden, was bereits ein „Anfänger" baldigst beherrschen sollte:

Anlegen von Fingerling, Gelenkriemen, Armtragegurt, Dreiecktuch („Mitella"), Augenklappe, Ohrenbinde, Suspensorium, Kreuzgelenkbandage, Verbandklammern u. a. m. (Zellstoff-Mullkompresse mit der Zellstoff-Seite nach außen!), Stülpa-Verbände.

Anwendungsweise von Augenbadewanne, Nasenspüler, Milchpumpe, Tascheninhalator (Füllhöhe!) u. a. m.

Füllen und Aufbewahren von Gummiwärmebeuteln („Thermophor") und Eisbeuteln u. a. m.

Sterilisation einer Insulin-Record-Spritze mit einfachsten Mitteln (vorher auseinandernehmen) und Ablesen der Insulin-Einheiten an einer einfachen Spritze ohne Insulin-Einteilung.

Anwendung des Helinos-Injektionsgerätes („Schwedenspritze"). Waschen und Pflege von Binden, Leibwärmern, Gummiwaren, Gebrauch von Thermometern, Blutdruckmeßgeräten, Diagnostika, Irrigator, Zahnseide, Munddusche.

Gründliche Kenntnisse über die Versorgung von Inkontinenten, Dekubituskranken und Patienten mit Kolostomie/Uristomie müssen aus Kursen (spezielle Krankenpflegekurse), Literatur oder aus Unterlagen der Hersteller erworben werden.

Ebenso unentbehrlich ist die genaue Kenntnis der verschiedenen Arten von Kathetern, deren Anwendungsweise sowie der zusätzlichen Hilfsmittel wie Katheterstöpsel, Urinauffangbeutel, Urinale, Kondomurinale und Kathetersets. Kenntnisse über das Angebot vermitteln neben den Herstellern die Lehrbücher für Krankenpflege und Intensivpflege.

Ausmessen von Gummistrümpfen.

Bedienung von Blutzucker-Bestimmungsgeräten (z. B. Reflolux, Glucometer).

7.8. Anwendungen im Haushalt

Mittel	Anwendung	Konzentration
Wasserstoffperoxid (3%ig) Hydrogenium peroxydatum solutum	Haarbleichung	Unverdünnt[1] Häufig bis 9% gebraucht
Natriumbenzoat Natrium benzoicum	Konservierung von Obstsäften, gekochtem Obst sowie Gurken	Bis 1,5 g auf 1 kg Saft oder Obst bzw. bis 2 g auf 1 kg Gurken. Auch zum Aufstreuen auf fertige Konfitüren (0,1 g auf 1 Quadratdezimeter)
Benzoesäure Acid. benzoicum		1,0 g auf 1 kg Saft
Wein(stein)säure Acid. tartaricum	Entkalkung von Kochendwassergeräten und dgl.	1–2 Teel. auf 5 l Wasser
	Bereitung von Obstsäften	30 g in ¾ Liter Wasser für 1 kg Saft (z. B. von Himbeeren) + 1¼ kg Zucker
Zitronensäure Acid. citricum		
Hirschhornsalz Ammonium carbonicum	Backtriebmittel für Lebkuchen	Etwa 2,5 g auf 1 Pfd. Mehl
Pottasche Kalium carbonicum		Etwa 5–15 g auf 1 Pfd. Mehl

[1]) Haar vorher entfetten, dann mit Wasserstoffperoxid einfeuchten, mehr oder weniger lang einwirken lassen, gut ausspülen.

7.9. Zubereitung und Anwendung von Heilkräutern

Eine umfangreiche Nachschlagemöglichkeit über das gesamte Gebiet der Drogenkunde bietet das von Schmidt-Wetter verfaßte „Taschenbuch der Pharmakognosie“ (Scherpe Verlag, Krefeld [1972]) – Angaben über Indikationsgebiete verschiedener Drogen finden sich auch im Kapitel Rezeptur-Arzneimittel (1.4.).

Eine kritische, an der klinischen Praxis orientierte Darstellung der Phytotherapie gibt das Buch von E. Weiss, „Phytotherapie“ (Hippokrates-Verlag, Stuttgart [1982]).

7.9.1. Zubereitungsweise

1. Erforderliche Drogenmenge

Auf eine Tasse Wasser (= etwa 150 ml) rechnet man 4 g Blätter und Blüten oder 8 g holzige Drogen. Diese Menge entspricht etwa 1 Eßl. Teegemisch oder der Menge, die man mit Daumen, Zeige- und Mittelfinger aufnehmen kann. – Für 1 Liter Wasser muß man diese Menge etwa 6mal nehmen.

Für äußerliche Zwecke nimmt man allgemein die doppelte Drogenmenge.

Beachte: Durch falsch bemessene Drogenmenge wird unter Umständen eine gar nicht beabsichtigte Wirkung erzielt! (1–3 g Rhiz. Rhei wirken abführend, 1/10 dieser Menge dagegen stopfend! – Schleimdrogen wirken in großen Mengen abführend, in kleinen Mengen dagegen stopfend!) – Genauere Mengenangaben sind dem Kapitel Rezeptur-Arzneimittel zu entnehmen (1.4.).

2. Zubereitung von Blättern, Blüten, Samen

In ein zuvor mit siedendem Wasser ausgespültes Gefäß – Porzellan, Glas, Steingut, Emaille – nicht aber: Aluminium, Zink – gibt man die erforderliche Drogenmenge, übergießt mit der entsprechenden Menge kochenden Wassers, läßt 5–10 Minuten (nicht länger!) an einem heißen Ort (bei kleiner Flamme) bedeckt ziehen und seiht durch ein Tuch (Mull) ab.

Ausnahmen:

Bärentraubenblätter werden wie „holzige“ Pflanzenteile behandelt.
Sennesblätter setzt man kalt an und läßt etwa 10 Std. ziehen.

3. Zubereitung von „holzigen“ Pflanzenteilen

Wurzeln, Wurzelstöcke, Rinden, Hölzer:

Man setzt die erforderliche Drogenmenge mit kaltem Wasser an und erhitzt langsam bis zum Sieden. Unter wiederholtem Umrühren beläßt man noch 1/4–1/2 Std. auf kleinem Feuer und seiht dann ab.

Ausnahme:

Baldrianwurzel läßt man in der Regel 10 Std. in kaltem Wasser ausziehen.

7

4. Zubereitung eines Tees aus verschiedenen Pflanzenteilen

Holzige Pflanzenteile nach 3. behandeln, abseihen, zum Sieden erhitzen, die übrigen Drogen hineingeben und nach 2. verfahren.

Bereits fertig gemischte Tees werden im allgemeinen nach 2. behandelt, doch läßt man dann länger ziehen. Ist eine Anweisung auf der Packung aufgedruckt, richte man sich danach.

5. Ausnahmen bei der Zubereitungsweise

a) Schleimgebende Drogen sind 1/2–1 Std. in kaltem Wasser auszuziehen:

Eibischwurzel	Quittensamen, unzerkleinert
Flohsamen	Leinsamen

b) Ätherisches Öl enthaltende Drogen dürfen nur überbrüht werden:

Anis, zerstoßen	Kamillen
Arnikablüten	Kümmel, frisch zerstoßen
Fenchel, frisch zerstoßen	Pfefferminzblätter
Hauhechelwurzel	Wermut u. a.

7.9.2. Anwendungsweise

1. Innerlich

Im allgemeinen wird 3mal täglich eine Tasse oder aber werden über den ganzen Tag verteilt schluckweise mehrere Tassen voll getrunken, und zwar warm – gesüßt oder ungesüßt. Stets ungesüßt bei Magen- und Darmbeschwerden.

Besonderheiten:

Tees gegen Erkältungskrankheiten: Heiß, gesüßt mit Honig, Kandiszucker trinken.

Tees zum Schwitzen, Holunder-, Lindenblütentee: Im Bett möglichst heiß und mindestens 1 Tasse voll in kurzer Zeit trinken.

Tees bei krampfartigen Zuständen (Magen!) und zur Erwärmung: Warm trinken.

Baldriantee abends; Bittertees vor dem Essen trinken (vgl. hierzu die Einnehmerichtlinien Kapitel 7.3.1.).

Blasen- und Nierentee: bis zu 6 Tassen täglich trinken!

2. Äußerlich

Auszüge finden Verwendung zu Umschlägen und Packungen, als Zusatz zu Bädern, zu Klistieren, zum Gurgeln, zu Waschungen.

Umschläge mit Drogen oder Drogen-Auszügen:
Drogen je nach Art überbrühen oder abkochen, leicht ausdrücken und in Leinentuch einschlagen oder Kompressen mit dem Absud so durchtränken, daß Kompresse heiß genug ist. Packungen mit Leinsamenmehl und Senfmehl sind in Kapitel 7.4.9. erläutert.

7.10. Erste Hilfe

7.10.1. Vergiftungen

Allgemeine Maßnahmen

Bei den ersten Anzeichen einer Vergiftung, wie Kopfschmerzen, Übelkeit, Leibschmerzen, Darmkoliken, Durchfall, Erbrechen, Magenschmerzen, Schwächegefühl, Krämpfen, Lähmungen, Sehstörungen, Schweißausbrüchen, Schwindel und dergleichen, muß sofort ein Arzt gerufen werden, denn bei keiner anderen Erkrankung ist der Zeitfaktor so wichtig wie bei der Behandlung einer Vergiftung.

1. Ruhe bewahren! Schnell, aber mit Überlegung handeln!
2. Reichlich trinken lassen (keine Milch).
3. Arzt oder nächste Beratungsstelle anrufen. Folgendes angeben: Wer hat sich womit, wo, wann, mit welcher Menge vergiftet. Symptome schildern (Bewußtsein, Atmung, Puls, Durchfall, Krämpfe und andere Erscheinungen).
4. Patienten sicher lagern und psychisch betreuen.

Für den Arzt sind möglichst alle Gegenstände, die auf Art und Menge des Giftes hinweisen (Verpackung oder Behältnisse des Giftes, Gebrauchsanweisung, Giftreste, Erbrochenes, auch Stuhl und Urin, Magenspülflüssigkeit) bereitzustellen bzw. in die Klinik mitzusenden.

Die aktuellen Adressen und **Telefonnummern** der Giftnotrufzentralen sind in der **Roten Liste** und in den neuesten Apotheker-Jahrbüchern verfügbar.

Verzeichnis der Giftnotrufzentralen (Stand: November 1987)

Berlin	0 30	30 35-4 66/22 15-4 36
Bonn	02 28	26 062 11
Braunschweig	05 31	6 22 90
Bremen	04 21	4 97 52 68
Freiburg	07 61	2 70 43 00
Göttingen	05 51	39 62 10/39 62 39
Hamburg	0 40	6 38 53 45/6 38 53 46
Homburg	0 68 41	16 22 57/16 28 46
Kiel	04 31	5 97 42 68
Koblenz	02 61	49 96 48
Ludwigshafen	06 21	50 34 31
Mainz	0 61 31	23 24 66
München	0 89	41 40 22 11
Münster	02 51	83 62 45
Nürnberg	09 11	3 98 24 51/39 81
Papenburg	0 49 61	8 31/8 33 01
Wien	0 04 32 22	43 68 98/43 43 43/48 00 22 22
Basel:		
Schlangengifte	00 41 61	23 38 96/22 06 75
Zürich	0 04 11	2 51 51 51

Die Behandlung einer Vergiftung verfolgt im allgemeinen drei Ziele:

1. Sofortige Entfernung des noch nicht resorbierten Giftes aus dem Körper bzw. Entfernung des Vergifteten aus dem Wirkungsbereich des Giftes,
2. rasche Gabe eines spezifischen Gegengiftes und
3. Behandlung der Symptome.

Die **Rote Liste** gibt im hinteren Anhang ab Seite 125, gekennzeichnet durch die **rote Leiste**, Angaben zur gezielten Erstbehandlung akuter Vergiftungen.

Bei **oraler Gifteinnahme**, wenn sich das Gift noch nicht lange im Magen befindet:
Reichlich Tee oder Fruchtsaft-Kochsalzlösung trinken lassen!

Nicht brechen dürfen wegen der Gefahr der Erstickung durch Einfließen von Flüssigkeit in die Lunge Bewußtloser und Patienten, die Säuren, Laugen, organische Lösungsmittel oder waschaktive Substanzen (Schaumbildner) verschluckt haben. Auch Schwangere und Personen, die zu Krämpfen neigen, dürfen von Laien nicht zum Erbrechen gebracht werden. Bewußtlose bringe man deshalb in stabile Seitenlage und achte bis zum Eintreffen des Arztes auf die Freihaltung der Atemwege.

Magenentleerung: Kind quer mit dem Bauch nach unten über die Knie legen, Kopf und Gesicht nach unten. Finger – oder Löffelstiel weit in den Rachen stecken, bis Erbrechen eintritt. Finger sichern!

Physikalische Adsorption: Nach der primären Giftentfernung 10 g Aktivkohle (Carbo medicinalis pulv.) oder 20–40 Kohle-Compretten in Wasser aufgeschlemmt geben. Bei Alkohol, Säuren und Laugen ist Kohle zur Adsorption nicht wirksam.

Bei fettlöslichen Stoffen, organischen Lösungsmitteln wie Petroleum, Benzin, Trichloraethylen, Fleckenwässern etc. ist durch Gabe von Paraffinum subliquidum eine Resorptionsverminderung zu erwarten (3–5 ml/kg per os). Gleichzeitig sollte man jeweils ein salinisches Abführmittel: Magnesium- oder Natriumsulfat (Bitter- oder Glaubersalz) geben.

Säure- und Laugenverätzungen: Reichlich Flüssigkeit, lauwarmes Wasser, trinken lassen. Wenn vorhanden, kann man auch Milch (+ 3 Eiklar verquirlt) bis ½ l trinken lassen. Keine kohlensäurehaltigen Getränke! Kein Erbrechen auslösen!

Giftaufnahme durch die Haut oder Verätzungen: Bei Pflanzenschutzmitteln (E 605), Fleckenwasser (Tetrachlorkohlenstoff) besteht Lebensgefahr.

Bekleidung entfernen, benetzte Hautstellen mit reichlich Wasser (Brause im Bad) abspülen und mit Seife waschen.

Gasvergiftungen: z. B. Leuchtgas, Kohlenmonoxid, Auspuffgas, Rauchvergiftung.

An die frische Luft bringen! Evtl. Mund-zu-Mund-Beatmung, bis Feuerwehr oder Arzt eintrifft. Oberbekleidung entfernen. Patient in warme Decken hüllen. Elektroanschlüsse nicht benutzen (Explosionsgefahr!) Gefahr für den Helfer einschätzen! Keinen Alkohol, keinen Kaffee geben!

Augenverätzungen: Unter Offenhalten der Lider (Hilfsperson) ca. 10 Min. unter fließendes Wasser (evtl. durch Ausdrücken eines sauberen, wassergetränkten Tuches) auswaschen, danach sofort Augenarzt konsultieren.

Schlangenbiß: Oberhalb vom Biß (herzwärts) mit einem Gürtel abbinden, den Arm oder das Bein in kaltes Wasser tauchen, Schlangenserum vom Arzt spritzen lassen.

Krankenhaus

Bei stärkeren Vergiftungen, oder wenn die Vergiftungserscheinungen nicht alsbald abklingen, muß der Patient so schnell wie möglich in ein Krankenhaus gebracht werden. Die Einweisung soll möglichst von einem Arzt angeordnet werden, damit nicht wichtige therapeutische Maßnahmen versäumt werden. Bei Vergiftungen ist richtige Erste Hilfe wichtiger als schneller Transport des Vergifteten in ein Krankenhaus. Das gilt besonders bei Verätzungen des Auges! Der Transport des Patienten zum nächsten Arzt ohne eine vorherige ausreichende Spülung des benetzten Auges kann, wie bereits erwähnt, den Verlust der Sehkraft bedeuten.

Eine fernmündliche Anmeldung des Vergifteten beim Krankenhaus bzw. beim Augenarzt ist unerläßlich. **Auf keinen Fall darf der Vergiftete sich selbst überlassen werden.**

7.10.2. Verbrennungen und Verätzungen

1. Kleinere Verbrennungen

a) 10–15 Minuten unter kaltes Wasser halten.
b) Brandgel „Medice", Vulnostad-, Aristamid-Gel oder dgl.
c) Keimfreien Verband anlegen (Verbandpäckchen).

2. Ausgedehnte Verbrennungen

a) Vorsichtige Entfernung von Kleidern und Schmutz.
b) Keine Salben oder Öle! – Blasen nicht öffnen!
c) Sofortige Überführung ins Krankenhaus bzw. ärztliche Hilfe!
d) Hautoberfläche vor Auskühlung schützen. – Mit Metalline-Folie oder Brandwundenverbandtuch abdecken. – Verabreichung von starkem Bohnenkaffee, kein Alkohol!

3. Verätzungen

Mit viel Wasser lange spülen!
Über Verätzungen s. auch Kapitel 3.6.

Alle Verletzungen am Auge gehören zum Facharzt.

4. Berufsverletzungen

Nach Erster Hilfe sollte der D-Arzt der Berufsgenossenschaften aufgesucht werden.

7.11. Entfernen von Arzneiflecken

Allgemeine Maßnahmen

Zuerst a) bei Wäsche: an einer unauffälligen Stelle eine Probereinigung vornehmen!
b) auf der Haut: mit Bimsstein oder Abrador versuchen!

Nach der Reinigung: Reinigungsmittel gut auswaschen!

Spezielle Maßnahmen

Albargin: Siehe Silber.

Alkali: Vorsichtige Behandlung mit verdünnter Essigsäure (Speiseessig), gut nachwaschen, evtl. mit Lackmus prüfen, ob alkalifrei.

Argentum nitricum: Siehe Silber.

Blut: Frisch: Waschen mit kaltem Wasser und Seife. Alt: Befeuchten mit 3% Wasserstoffperoxidlösung, kurz einwirken lassen, mit Wasser gut auswaschen. Letzter Versuch: 20%ige warme Kleesalzlösung, auswaschen mit heißem Wasser.

Brom: Spritzer so schnell wie möglich mit weingeistiger Ammoniaklösung (= Liquor Ammonii caustici spirituosus) behandeln, mit Wasser nachwaschen.

Chrysarobin: Mit Benzol, Chloroform oder Spirit. absol. – evtl. erwärmt (Vorsicht!) – behandeln.

Cignolin: Siehe Chrysarobin.

Eisensalze, Rost: Kleesalz-, Zitronensäurelösung 10%ig mit Zusatz von 5% Glycerin, längeres Aufpressen von Zitronenscheiben. Einweichen in verdünnter Salzsäure, nachbehandeln mit Sodalösung. Bei Weißwäsche Heitmann Entfärber. Stets mit Wasser gut nachwaschen!

Esbachs Reagens: Siehe Pikrinsäure.

Fett: Mit Benzin (Vorsicht!), Tetrachlorkohlenstoff behandeln. Als Unterlage Filtrierpapier, Leinenlappen. Evtl. mit Filtrierpapier ausbügeln. Anschließend mit warmem Seifenwasser behandeln.

Gentianaviolett: Siehe Teerfarbstoffe.

Höllenstein: Siehe Silber.

Ichthyol: Warmes Seifenwasser.

Jod: Aus Haut und Wäsche mit 10%iger Ammoniakflüssigkeit oder Natriumthiosulfatlösung.

Kaliumpermanganat: Haut: 5–10%ige Salzsäure. Sonst: 5%iges Schwefelammon oder Zitronensäure, gut nachwaschen.

Lanolin: Äther, Aceton, Benzin als Lösungsmittel – Spiritus ist ungeeignet.

Lebertran: Siehe Fett.

Öl: Siehe Fett.

Perubalsam: Längere Einwirkung von Chloroform, dann nacheinander Spiritus, Seifenspiritus, Seifenwasser (sehr hartnäckig!).

Pikrinsäure: 1 Minute 20%ige Lösung von Kalium sulfuratum einwirken lassen, mit Wasser und Seife gut auswaschen. Frisch: Brei von Magnesiumkarbonat und Wasser länger einwirken lassen, mit dem Finger auf dem Fleck gut verreiben, mit Seifenwasser auswaschen.

Protargol: Siehe Silber.

Pyrogallol: Alte Flecken lassen sich nicht mehr entfernen. Teilweise Erfolge durch 5–10%ige Ferrosulfatlösung; so lange unter Erwärmen einwirken lassen, bis die Flecken tief schwarzblau geworden sind. Mit Wasser auswaschen, mit Kleesalzlösung (10%ig) behandeln, mit Wasser gut nachwaschen.

Resorzin: 10%ige Zitronensäurelösung.

Rhabarber: Aus hellen Stoffen: Heißes Benzol (Vorsicht!).
Von Händen: Essig und Bimssteinseife.

Rivanol:

a) Baumwolle, Leinen: Herstellen einer Lösung (nicht in Metallgefäß!) von 1 g Kaliumpermanganat, ½ l 6%igem Essig und ½ l Wasser. Wäsche darin 3–4 Std. unter zeitweiligem Umrühren belassen, gut in Wasser spülen, einige Zeit in Natriumbisulfitlösung (40 g auf je 1 l Wasser) legen. Dann in Essig-Wasser-Mischung (1 : 1) legen und gut mit Wasser nachspülen.

b) Wolle, Kunstwolle, Halbwolle: In Nichtmetallgefäß heißes Wasser + halb soviel 6%igen Essig, dahinein die Wäsche und unter zeitweiligem Umrühren ½ Std. darin belassen. Gründlich mit warmem Wasser nachspülen. Stark gebräunte Flecken: Wäsche nachträglich in warmes Wasser legen, dem je Liter ½ l 6%iger Essig und 1 Eßlöffel voll Wasserstoffperoxid (3%ig) zugesetzt sind.

Rizinusöl: Siehe Fett. Benzin ist jedoch ungeeignet.

Rost: Siehe Eisen.

Säuren: Stoffe mit Salmiakgeist, Soda- oder Natriumhydrogencarbonatlösung (10%ig) behandeln, gut nachwaschen.

Salben: Siehe Fett. Nach Entfernung der Fettbestandteile müssen die übrigen Arzneibestandteile (siehe dort) entfernt werden.

Silber: Frische Albargin- oder Protargolflecken: Seifenwasser. Ältere und Höllensteinflecken: Behandlung mit 10%iger Jodkalilösung. Nachbehandlung mit 10%iger Natriumthiosulfatlösung. Höllensteinflecken von der Haut: mit „Sublimatfleckenwasser": Hydrarg. bichlor., Ammon chlor. aa 10, Aqua dest. 80.

Targesin: Behandeln mit 20%iger Natriumthiosulfatlösung.

Teer, Teerpräparate: Harte Flecken: Erweichen mit warmem Öl, dann mit Benzol, Xylol, Chloroform, Tetrachlorkohlenstoff usw. auflösen (auf saugfähiger Unterlage: Filtrierpapier usw.), mit Seifenspiritus, dann mit Seifenwasser nachwaschen. Auf Haut: Butter.

Teerfarbstoffe (Gentianaviolett, Methylenblau u. a.):
Ausreiben mit starkem Seifenspiritus, sonst mit Eau de Javelle oder verdünnter Salzsäure auswaschen, gut mit Wasser ausspülen. Bei großer Hartnäckigkeit der Flecken: mehrstündige Einwirkung von 0,1%iger Kaliumpermanganatlösung. Nachspülen mit Wasser oder mit 10%iger Oxalsäurelösung.

Tumenol-Ammonium: Mit Seifenwasser auswaschen.

7.12. Gewicht und Größe der Kinder und Jugendlichen

Das Körpergewicht gesunder Menschen einer bestimmten Population schwankt in einem breiten Bereich. Wer deshalb detaillierte Angaben zu Fragen des Körpergewichtes benötigt, kommt ohne die präziseren Daten, wie sie z. B. die Documenta Geigy geben, nicht aus. Dort werden für die Geschlechter und Altersstufen innerhalb einer definierten Population Quantile der Körpergewichtsklassen gegeben. Dort finden sich auch Tabellen über den Zusammenhang zwischen Körpergröße und Körpergewicht. Von besonderem Interesse ist die Zusammenstellung der detaillierten Daten für das gesamte Wachstumsalter. Die im folgenden abgedruckte Tabelle gibt mittlere Werte und kann als einfachste Darstellung der Zusammenhänge mit allen notwendigen Einschränkungen gebraucht werden.

(Nach Lust, Pfaundler, „Krankheiten des Kindesalters")

Knaben			Mädchen	
Alter	Gewicht kg	Größe cm	Gewicht kg	Alter
		49	3,2	Geburt
Geburt	3,4	50		
		51	3,3	
	3,5	52	3,4	1 Mon.
1 Mon.	3,6	53	3,6	1½ „
	3,8	54	3,8	
1½ „	4,0	55	4,0	
	4,2	56	4,2	2 „
2 Mon.	4,4	57	4,4	
	4,6	58	4,6	
	4,8	59	4,8	3 Mon.
3 „	5,1	60	5,1	
	5,4	61	5,3	
	5,7	62	5,6	4 „
4 „	6,0	63	5,8	
	6,3	64	6,0	
	6,5	65	6,3	5 „
5 „	6,7	66	6,5	
	7,0	67	6,8	6 „
6 „	7,3	68	7,0	
	7,5	69	7,2	7 „
7 „	7,8	70	7,6	8 „
8 „	8,2	71	8,0	9 „
9 „	8,6	72	8,4	10 „
10 „	9,0	73	8,8	11 „
11 „	9,4	74	9,2	1 Jahr
1 Jahr	9,8	75	9,5	1 Jahr 1 Mon.
1 Jahr 1 Mon.	10,1	76	9,8	1 „ 2 „
1 „ 2 „	10,3	77	10,0	1 „ 3 „
1 „ 3 „	10,5	78	10,2	1 „ 4 „
1 „ 4 „	10,7	79	10,4	1 „ 5 „
1 „ 5 „	10,9	80	10,6	1 „ 6 „
1 „ 6 „	11,1	81	10,8	1 „ 7 „
1 „ 7 „	11,3	82	11,0	1 „ 9 „
1 „ 9 „	11,6	83	11,2	1 „ 10 „
1 „ 10 „	11,8	84	11,5	2 Jahre
2 Jahre	12,0	85	11,8	2 „ 2 „
2 „ 2 „	12,3	86	12,1	2 „ 4 „
2 „ 4 „	12,6	87	12,3	2 „ 5 „
2 „ 5 „	12,8	88	12,5	2 „ 6 „
2 „ 6 „	13,0	89	12,8	2 „ 8 „
2 „ 8 „	13,3	90	13,1	2 „ 10 „
2 „ 10 „	13,6	91	13,3	2 „ 11 „
2 „ 11 „	13,9	92	13,6	3 Jahre
3 Jahre	14,1	93	13,9	3 „ 2 „
3 „ 2 „	14,4	94	14,2	3 „ 4 „
3 „ 4 „	14,7	95	14,5	3 „ 5 „
3 „ 5 „	15,0	96	14,7	3 „ 6 „
3 „ 6 „	15,3	97	15,0	3 „ 8 „
3 „ 8 „	15,6	98	15,3	3 „ 10 „
3 „ 10 „	15,9	99	15,5	3 „ 11 „
3 „ 11 „	16,2	100	15,8	4 Jahre

Knaben				Mädchen
Alter	Gewicht kg	Größe cm	Gewicht kg	Alter
4 Jahre	16,5	101	16,1	4 Jahre 2 Mon.
4 „ 2 Mon.	16,8	102	16,4	4 „ 4 „
4 „ 4 „	17,1	103	16,7	4 „ 6 „
4 „ 6 „	17,5	104	17,0	4 „ 8 „
4 „ 8 „	17,8	105	17,3	4 „ 10 „
4 „ 10 „	18,1	106	17,6	5 Jahre
5 Jahre	18,4	107	17,9	5 „ 2 „
5 „ 2 „	18,7	108	18,2	5 „ 4 „
5 „ 4 „	19,0	109	18,5	5 „ 6 „
5 „ 6 „	19,3	110	18,8	5 „ 9 „
5 „ 8 „	19,6	111	19,1	6 Jahre
5 „ 10 „	19,9	112	19,5	6 „ 3 „
6 Jahre	20,2	113	19,9	6 „ 5 „
6 „ 3 „	20,5	114	20,3	6 „ 8 „
6 „ 5 „	20,8	115	20,5	6 „ 10 „
6 „ 8 „	21,2	116	20,9	7 Jahre
6 „ 10 „	21,6	117	21,4	7 „ 3 „
7 Jahre	22,0	118	21,8	7 „ 5 „
7 „ 3 „	22,5	119	22,3	7 „ 8 „
7 „ 5 „	23,0	120	22,7	7 „ 10 „
7 „ 8 „	23,5	121	23,2	8 Jahre
7 „ 10 „	24,0	122	23,7	8 „ 3 „
8 Jahre	24,4	123	24,1	8 „ 5 „
8 „ 3 „	24,9	124	24,6	8 „ 8 „
8 „ 5 „	25,4	125	25,1	8 „ 10 „
8 „ 8 „	25,9	126	25,6	9 Jahre
8 „ 10 „	26,4	127	26,2	9 „ 3 „
9 Jahre	26,8	128	26,8	9 „ 5 „
9 „ 3 „	27,3	129	27,3	9 „ 8 „
9 „ 6 „	27,8	130	27,8	9 „ 10 „
9 „ 9 „	28,4	131	28,4	10 Jahre
10 Jahre	29,0	132	29,0	10 „ 2 „
10 „ 3 „	29,5	133	29,5	10 „ 4 „
10 „ 5 „	30,0	134	30,0	10 „ 6 „
10 „ 8 „	30,7	135	30,7	10 „ 8 „
10 „ 10 „	31,4	136	31,4	10 „ 10 „
11 Jahre	32,0	137	32,0	11 Jahre
11 „ 3 „	32,7	138	32,7	11 „ 2 „
11 „ 5 „	33,4	139	33,4	11 „ 4 „
11 „ 8 „	34,1	140	34,2	11 „ 6 „
11 „ 10 „	34,8	141	35,0	11 „ 8 „
12 Jahre	35,5	142	35,7	11 „ 10 „
12 Jahre 2 Mon.	36,3	143	36,5	12 Jahre 1 „
12 „ 4 „	37,1	144	37,3	12 „ 1 Mon.
12 „ 6 „	37,8	145	38,1	12 „ 3 „
12 „ 8 „	38,5	146	38,9	12 „ 4 „
12 „ 10 „	39,3	147	39,7	12 „ 6 „
13 Jahre	40,0	148	40,5	12 „ 8 „
13 „ 2 „	40,8	149	41,3	12 „ 10 „
13 „ 4 „	41,6	150	42,0	13 Jahre
13 „ 6 „	42,4	151	42,9	13 „ 3 „
13 „ 8 „	43,2	152	43,8	13 „ 5 „
13 „ 10 „	44,1	153	44,7	13 „ 8 „
14 Jahre	45,0	154	45,6	13 „ 10 „
14 „ 2 „	45,9	155	46,5	14 Jahre
14 „ 4 „	46,8	156	47,6	14 „ 4 „
14 „ 6 „	47,7	157	48,8	14 „ 8 „
14 „ 8 „	48,6	158	50,0	15 Jahre
14 „ 10 „	49,5	159	51,5	15 „ 6 „
15 Jahre	50,5	160	53,0	16 Jahre

7.13. Gewicht und Größe Erwachsener

(Nach Veröffentlichungen des Life Extension Institute of New York City.)

Größe cm	Gewicht ohne Kleider							
	Männlich (in kg) Jahre				Weiblich (in kg) Jahre			
	15	20	25	30	15	20	25	30
145					45,8	48,5	49,8	51,2
150	46,2	50,7	53,0	54,8	47,1	50,3	51,6	53,0
155	48,5	53,0	54,8	56,6	49,8	53,0	53,9	55,3
160	51,2	55,7	58,0	59,3	52,5	55,9	57,1	58,4
165	54,8	59,3	61,6	63,0	56,2	58,9	60,2	61,6
170	58,4	63,0	65,2	66,6	59,8	62,5	63,9	65,2
175	61,1	66,6	68,9	70,7	63,4	65,7	67,5	68,4
180	66,6	70,7	73,4	75,7	68,0	69,8	70,7	72,0
185,5	71,1	75,2	78,8	81,1				
188	73,4	77,5	81,1	83,8				

Anmerkung: Das Gewicht des 30. Lebensjahres sollte beim Gesunden während des ganzen Lebens beibehalten werden.

7.14. Blut-Normalwerte

Blutdruck
(Systolisch/diastolisch)

Alter	Blutdruck syst./diast.
10–30	120/80
30–40	125/85
40–50	130/90
50–60	135/95
über 60	140/100

Senkungsgeschwindigkeit

3–9 mm bei Männern
6–12 mm bei Frauen

Erythrozyten

5 Mill./mm^3 bei Männern
4,5 Mill./mm^3 bei Frauen
6,5–7 Mill./mm^3 bei Neugeborenen

Leukozyten

6000– 8 000 im mm^3 bei Erwachsenen
9000–10 000 im mm^3 bei Kindern

Nüchternblutzucker

65–120 mg%

Erläuterungen

Systole	= Zusammenziehung des Herzmuskels
Diastole	= Mit der Systole abwechselnde rhythmische Erweiterung des Herzens
Erythrozyten	= Rote Blutkörperchen
Leukozyten	= Weiße Blutzellen

8. Harnuntersuchung

8. Harnuntersuchung

Im folgenden sollen keine ausführlichen Anleitungen zu einer qualitativen und quantitativen Vollanalyse sowie zu Sedimentuntersuchungen gegeben oder sämtliche Untersuchungsmöglichkeiten gestreift werden. Es werden lediglich in Kürze bewährte physikalische und chemische Nachweis- und Bestimmungsmethoden zusammengefaßt, soweit sie vom praktischen Arzt hinsichtlich Umfang und Zuverlässigkeit im allgemeinen erwartet werden.

Zur Untersuchung nach weiteren Methoden und auf weitere pathologische Bestandteile, insbesondere bezüglich der Mikroskopie der Harnsedimente, sei auf die umfangreiche Spezialliteratur verwiesen.

Für jede Apotheke muß es eine Selbstverständlichkeit sein, Harnuntersuchungen bereitwillig und zuverlässig durchzuführen.

8.1. Hinweise für Patienten und Apotheker

Die Einnahme von Medikamenten ist – soweit medizinisch vertretbar – möglichst zu unterlassen oder vom Patienten genau anzugeben. Die Frage nach der Diät bzw. evtl. übermäßigem Trinken ist ebenso wichtig wie ein Bericht darüber, ob der Harn sofort trübe war oder sich die Farbe während des Stehens veränderte.

Alle diese Dinge und die ermittelten Untersuchungsergebenisse vermerke man in einem Buch (für die Apotheke) und dem „Befund" (für den Patienten). Bei den Ergebnissen ist anzugeben, nach welcher Methode sie gewonnen wurden. Der Apotheker hüte sich davor, Diagnosen auszusprechen, auch wenn sie ihm noch so sicher erscheinen! Er beschränke sich lediglich auf die Bekanntgabe der Untersuchungsergebnisse und den Rat, zur Diagnosestellung einen Arzt aufzusuchen.

8.2. Harnmenge in 24 Stunden

Harnentleerungen finden bereits in der Gebärmutter statt. Beim Neugeborenen steigt die Zahl der Harnentleerungen von 1–2 an den ersten Lebenstagen auf 6–8 gegen Ende der ersten Lebenswoche. Gegen Ende des ersten Lebensjahres liegt sie bei 18–25 Miktionen pro Tag. Durch Erziehung zur willkürlichen Kontrolle der Blasenentleerung sinkt die Miktionshäufigkeit.

Die regulären Harnmengen sind in der folgenden Tabelle zusammengestellt.

Die Harnmenge ist erhöht bei hoher Wasser- und Salzeinnahme sowie bei proteinreicher Kost. Sie erniedrigt sich bei starkem Schwitzen, geringer Wassereinnahme, kohlenhydratreicher Kost.

Harnmenge und Elektrolytausscheidung (bezogen auf kg Körpermasse) sowie Osmolalität bei Kindern und jungen Männern

Alter	Harnmenge		Chlorid		Natrium		Kalium		Osmolalität	
	Mittel	s	Mittel	s	Mittel	s	Mittel	s	Mittel	s**)
	ml d^{-1} kg^{-1}		mmol d^{-1} kg^{-1}						mmol/kg	
1. Tag	8,5	3,5	0,43	0,18	0,25	0,07	0,36	0,14	–	–
7. Tag (gestillt)*)	76	17	2,08	1,00	1,78	1,29	0,95	0,65	–	–
0–6 Monate	34	6	1,61	0,54	0,79	0,42	2,27	1,31	462	85
6 Monate bis 1 Jahr	29	12	3,19	0,99	2,52	1,14	3,55	0,81	880	283
1–2 Jahre	25	7	3,49	0,95	3,36	0,98	4,06	0,56	1004	297
2–3 Jahre	33	9	3,55	0,24	2,77	0,36	2,29	0,33	813	215
3–4 Jahre	34	7	3,78	0,53	3,49	0,43	3,10	0,62	808	249
4–5 Jahre	29	10	3,26	1,49	3,12	0,96	2,33	0,75	735	165
5–7 Jahre	25	7	2,47	0,44	2,15	0,75	1,92	0,36	726	338
7–11 Jahre	25	7	2,98	1,21	2,73	1,01	1,71	0,92	711	56
11–14 Jahre	19	3	2,54	0,76	2,29	0,60	1,76	0,58	824	76
Junge Männer	20	3,2	2,80	0,62	2,66	0,54	1,05	0,13	852	189

*) Bei Ernährung mit Kuhmilch: Chlorid und Natrium etwa das Anderthalbfache, Kalium etwa das Doppelte.
**) Osmolalität: Werte von 263 Personen.

8.3. Farbe

Man beobachte 5 ml filtrierten Harn in einem Reagenzglas von 15 mm Weite und kontrolliere den pH-Wert.

Farbveränderungen des Harns
(Richterich, Bulletin der Schweizerischen Gesellschaft für klinische Chemie, S. 7 [1973]; Colombo, Richterich, Die einfache Urinuntersuchung, Huber, Bern [1977])

	Gelb bis braun	Rot bis braun	Grün¹)	Blau	Schwarz
Physiologische Farbstoffe in abnormaler Konzentration	Bilirubin Erythrozyten Hämoglobin Myoglobin Porphobilin Porphyrine Urobilin	Bilirubin Erythrozyten Hämoglobin und Derivate Myoglobin Porphobilin Porphyrine Urobilin	Biliverdin Galle Indikan (beim Stehen) Verdoglobin		Blut (beim Stehen) Homogenitinsäure Indikan (beim Stehen) Melanogene Mesobilifuscin Porphobilin
Nahrungsmittelderivate	Anthronderivate (zum Beispiel Rhabarber)²) Betanidin (zum Beispiel Ruben)²) Carotine (zum Beispiel Karotten Flavine (zum Beispiel Riboflavin), gelbgrüne Fluoreszenz	Anthronderivate²) Betanidin²) Nahrungsmittelfarbstoffe (zum Beispiel Rhodamin B grüne Fluoreszenz)	Indigokarmin	Indigokarmin	

	Gelb bis braun	Rot bis braun	Grün[1]	Blau	Schwarz
Medikamente (therapeutisch und toxisch)	Anisindion[2] Anthroderivate (zum Beispiel Aloin, Aloe, Cascara, Emodine, Senna)[2] Brom- sulfalein[2] Chinin Chloroquin Fluorescein Gerbstoffe Guajakol Kongorot[2] Mepacrin Metho- carbamol (beim Stehen) Methyldopa (beim Stehen) Naphthalin Nitrofurantoin Pamaquin Phenol- phthalein[2] Phenol- sulfophtha- lein[2] Primaquin Resorcin Salicylsäure Santonin[2] Thymol	Aminophen- azon Anisindion[2] Anthron- derivate Barbital Bromsulfalein[2] Chlorzoxazon Chrysarobin[2] Cinchophen Clofazimin Deferoxamin Ethoxazen Furazolidon Furazolium Kongorot[2] Levodopa (schwarz beim Stehen) Methocarb- amol Methyldopa Metronidazol Niridazol Nitrofurantoin Phenacetin Phenazon[2] Phenazopyridin Phenindion[2] Phenol- phthalein[2] Phenolsulfo- phthalein[2] Phensuximid Phenytoin Rifamycin Salazosulfa- pyridin Santonin[2] Sulfa- methoxazol	Acriflavin (grüne Fluo- reszenz) Arbutin Amitriptylin Azuresin (Diagnex- Blau) Jodchlor- hydroxy- chinolin Indigokarmin Kupfer Methylenblau Triamteren (blaue Fluoreszenz) Bromoform Salol	Amitriptylin Azoranblau (Evans-Blau) Azuresin (Diagnex- Blau) Indigokarmin Kupfersalze Methylenblau Nitrofural	Cascara (beim Stehen) Levodopa
Intoxikationen	Cresol Nitrobenzol Creosot	Cresol Nitro- benzol Pyrogallol	Phenyl- salicylat Resorcin		Phenole Pyrogallol Resorcin Thymol
Bakterielle Verfärbung		Chromogene Bakterien (zum Beispiel Serratia marcescens)	Pseudomonas- Farbstoffe (Fluorescein, Pyocyanin)		

[1] Eventuell blaue Pigmente, die mit gelbem Harn eine grüne Mischfarbe geben.
[2] Färbung vom pH abhängig.

8

8.4. Schaum

Starker und beständiger Schaum weist auf Eiweiß, gelbe bis braune Färbung des Schüttelschaumes auf Bilirubin hin.

8.5. Niederschläge

Bei längerem, ruhigem Stehenlassen ballen sich – auch in normalem Harn – geringe, im Harn gelöste Schleimmengen zusammen, die als Wölkchen über dem Boden schweben oder sich absetzen.

In der Kälte setzen sich häufig – auch bei normalem Harn – mehr oder weniger starke Niederschläge von Salzen ab, die bei Körpertemperatur löslich sind. Beim Erwärmen auf Körpertemperatur (nicht stärker erwärmen!) und Hinzufügen von etwas Natronlauge lösen sie sich wieder auf.

Bei hochfieberhaften Erkrankungen ist der Harn in der Regel mit diesen Salzen so angereichert, daß sie besonders leicht ausfallen.

Wird dagegen der Harn bereits trübe entleert oder treten die Trübungen schon kurze Zeit nach der Entleerung auf, so liegen wahrscheinlich krankhafte Zustände vor.

Genaue Angaben über die normale und pathologische Zusammensetzung der Sedimente sind in der speziellen Literatur, aber auch in den Geigy-Tabellen (Bd. I, S. 93) zu finden.

8.6. Geruch

Leicht aromatisch (an Fleischbrühe erinnernd): Normal.

Frisch schon nach Ammoniak: Krankhaft: Beweis für Zersetzung des Harns bereits in den Harnwegen.

Obstartig (an feine Apfelsorten erinnernd): Aceton?

An Schwefelwasserstoff erinnernd: Bei bakteriellen Zersetzungen von Eiter-, Blut- und Gewebebeimengungen.

Veilchenartig: Nach Einnahme von Terpentin.

Nach Merkaptan: Nach Genuß von Spargel.

Nach Pfefferminz: Nach Einnahme von Menthol.

Aromatisch: Nach Kaffee + Knoblauch.

8.7. Reaktion

Einfachste Ermittelung mittels Teststreifen. Der pH-Wert schwankt zwischen 4,5 und 9,0. Bei gesunden Menschen – bei normaler Kost – schwach sauer. Bei eiweißreicher Kost stärker sauer, bei rein vegetabilischer Kost unter Umständen alkalisch. Genaue Messung mit der Elektrode und dem pH-Meter.

Der pH-Wert unterliegt Schwankungen innerhalb des Tages. Der Harn ist am schwächsten sauer – manchmal alkalisch – nach dem Erwachen am Morgen, am stärksten sauer gegen Mitternacht. Alkalische pH-Werte können auch durch bakterielle Zersetzung von Harnstoff verursacht werden.

	Mittlerer pH	Bereich pH
Säuglinge	5,9	5,1–6,8
Kinder	6,2	5,3–7,2
Erwachsene	6,17	6,17 ± 0,47

8.8. Spezifisches Gewicht

Im allgemeinen wird die Ermittlung mit Hilfe eines Aräometers (möglichst mit einem Satz von 2 oder 3 Senkspindeln) ausreichen. Temperatur beachten! Bei abweichender Temperatur ist für ein Plus von je 3° 0,001 hinzuzuzählen.

Normalerweise bei 20°: 1,015–1,022; Schwankungen zwischen 1,001 und 1,030 brauchen aber noch nicht krankhaft zu sein!

8.9. Schnelldiagnostika

Neben den klassischen chemischen Methoden der Harnuntersuchung werden heute häufig Teststreifen zur Harnuntersuchung herangezogen. Ihre Vorteile liegen in der Spezifität und Schnelligkeit der Methoden und in der minimalen Anforderung an das Labor und den Untersucher. Als orientierende Vorproben und als Methode des Screening haben sich die Tests auf breiter Basis bewährt. Da in der Regel für nicht routinemäßig labormedizinisch tätige Apotheken eine hinreichende Qualitätskontrolle für die Laborresultate fehlt, dürften die Teststreifenmethoden mindest ähnlich zuverlässige Ergebnisse liefern, wie sie mit klassischen Methoden erreicht werden. Die Störungen der einzelnen Methoden sind in den Dokumentationen der Hersteller beschrieben, auf die hier nur verwiesen werden kann. Häufig gebrauchte Schnellmethoden sind:

Albustix® M
: Teststäbchen zur semiquantitativen Bestimmung von Eiweiß im Harn.

Bili-Labstix® M
: Teststäbchen zum Nachweis von Blut, Bilirubin, Ketonkörpern, Glukose und Eiweiß im Harn und zur Prüfung des pH-Wertes.

Bilugen-Test® B
: Teststreifen zum gleichzeitigen Nachweis von Bilirubin und Urobilinogen im Harn.

Clinistix® M
: Teststäbchen zum Nachweis von Glukose im Harn.

Combur-Test® B
: Teststreifen zum gleichzeitigen Nachweis von Glukose und Eiweiß sowie zur Bestimmung des pH-Wertes.

Combur-4-Test® B
: Teststreifen zum gleichzeitigen Nachweis von Eiweiß, Glukose, Urobilinogen und Blut im Harn.

Combur-6-Test® B
: Teststreifen zum gleichzeitigen Nachweis von Eiweiß, Glukose, Ketonkörpern, Urobilinogen und Blut sowie zur Bestimmung des pH-Wertes im Harn.

N-Combur-Test® B
: Teststreifen zum gleichzeitigen Nachweis von Nitrit, Glukose und Eiweiß sowie zur Bestimmung des pH-Wertes im Harn.

Diastix® M
: Teststäbchen zur semiquantitativen Bestimmung von Glukose im Harn.

Gluketur-Test® B
: Teststreifen zum gleichzeitigen Nachweis von Glukose und Ketonkörpern im Harn.

Glukotest® B
: Teststreifen zur halbquantitativen Bestimmung von Glukose im Harn.

S-Glukotest® B
: Teststreifen zum Nachweis von Glukosen im Harn.

Ictostix® M
: Teststäbchen zur semiquantitativen Bestimmung von Bilirubin im Harn.

Ictotest® M
: Testtabletten zum Nachweis von Bilirubin im Harn.

Keto-Diastix® M
: Teststäbchen zum Nachweis von Ketonkörpern und zur semiquantitativen Bestimmung von Glukose im Harn.

Ketur-Test® B
: Teststreifen zum Nachweis von Ketonkörpern im Harn.

Labstix® M
: Teststäbchen zum Nachweis von Eiweiß, Glukose, Ketonkörpern und Blut im Harn und zur Prüfung des pH-Wertes.

Merckognost® MD
: Die Merckognost-Teststreifen enthalten in unterschiedlichen Kombinationen Tests für: Hämoglobin, Nitrit (Bakterien), pH, Eiweiß, Glukose, Ketone, Urobilinogen und Bilirubin im Urin.

Microstix® M
: Teststäbchen zum Nachweis von Nitrit im Harn und zur Keimzahlbestimmung der gramnegativen Bakterien und der gesamten Bakterien im Harn.

Multistix® M
: Teststäbchen zum Nachweis von Eiweiß, Glukose, Ketonkörpern, Bilirubin, Blut, Urobilinogen im Harn und zur Prüfung des pH-Wertes.

Phenistix® M
: Teststäbchen zum Nachweis von Phenylbrenztraubensäure und p-Aminosalicylsäure im Harn.

Ratio-Test® B
Suchtest zur Früherkennung der Zuckerkrankheit und zur gleichzeitigen Fahndung nach Harnweginfektionen.

Sangur-Test® B
Teststreifen zum hochempfindlichen, spezifischen Nachweis von Blut im Harn.

Ugen-Test® B
Teststreifen zur Fahndung nach Leberschäden und hämolytischen Erkrankungen durch halbquantitative Bestimmung von Urobilinogen im Harn.

Urei-Test® B
Teststreifen zum halbquantitativen Nachweis von Eiweiß im Harn.

Uristix® M
Teststäbchen zum Nachweis von Glukose und zur semiquantitativen Bestimmung von Eiweiß im Harn.

Urobilistix® M
Teststäbchen zur semiquantitativen Bestimmung von Urobilinogen im Harn.

B = Boehringer Mannheim, M = Miles (Ames), MD = Merck Darmstadt.

Eine Erweiterung der Schnelltests wird für Diabetiker angeboten. Die Ablesung der Teststreifen mittels elektronischem Meßgerät (z. B. Reflolux) verbessert die Reproduzierbarkeit und Genauigkeit der Glukosebestimmung im Blut. Diese Geräte arbeiten mit chargenspezifischen Eichkurven, die über Balkencodes ins Ablesegerät übermittelt werden. Der Patient erwartet in der Apotheke neben der sorgfältigen Patientenschulung die Durchführung von Kontrolluntersuchung mit Standardlösungen der Hersteller!

8.10. Schwangerschaftsnachweis

Es gibt verschiedene Methoden, die auf einem immunochemischen Test beruhen. Bereits 2 Tage nach Ausbleiben der Menstruation kann beim Vorliegen einer Schwangerschaft ein positives Ergebnis erkannt werden. Wird der Test zu einem früheren Zeitpunkt durchgeführt, ist ein positives Ergebnis bereits zu verwerten. Bei einem negativen Ergebnis muß der Test ab dem 10. Tag wiederholt werden.

Nach Möglichkeit ist frischer Morgenharn zu verwenden. Der verwendete Harn muß frei von Verunreinigungen sein, trüber Harn ist deshalb zu filtrieren.

Das Testergebnis wird durch diagnostisch oder therapeutisch angewandte Hormonpräparate (auch hormonale Kontrazeptiva) nicht beeinflußt. Das Testergebnis ist also auch in diesen Fällen verwertbar!

Pathologische Zustände, bei denen eine erhöhte HCG-Produktion vorliegt, wie zum Beispiel Blasenmole oder Chorionepithelion, können zu falsch positiven Ergebnissen führen (HCG = human chorionic gonadotropine). Auch bei mit Methadon (Polamidon) behandelten Patienten kann das Ergebnis falsch positiv ausfallen.

Die Ergebnisse müssen in einem Laborprotokoll dokumentiert werden.

Notwendige Angaben: Namen, Datum der Untersuchung, Datum der letzten Regel gemäß Angabe des Überbringers, verwendete Methode, Meßergebnis (z. B. Ausflockung, keine Ausflockung), Interpretation (z. B. schwanger, nicht schwanger).

Die Verwendung von Begriffen wie positiv oder negativ ist zweideutig und sollte in diesem Zusammenhang vermieden werden.

8.11. Nach der Untersuchung

Nach beendeter Untersuchung ist für einwandfreie Beseitigung restlicher Harnmengen und sorgfältige Desinfektion der benutzten Geräte, des Arbeitsplatzes und der Hände zu sorgen (einfaches Händewaschen genügt keinesfalls!). – Die eingelieferte Urinflasche wird zweckmäßigerweise sofort unbrauchbar gemacht, falls nicht unbedingte Gewähr für einwandfreie Reinigung und Desinfektion gegeben ist.

9. Berechnungen

9. Berechnungen

Verschiedene, zunächst kompliziert erscheinende und unbeliebte Rechenaufgaben können bei Beachtung folgender Hinweise und Benutzung der angegebenen Formeln und Tabellen schnell und sicher gelöst werden.

Formeln

Die folgenden Formeln enthalten mit Absicht leicht einprägsame Bezeichnungen – entgegen der Gepflogenheit, zusammenhanglose Buchstabenbezeichnungen für „Unbekannte" zu verwenden.

Alle genannten Beispiele wurden besonders einfach gegeben, damit ein Nachrechnen leicht möglich ist.

Vor Beginn einer Berechnung schreibt man sich zweckmäßigerweise zu den bekannten Werten die unten angeführten Abkürzungen. Dann suche man die in Frage kommende Formel heraus und setze die Werte ein.

Dabei ist zu beachten, daß entsprechende Werte eingesetzt werden, z. B. Gramm und Milliliter, und nicht etwa Gramm und Liter!

Möglichst nicht bereits abgerundete Werte in die Formeln einsetzen! (Bei der Formel 17 ist an einem Beispiel gezeigt, in welch großem Maße sonst die Endergebnisse voneinander abweichen können.)

Benutzte Abkürzungen

Gew. 1 = Gewicht der 1. (= Ausgangs-)Lösung, -Substanz usw.
% E = Prozentgehalt der Endlösung, -Substanz usw.
vD = verlangte Dichte
D·1 = Dichte der 1. (= Ausgangs-)Lösung, -Substanz usw.
Vol. 2 = Volumen der 2. (= hinzugefügten) Lösung usw.

Die übrigen Abkürzungen sind analog gewählt.

Übersicht über die Formeln

Formel-Nr.

9.1. Mischungsberechnungen
1. Mischungsverhältnis 1
2. Gewicht der erforderlichen Ausgangslösung
   a) Wenn Gewicht 2 bekannt 2
   b) Wenn Gewicht E bekannt 3
3. Gewicht der hinzuzufügenden Lösung
   a) Wenn Gewicht 1 bekannt 4
   b) Wenn Gewicht E bekannt 5
4. Gewichte der beiden ersten Lösungen 6
5. Gewicht der Endlösung 7
6. Prozentgehalt der hinzuzufügenden Lösung 8
7. Prozentgehalt der erhaltenen Endlösung 9

9.2. Gewicht einer anders-%igen Substanz statt der verlangt-%igen 10

9.1. Mischungsberechnungen

Die im folgenden genannten Formeln lassen sich in gleicher Weise zu Berechnungen beim Mischen von Lösungen, festen Substanzen, Salbenbestandteilen, bei Preisberechnungen usw. verwenden.

Beim Mischen von Flüssigkeiten können völlig unberechenbare Volumenänderungen eintreten, besonders bei Alkohol-Wasser-Mischungen und Schwefelsäure-Wasser-Mischungen. Meistens handelt es sich dabei um Volumen-Verminderungen, doch kommen auch Volumen-Vergrößerungen vor (Salmiakgeist-Wasser-Mischungen).

Bei Alkohol-Wasser-Mischungen tritt die größte Volumenverminderung ein, wenn man 53,94 l Alkohol von 100% mit 49,83 l Wasser mischt. Diese Mischung ergibt nicht 103,77 l, sondern nur 100 l.

Nur wenn man ganz sicher weiß, daß bei Mischungen keine praktisch bedeutsamen Volumenveränderungen eintreten können, kann man in den folgenden Formeln statt „Gew.“ (= Gewicht) und „%“ (= Gewichts-Prozent) ohne weiteres „Vol.“ (= Volumen, gemessen z. B. in ml) und „Vol.%“ (= Volumen-Prozent) setzen. In allen anderen Fällen bleibe man bei Gewichtsangaben!

Es sei auch an dieser Stelle darauf hingewiesen, daß es in manchen Fällen durchaus nicht gleichgültig ist, welche Lösung zur anderen gegeben wird, weil dabei unter Umständen erhebliche Wärmemengen freiwerden und weitere Komplikationen entstehen können. (Bekanntes Beispiel: Schwefelsäure ist nur in dünnem Strahl in das Wasser zu geben und nicht umgekehrt!)

1. Mischungsverhältnis

$$\frac{\text{Vorhandene Subst.}}{\text{Zugegebene Subst.}} = \frac{\%\,E - \%\,2}{\%\,1 - \%\,E} \qquad (1)$$

Beispiel: In welchem Verhältnis sind eine 75%ige Lösung (1) und eine 15%ige Lösung (2) zu mischen, wenn eine 30%ige Lösung (E) verlangt wird?

Berechn.: $v = \frac{30-15}{75-30} = \frac{15}{45} = \frac{1}{3}$

Es ist also 1 Teil 75%iger Lösung mit 3 Teilen 15%iger Lösung zu mischen.
Man kann derart einfache Mischungsberechnungen auch mit dem „Mischungskreuz" vornehmen. Dann würde das folgendermaßen aussehen:

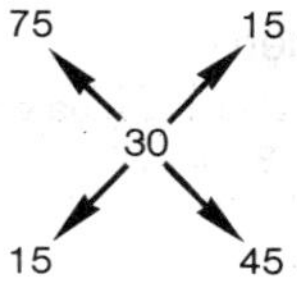

(Ergebnis siehe oben!)

2. Gewicht der erforderlichen Ausgangslösung (1) gesucht

a) Wenn Gewicht 2 bekannt:

$$\text{Gew. } 1 = \frac{\text{Gew. } 2\ (\%\,E - \%\,2)}{\%\,1 - \%\,E} \qquad (2)$$

b) Wenn Gewicht E bekannt:

$$\text{Gew. } 1 = \text{Gew. } E - \frac{\text{Gew. } E\ (\%\,1 - \%\,E)}{\%\,1 - \%\,2} \qquad (3)$$

1. Beispiel: Eine 15%ige Lösung (1) soll mit 50 g einer 30%igen Lösung (2) auf einen Gehalt von 20% (= % E) gebracht werden. Wieviel ist von der 15%igen Lösung dazu erforderlich?

Berechn. nach (2): $\text{Gew. } 1 = \frac{50\ (20-30)}{15-20} = \frac{50 \cdot (-10)}{-5}$

$= 100 \text{ g}$

2. Beispiel: Vorhanden sind eine 60%ige und eine 80%ige Lösung. Es sollen 100 g einer 72%igen Lösung hergestellt werden. Wieviel Gramm sind von der 60%igen Lösung erforderlich?

Berechn. nach (3): $\text{Gew. } 1 = 100 - \frac{100\ (60-72)}{60-80}$

$= 100 - \frac{1200}{20}$

$= 100 - 60 = 40 \text{ g}$

3. Gewicht der hinzuzufügenden Lösung (2) gesucht

a) Wenn Gewicht 1 bekannt:

$$\text{Gew. } 2 = \frac{\text{Gew. } 1\ (\%\,1 - \%\,E)}{\%\,E - \%\,2} \qquad (4)$$

b) Wenn Gewicht E bekannt:

$$\text{Gew. } 2 = \frac{\text{Gew. } E\ (\%\,1 - \%\,E)}{\%\,1 - \%\,2} \qquad (5)$$

Soll eine 0%ige Lösung (= Wasser) hinzugefügt werden, so rechnet man einfacher und schneller nach (10)!

1. Beispiel: 40 g einer 60%igen Lösung sollen durch Zugabe von 80%iger Lösung auf einen Gehalt von 72% gebracht werden. Wieviel Gramm 80%iger Lösung sind erforderlich?

Berechn. nach (4):

$$\text{Gew. } 2 = \frac{40\ (60-72)}{72-80} = \frac{40 \cdot (-12)}{-8} = \frac{40 \cdot 3}{2} = 20 \cdot 3 = 60 \text{ g}$$

2. Beispiel: Aus einer 20%igen Lösung sollen durch Zugabe von 5%iger Lösung 30 g 10%iger Lösung gewonnen werden. Wieviel ist von der 5%igen Lösung hinzuzugeben?

Berech. nach (5):

$$\text{Gew. } 2 = \frac{30\,(20-10)}{20-5} = \frac{30 \cdot 10}{15}$$

$$= \frac{300}{15} = 20\text{ g}$$

4. Gewichte der beiden ersten Lösungen (1 und 2) gesucht

Zunächst Gewicht 2 nach Formel (5) berechnen;
Gewicht 1 ist dann = Gew. E–Gew. 2! (6)

5. Gewicht der Endlösung (E) gesucht

Gew. E = Gew. 1 + Gew. 2 (7)

6. Prozentgehalt der hinzuzufügenden Lösung (2) gesucht

$$\%\,2 = \frac{(\text{Gew. E} \cdot \%\,\text{E}) - (\text{Gew. } 1 \cdot \%\,1)}{\text{Gew. } 2} \qquad (8)$$

Beispiel: Vorhanden sind 60 g einer 45%igen Lösung. Verlangt werden 100 g 50%ige Lösung. Wieviel %ig müssen die 40 g sein, die hinzuzugeben sind?

$$\text{Berechn.: } \%\,2 = \frac{(100 \cdot 50)-(60 \cdot 45)}{40}$$

$$\frac{5000-7000}{40} = \frac{2300}{40} = 57{,}5\%$$

7. Prozentgehalt der erhaltenen Endlösung (E) gesucht

$$\%\,\text{E} = \frac{(\text{Gew. } 1 \cdot \%\,1) + (\text{Gew. } 2 \cdot \%\,2)}{\text{Gew. } 1 + \text{Gew. } 2} \qquad (9)$$

Beispiel: Zu 200 g einer 5%igen Lösung werden 50 g einer 20%igen gegeben. Wieviel %ig ist die erhaltene Lösung?

$$\text{Berechn.: } \%\,\text{E} = \frac{(200 \cdot 5) + (50 \cdot 20)}{200 + 50} = \frac{1000 + 1000}{250} = \frac{2000}{250} = 8\%$$

Weitere Beispiele

Aufgabe 1: 80 g einer 50%igen Lösung werden mit 120 g Wasser verdünnt. Wieviel %ig ist die erhaltene Lösung?

Ergebnis: Nach (9): Die Lösung ist jetzt 20%ig.

Aufgabe 2: Vorhanden sind 45 g 100%iger Stoff. Durch Zugabe von 49%iger Lösung soll daraus eine 66%ige Lösung hergestellt werden.
Welche Menge an 49%iger Lösung ist für diesen Zweck erforderlich?

Ergebnis: Nach (4): Es sind 90 g der 49%igen Lösung erforderlich.

Aufgabe 3: 80 g einer 20%igen Essigsäure werden mit 120 g 100%iger Essigsäure versetzt.
Wie stark ist die neue, durch Mischen hergestellte Säure?

Ergebnis: Nach (9): Die Mischung ist 68%ig.

Aufgabe 4: Zur Verfügung steht eine 60%ige Ausgangslösung. In welchem Verhältnis muß sie mit Wasser gemischt werden, um daraus eine 15%ige Lösung herzustellen?

Ergebnis: Nach (1): 60%ige Lösung und Wasser (= 0%ige Lösung) müssen im Verhältnis 1 : 3 (d. h. 1 T + 3 T.) gemischt werden.

Aufgabe 5: Zur Verfügung steht eine 80%ige Ausgangslösung. Durch Verdünnen mit Wasser sollen 400 g einer 16%igen Lösung hergestellt werden. Wieviel 80%ige Ausgangslösung und wieviel Wasser sind dazu erforderlich?

Ergebnis: Nach (6): Es sind erforderlich:
320 g Wasser und demnach 400−320 = 80 g der 80%igen Lösung. Da Wasser (= 0%ige Lösung) hinzugefügt werden soll, schneller und einfacher zu rechnen nach (10).

Aufgabe 6: Vorhanden sind 480 g einer 96%igen Lösung.
Hergestellt werden soll eine 72%ige Lösung.
Wieviel Gramm Wasser sind zur Verdünnung erforderlich?

Ergebnis: Nach (4): 160 g Wasser sind erforderlich.

Aufgabe 7: Vorhanden sind eine 80%ige und eine 50%ige Ausgangslösung.
In welchem Verhältnis müssen beide Lösungen gemischt werden, um daraus eine 60%ige Lösung zu erhalten?

Ergebnis: Nach (1) : 80%ige und 50%ige Lösung sind zu mischen im Verhältnis 1 : 2 (d. H. 1 T. + 2 T.).

Aufgabe 8: Vorhanden sind eine 75%ige und eine 15%ige Ausgangslösung.
Welche Mengen der beiden Ausgangslösungen sind zu mischen, um 220 g einer 30%igen Lösung zu erhalten?

Ergebnis: Nach (6): Es müssen 165 g der 15%igen mit 55 g der 75%igen Lösung gemischt werden.

Aufgabe 9: Vorhanden ist eine 50%ige Lösung. Durch Zusatz von 100%igem Stoff sollen 35 g einer 60%igen Lösung hergestellt werden.
Welche Menge an Ausgangslösung und 100%igem Stoff sind zur Herstellung auszuwiegen?

Ergebnis: Nach (6): Es sind zu nehmen:
7 g 100%iger Stoff und demnach 35−7 = 28 g 50%ige Lösung.

Aufgabe 10: Vorhanden ist eine 20%ige Lösung. Durch Zugabe von 100%igem Stoff soll eine 30%ige Lösung hergestellt werden.
In welchem Verhältnis sind 20%ige Lösung und 100%iger Stoff zu verwenden?

Ergebnis: Nach (1): Mischungsverhältnis:
7 T. 20%ige Lösung
1 T. 100%iger Stoff.

9.2. Gewicht einer andersprozentigen Substanz (a) statt der verlangtprozentigen Substanz (v)

$$\text{Gew. a} = \frac{(\text{v. Gew.}) \cdot (\text{v \%})}{\text{\% a}} \qquad (10)$$

Merksatz: $$\text{Gesuchtes Gewicht} = \frac{\text{Verlangtes Gewicht} \cdot \text{\%-Gehalt}}{\text{\%-Gehalt des Vorhandenen}}$$

oder – wie mir mitgeteilt wurde – „$\dfrac{\text{Arzt} \cdot \text{Arzt}}{\text{Apotheke}}$"

a) Es werden benötigt 100 g Alkohol 30,01 Vol.%. Diese sollen hergestellt werden aus Alkohol von 90,06 Vol.%. Nachdem aus der Tabelle im DAB 8, Anhang C, die entsprechenden Gewichtsprozente ermittelt wurden, ergibt sich folgende Berechnung:

Vol.%	Gew.%
30,01	24,62
90,06	85,74

$$\text{Gew. a} = \frac{100 \cdot 24{,}62}{85{,}74} = 28{,}71 \text{ g}$$

Es müßten also 28,71 g Aethanol und Aqua dest. ad 100 g gemischt werden.

9

b) Verordnet ist Ungt. Acid. salicylic. 2% 5,0. Vorhanden ist ein Ungt. Acid salicylic. 10%.

$$\text{Berechn.: Gew. a} = \frac{5 \cdot 2}{10} = \frac{1 \cdot 2}{2} = 1 \text{ g}$$

(4 g Eucerin. anhydric. wären dann noch hinzuzufügen.)

Berechnung aber auch nach Formel (3) möglich:

$$\text{Gew. } 1 = 5 - \frac{5\,(10-2)}{10-0} = 5 - \frac{5 \cdot 8}{10} = 5-4 = 1 \text{ g}$$

c) Aufgabe Nr. 5 aus „Weitere Beispiele".

9.3. Einstellen einer Lösung (1) auf eine verlangte Dichte (vD)

Beziehung Gewicht / Volumen / Dichte:

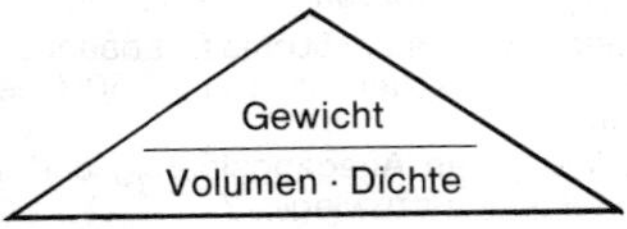

(11)

Handhabung: In dem Dreieck ist der gesuchte Wert mit dem Finger abzudecken. Die durchzuführende Rechenoperation ergibt sich dann anschaulich:

Beispiel: Es werden 500 ml einer Flüssigkeit verlangt. Diese sollen aber nicht gemessen, sondern gewogen werden. Nachdem die Dichte festgestellt ist (= 0,9), ergibt sich aus dem Dreieck:

Gew. = Volumen · Dichte

Berechnung: 500 · 0,9 = 450 g

Wichtig: Die folgenden Formeln sind nur dann verwertbar, wenn man ganz sicher weiß, daß bei den geplanten Mischungen keine Volumenveränderungen eintreten können. Sind Volumenveränderungen zu erwarten (wie z. B. beim Mischen von Wasser mit Alkohol, Schwefelsäure und Essigsäure), so müssen die unter 9.1. genannten Formeln (unter Einsetzen der Gewichts-Prozent-Werte) benutzt werden. Die Gewichts-Prozent-Werte sind zuvor in Tabellen nachzuschlagen, die Dichte- und Gewichts-Prozent-Angaben gegenüberzustellen.

Beachte:
1. Nicht bei allen Flüssigkeiten ist ein Konzentrieren durch Eindampfen möglich (Gefahr der Zersetzung!).
2. Nicht bei allen Flüssigkeiten läßt sich auf Grund des spez. Gewichts der Prozentgehalt feststellen! (43%ige und wasserfreie Essigsäure haben das gleiche spez. Gewicht!)
3. Bei einigen Formeln werden in Zähler und Nenner untereinander fast die gleichen Werte gesetzt – aber mit verschiedenen Vorzeichen!

„Dichtebestimmungen müssen deshalb mit Geräten ausgeführt werden, die eine Menge bis zur 4. Dezimale erlauben. Dies ist bei der Verwendung von Pyknometern der Fall, weshalb sich die Ausführungen in Ziff. 29 (DAB 7) allein auf diese Bestimmungsart beziehen. Mit hydrostatischen Waagen läßt sich eine solche Genauigkeit nur unter bestimmten Voraussetzungen erreichen . . ."[1]).

Es gibt jetzt eichfähige und geeichte Westphalsche Waagen, die diese Ansprüche erfüllen!

Beachte bei allen Dichtemessungen die Temperatur, auf die die benutzten Geräte geeicht sind!

Es ist in jedem Fall empfehlenswert, nicht sogleich die gesamte errechnete Menge hinzuzufügen, sondern vorher noch einmal die Dichte zu überprüfen. Der Gewissenhafte wird auch zum Schluß noch einmal überprüfen, ob die einzustellende Dichte – bei der vorgeschriebenen Meßtemperatur! – tatsächlich erreicht ist.

---

[1]) Böhme, Hartke, Kommentar zum DAB 7, Govi-Verlag, Frankfurt/Main (1969).

1. Ermittelte Dichte (D1) ist zu klein. Deshalb:

a) Zugabe einer Lösung (2) größerer Dichte
Gewicht der hinzuzufügenden Lösung ist dann

$$= \frac{\text{Gew. } 1 \cdot D\,2 \cdot (vD - D\,1)}{(D\,2 - vD) \cdot D\,1} \tag{12}$$

oder:

b, α) Wenn verlangte Dichte über 1: Wasserentzug
Gewicht des zu entziehenden Wassers ist dann

$$= \frac{\text{Gew. } 1 \cdot (vD - D\,1)}{(vD - 1) \cdot D\,1} \tag{13}$$

b, β) Wenn verlangte Dichte unter 1: Wasserzugabe
Gewicht des hinzuzufügenden Wassers ist dann

$$= \frac{\text{Gew. } 1 \cdot (vD - D\,1)}{(1 - vD) \cdot D\,1} \tag{14}$$

Beispiel: 500 g Phosphorsäure einer Dichte von 1,1 sollen auf eine Dichte von 1,5 gebracht werden. Es gibt zwei Möglichkeiten:

1. Möglichkeit: Die geforderte Dichte kann erreicht werden durch Zugabe einer Lösung größerer Dichte (z. B. D 2 = 1,7).

Berechnung nach (12):

$$\frac{500 \cdot 1{,}7 \cdot (1{,}5 - 1{,}1)}{(1{,}7 - 1{,}5) \cdot 1{,}1} = \frac{500 \cdot 1{,}7 \cdot 0{,}4}{0{,}2 \cdot 1{,}1}$$

$$= \frac{500 \cdot 3{,}4}{1{,}1} = 1545{,}45 \text{ g}$$

2. Möglichkeit: Die geforderte Dichte kann erreicht werden durch Wasserentzug.
Berechnung nach (13):

$$\frac{500 \cdot (1{,}5 - 1{,}1)}{(1{,}5 - 1) \cdot 1{,}1} = \frac{500 \cdot 0{,}4}{0{,}5 \cdot 1{,}1} = \frac{200}{0{,}55} = 363{,}6 \text{ g}$$

2. Ermittelte Dichte (D1) ist zu groß. Deshalb:

a) Zugabe einer Lösung (2) kleinerer Dichte
Gewicht der hinzuzufügenden Lösung ist dann

$$= \frac{\text{Gew. } 1 \cdot (D\,1 - vD) \cdot D\,2}{D\,1 \cdot (vD - D\,2)}$$

oder

b, α) Wenn verlangte Dichte über 1: Wasserzugabe
Gewicht des hinzuzufügenden Wassers ist dann

$$= \frac{\text{Gew. } 1 \cdot (D\,1 - vD)}{D\,1 \cdot (vD - 1)} \tag{16}$$

b, β) Wenn verlangte Dichte unter 1: Wasserentzug
Gewicht des zu entziehenden Wassers ist dann

$$= \frac{\text{Gew. } 1 \cdot (D\,1 - vD)}{D\,1\,(1 - vD)} \tag{17}$$

Beispiel: Nach DAB 6 wurde Liquor Kalii acetici hergestellt. Es wurden 500 g erhalten; die ermittelte Dichte betrug 1,19. Die Dichte soll jedoch 1,172–1,176 betragen. Zur Einstellung der richtigen Dichte ergeben sich zwei Möglichkeiten: 1. Zugabe einer Lösung kleinerer Dichte, 2. Wasserzugabe. Diese wurde gewählt und es ergab sich folgende Berechnung nach (16):

$$\frac{500 \cdot (1{,}190-1{,}174)}{1{,}190 \cdot (1{,}174-1{,}000)} = \frac{500 \cdot 0{,}016}{1{,}190 \cdot 0{,}174} = \frac{8{,}00000}{0{,}20706} = 38{,}636\ g$$

Anmerkung:

Wenn man – fälschlich – bereits abgerundete Zahlen in die Formel einsetzt, erhält man ein völlig unzutreffendes Ergebnis:

$$\frac{500 \cdot (1{,}19-1{,}17)}{1{,}19 \cdot (1{,}17-1)} = \frac{500 \cdot 0{,}02}{1{,}19 \cdot 0{,}17} = \frac{10{,}0000}{0{,}2023} = 49{,}4\ g$$

3. Dichte der erhaltenen Lösung:

$$= \frac{D\,1 \cdot D\,2 \cdot (\text{Gew. }1 + \text{Gew. }2)}{(\text{Gew. }2 \cdot D\,1) + (\text{Gew. }1 \cdot D\,2)} \qquad (18)$$

9.4. Konzentrieren einer Lösung durch Wasserentzug (Eindampfen)

1. Gewichtsverhältnisse von Ausgangslösung (1) und zu verdampfendem Wasser (H_2O)[1]:

$$\frac{\text{Gew. }1}{\text{Gew. des }H_2O} = \frac{\%\,E}{\%\,E-\%\,1} \qquad (19)$$

Beispiel: In welchem Verhältnis ist Wasser zu verdampfen, wenn eine 50%ige Lösung auf 80% Gehalt gebracht werden soll?

Berechnung: $$\frac{\text{Gew. }1}{\text{Gew. des }H_2O} = \frac{80}{80-50} = \frac{8}{3}$$

2. Gewicht der zu konzentrierenden Lösung (1):

a) Wenn Gewicht E bekannt:

$$\text{Gew. }1 = \frac{\text{Gew. }E \cdot \%\,E}{\%\,1} \qquad (20)$$

b) Wenn Gewicht E und Gewicht H_2O bekannt:

$$\text{Gew. }1 = \text{Gew. }E + \text{Gew. des }H_2O \qquad (21)$$

Beispiel: Aus einer 60%igen Lösung sollen durch Eindampfen 165 g einer 76%igen Lösung hergestellt werden. Wieviel ist zu diesem Zweck von der 60%igen Lösung erforderlich?

Berechnung nach (20):

$$\text{Gew. }1 = \frac{165 \cdot 76}{60} = 11 \cdot 19 = 209$$

[1]) Beachte, daß sich nicht alle Flüssigkeiten (wegen Zersetzung usw.) durch Eindampfen konzentrieren lassen!

3. Gewicht des zu verdampfenden Wassers:

$$\text{Gew. des } H_2O = \text{Gew. } 1 - \frac{\text{Gew. } 1 \cdot \% 1}{\% E} \qquad (22)$$

Beispiel: 136 g einer 25%igen Lösung sollen durch Eindampfen zu einer 40%igen Lösung verarbeitet werden. Wieviel Wasser ist zu verdampfen?

Berechnung:

$$\text{Gew. des } H_2O = 136 - \frac{136 \cdot 25}{40}$$

$$= 136 - \frac{17 \cdot 25}{5}$$

$$= 136 - (17 \cdot 5) = 51$$

4. Gewicht der Endlösung (E):

$$\text{Gew. E} = \text{Gew. } 1 - \text{Gew. des } H_2O$$

5. Prozentgehalt der erhaltenen Endlösung (E):

$$\% E = \frac{\text{Gew. } 1 \cdot \% 1}{\text{Gew. } 1 - \text{Gew. des } H_2O} \qquad (24)$$

Beispiel: 100 g einer 20%igen Lösung wird durch Eindampfen die Hälfte (= 50 g) Wasser entzogen. Wieviel %ig ist die erhaltene Lösung?

Berechnung: $\% E = \frac{100 \cdot 20}{100-50} = \frac{2000}{50} = 40$

9.5. Höchstgaben für Kinder

Eine verläßliche Berechnung der für Kinder zuträglichen **Höchstgaben** im allgemeinen oder mittels einer einfachen Formel ist nicht möglich. Deshalb ist der Gebrauch spezieller pädiatrischer Dosistabellen notwendig (z. B. von Harnack und Janssen, Pädiatrische Dosistabellen, 8. Aufl., Wissenschaftliche Verlagsgesellschaft, Stuttgart).

Stehen dort keine Angaben zur Verfügung, kann in den Basisinformationen der Hersteller und in der Roten Liste in der Regel eine gesicherte Angabe aufgefunden werden. In Notfällen stehen die Tox-Zentren des SAV in Zürich (Adresse in der Roten Liste, rosa Seiten) und die anderen Informationszentren für Vergiftungen mit aktueller Dokumentation Tag und Nacht bereit. Zahlreiche große Hersteller unterhalten ebenfalls jederzeit erreichbare Informationsstellen, die im allgemeinen in den Preislisten dokumentiert sind. Siehe auch Kapitel 7.10.1.

Sollen Dosierungen **im therapeutischen Bereich** auf Kinder übertragen werden, kann als erster Ansatz die therapeutische Dosis pro kg Körpergewicht herangezogen werden:

Beispiel: Normdosis des Erwachsenen: 100 mg/Tag
Normgewicht des Erwachsenen: 70 kg
Dosis pro kg Körpergewicht: (25)
100/70 mg/kg/Tag = 1,43 mg/kg/Tag
Dosis für ein Kind mit 14 kg Körpergewicht:
(100 × 14)/70 mg/Tag = 1,43 × 14 mg/Tag = 20 mg/Tag

Ist nur das **Alter** des Kindes bekannt, kann das **Gewicht** schätzungsweise aus den Tabellen in Kapitel 7.12. ermittelt werden.

9.6. Mehrwertsteuer und Handelsspanne

Die Mehrwertsteuer ist die innerhalb der EG übliche Abgabe zur Besteuerung des Mehrwertes, den ein Produkt innerhalb einer Handels-/Verarbeitungs-Stufe erfährt. In der Praxis verwendet man folgende Begriffe:

Voller Steuersatz in Prozent 1987: 14 %
Ermäßigter Steuersatz in Prozent 1987: 7 %
Einkaufswarenwert
Verkaufswarenwert
Einkaufspreis = Apothekeneinkaufswarenwert + Vorsteuer
Verkaufspreis = Apothekenverkaufswarenwert + Mehrwertsteuer
Umsatzsteuer = Mehrwertsteuer – Vorsteuer
Verkaufswarenwert = Einkaufswarenwert + Aufschlag

$$\text{Aufschlag} = \frac{\text{Einkaufswarenwert} \cdot \text{Aufschlagsatz \%}}{100} \qquad (26)$$

1. Verkaufspreis

Beispiel: Verkaufspreis aus Einkaufswarenwert, MwSt-Satz und Aufschlagsatz:

Gegeben: Einkaufswarenwert = 100,–

Einkaufspreis = Einkaufswarenwert + Vorsteuer (27a)

$$114,\!- \;=\; 100,\!- + \frac{100,\!- \cdot 14}{100}$$

Aufschlagsatz: 40 %

$$\text{Aufschlag} = \frac{\text{Einkaufswarenwert} \cdot 40}{100} = \frac{100,\!- \cdot 40}{100} = 40,\!-$$

$$\begin{aligned}\text{Verkaufswarenwert} &= \text{Einkaufswarenwert} + \text{Aufschlag} \qquad (27b)\\ &= \text{Einkaufswarenwert} \cdot \frac{(100 + \text{Aufschlagsatz})}{100}\\ &= 100,\!- + 40,\!- = 100,\!- \cdot \frac{(100+40)}{100} = 140,\!-\end{aligned}$$

$$\begin{aligned}\text{Verkaufspreis} &= \text{Verkaufswarenwert} + \text{Mehrwertsteuer} \qquad (27c)\\ &= \text{Verkaufswarenwert} \cdot \frac{(100 + \text{MwSt-Satz})}{100}\\ &= \text{Verkaufswarenwert} + \frac{(\text{Verkaufswarenwert} \cdot \text{MwSt-Satz})}{100} \qquad (27d)\\ &= 140 \cdot \frac{(100+14)}{100}\\ &= 140 + 19{,}60 = 159{,}60\end{aligned}$$

2. Handelsspanne

Beispiel: Handelsspanne aus Verkaufspreis, MwSt-Satz und Einkaufswarenwert ermitteln.

Gegeben: Verkaufspreis: 1000,–
Einkaufswarenwert: 600,–
Mehrwertsteuersatz: 14 %

$$\text{Verkaufswarenwert} = \frac{\text{Verkaufspreis} \cdot 100}{(100 + \text{MwSt-Satz})} \qquad (28a)$$

$$= \frac{1000,\!- \cdot 100}{(100 + 14)} = \frac{1000,\!- \cdot 100}{114}$$

$$= \frac{1000,\!-}{1,14} = 877,19$$

Handelsspanne
a) in DM:

$$\text{Handelsspanne} = \text{Verkaufswarenwert} - \text{Einkaufswarenwert}$$

$$= 877,19 - 600,\!- \qquad (28b)$$

$$= 277,19$$

b) in %:
Prozentuale Spanne, Spannensatz

$$= 100 \cdot \left(\frac{\text{Verkaufswarenwert} - \text{Einkaufswarenwert}}{\text{Verkaufswarenwert}} \right)$$

$$= 100 \cdot \frac{877,19 - 600,\!-}{600,\!-} = 46,2\ \%$$

9.7. Aufschlagsatz und Prozentuale Handelsspanne

1. Prozentuale Spanne

$$\text{Proz. Spanne} = \frac{100 \cdot \text{Aufschlagsatz}}{100 + \text{Aufschlagsatz}} \qquad (29a)$$

Beispiel: Aufschlagsatz 40 %

$$\text{Proz. Spanne} = \frac{40 \cdot 100}{40 + 100} = \frac{4000}{140}$$

$$= 29,57\ \%$$

2. Aufschlagsatz

$$\text{Aufschlagsatz} = \frac{100 \cdot \text{Proz. Spanne}}{100 - \text{Proz. Spanne}} \qquad (29b)$$

Beispiel: Proz. Spanne: 50 %

$$\text{Aufschlagsatz} = \frac{100 \cdot 50}{100 - 50} = \frac{100 \cdot 50}{50}$$

$$= 100\ \%$$

9.8. Rechnungsrabatt und Naturalrabatt

1. Rechnungsrabatt

$$\text{Rechnungsrabatt} = \frac{\text{Listenpreis} \cdot \text{Rabattsatz}}{100} \qquad (30a)$$

Beispiel: Rabattsatz: 8 %
Listenpreis: 250,–

$$\text{Rechnungsrabatt} = \frac{250,\!- \cdot 8}{100} = 20,\!-$$

2. Prozentualer Naturalrabatt

$$\text{Prozentualer Naturalrabatt} = \frac{\text{Zugabemenge} \cdot 100}{\text{Berechnete Bestellmenge}} \qquad (30b)$$

$$\text{Liefermenge} = \text{Berechnete Bestellmenge} + \text{Zugabemenge} \qquad (30c)$$

Beispiel: Berechnete Bestellmenge: 200 Packungen
Zugabemenge: 25 Packungen
Kondition oder Rabattformel: 200 + 25

$$\text{Prozentualer Naturalrabatt} = \frac{25 \cdot 100}{200} = 12{,}5\%$$

3. Umrechnung Prozentualer Naturalrabatt in Rechnungsrabatt

$$\text{Proz. Rechnungsrabatt} = \frac{100 \cdot \text{Proz. Naturalrabatt}}{\text{Proz. Naturalrabatt} + 100} \qquad (30d)$$

Beispiel: Proz. Naturalrabatt: 30 %

$$\text{Proz. Rechnungsrabatt} = \frac{100 \cdot 30}{30 + 100} = \frac{3000}{130} = 23{,}08\ \%$$

4. Umrechnung Rechnungsrabatt in Naturalrabatt

$$\text{Proz. Naturalrabatt} = \frac{100 \cdot \text{Rechnungsrabatt}}{100 - \text{Rechnungsrabatt}} \qquad (30e)$$

Beispiel: Rechnungsrabatt: 12 %

$$\text{Proz. Naturalrabatt} = \frac{12 \cdot 100}{100 - 12} = \frac{1200}{88} = 13{,}64\ \%$$

9.9. Durchschnittlicher Monatsbedarf

Aus der Bestellmengenstatistik, die von der ABDA-Karte oder vom Apothekenrechensystem abgeleitet ist, kann der durchschnittliche Monatsbedarf und bei bekanntem Dispositionszeitraum die Bestellmenge errechnet werden.

1. Gleichgewichteter durchschnittlicher Monatsbedarf

$$\text{Durchschnittlicher Monatsbedarf} = \frac{\text{Summe der Bestellmengen}}{\text{Bestellzeitraum in Monaten}} \quad (31a)$$

Beispiel:

	Packungen	Monat
Januar	3	1
Februar	5	1
März	7	1
April	5	1
Gesamt	20	4

Bestellzeitraum: 4 Monate
Bestellmenge: 20 Packungen

$$\text{Durchschnittliche Bestellmenge} = \frac{\text{Bestellmenge}}{\text{Bestellzeitraum}}$$

$$\frac{20}{4} = 5 \text{ Packungen/Monat}$$

2. Ungleichgewichteter durchschnittlicher Monatsbedarf

Wenn man die Bedeutung von länger zurückliegenden Zeiträumen kleiner halten will, kann man die Zahlen entsprechend gewichten und einen **gewichteten** durchschnittlichen Monatsbedarf errechnen:

Beispiel:

„Statistik"			
Perioden	Packungen	**gleich** gewichtet	**ungleich** gewichtet
Januar	10	**1** × 10 = 10	**1** × 10 = 10
Februar	8	**1** × 8 = 8	**1** × 8 = 8
März	10	**1** × 10 = 10	**2** × 10 = 20
April	5	**1** × 5 = 5	**2** × 5 = 10
Mai	4	**1** × 4 = 4	**4** × 4 = 16
Juni	3	**1** × 3 = 3	**4** × 3 = 12
Juli	3	**1** × 3 = 3	**8** × 3 = 24
Summen	43	**7** / 43	**22** / 100

Die Tabelle ergibt

a) bei Gleichgewichtung:
Bestellmengensumme: 43 Packungen
Bestellzeitraum: 7 Monate
Durchschnittlicher Monatsbedarf: 43 : 7 = 6,143 Packungen/Monat

b) bei Ungleichgewichtung:
Bestellmengensumme: 100 Packungen
Bestellzeitraum: 22 Monate

Gewichteter Monatsbedarf: 200 : 7 = 4,545 Packungen/Monat

$$\text{Gewichteter Monatsbedarf} = \frac{\text{Bestellmengensumme}}{\text{Bestellzeitraum}} \quad (32)$$

9

3. Bestellmenge für Dispositionszeitraum

Die Bestellmenge für den gewünschten Dispositionszeitraum in Monaten errechnet sich:
Bestellmenge = Dispositionszeitraum · Monatsbedarf

Beispiel: Dispositionszeitraum: 10 Wochen = $\frac{70}{30}$ = 2,33 Monate

Bestellmenge
a) bei gleicher Gewichtung:
2,33 · 6,143 = 14,33 Packungen

b) bei ungleicher Gewichtung:
2,33 · 4,545 = 10,61 Packungen

9.10. Alkoholgehalt in Rezepturen

Um auf Rezepturen den Alkoholgehalt und die dazu passenden Warnhinweise angeben zu können, wird im folgenden eine vereinfachte Tabelle zur Umrechnung % (V/V) in % (m/m) für Alkohol-Wasser-Mischungen veröffentlicht. Mit dem Rechenschema und den gesetzlich vorgegebenen Grenzwerten kommt man dann zur vorgeschriebenen Deklaration. Die genaue Äthanol-Tabelle („Ethanoltabelle") ist wiedergegeben im DAB 9, S. 372 ff.

9.10.1. Tabelle Äthanol-Wasser-Mischung

Volumenprozente % (V/V)	Gewichtsprozente = Masseprozente % (m/m) = % (G/G)
97,2	95,6
96,4	94,5
90,0	85,7
85,0	79,4
80,0	73,5
75,0	67,8
70,0	62,4
65,0	57,1
60,0	52,1
55,0	47,2
50,0	42,4
45,0	37,8
40,0	33,3
35,0	28,9
30,0	24,6
25,0	20,4
20,0	16,2
15,0	12,1
10,0	8,0
5,0	4,0

9.10.2. Ermittlung des Alkoholgehaltes in Rezepturen für die Anwendung der AMWarnVO

Mit Hilfe der Tabelle 9.10.1. oder der DAB 9-Tabelle ermittelt man die **Gewichts-Prozente** der Rezepturbestandteile. Rezepturbestandteile ohne Alkohol wie Salze, suspendierte Wirk- oder Hilfsstoffe und wäßrige Lösungen haben den Alkoholgehalt Null.

Rechenschema:

Bestandteil	Masse (g)	Gehalt EtOH % (m/m)	Enthaltene Menge EtOH (g)
①	②	③	④ $= \frac{② \times ③}{100}$
Saccharum	20,0	0	0
Thymianfluidextrakt 30–37 % (V/V)	20,0	29,0	5,8
Sirupus Althaeae 0 % (V/V)	20,0	0	0
Spiritus dilutus 70 % (V/V)	40,0	62,4	24,96
	100,0		30,76

$$\text{Äthanolgehalt \% (m/m)} = \frac{\text{Äthanolmenge} \cdot 100}{\text{Gesamtmenge}} = \frac{\text{Summe ④} \cdot 100}{\text{Summe ②}}$$

$= 30{,}76$ % (m/m)

Äthanolgehalt % (V/V)

aus Tabelle 9.10.1. ≙ 36 % (V/V)

9.10.3. Dosisberechnung für AMWarnVO

Maximale Einzeldosis: 1 Teelöffel = 5 ml
Tagesdosis: 4 Teelöffel = 20 ml

Äthanolgehalt in Gramm der maximalen Einzelgabe gemäß Dosieranleitung des verschreibenden Arztes: 5 ml enthalten 1,5 g Äthanol.

Gemäß AMWarnVO ist der Warnhinweis „E 2" anzugeben.

100 29,0
20 x => $x = \frac{20 \cdot 29}{100}$

Arzneimittel-Warnhinweis-Verordnung

Die **AMWarnVO** vom 21. Dezember 1984 schreibt vor, daß drei verschiedene „Ethanol-Warnhinweise" verwendet werden müssen:

„E 1"

1. Für Mund- und Rachendesinfektionsmittel.
2. Für Arzneimittel zur inneren Anwendung bei **0,05 g bis 0,5 g Äthanol** in der maximalen Einzelgabe nach Dosierungsanleitung.

E 1: „Enthält ... Vol.-% Alkohol"
auf den Behältnissen

„E 2"

Für alle Arzneimittel zur inneren Anwendung bei **0,5 g bis 3,0 g Äthanol** in der maximalen Einzelgabe nach Dosierungsanleitung.

E 2: „Enthält ... Vol.-% Alkohol"
auf dem Etikett der Behältnisse und,
wenn notwendig, auf einem Beiblatt:

Warnhinweis: Dieses Arzneimittel enthält ... Vol.-% Alkohol. Bei Beachtung der Dosierungsanleitung werden bei jeder Einnahme (... Meßlöffel bzw. ... Tropfen) bis zu ... g Alkohol zugeführt. Ein gesundheitliches Risiko besteht u. a. bei Leberkranken, Alkoholkranken, Epileptikern, Hirngeschädigten, Schwangeren und Kindern. Die Wirkung anderer Arzneimittel kann beeinträchtigt oder verstärkt werden.

„E 3"

Für alle Arzneimittel zur inneren Anwendung bei **mehr als 3,0 g Äthanol** in der maximalen Einzelgabe nach Dosierungsanleitung.

E 3: „Enthält ... Vol.-% Alkohol"
auf dem Etikett des Behältnisses und, wenn notwendig, auf einem Beiblatt:

Warnhinweis: Dieses Arzneimittel enthält ... Vol.-% Alkohol. Bei Beachtung der Dosierungsanleitung werden bei jeder Einnahme (... Meßlöffel bzw. ... Tropfen) bis zu ... g Alkohol zugeführt. Vorsicht ist geboten. Dieses Arzneimittel darf nicht angewendet werden bei Leberkranken, Alkoholkranken, Epileptikern, Hirngeschädigten, Schwangeren und Kindern. Die Wirkung anderer Arzneimittel kann beeinträchtigt oder verstärkt werden. Im Straßenverkehr und bei der Bedienung von Maschinen kann das Reaktionsvermögen beeinträchtigt werden.

Für **stillende Mütter** schreibt das BGA (DAZ **127**, 2340 [1987]) den Hinweis vor: „Alkohol geht in die Muttermilch über. Stillende Mütter sollen alkoholhaltige Arzneimittel nur nach Rücksprache mit dem Arzt einnehmen."

10. Homöopathische Herstellungsvorschriften und Materia medica

10. Homöopathische Herstellungsvorschriften und Materia medica

10.1. Herstellungsvorschriften der Arzneiformen

Die Herstellungsvorschriften der Arzneimittel für die „besonderen Heilweisen" sind vielfältig, häufig Zeugen von historischen Verbindungen bis in die vor-paracelsische Zeit mancher „besonderer Heilweisen". Die Geschichte der homöopathischen Arzneibücher in Deutschland verdeutlicht den Versuch, einen kleinen Teil der Herstellungsrituale so zu fassen, daß sie einer gewissen Kontrolle im Interesse gleichbleibender Qualität zugänglich werden.

Allgemein kann angenommen werden, daß die Verfahren der Arzneibereitung so gestaltet sind, daß die Kraft und Quintessenz im weitesten Sinne vom heilenden Ausgangsmaterial gereinigt und vollständig in die Arzneiform überführt werden.

10.1.1. HAB-Herstellungsvorschriften

Ausgangsmaterialien
sind frische Pflanzen, gesunde Tiere und den Vorschriften der Arzneibücher entsprechende Chemikalien.

Arzneiträger und Hilfsstoffe
sind Äther, Calciumbehenat, Cellulose, Glycerol, Glycerol 85%, Hartfett, Hefe, Honig, Lactose, Magnesiumstearat, Natriumchlorid, isotonische Natriumchloridlösung, Saccharose, hochdisperses Siliciumdioxid, Stärke, gereinigtes Wasser, Wasser für Injektionszwecke, Wollwachsalkoholsalbe und die homöopathischen Alkohol-Wasser-Gemische der folgenden Tabelle:

Homöopatische Äthanol-Wasser-Gemische.

Name	% (g/g)	% (V/V)	Rel. Dichte	Äthanol*) ad 100 gr
Äthanol, absolutes	mind. 99,7%	mind. 99,8%	0,7915–0,7905	–
Äthanol	mind. 93,9%	mind. 96,0%	0,8087–0,8037	100,00
Äthanol 86 %	85,0–86,5%	89,5–90,7%	0,8323–0,8283	90,50
Äthanol 73 %	73,2–74,0%	79,7–80,5%	0,8614–0,8593	77,60
Äthanol 62 %	61,8–62,7%	69,4–70,2%	0,8885–0,8864	65,90
Äthanol 43 %	41,6–43,5%	49,1–51,1%	0,9335–0,9295	45,20
Äthanol 30 %	29,4–30,6%	35,5–36,9%	0,9565–0,9544	31,50
Äthanol 15 %	14,5–15,3%	17,9–18,9%	0,9775–0,9764	15,80

*) Herstellung: Tabellenwert in Gramm Äthanol wird zu 100,0 g verdünnt.

Arbeitsvorschriften
Folgende Tabelle gibt einen Überblick über die vielfältigen Vorschriften, die im HAB zusammengestellt sind.

10

Vorschrift	Erzeugung	Bezeichnung des Erzeugnisses	Erste Potenzen
No. 1 Preßsaft + Äth. 86%	Urtinkturen und flüssige Verdünnungen	Ø oder Urtinktur Dil. oder Dilutio	D1 = 2 T. Ø + 8 T. Äth. 43% C1 = 2 T. Ø + 98 T. Äth. 43%
No. 2a Mazeration m. Äth. 86%	Urtinkturen und flüssige Verdünnungen	Ø oder Urtinktur Dil. oder Dilutio	D1 = 2 T. Ø + 8 T. Äth. 43% C1 = 2 T. Ø + 98 T. Äth. 43%
No. 2b Mazeration m. Äth. 62%	Urtinkturen und flüssige Verdünnungen	Ø oder Urtinktur Dil. oder Dilutio	D1 = 2 T. Ø + 8 T. Äth. 43% C1 = 2 T. Ø + 98 T. Äth. 43%
No. 3a Mazeration m. Äth. 86%	Urtinkturen und flüssige Verdünnungen	Ø oder Urtinktur Dil. oder Dilutio	D1 = 3 T. Ø + 7 T. Äth. 62% C1 = 3 T. Ø + 97 T. Äth. 62%
No. 3b Mazeration m. Äth. 73%	Urtinkturen und flüssige Verdünnungen	Ø oder Urtinktur Dil. oder Dilutio	D1 = 3 T. Ø + 7 T. Äth. 43% D2 = 1 T. D1 + 9 T. Äth. 30% D3 = 1 T. D2 + 9 T. Äth. 15%
No. 3c Mazeration m. Äth. 43%	Urtinkturen und flüssige Verdünnungen	Ø oder Urtinktur Dil. oder Dilutio	D1 = 3 T. Ø + 7 T. Äth. 30% D2 = 1 T. D1 + 9 T. Äth. 15%
No. 4a Arzneibuch-tinktur 1 + 10	Urtinkturen und flüssige Verdünnungen	Ø ≡D1	D1 ≡Ø D2 = 1 T. D1 + 9 T. Äth. d. DAB D3 = 1 T. D2 + 9 T. Äth. d. DAB D4 = 1 T. D3 + 9 T. Äth. 43%
No. 4b Tiere extrahieren wie Arzneibuch-tinktur 1 + 10	Urtinkturen und flüssige Verdünnungen	Ø ≡D1	D1 ≡Ø D2 = 1 T. D1 + 9 T. Äth. d. DAB D3 = 1 T. D2 + 9 T. Äth. d. DAB D4 = 1 T. D3 + 9 T. Äth. 43%
No. 5 Lösungen	Lösungen als D1 oder D2 ≡C1	keine Ø ! Dil. oder Dilution	D1 ≡Lösung (1 + 9) D2 = 1 T. D1 + 9 T. Äth. 43% C2 = 1 T. C1 + 99 T. Äth. 43%
No. 6 Verreibung fester Stoffe mit Lactose	Verreibung der ersten D/C Potenz	Trit. D1 Trit. C1	D1 = Verreibung (1 + 9) D2 = 1 T. D1 + 9 T. Lactose C1 = Verreibung (1 + 99) C2 = 1 T. C1 + 99 T. Lactose
No. 7 Verreibungen aus Urtinktur und Lösung	Verreibung D1 Verreibung C1	Trit. D1 Trit. C1	D1 = 2 od. 3 T. Ø + Lactose D2 = 1 T. Dil. D1 + Lactose
No. 8 Dilution aus Verreibungen	Flüssige Zubereitungen	Dil. D6	Dil. D6 aus Trit. D4 + Äth. 30% Dil. D7 aus Trit. D5 + Äth. 30% Dil. D8 aus Trit. D6 + Äth. 30% Dil. D9 aus Dil. D8 + Äth. 43%
No. 9 Tabletten mit 100 mg oder 250 mg einer Trit.	Tabletten	Tabl. D1, usw. Tabl. C1, usw. Potenz = Potenz der Trituration	Die Tabletten haben den gleichen Verdünnungsgrad wie die verwendete Trituration

Vorschrift	Erzeugung	Bezeichnung des Erzeugnisses	Erste Potenzen
No. 10 Streukügelchen aus Dilution	Streukügelchen = Globuli	Glob. D1 usw.	Potenz der Globuli gleich Potenz der Dilution
No. 11 Dilutionen zur Injektion	Flüssige Dilution zur Injektion Flüssige Dilution zur Injektion für Tiere	Amp. D3 Amp. D3 und Mehrdosenbehältnis	Potenzierung der letzten 2 Stufen mit H_2O oder isot. NaC_2-Lsg.
No. 12 Flüssige Einreibung aus Urtinkturen oder getrockneten Drogen	Flüssige Einreibungen = Externa	Ø ad usum externum	Keine Angaben zur Potenzierung. Mischungen vorerst nach Herstellungsvorschrift der Urtinktur
No. 13 Salben	Salbe einer Urtinktur, Lösung, Dilution oder Trituration	Ungt. D1 usw.	Ungt. D1 enhält 1 T. Dil. D1 oder Trit. D1 oder Lsg. Ø = D1 in 9 T. Salbengrundlage
No. 14 Suppositorien	Suppositorien aus Urtinkturen, Dilutionen, Lösungen oder Triturationen	Supp. D1 usw. 2,0 für Erwachsene 1,0 für Kinder	Supp. D1 enthält 1 T. Dil. D1 oder Trit. D1 oder Ø = D1 einer Lsg. in 9 T. Hartfett
No. 15 Augentropfen	Isotonische Augentropfen aus Dilutionen, Lösungen oder Triturationen	Augentropfen D1 usw. Oculoguttae D1 usw. Collyria D1 usw.	Potenzierungen wie flüssige Verdünnungen mit Wasser z. Inj. oder isot. Kochsalzlösung
No. 16 Mischungen	1. von der Centesimal- oder Dezimalskala abweichende Verdünnungen 2. von Zubereitungen ohne Arzneiträger/Hilfsstoffe 3. von Zubereitungen mit Arzneiträgern/Hilfsstoffen 4. von Arzneigrundstoffen mit Zubereitungen, die zusammen weiter potenziert werden Alle Darreichungsformen können hergestellt werden und müssen eindeutig beschriftet werden.		
No. 17 LM-Potenzen	LM I-Globuli (1 Potenzstufe bedeutet eine Verdünnung um Faktor 50 000) (1 Globulus Natr. mur. LM I enth. in feiner Verteilung 0,000 000 001 2 mg Natriumchlorid)	LM I, LM II römische Zahlen	LM I = 60 mg C3 Trituration + 20,0 ml Äth. 15%. Davon 1 Tropfen in 100 Tropfen Äth. 86% verschütteln und auf 50 000 Globuli imprägnieren LM II = 1 Globulus mit 100 Tropfen Äth. verschütteln und auf 50 000 Globuli imprägnieren
No. 18a/b/c/d/e Urtinkturen mit Erwärmen analog 2a/2b und 3a/3b/3c	Ansatz der Urtinktur wird 1 Std. lang auf 37 °C erwärmt	Ø (äthanol. Digestio) (äthanol. Digestio) D1 (äthanol. Digestio) C1	Wie 2a/2b und 3a/3b/3c
No. 18f Urtinkturen mit Wärmebehandlung und Dilution	Ansatz der Urtinktur wird analog 4a als Tinktur mazeriert und dabei 1 Std. auf 37 °C erwärmt	(äthanol. Digestio) Ø (äthanol. Digestio) D1 (äthanol. Digestio) C1	D1 = Ø D2 = 1 T. D1 (= Ø) + 9 T. Äth. gleicher Konzentration. Je Verdünnungsschritt wird die Äthanolkonzentration um eine Stufe der Skala 94 – 86 – 73 – 62 – 43 – 30 – 15% verringert
No. 19a/b/c/d/e/f Urtinktur mit Kochen des Ansatzes	Der Ansatz der Urtinktur wird 30 Minuten lang zum Sieden erhitzt: äthanol. Dekokt.	äthanol. Dekokt. Ø äthanol. Dekokt. D1	Potenzierung wie in No. 18

Vorschrift	Erzeugung	Bezeichnung des Erzeugnisses	Erste Potenzen
No. 20 Urtinktur aus Infus.	Nach Mazeration mit Äthanol wird nochmals Wasser zugegeben und heiß gehalten, äthanol. Infusum	äthanol. Infusum Ø äthanol. Infusum D1	Ø = D1 D2 = 1 T. Ø 9 T. Äth. gleicher Konzentration. Weiter wie 18f.
No. 21 Rh-Urtinkturen und flüssige Verdünnungen	½ Std. tagsüber wird auf 37 °C, über Nacht wird der Ansatz auf 4 °C gehalten	Rh-Urtinktur Rh-Dilution	1 T. Rh-Ø + 9 T. Wasser für Injektionszwecke = D1 D2 = 1 T. Rh · D1 + 9 T. Wasser f. I.
No. 22 Rh-Urtinkturen und flüssige Verdünnungen	Die Pflanzen ohne Arzneiträger werden tagsüber auf 37 °C, nachts auf 4 °C gehalten	Rh-Urtinktur Rh-Dilution	D1 = 1 T. Rh-Ø + 9 T. Wasser für Injektionszwecke D2 = 1 T. Rh · D1 + 9 T. Wasser f. I.
No. 23 Wäßrige Urtinkturen und flüssige Verdünnungen	Wäßriger Dekokt., speziell für Augenarzneimittel und Injektionen. Frisch herstellen!	(Decoctum) Ø (Decoctum) D1	D1 = Ø D2 = 1 T. Ø (Decoctum) + 9 T. Wasser für Injektionszwecke
No. 24 Wäßrige Urtinkturen mit Wärmebehandlung und flüssige Verdünnungen	Wäßriger Infus, speziell für Augenarzneimittel und Injektionen. Frisch herstellen!	(Infusum) Ø (Infusum) D1	D1 = Ø D2 = 1 T. Ø (Infusum) + 9 T. Wasser für Injektionszwecke
No. 25 Spagirische Urtinkturen und flüssige Verdünnungen aus Frischpflanzen	Nach Vergärung mit Hefe wird mit Wasserdampf destilliert. Der Destillationsrückstand wird verascht und dann Destillat zugefügt	(Spag. Zimpel)	Ø = D1 D2 = 1 T. D1 + 6 T. Äth. 30% + 3 T. Wasser
No. 26 Spagirische Urtinkturen und flüssige Verbindungen aus getrockneten Pflanzen	Der Ansatz wird mit mehr Wasser versetzt und wie No. 25 behandelt	(Spag. Zimpel)	Ø = D1 D2 = 1 T. D1 + 6 T. Äth. 30% + 3 T. Wasser
No. 27–30	Ansatz mit Saccharose und Hefe versetzt bei 35 °C vergären. Perkolation des Rückstandes.	Spagyrika nach Krauß	∅ = D1 D2 = 1 T. D1 + 9 T. Äth. 30% No. 30: ∅ = D2 D3 = 1 T. D2 + 9 T. Äth. 30%
No. 31	Vergärung bei 18 °C. Bidestillation. Rückstandsveraschung	Spag. bidest	D1 = 1 T. ∅ + 9 T. (1 T. Äth. 86% + 4 T. NaCl-Lsg.)
No. 32	Ansatz mit Ascorbat-Phosphat-Pufferlösung	col.	D1 = 1 T. ∅ + 1 T. Puffer D2 = 1 T. D1 + 9 T. Puffer Sterile Aufbewahrung
No. 33 a–e	Ansatz mit Honig und Lactose vergären	ferm. 33 a–e	D1 = 1 T. ∅ + 9 T. Wasser z. Inj. C1 = 1 T. ∅ + 99 T. Wasser z. Inj.
No. 34 a–e	Ansatz mit Molke, sonst wie No. 33 vergären	ferm. 34 a–e	D1 = 1 T. ∅ + 9 T. Wasser z. Inj. C1 = 1 T. ∅ + 99 T. Wasser z. Inj.

Vorschrift	Erzeugung	Bezeichnung des Erzeugnisses	Erste Potenzen
No. 35 a/b	Ansatz in Teilmengen. Zyklisches Abkühlen und Erwärmen	ferm. 35 a/b	D1 = 1 T. ∅ + 9 T. Wasser z. Inj. C1 = 1 T. ∅ + 99 T. Wasser z. Inj.
No. 36	Ansatz mit Molke, sonst wie No. 35	ferm. 36	D1 = 1 T. ∅ + 9 T. Wasser z. Inj. C1 = 1 T. ∅ + 99 T. Wasser z. Inj.
No. 37	In Teilmengen mit Hämatit und Wasser kalt + warm	ferm. cum ferro	D1 = 1 T. ∅ + 9 T. Wasser z. Inj. C1 = 1 T. ∅ + 99 T. Wasser z. Inj.
No. 38 Wäßrige Urtinkturen mit Kältebehandlung	Mazeration in der Kälte mit NaCl + $NaHCO_3$-Lösung	K.	Vicesimal-Verdünnung H = 1 T. ∅ + 19 T. Wasser z. Inj.
No. 39 a–c Globuli velati	Fest- oder Sirupzubereitungen werden auf Globuli aufgebracht	glob. velati	Verdünnungsgrad der aufgebrachten Verreibung/Dilution
No. 40 a–c	Mischungen, gemeinsam potenziert	Angabe der gemeinsamen Potenzierungen	
No. 41 a–c Glycerin-haltige Urtinkturen	Mazeration mit NaCl-haltigem Glycerol	gl.	∅ = D2 ∅ = C1
No. 42 Glycerin-haltige Urtinkturen aus frischen Schlachttieren	Mazeration mit reinem Glycerol		∅ = D1 oder ∅ = D2 D2 = 1 T. D1 + 9 T. Glycerol D3 = 1 T. D2 + 9 T. Äth. 15%
No. 43 + 44 Nosoden	Kranke Organe oder Sekrete werden mazeriert	nos.	∅ = D1 D2 = 1 T. D1 + 9 T. Äth. 30%
No. 45 Nasentropfen	Potenzieren von Urtinkturen mit NaCl-Lösung		
No. 46 Flüssige, weinige Verdünnung	Potenzierung von Urtinkturen oder Dilution um 2 Stufen mit Likörwein	vinos.	

10.2. Potenzierung

Die Potenzierung, ein spezifisches Herstellungsverfahren der homöopathischen Arzneimittel, dient je nach Intention des Erfinders der besonderen Heilweise in verschiedener Art der Anpassung der Wirkstärke des Arzneimittels an die Bedürfnisse des erkrankten Organismus.

Technisch gesehen ist sie eine Arbeitsvorschrift zur regelmäßigen und gleichmäßigen Verdünnung einer Arzneistoffgrundzubereitung, der Urtinktur, auf definierte Verdünnungsgrade.

Die Verdünnungsverhältnisse sind bei den heute allgemein beachteten Potenzreihen

D-Potenzen: 1 zu 10

C-Potenzen: 1 zu 100

LM-Potenzen: 1 zu 50 000

Die Art der Verdünnung wird bei den einzelnen Vorschriften des HAB angegeben.

In den Herstellungsvorschriften des HAB ab No. 33 werden auch **Vicesimal**-Potenzen (1 zu 20) aufgeführt. Sie werden folgendermaßen numeriert:

Vicesimal-Potenz	1	2	3	4	5	6	7	8	9	10
Stärke	H	G	F	E	D	C	–	B	–	A

10.3. Terminologie der Verschreibung

Argento / cupro / mercurio culto	aus Pflanzen, die während des Wachstums mit Dilution von Silber / Kupfer / Quecksilbersalzen behandelt werden
col.	gepufferte Urtinktur nach § 32 HAB
e bulbo	aus der Zwiebel
e concha	aus der Muschelschale (Austernschale)
e cortice	aus der Rinde
e floribus	aus den Blüten
e folio	aus dem Blatt
e fructu	aus der Frucht
e faba	aus der Bohne
e furfure	aus der Kleie
e gemmis	aus den Blütenknospen
e herba	aus dem Kraut
e lichene	aus dem Moos/Flechten
e ligno	aus dem Holz
e nuce	aus der Nuß
e larice	aus dem Schwamm/Fruchtkörper
e placenta	aus der Kleie
e planta tota	aus der ganzen Pflanze
e radice	aus der Wurzel
e semine	aus dem Samen
e rhizoma	aus dem Wurzelstock
e resina	aus dem Harz
e percarpis	aus den Fruchtschalen
e stigma	aus dem Narbenschenkel
e tubere	aus der Knolle
ex ovo	aus dem Ei
e stylu	aus dem Griffel
e succu	aus dem Saft
e summitate	aus den Trieben/Zweigspitzen
e stramento	aus dem Stroh
e strobulo	aus den Blütenzapfen
e stirpe	aus dem Stift
e septo	aus der Zwischenwand
e zurisne	aus den Blattknospen (einer Conifere)
ferm.	fermentierte Urtinktur nach §§ 33–37 HAB
gl.	Glycerin-haltige Urtinktur nach § 41 HAB
glob. velati	Globuli velati, § 39 HAB
K.	mit Kältebehandlung nach § 38 HAB
nos.	Nosode
Rh	rhythmische Verfahren nach §§ 21/22 HAB
spag. Krauß	spagyrische Vergärung nach §§ 27–30 HAB
spag. Zimpel	spagyrische Vergärung nach §§ 25/26 HAB
vinos	weinige Verdünnung nach § 46 HAB

10.4. Materia medica der Homöopathie

Aalserum
= Serum anguillae
Abelmoschus
Abies canadensis
Abies excelsa
= Pinus abies
Abies nigra
Abrotanum
= Artemisia Abrotanum
Abrus precatorius
= Jequirity
Absinthium
= Artemisia Absinthium
Acacia
= Prunus spinosa
Acacia Catechu
= Catechu
Acalypha indica
Acanthus mollis
Acer
= Acer platanoides
Acer Negundo
Acer pseudoplatanus
Acetanilidum
= Antifebrin
Achillea Eupatorium
Achillea Millefolium
= Millefolium
Achillea moschata
Acidum aceticum
Acidum acetylo-salicylicum
Acidum agaricinum
Acidum arsenicosum
= Acid. metallicum
= Arsenicum
= Arsenicum album
= Gefion
Acidum asparaginicum
Acidum benzoicum e resina
Acidum benzoicum synth.
Acidum bromicum
= Acid. hydrobromicum
Acidum butyricum
Acidum camphoricum
Acidum carbolicum
Acidum chromicum
Acidum chrysophanicum
Acidum cinnamylicum
Acidum citricum
Acidum formicicum
Acidum formicum e formica rufa
Acidum gallicum
Acidum hippuricum
Acidum hydrobromicum
= Acid. bromicum
Acidum hydrochloricum
= Acid. muriat.
Acidum hydrocyanicum
Acidum hydrofluoricum
Acidum lacticum
Acidum maleinicum
Acidum malicum
Acidum metallicum
= Arsenicum album
Acidum molybdaenicum
Acidum monochloraceticum
Acidum muriaticum
= Acidum hydrochlor.
Acidum nitricum
Acidum nitromuriaticum
Acidum oleinicum
Acidum osmicum
Acidum oxalicum
Acidum phenylaethylbarbituricum
Acidum phosphoricum
Acidum phthalicum
Acidum picrinicum
= Acid. picronitric.
Acidum propionicum
Acidum pyroarsenicicum
Acidum pyrogallicum
Acidum salicylicum
Acidum sarcolacticum
Acidum succinicum
Acidum sulfuricum
Acidum sulfurosum
Acidum tannicum
= Tanninum
Acidum tartaricum
Acidum telluricum
Acidum titanicum
= Titanium oxydatum
Acidum trichloraceticum
Acidum uricum
Acidum valerianicum
Aconitinum (Alkaloid)
Aconitum
= Aconitum napellus
Aconitum cammarum
Aconitum ferox
Aconitum lycoctonum
Aconitum napellus e radice
Acorus Calamus
= Calamus aromaticus
Actaea
= Actaea spicata
Actaea racemosa
= Cimicifuga
ACTH
Adeps suillus
Adhatoda vasica
= Justicia adhatoda
Adiantum aureum
= Polytrichum commune
Adiantum capillus veneris
Adlumia fungosa
Adonidinum (Glykosid)
Adonis aestivalis
Adonis vernalis
Adrenalinum
Aegopodium Podagraria
Aesculinum
Aesculus
= Aesculus Hippocastanum
= Hippocastanum
Aesculus glabra
Aesculus pavia
Aether phosphoratus
Aether sulfuricus
Aethiops antimonialis
= Mercurius antimoniatus
= Hydrargyrum stibiato-sulfuratum
Aethiops mineralis
= Mercur. sulfurat. niger
Aethusa
= Aethusa Cynapium
Aethylenum trichloratum
Agaricinum
Agaricus
= Agaricus muscarius
Agaricus emeticus
Agaricus phalloides
Agave americana
Ageratum mexicanum
Agnus castus
Agraphis nutans
Agrimonia
= A. Eupatoria
Agropyrun repens
= Triticum repens

Agrostemma githago
Ailanthus glandulosa
Ajuga reptans
Albumen ovi
Albumen e sanguine
= Fibrinum
Alchemilla alpina
Alchemilla vulgaris
Aletris farinosa
Alfalfa
= Medicago sativa
Alisma Plantago
Alkanna
Alkekengi baccae
= Physalis Alkekengi
Allium Cepa
= Cepa
Allium fallax
Allium sativum
Allium ursinum
Alloxanum
Alnuinum (Res.)
Alnus glutinosa
Alnus serrulata
= A. rubra
Aloe
Aloe socotrina
Aloinum
Alpinia officinarum
= Galanga
Alsidium helminthochorton
= Helminthochorton
Alsine media
= Stellar media
Alstonia constricta
Alstonia scholaris
Althaea
= A. officinalis
Alumen
Alumen chromicum
Alumen ustum
Alumina
= Argilla
Aluminium aceticum (basicum)
Aluminium aceto-tartaricum
Aluminium chloratum
= Aluminium muriaticum
Aluminium fluoratum
Aluminium metallicum
Aluminium muriaticum
= Aluminium chloratum
Aluminium oxydatum siccum
Aluminium silicicum
Aluminium sulfuricum
Ambra
= Ambra grisea
Ambrosia artemisiae-folia
Ambrosia trifida
Ammi majus
Ammi visnaga
Ammoniacum
Ammonium aceticum
Ammonium arsenicum
Ammonium arsenicosum
Ammonium benzoicum
Ammonium bromatum
= Ammonium hydrobromicum
Ammonium carbonicum
Ammonium causticum
Ammonium chloratum
= Amm. mur.
Ammonium citricum
Ammonium fluoratum
Ammonium jodatum
Ammonium molybdaenicum
Ammonium muriaticum
= Ammonium chloratum
Ammonium oxalicum
Ammonium phosphoricum
Ammonium picrinicum
Ammonium rhodanatum
= Ammonium sulfocyanatum
Ammonium silico-fluoratum
Ammonium succinium
Ammonium sulfocyanatum
= Ammonium rhodanatum
Ammonium sulfo-ichthyolicum
= Ichthyolum
Ammonium sulfuricum
Ammonium tartaricum
Ammonium valerianicum
Ammonium vanadinicum
Ampelopsis guinquefolia
Amygdalae amarae
Amygdalae dulces
Amygdalinum (Glykosid)
Amygdalus persica
Amylium nitrosum
Amyris gileadensis
= Balsamum de Mecca
Anacardium
= Anacardium orientale
Anacardium occidentale
Anaesthesin
Anagallis arvensis
Anamirta Cocculus
= Cocculus
Anatherum muricatum
Anchusa officinalis
Andira inermis
Andira retusa
= Geoffroya surinamensis
= Geoffraea surinamensis
Andrographis paniculata
Andromeda
= Oxydendron arboreum
Andromeda polifolia
Andropogon ivarancusa
= Ivarancusa
Androsace maxima
Anemone ludoviciana
= Pulsatilla Nuttaliana
Anemone nemorosa
Anethum graveolens
Angelica archangelica
= Angelica officinalis
Angustura
Angustura spuria
= Strychnos nux vomica
e cortice
Anhalonium Lewinii
= Peyotl
Anhalonium Williamsii
Anilinum
Anilinum sulfuricum
Anisum
= Pimpinella Anisum
Anisum stellatum
= Illicium verum
Antennaria margaritacea
Anthemis nobilis
= Cham. romana
Anthoxantum odoratum
Anthracenum
Anthracinum
Anthracitum
Anthracokali
Anthriscus Cerefolium
Anthyllis vulneraria
Antifebrinum
= Acetanilid.
Antidiphterinum
Antimonium arsenicicum
Antimonium arsenicosum
Antimonium bromatum
Antimonium chloratum
= Antimon. mur.
Antimonium crudum
= Stib. sulf. nigr.

Antimonium jodatum
Antimonium metallicum
Antimonium crudum coll.
Antimonium muriaticum
= Ant. chlor.
Antimonium oxydatum
Antimonium sulfuratum aurantiacum
= Sulf. stib. aur.
Antimonium sulf. aur. coll.
Antimonium sulf. nigr.
Antimonium tartaricum
= Tartar. stibi.
= Tartar emet.
Antirrhinum linariae
= Linaria vulgaris
Aphis chenopodii glauci
Apiolum
Apis mellifica
Apisinum
= Apium virus
Apium graveolens
Apium virus
= Apisinum
Apocyninum
Apocynum cann. ab.
= Apocynum
Apocynum androsaemifolium
Apomorphinum mur.
Aqua glandium Querc. Rademach.
Aqua marina
= Thalattin
Aqua Nicotianae Radem.
Aqua Nuc. vomicarum Radem.
Aqua Quassiae Radem.
Aqua silicata
Aquilegia
= A. vulgaris
Aralia hispida
Aralia quinquefolia
= Ginseng
Aralia racemosa
Aralia spinosa
Aranea avicularis
= Mygale avic.
Aranea diadema
Aranin
= Aranea ixobola
Araroba
= Chrysarobinum
= Goa
Arbutinum
Arbutus andrachne
Archangelica offic.
= Angelica Archangelica
Arctium Lappa
= Bardana
= Lappa major
Areca e seminibus
Arenaria
Arenaria rubra
Argentum
Argentum arsenicosum
Argentum chloratum
= Arg. mur
Argentum colloidale
Argentum cyanatum
Argentum jodatum
Argentum muriaticum
= Argent. chlorat.
Argentum nitricum
Argentum oxydatum
Argentum phosphoricum
Argentum tartaricum
Argilla
= Alumina
Aristolochia clematis
Aristolochia cymbifera
= Aristolochia Milhomens
e radice
Aristolochia
Aristolochia Serpentaria
= Serpentaria
= Arisistolochia offic.
Armoracia
= Cochlearia Armoracia
Arnica
= A. montana
Arsenicum album
= Acid. arsenicos.
= Gefion
= Arsenicum
= Acid. met.
Arsenum bromatum
Arsenum chloratum
Arsenum citrinum
= Arsen. sulf. citr.
= Auripigmentum
Arsenum jodatum
Arsenum metallicum
Arsenum phosphoratum
Arsenum rubrum
= A. sulfur. rubr.
Arsenum sulfuratum
= A. sulf. flav. praecipitatum
Artemisia
= A. vulgaris
Artemisia abrotanum
= Abrotanum
Artemisia absinthium
= Absinthium
Arum Dracontium
Arum Dracunculus
Arum italicum
Arum maculatum
Arum triphyllum
Arundo mauritanica
= Arundo Donax
Asa foetida
Asarum
= Asar. europ.
Asarum canadense
Asarum
Asclepias curassavica
Asclepias incarnata
Asclepias syriaca
Asclepias tuberosa
Asclepias vincetoxicum
= Vincetoxicum
Aselepinum
Asimina triloba
Asparaginum
Asparagus officinalis
Asperula odorata
Asphodelus ramosus
Aspidium athamanticum
= Panna
Aspidium Filix mas
= Filix
Aspidospermin
Asplenium scolopendrium
= Scolopendrium
Assacu
= Hura brasiliensis
Astacus fluviatilis
= Cancer fluviatilis
Astragalus
= Oxytropis Lamberti
Asterias rubens
Astrantia major
Athamanta oreoselinum
= Oresoselin.
= Peuced. Or.
Atropa Belladonna
= Belladonna
Atropinum methylonitricum
Atropinum purum
Atropinum sulfuricum
Atropinum valerianicum
Aurantii cortex

Aurantii flores
Aurantii folia
Aurelia aurita
= Medusa
Auripigmentum
= Arsen. citr.
= Arsen. sulf. citr.
Aurum
= Aurum met.
Aurum bromatum
Aurum chloratum
= Aur. mur.
Aurum colloidale
Aurum jodatum
Aurum Kalium bromat.
Aurum muriaticum
= Aur. chlor.
Aurum natronatum muriat.
= Aur. natr. chlor.
Aurum Natrium bromatum
Aurum sulfuratum
Avena sativa
Aviaria
Azadirachta indica
= Melia Azadirachta

Baccae alkekengi
= Alkekengi baccae
= Physalis Alkekengi
Bacillinum hosode
= Tuberkulin Heath
Bacillinum Burnett
Badiaga
Ballota lanata
Balsamum copaivae
= Copaiva
Balsamum de Mecca
= Amyris gileandensis
Balsamum peruvianum
= Myroxylon balsamum
Bambus
Banisteria
= Yagè
Baptisia
= B. tinctoria
Barbus fluviatilis
= Cyprinus barbus
Bardana
= Arct. Lappa
= Lappa major
Barosma crenatum
= Barosma betulin.
= Bucco
Barosminum
Baryta (s. Baryum)
Baryum aceticum
Baryum carbonicum
Baryum causticum
Baryum chloratum
= Bar. mur.
Baryum citricum
Baryum jodatum
Baryum muriaticum
= Bar. chlor.
Baryum nitricum
Baryum oxalicum
Baryum phosphoricum
Baryum sulfuricum
Basalt
Basilicum
= Ocimum Basilicum
Begonia tuberosa
Belladonna
= Atropa belladonna
Bellis perennis
Benzinum
Benzoes acidum
= Acid. benzoicum
Benzolum
Benzpyren
Berberinum hydrochloricum
Berberis
= Berb. vulgaris
Berberis e cortice ligni
Berberis aquifolium
= Mahonia aquif.
Beryllium carbonicum
Beryllium metallicum
Betinum
Betonica officin.
Betula alba
Bignonia catalpa
= Catalpa bignon.
Bismutum carbonicum
Bismutum metallicum
Bismutum nitricum
Bismutum oxalicum
Bismutum oxychloratum
Bismutum oxydatum
Bismutum salicylicum
Bismutum subgallicum
Bismutum subnitricum
= Bis. nitr. bas.
Bismutum sulfuricum
Bismutum subsalicylicum
= salicyl.
Bismutum valerianicum
Blatta americana
Blatta orientalis
Bleiglanz
Boldo
= Peumus Boldus
Boletus cervinus
Boletus laricis
= Polypor offic.
Boletus satanas
Boletus suaveolens
Bombyx
Bombyx Mori
Borrago officinalis
Borax
= Natrium boracicum
Bothrops jararaca
= Jararaca
Bothrops lanceolatus
= Jararaca
Bovista
= Lycoperdon Bovista
Brachyglottis repens
Branca ursina
= Heracleum Sphondylium
Brassica oleracea
Brayera anthelminthica
= Hagenia abyssinica
= Koso
Brenztraubensäure
Briza media
Bromelia sativa
Bromoformium
Bromum
Brucinum
Brucinum nitricum
Brunella vulgaris
= Prunella vulgaris
Bryonia alba
= Bryonia dioica
Bryophyllum calycinum
Bucco
= Barosma crenatum
= Barosma betulinum
Bufo
= Rana Bufo
= Bufo cinereus
Bufo sahytiensis
Bursa pastoris
= Thlaspi bursa past.
Bunias orientalis
Buxus sempervirens

Cacao
= Theobroma Cacao
Cactus
= Cereus grandiflorus
Cactus e floribus
Cactus Martini
Cactus rostratus
Cadmium bromatum
Cadmium carbonicum
Cadmium chloratum
= Cad. mur.
Cadmium jodatum
Cadmium metallicum
Cadmium muriaticum
= Cad. chlorat.
Cadmium oxydatum
Cadmium phosphoricum
Cadmium sulfuratum
Cadmium sulfuricum
Caesalpinia Bonducella
Caesium chloratum
= Caes. mur.
Cainca
Cajeputum
= Melaleuca Cajeputi
= Oleum Cajeputi
Calabar
= Physostigma venenosum
Caladium seguinum
Calamus aromaticus
= Acorus Calamus
Calcarea (s. Calcium)
Calcaria usta
= Calc. oxydat.
Calcium aceticum
Calcium aceticum solutum Hahnemanni
Calcium arsenicicum
Calcium arsenicosum
Calcium benzoicum
Calcium bichromicum
Calcium bromatum
Calcium carbonicum praec.
Calcium carbonicum Hahnemanni
Calcium causticum
Calcium causticum Segini
= Tinctura Calcii caustici Seg.
Calcium chloratum
= Calc. mur.
Calcium citricum
Calcium fluoratum
Calcium fluoratum colloidale
Calcium formicicum
Calcium gluconicum
Calcium glycerino-phosphoricum
Calcium hippuricum
Calcium hypophosphorosum
Calcium hyposulfurosum
Calcium jodatum
Calcium lacticum
Calcium magn. phosphoricum
Calcium malicum
Calcium muriaticum
= Calc. chlorat.
Calcium nitricum
Calcium oxalicum
Calcium oleinicum
Calcium oxydatum
= Calcaria usta
Calcium phospho-lacticum
Calcium phosphoricum
Calcium phosphoricum colloidale
Calcium picrinicum
Calcium silicicum
Calcium silico-fluoratum
Calcium stibiato-sulfuratum
Calcium subsulfurosum
= hyposulf.
Calcium sulfuratum Hahnemanni
= Hepar sulfuris
Calcium sulfuricum
Calcium thiosulfuricum
= Calc. hyposulfuros.
Calcium uricum
Calculi biliarii
Calculi renales
= Calculi urinae
Calendula
= C. officinalis
Calla aethiopica
Calliandra Houstoni
= Pambotana
Calluna vulgaris
= Erica
Calomel
= Merc. dulcis
Calotropis gigantea
= Madar
Caltha palustris
Calycanthus floridus
Camellia Thea
= Thea chinensis
Camphora
Camphora monobromata
Camphora rubini
Camphorosma monspeliacum
Cancer fluviatilis
= Potamobius Astacus
Cancerinum
Canchalagua
Canella alba
= Costus dulcis
Canna glauca
Cannabis
= Cannabis sativa
Cannabis indica
Cantharellus aurantiacus
Cantharidinum
Cantharis
= Lytta vesicatoria
Capparis coriacea
= Simulo
Capsella bursa pastoris
= Thlaspi bursa pastoris
Capsicin
Capsicum
= C. annuum
Capsicum jamaicum
= Myrtus pimenta
= Pimenta officin.
Carbo animalis
Carbo carnis
Carbo ligni
Carbo ossium
Carbo vegetabilis
Carboneum sulfuratum
Carcinomin
Cardamine pratensis
Cardamomum
Carduus benedictus
= Cnicus benedictus
Carduus marianus
Carex arenaria
Cardiospermum
Carica papaya
Carlina acaulis
Carragen
Carum carvi
Carya alba
Caryophyllus
Cascara amarga
Cascara sagrada
= Rhamnus Purshiana
Cascarilla
= Croton Eluteria
Castanea vasca
Castor equi
Castoreum canadense

Castoreum sibiricum
Catalpa bignonioides
= Bignonia Catalpa
Catechu
= Acacia Catechu
Catuaba
= Erythroxylum Catuaba
Caulophyllum thalictroides
Causticum Hahnemanni
= Tinctura acris sine Kali
Ceanothinum
Ceanothus americanus
Cedron
Centaurea cyanus
Centaurium
= Erythraea Cent.
Cepa
= Allium Cepa
Cephalanthus occidentalis
Cerasinum
Cerasus virginiana
= Prunus virginiana
Ceratonia siliqua
= Siliqua dulcis
Cerebellum
Cereus Bonplandii
Cereus grandiflorus
= Cactus
Cerium chloratum
= Cerium mur.
Cerium metallicum
Cerium muriaticum
= Cerium chlor.
Cerium oxalicum
Cerum oxydatum hydricum
Cetraria islandica
= Lichen islandicus
Chaerophyllum
= Ch. temul.
Chamaedrys
= Teucrium Cham.
Chamomilla
= Matricaria Cham.
Chamomilla romana
= Anthemis nobilis
Cecropia mexicana Hemsl.
Cecropia adenopus Mart.
Cecropia peltata L.
Chaparra amargosa
Chaulmoegrae oleum
= Oleum Chaulmoegrae
Cheiranthus Cheiri
Chelidonium
= Ch. majus
Chelone glabra
Cheloninum
Chenopodium ambrosioides
Chenopodium anthelminticum
Chenopodium Botrys
Chenopodium glaucum
Chenopodium olidum
= Chen. vulvaria
Chimaphila maculata
Chimaphila umbellata
= Pirola umbellata
Chimaphilinum
China
= Cinchona succirubra
China regia
= Cinchona Calisaya
Chininum aceticum
Chininum arsenicicum
Chininum arsenicosum
Chininum bisulfuricum
Chininum citricum
Chininum ferro-citricum
Chininum hydrochloricum
= Chinin. muriat.
Chininum hydrobromicum
Chininum jodatum
Chininum lacticum
Chininum muriaticum
= Chin. hydrochlor.
Chininum nitricum
Chininum phosphoricum
Chininum purum
Chininum salicylicum
Chininum sulfurico-muriaticum
Chininum sulfuricum
Chininum tannicum
Chininum tartaricum
Chininum valerianicum
Chinidinum
Chinidinum sulfur.
Chinoidinum
Chinoidinum sulfuricum
Chinolinum tartaricum
Chinoanthinum
Chionanthus virginiana
Chirata indica
= Sweertia Chirata
Chironia angularis
= Sabbatia angularis
Chloralum hydratum
Chloroformium
Chlorophyllum
Chlorum
Cholesterinum
Chromii acidum
= Acid. chromicum
Chromium metallicum
Chromium oxydatum
Chrysanthemum Parthenium
Chrysarobinum
= Araroba
= Goa
Chrysophani acidum
= Acidum chrysophanicum
Chrysosplenium
Cicuta maculata
Cicuta virosa
Cichorium Intybus
Cimex lectularius
Cimicifuga
= Cimicifuga racemosa
Cimicifuginum
= Macrotinum
Cina
Cinchona Calisaya
= China regia
Cinchona succirubra
= China
Cinchonium
= Cin. sulf. purum
Cineraria maritima
Cinis talpae
Cinnabaris
= Merc. sulf. ruber
Cinnamomum
Cinnamomum culilawan
= Culilawan
Cirsium arvense
Cistus canadensis
= Helianthemum canadense
Cistus helianthemum
= Hel. vulgare
Citrus medica
= Citrus Limonum
Citrullus colocynthis
= Colocynthis
Citrus limonum
= Citrus medica
Citrus vulgaris
= Citrus amara
Clematis
= Clematis recta
Clematis vitalba
Cnicus Benedictus
= Carduus Benedictus

Cobaltum metallicum
Cobaltum nitricum
Cobaltum oxydatum
Cobra
= Naja tripudiana
Coccionella
= Cocc. cacti
Coccionella septempuncata
Cocculus
= Anamirta Cocculus
Coccus cacti
= Coccionella
Cochlearia Armoracia
= Armoracia
Cochlearia officinalis
Codeinum
Codeinum hydrochloricum
= Cod. mur.
Codeinum phosphoricum
Codeinum sulfuricum
Coffea
Coffea tosta
Coffeinum
Coffeinum benzoicum
Coffeinum citricum
Coffeinum hydrobromicum
Coffeinum hydrochloricum
= Coff. mur.
Coffeinum Natrum benzoicum
Coffeinum Natrium salicylicum
Coffeinum salicylicum
Coffeinum sulfuricum
Coffeinum trijodatum
Coffeinum valerianicum
Cola vera
= Kola
Colchicinum
Colchicum
= C. autumnale
Collargolum
= Argent. colloidale „H."
Collinsonia canadensis
Collinsoninum
Colibacillin
Colocynthinum
Colocynthis
= Citrullus colocynthis
Colocasia antiquorum
Colostrum
Columbo
Combretum Raimbaultii
Comocladia dentata
= Guao
Conchae
= Calc. carb. Hahnemanni
Condurango
= Gonolobus condurango
= Marsdenia condurango
Coniinum
Coniinum hydrobromicum
= Con. bromat.
Coniinum hydrochloricum
= Con. mur.
Conium
= Conium maculatum
Convallaria majalis
Convolvulus arvensis
Convolvulus duartinus
Convolvulus tricolor
Copaiva
= Bals. copaivae
Copal
Coptis trifolia
Corallium rubrum
Coriandrum
Coriaria myrtifolia
Corninum
Cornus alternifolia
Cornus circinata
Cornus florida
Cornus mas
Cornus sericea
Coronilla varia
Corydalinum
Corylus avellana
Corylus e cortice
Corydalis
Corydalis bulbosa
= Coryd. cava
Corydalis formosa
Corpus luteum
Costus dulcis
= Canella alba
Cortison
Coto
Cotyledon umbilicus
Crabro vespa
= Vespa crabro
Crateagus
= Cr. e. baccis
Creolinum
Crocus
= Crocus sativus
Crotalus
= Crot. durissus
Crotalus cascavella
= Crot. horridus
Crotalus durissus
= Crotalus
Crotalus terrificus
Cresol
Croton eluteria
= Cascarilla
CS – Nosode
Croton tiglium
Cubeba
= Piper Cubeba
Cucumis sativus
Cucurbita Pepo.
Culilawan
= Cinnamomum Cul.
Cumarinum
Cuphea viscosissima
Cupressus Lawsoniana
Cupressus sempervierens
Cupri acetici Radem. tinct.
Cuprum
Cuprum aceticum
Cuprum aluminatum
Cuprum arsenicicum
Cuprum arsenicosum
Cuprum bromatum
Cuprum carbonicum
Cuprum chloratum
= C. mur.
Cuprum cyanatum
Cuprum jodatum
Cuprum muriaticum
= C. chlorat.
Cuprum nitricum
Cuprum oleinicum
Cuprum oxalicum
Cuprum oxydatum nigrum
Cuprum phosphoricum
Cuprum sulfuricum
Cuprum sulfurico-ammoniatum
Curare
= Urara
= Urari
Curcuma
Cuscuta europaea
Cyani flores
Cyclamen
Cydonia e semin.
= Cydonia vulg.
Cynanchum Vincetoxicum
= Vincetoxicum
Cynara Scolymus

Cynoglossum
= C. officinale
Cynosbatus
= Fungus Cynosbati
Cyprinus barbus
= Barb. fluvatilis
Cypripedium pubescens
Cytisus Laburnum
Cyrtopodium punctatum

Damiana
= Turnera aphrodisiaca
Daphne indica
Daphne laureola
Daphne mezereum
= Mezereum
Datisca cannabina
Datura arborea
Datura metel
Datura stramonium
= Stramonium
Datura tatula
Daucus carota
Delphinium consolida
Denys Boullion filtratum
Derris pinnata
Dichapetalum
Dictamnus
Dictamnus albus
Digitalinum
Digitalis
= D. purpurea
Digitalis e fol. sicc.
Digitalis ferruginea
Digitalis lanata
Digitalis lutea
Digitalis e fol. pulv.
Digitoxinum
Dinitrobenzolum (Meta)
Dioscorea villosa
Dioscorinum
Diphtherie-Serum
= Antidiphtherinum
Diphtherinum
Dipsacus silvester
Dipterix odorata
= Tonca
Dirca palustris
Dolichos pruriens
Doronicum pardalianches
Doryphora decemlineata
Dracontium foetidum
= Pothos foetidus
Dracontium polyphyllum
Drimys Winteri
Drosera
= D. rotundifolia
Duboisia
= D. myoperoides
Duboisinum
Dulcamara
= Solanum Dulcamara

Eichhornia
Eberthinum
Echeveria Scheideckeri
Echinacea angustifolia
Echinacea purp.
Eclipta erecta
Eleagnus
= E. angustifol.
Elaeis guineensis
Elaps corallinus
Elaterinum
Elaterium
Emetinum
Enterococcin
Ephedra vulgaris
Ephedrin muriat.
= E. hydrochloricum

Epigaea repens
Epilobium palustre
Epiphegus virginianus
= E. americanus
= Orobanche virginica
Equisetum arvense
Equisetum hiemale
Erechthites hieracifolia
= E. praealta
Ergotinum e extr. sicc.
Erica
= Calluna vulgaris
Erigeron acris
Erigeron canadensis
Eriodictyon californicum
= Yerba santa
Erodium cicutarium
Ervum Ervilia
Ervum Lens
Eryngium campestre
Eryngium aquaticum
Eryngium maritimum
Eryngium planum
Erysimum officinale
= Sisymbrium officinale
Erythraea centaurium
= Centaurium
Erythronium americanum
Erythrophloeum
Erythroxylum catuaba
= Catuaba
Eschscholtzia californica
Eserinum hydrobromicum
= Physostigminum hydrobr.
Eserinum hydrochloric.
= Es. mur.
Eserinum purum
= Physostigmin
Eserinum salicylicum
Eserinum sulfuricum
Espeletia
Eucalyptus
Eugenia australis
Eugenia jambosa
Eupatorium ageratoides
Eupatorium aromaticum
Eupatorium cannabinum
Eupatorium odoratum
Eupatorium perfoliatum
Eupatorium purpureum
Euphorbia amygdaloides
Euphorbia corollata
Eurphorbia cyparissias
Euhphorbia Esula
Euphorbia helioscopia
Euphorbia hypericifolia
Euphorbia lathyris
Euphorbia palustris
Eurphorbia pilulifera
Euphorbia splendens
Eurphorbia villosa
Euphorbium
Euphrasia
= E. officinalis
Eupionum
Eupurpurinum
Euryangium sumbulus
= Sumbulus moschatus
Evonymus atropurpurea
Evonymus europaea

Fabiana imbricata
= Pichi-Pichi
Fagopyrum
= F. esculentum
Farfara
= Tussilago Farfara
Fel tauri
Fel vulpis
= Vulpis fel

Ferrum aceticum
= Ferr. acet.
Ferrum albuminatum
Ferrum ammoniato citricum
Ferrum arsenicicum
Ferrum arsenicosum
Ferrum bromatum
Ferrum carbonicum
Ferrum citricum oxydatum
Ferrum citricum cum Strychnino
Ferrum cyanatum insolubile
Ferrum fluoratum
Ferrum glycerino-phosphoricum
Ferrum haematinatum
Ferrum hypophosphorosum
Ferrum jodatum
Ferrum lacticum
Ferrum magneticum
Ferrum manganicum
Ferrum metallicum
Ferrum meteoricum
= Meteoreisen
Ferrum muriaticum
= F. sesquichloratum
Ferrum nitricum oxydatum
Ferrum oxalicum
Ferrum oxydat. fuscum
Ferrum oxydat. rubrum
Ferrum oxydulat. nigrum
Ferrum phosphoricum
Ferrum phosphoricum colloidale
Ferrum phosphoricum e Natr. citric.
Ferrum picrinicum
Ferrum pomatum
Ferrum pyrophosphoricum
Ferrum reductum
Ferrum sesquichloratum
= F. mur.
Ferrum silicicum
Ferrum sulfuratum
Ferrum sulfuricum
Ferrum tannicum
Ferrum tartaricum
Ferrum valerianicum
Fibrinum
= Albumen e sanguine
Ficus religiosa
Filix
= Dryopteris filix mas
Filipendula ulmaria
= Spiraea Ulmaria
Fluggea
= F. virosa
= F. microcarpa
Frangula
= Rhamnus Frangula
Frankenia grandifolia
Flor de Piedra
Foeniculum
Foenum graecum
Formalinum
Formica rufa
Fragaria vesca
Franciscea uniflora
= Manaca
Frasera carolinensis
Fraserinum
Fraxinus americana
Fraxinus excelsior
Fuchsinum hydrochloric.
Fucus vesiculosus
Fuligo splendens
Fumaria officinalis
Fungus cynosbati
= Cynosbatus

Gadus morrhua
Galanga
= Alpinia officinalis
Galbanum
Galega officinalis
Galeopsis
= G. ochroleuca
Galphimia glauca
Galinsoga parviflora
Galium album
= G. Mollugo
Galium aparine
Galium mollugo
= G. album
Galium verum
= G. luteum
Gallae turcicae
Galli acidum
= Acidum gallicum
Gambogia
= Gutti
Gaultheria procumbens
Gefion
= Arsenicum
= Acid. arsenicos.
= Acid. met.
Gelsemininum
Gelsemium
Genista scoparia
= Spartium scoparium
Genista tinctoria
Gentiana
Gentiana cruciata
Gentiana lutea
Gentiana quinqueflora
Geoffraea surinamensis
= Andira retusa
= Geoffroya surinamensis
Geraninum
Geranium dissectum
Geranium maculatum
Geranium odoratissimum
= Pelargonium odoratissum
Geranium Robertianum
Germanium met.
Geum rivale
Geum urbanum
Ginkgo biloba
Ginseng
Glacies mariae
= Marienglas
Glandulae suprarenales
Glandulae Parathyreoide
Glandulae Thymi siccatae
Glandulae thyreoideae
= Thyreoidinum
Glechoma hederacea
Glonoinum
= Nitroglycerin
Glycerin
Glycyrrhiza glabra
Gnaphalium arenarium
Gnaphalium leontopodium
Gnaphalium polycephalum
Goa
= Araroba
= Chrysarobin
Gonolobus condurango
= Condurango
Gossypinum
Gossypium herbaceum
Granatum
Graphites
Graphites colloidale
Gratiola
= G. officinalis
Grillus campestris
Grindelia robusta
Grindelia squarrosa
Grossularia
Guaco
= Mikania Guaco

Guajacolum
Guajacolum carbonicum
Guajacolum valerianicum
Guajacum
= G. e resina
Guano australis
Guao
= Comocladia dentata
Guarana
= Paullinia sorbilis
Guarea trichilioides
Gunpowder
Gutti
= Gambogia
Gymnosporangium Sabinae Dicks.
Gymnocladus canadensis
Gynocardia odorata

Haematoxylon campechianum
Haemoglobinum
Hagenia abyssinica
= Brayera anthelminthica
= Koso
Hamamelinum
Hamamelis
Haplopappus
Harpagophytum procumbens
Hedeoma pulegioides
Hedera helix
Hedysarum ildefonsianum
Haronga madagascariensis
Hekla-Lava
Helianthemum canadense
= Cistus canadensis
Helianthemum vulgare
= Cistus Helianthemum
Helianthus annuus
Heliotropium
= H. peruvianum
Helix pomatia
Helleborus
= H. niger
Helleborus foetidus
Helleborus orientalis
Helleborus viridis
Helminthochorton
= Alsidium Helminthochorton
Heloderma horridum
Helonias dioica
Hepar sulfuris
= Hep. sulf. calcareum
Hepar sulfuris kalinum
Hepar vulpus
= Vulpis hepar
Hepatica triloba
= Hepatica nobilis
Heracleum sphondylium
= Branca ursina
Herniaria glabra
Hieracium pilosella
Hieracium umbellatum
Hippocastanum
= Aesculus hippocastanum
Hippomane mancinella
= Mancinella
Hippomanes
Hirudin
Hirudo
Histamin
= H. hydrochlor.
Hoang-Nan
= Strychnos malaccensis
Hoitzia coccinea
= Loeselia coccinea
Hordeum sativum
Humulus lupulus
= Lupulus
Hura brasiliensis
= Assacu

Hyacynthus
Hydrangea arborescens
Hydrargum
= Salze s. Mercurius
Hydrargyrum
= Merc. vivus
Hydrastininum hydrochlor.
Hydrastinum
Hydrastinum hydrochlor.
= Hydrast. muriat.
Hydrastis
= H. canadensis
Hydrocotyle asiatica
Hydrocyani acidum
= Acidum hydrocyanicum
Hydrophobinum
Hydrophyllum virginicum
Hydropiper
= Polygonum Hydropiper
Hyoscinum
= Scopolaminum
Hyoscyaminum
Hyoscyaminum hydrobromicum
Hyoscyaminum chloratum
Hyoscyamus
= H. niger
Hyoscyamus Scopolia
= Scopol. carniolica
= Scopol. atropoides
Hypericum
= H. perforatum
Hypericum pulchrum
Hypophysin
Hypophysis cerebri
Hyphophysis cerebri pars anterior
Hyssopus officinalis

Iberis amara
Ichthyolum
= Ammon. sulfo ichthyolicum
Ignatia
= Ignatia amara
Ilex aquifolium
Ilex paraguariensis
= Matè
Ilex verticillata
= Prinos verticillatus
Illicium verum
= Anisum stellatum
Imperatoria ostruthium
Indigo
Indium
Influencinum
Inula helenium
Inulinum
Insulin
Indol
Ipecacuanha
= Uragoga Ipecacuanha
= Cephaelis ipec.
Iridium
Iris
= Iris versicolor
Iris florentina
Iris foetidissima
Iris germanica
Iris pseudacorus
Iris Tenax
Irisinum
Ivarancusa
= Andropogon ivar.

Jarborandi
= Pilocarp. Jaborandi
Jacaranda caroba
Jacaranda gualanday
= Jac. mimosaefolia
Jacea
= Viola tricolor
Jalapa

Jalapinum
Janipha Manihot
= Manihot
Jararaca
= Bothrops jar.
= Lachesis lanceolata
Jasminum officinale
Jatropha curcas
Jatropha gossypifolia
Jequirity
= Abrus precatorius
Jodoformium
Jodum
Jodum c. amyl. parat.
Jonesia asoka
= Saraca indica
Juglandinum
Juglans
= J. regia
= Nux juglans
Juglans cinerea
Juncus effusus
Juncus pilosus
Juniperus communis
Juniperus Sabina
= Sabina
Juniperus Virginiana
Justicia adhatoda
= Adhatoda Vasica
Juliana adstringens

Kalium aceticum
Kalium arsenicicum
Kalium arsenicosum
Kalium benzoicum
Kalium bicarbonicum
Kalium bichromicum
Kalium bitartaricum
= Tart. depurat.
Kalium bioxalicum
Kalium bromatum
Kalium bromicum
Kalium carbonicum
Kalium causticum
Kalium chloratum
= Kal. mur.
Kalium chloricum
Kalium chromicum
Kalium citricum
Kalium cyanatum
Kalium ferricyanatum
Kalium ferrocyanatum
Kalium fluroratum
Kalium hydrocyanicum
= K. cyanat.
Kalium hypophosphorosum
Kalium jodatum
Kalium lacticum
Kalium muriaticum
= K. chlorat.
Kalium nitricum
= Nitrum
Kalium oxalicum
Kalium phosphoricum
Kalium picrinicum
Kalium pyrophosphoricum
Kalium rhodanatum
Kalium salicylicum
Kalium silicicum
Kalium sulfocyanatum
= K. rhodanat.
Kalium sulfuricum
Kalium tartaricum
Kalium uricum
Kalmia
= K. latifolia
Kamala
= Mallotus philippinensis
= Rottlera tinctoria

Kamalinum
Kaolinum
Kava-Kava
= Piper methysticum
Keratinum
Kermes minerale
= Sulfur stibiat. rubr.
Khellin
Kino
= Pterocarpus urt.
Knautia arvensis
= Scabiosa arv.
Kola
= Cola vera
Koso
= Brayera anthelminthica
= Hagenia abyssinica
Krameria triandra
= Ratanhia
Kreosotum
Kupferkies

Lac caninum
Lac defloratum
Lac sulfuris
= Sulfur praecip.
Lacerta agilis
Lachesis
= Lachesis muta
Lachesis lanceolatus
= Jararaca
Lachnanthes tinctoria
Lactuca
= Lactuca virosa
Lactuca sativa
Laminaria
Lamium album
Lapathum acutum
= Rumex obtusifolius
Lapis albus
Lappa major
= Arctium Lappa
= Bardana
Lathyrus Cicera
Lathyrus sativus
Latrodectus mactans
Laurocerasus
Laudanum
= Opium
Laurus nobilis
Lavandula
= Lav. offic.
Lecithinum
Ledum
= L. palustre
Lemna minor
Leontodinum
Leontopodium alpinum
= Gnaphal. Leontopum
Leonurus cardiaca
Leonurus sibiricus
Lepidium bonariense
Lepidium ruderale
Leptandra
= Lept. virg.
Lespedeza capitata
Lespedeza Sieboldi
Leucinum
Levico
Levisticum officinale
Liatris odoratissima
Liatris spicata
Lichen islandicus
= Cetraria islandica
Lilium album
= L. candid.
Lilium auratum
Lilium candidum
= Lil. alb.

Lilium martagon
Lilium tigrinum
Limax ater
Linaria
= L. vulg.
= Antirrhinum Linaria
Linum catharticum
Linum usitatissimum
Lippia mexicana
Liquor ferr. acet.
= Ferr. acet. Tinkt.
Liquor carbon. detergens
Liriodendron tulipifera
Lithium benzoicum
Lithium bromatum
Lithium carbonicum
Lithium chloratum
= L. mur.
Lithium citricum
Lithium glycerino-phosph.
Lithium jodatum
Lithium muriaticum
= L. chlorat.
Lithium nitricum
Lithium oxydatum caustic.
Lithium picrinicum
Lithium salicylicum
Lithospermum offic.
Loasa tricolor
Lobelia inflata
Lobelia cardinalis
Lobelia erinus
Lobelia syphilitica
Lobelinum
Locusta viridissima
Loeselia coccinea
= Hoitzia coccinea
Lolium temulentum
Lonicera caprifolium
Lonicera xylosteum
= Xylosteum
Loranthus europ.
= Viscum quercinum
Luesinum
= Syphilinum
Luffa operculata
Lupulinum
Lupulus
= Humulus Lupulus
Lycium berbarum
= Lycium Berberis
= L. halimifolium
Lycoperdon bovista
= Bovista
Lycopinum
Lycopodium
Lycopodium pulvis
Lycopodium selago
Lycopus europaeus
Lyopus virginicus
Lysimachia Hummularia
Lythrum salicaria
Lytta vesicatoria
= Cantharis
Lysinum
= Hydrophobinum

Macrotinum
= Cimicifuginum
Madar
= Calotropis gigantea
Magnesia usta
Magnesium
Magnesium aceticum
Magnesium boricum
Magnesium borocitricum
Magnesium carbonicum
Magnesium chloratum
= M. mur.
Magnesium citricum
Magnesium fluoratum
Magnesium hyposulfurosum
Magnesium jodatum
Magnesium lacticum
Magnesium muriaticum
= M. chlorat.
Magnesium nitricum
Magnesium peroxydatum

Magnesium phosphoricum
Magnesium phosphoricum colloidale
Magnesium silicicum
Magnesium silico-fluoratum
Magnesium sulfuricum
= Sal amarum
Magnolia glauca
Magnolia grandiflora
Mahonia aquifolia
= Berberis aquifolia
Majorana
= Origanum Majorana
Malandrin
Mali acidum
= Acidum malicum
Malleinum
Mallotus philippinensis
= Kamala
= Rottlera tinctoria
Malva silvestris
Mamma
Mammea americana
Manaca
= Franciscea uniflora
Mancinella
= Hippomane Mancinella
Mandragora
Mandragora e rad.
Manganum aceticum
Manganum carbonicum
Manganum chloratum
= M. mur.
Manganum citricum solubile
Manganum hyperoxydatum
= peroxydatum
Manganum hypophosphorosum
Manganum jodatum
Manganum metallicum
Manganum muriaticum
= M. chlorat.
Manganum nitricum
Manganum oxydatum
Manganum peroxydatum
Manganum phosphoricum
Manganum silicicum
Manganum sulfuricum
Manihot
= Janipha Manihot
Mannitum
Maranta arundinacea
Marchantia polymorpha
Marienglas
= Glacies mariae
Marrubium album
Marsdenia condurango
= Condurango
Marum verum
= Teucrium marum
Matè
= Ilex paraguariensis
Mater perlarum
Matico
Matricaria chamomilla
= Chamomilla
Medicago sativa
= Alfalfa
Medorrhinum
Medulla ossium rubra

Medusa
= Aurelia aurita
Melaleuca cajeputi
= Oleum Cajeputi
= Cajeputum
Melaleuca hypericifolia
Melampyrum nemorosum
Melastoma Ackermanni
Melia azadirachta
= Azadirachta indica
Melilotus alba
Melilotus officinalis
Melissa
= M. officinalis
Meloe majalis
Melolontha vulgaris
Membranum ovi
= Ovum
Menisperminum
Menispermum canadense
Mentha aquatica
Mentha arvensis
Mentha crispa
Mentha piperita
Mentha pulegium
Mentha viridis
Mentholum
Menyanthes
Mephitis putorius
Mercurialis
= Merc. perennis
Mercurialis annua
Mercurius
= Merc. solubilis
Mercurius aceticus
Mercurius antimoniatus
= Aethiops antimonialis
Mercurius arsenicosus
Mercurius auratus
Mercurius bibromatus
Mercurius bichromicus oxydat.
Mercurius bijodatus
Mercurius chromicus oxydulat.
colloidalis
= Merc. viv. Colloid.
Mercurius cupratus
Mercurius cyanatus
Mercurius dulcis
= Calomel
Mercurius jodatus flavus
Mercurius jodatus cum. Kal. jodat.
Mercurius jodatus ruber
Mercurius nitricus oxydatus
Mercurius nitrosus
= Merc. nitric. oxydulat.
Mercurius oxycyanatus
Mercurius phosphoricus
Mercurius praecipitatus albus
Mercurius praecipitatus flavus
Mercurius praecipitatus ruber
Mercurius rhodanatus
Mercurius salicylicus
Mercurius solubilis
= Merc. solub. Hahnemanni
Mercurius sublimat. corrosivum
Mercurius sulfurat niger
= aethiops mineralis
Mercurius sulfurat niger ruber
= Cinnabaris
Mercurius sulfuricus basicus
= Turpethum minerale
Mercurius tannicus
Mercurius vivus
Mesembryanthemum crystallinum
Mespilus germanica
Meteoreisen
= Ferrum meteoricum
Methonica gloriosa
Methylenblau
Meum athamanticum
Mezereum
= Daphne Mezereum
Mikania Guaco
= Guaco
Millefolium
= Achillea Millefolium
Millepedes
= Oniscus Asellus
Mimosa humilis
Mimosa pudica
Minium
Mitchella repens
Molybdaenium
Molybdaenium sulfuratum
Momordica balsamina
Momordica charantia
Monarda didyma
Monesia
Monotropa uniflora
Morbilinum
Morus nigra
Moschus
Muira puama
Murex purpurea
Muriatis acidum
= Acidum muriaticum
Musa sapientium
= Musa paradisiaca
Mutisia viciaefolia
Mygale avicularia
= Aranea avicularis
Myosotis arvensis
Myosurus minimus
Myrica cerifera
Myristica
= Nux moschata
Myristica sebifera
Myroxylon balsamum
= Balsamum peruvianum
Myrrha
Myrrhis odorata
Myrtillus
= Vaccinium Myrtillus
Myrtus Cheken
Myrtus communis
Myrtus pimenta
= Pimenta off.
= Capsicum jamaicum
Myrtillocactus

Nabalus albus
= Prenanthes alba
Nabalus serpentaria
= Prenanthes Serp.
Naja tripudians
= Cobra
Naphthalinum
Naphtholum
Nardostachys Jatamansi
Narcissus poeticus
Narcissus pseudonarcissus
Nasturtium aquaticum
= N. officinale
Natrium aceticum
Natrium arsenicicum
Natrium arsenicosum
Natrium benzoicum
Natrium bicarbonicum
Natrium bichromicum
Natrium boracicum
= Borax
Natrium bromatum
Natrium carbonicum
Natrium causticum
Natrium chloratum
= Natr. mur.
Natrium chloricum

Natrium choleinicum
Natrium cinnamylicum
Natrium citricum
Natrium cyanatum
Natrium ferrocyanatum
= N. zooticum
Natrium fluoratum
Natrium formicicum
Natrium glyc. phosph.
Natrium hippuricum
Natrium hypochlorosum
Natrium hypophosphorosum
Natrium hyposulfurosum
Natrium jodatum
Natrium kakodylicum
Natrium lacticum
Natrium muriaticum
= N. chlor.
Natrium nitricum
Natrium nitroprussicum
Natrium nitrosum
Natrium oleinicum
Natrium oxalicum
Natrium phosphoricum
Natrium pyrophosphoricum
Natrium salicylicum
Natrium santoninicum
Natrium selenicum
Natrium silicicum
Natrium silico fluoratum
Natrium succinicum
Natrium sulfuricum
= Sal Glauberi
Natrium sulfurosum
Natrium tartaricum
Natrium thiosulfuricum
Natrium uricum
Natrium vanadinicum
Nectandra Puchury major
= Pichurim
Negundo
= Acer Negundo
Nerium oleander
= Oleander
Neurinum
Niccolum
Niccolum colloidale
Niccolum aceticum
Niccolum bromatum
Niccolum carbonicum
Niccolum chloratum
= N. mur.
Niccolum nitricum
Niccolum oxalicum
Niccolum oxydatum
Niccolum sulfuricum
Niccotinum
Nigella damascena
Nigella sativa
Nitri spiritus dulcis
Nitrobenzolum
Nitroglycerinum
= Glonoinum
Nitro-muriatis acidum
= Acidum nitromuriaticum
Nitrum
= Kalium nitricum
Nuphar luteum
Nux juglans
= Juglans regia
Nux moschata
Nux vomica
Nyctanthes Arbor tristis
Nymphaea alba
Nymphaea odorata

Ocimum basilicum
= Basilicum
Ocimum canum
Oenanthe crocata
Oenothera biennis
Olea europea
Oleander
= Nerium Oleander
Oleum animale aethereum
Oleum arachidis
Oleum cajeputi
= Cajeputum
Oleum chamomillae coeruleum
Oleum chaulmoograe
Oleum chenopod. anth.
Oleum crotonis
Oleum gaultheriae
Oleum jecoris
Oleum phosphoratum
Oleum ricini
Oleum rosmarini
Oleum santali
Oleum sinapis nigrae
Oleum succini
Oleum terebinthinae
= Terebinthina
Oleum thymi
Oleum valerianae
Olibanum
Okoubaka
Oniscus asellus
= Millipedes
Ononis e rad. rec.
Ononis spinosa
Onopordon acanthium
Onosmodium virginicum
Oophorin
Opium
= Laudanum
Opoponax
= Opoponax Chironium
Opuntia vulgaris
Orchis mascula
Oreodaphne californica
= Umbellaria calif.
Oreoselinum
= Athamanta Oreol.
= Peucedanum Oreol.
Origanum creticum
Origanum Majorana
= Majorana
Origanum vulgare
Ornithogalum umbellatum
Orobanche virginica
= Epiphegus virginianus
Orontium aquaticum
= Pothos ovata
Ottonia anisum
= Piper Jaborandi
Orthosiphon stamineus
Osmium
Osmorrhiza longistylis
Osmunda regalis
Ossa sepiae
Ostrya virginica
Ova formicarum
Ovaria siccata
Ovariin
Ovum
= Membranum ovi
Oxalii acidum
= Acid. oxalicum
Oxalis Acetosella
Oxycamphora
Oxydendron arboreum
Oxytropis Lamberti
Ovaraden Knoll®

Padus avium
= Prunus avium
Paeonia officinalis

Palladium
Paloondo Larrea
Pambotana
= Calliandra Houstoni
Panax quinquefolius
= Aralia quinquefolia
= Ginseng
Pancreatinum
Pancreas
Panna
= Aspidium athamanticum
Papaver dubium
Papaver Rhoeas
Papaverinum hydrochlor.
Papayotinum
Parathyphoidin
Parathyreoidea
Pareira brava
Parietaria
Paris quadrifolia
Parnassia palustris
Parthenium hysterophorus
Passiflora incarnata
Passiflora alba
Passiflora bryonoides
Passiflora edulis
Pastinaca sativa
Patchouly
Paullinia sorbilis
= Guarana
Peganum harmala
Pelarginium
= Geranium odoratissimum
Pel talpae
Penghawar Djambi
Penthorum sedoides
Penicillin
Pepsinum
Peptonum
Persea gratissima
Pertussinum nosode
Perilla ocymoides
Petasites
= P. officinalis
Petroleum
Petroselinum
= Petr. sativ.
Peucedanum
= P. officinale
Peucedanum oreoselinum
= Oreoselinum
= Athamanta orsellina
Peumus boldus
= Boldo
Peyotl
= Anhalonium Lewinii
Phalaris canariensis
Phaseolus multiflorus
Phaseolus nanus
Phaseolus vulgaris
Phellandrium
= Ph. aquaticum
Phenacetinum
Phenolum
Phenylhydrazin
Philadelphus coronarius
Philodendron pertusum
Phleum pratense
Phloridzinum
Phosphori acidum
= Acidum phosphoricum
Phosphorus
Phosphorus amorphus
= Phosphorus ruber
Physalis alkekengi
= Baccae Alkekengi
Physostigma venenosum
= Calabar
Physostigminum
= Eserinum purum
Physostigminum hydrobromicum
= Eserin. hydrobromicum
Physostigminum hydrochloricum
= E. Mur.
= Eserin. mur.
Physostigminum salicylicum
= Eserin. salicylicum
Physostigminum sulfuricum
= Eserin. sulfuricum
Phytolacca
Pichi-Pichi
= Fabiana imbricata
Pichurim
= Nectandra Puchury major
Picronitri acidum
= Acid. picrinicum
= Picrinsäure
Picrotoxinum
Pilocarpinum muriaticum
Pilocarpus jaborandi
= Jaborandi
Pimenta officinalis
= Myrtus Pimenta
Picrorrhiza
Pimpinella alba
= Pimpinella saxifraga
Pimpinella anisum
= Anisum
Pinguicula vulgaris
Pinus abies
= Abies excelsa
Pinus lambertiana
Pinus silvestris
Piper angustifolium
= Matico
Piper cubeba
= Cubeba
Piper jaborandi
= Ottonia Anisum
Piper methysticum
= Kava-Kava
Piper nigrum
Piperazinum
Pirola rotundifolia
Pirola umbellata
= Chimaphila umbellata
Pirola uniflora
Pirus americana
Piscidia erythrina
Pix liquida
Placenta
Plantago lanceolata
Plantago major
Plantago media
Platanus occidentalis
Platinum
Platinum chloratum
= Pl. muriaticum
Platinum jodatum
= Pl. bijodatum
Platinum muriaticum
= Pl. chloratum
Platinum Natrium mur.
= Pl. natrium chloratum
Plectranthus fructicosus
Plumbago europaea
Plumbago littoralis
Plumbum aceticum
Plumbum arsenicosum
Plumbum carbonicum
Plumbum chloratum
= Pl. muriaticum
Plumbum chromicum
Plumbum jodatum
Plumbum metallicum
Plumbum muriaticum
= Pl. chlorat.
Plumbum nitricum

Plumbum oxydatum
Plumbum phosphoricum
Plumbum stibio bismutum
Plumbum sulfuricum
Plumiera
= Pl. acutifolia
Podophyllinum
Podophyllum peltatum
= Phodophyllum
Polemonium caeruleum
Polianthes tuberosa
Polygala amara
Polygonatum multiflorum
Polygonum amphibium
Polygonum aviculare
Polygonum bistorta
Polygonum hydropiper
= Hydropiper
Polygonum maritimum
Polymnia uvedalia
Polypodium vulgare
Polyporus officinalis
= Boletus larix
Polyporus pinicola
Polytrichum commune
= Adiantum aureum
Populus alba
Populus candicans
Populus tremula
Populus tremuloides
Portulaca
Potamobius astacus
= Cancer fluviatilis
Potamogeton natans
Potentilla anserina
Potentilla aurea
Potentilla erecta
Potentilla reptans
Potentilla tormentilla
= Tormentilla
Poterium spinosum
Pothos foetidus
= Dracontium foetidum
Pothos ovata
= Orontium aquaticum
Prenanthes alba
= Nabalus albus
Prenanthes serpentaria
= Nabulus serpentarius
Primula obconica
Primula veris
Prinos verticillatus
= Ilex verticillata
Prionuris australis
Propylaminum
Prunella vulgaris
= Brunella vulgaris
Pruninum
Prunus avium
= Padus avium
Prunus domestica
Prunus mahaleb
Prunus padus
Prunus serotina
Prunus spinosa
= Acacia
Prunus virginiana
= Cerasus virginianus
Psoralea bituminosa
Psoralea corylifolia
Psorinum
= Psoricum
Ptelea trifoliata
Pteleinum
Pteridium aquilinum
= Pteris aquilina
Pulmonaria vulgaris
Pulmo vulpis
Pulsatilla
= P. pratensis
Pulsatilla Nuttalliana
= Anemone Ludoviciana
Pulsatilla vulgaris
Pyoktaninum coeruleum
Pyrethrum
Pyrethrum roseum
Pyrit
Pyrocarbonum
Pyrogenium

Quarz
Quassia
= Quassia amara
Quebracho
Quercus e cortice
Quercus e glandibus
Quillaya
= Qu. Saponaria

Racedrin
= racem. Ephedrin hydrochlor.
Rana bufa
= Bufo cinereus
= Bufo
Ranunculus acer
Ranunculus bulbosus
Ranunculus ficaria
Ranunculus flammula
Ranunculus glacialis
Ranunculus repens
Ranunculus sceleratus
Raphanistrum arvense
Raphanus sativus
Ratanhia
= Krameria triandra
Rauwolfia
Remija purdieana
Reseda lutea
Reseda luteola
Reseda odorata
Resorcinum
Rhamnus californica
Rhamnus cathartica
Rhamnus frangula
= Frangula
Rhamnus purshiana
= Cascara sagrada
Rhenium
Rheum
Rhinanthus alectorolophus
Rhododendron
= Rh. Chrysanthemum
Rhododendron ferrugineum
Rhododendron ponticum
Rhus aromatica
Rhus cotinus
Rhus glabra
Rhus radicans
Rhus samo
= Rhus juglandifolia
Rhus toxicodendron
Rhus venenata
= Rhus vernix
Rhusinum
Ribes nigrum
Ricinus communis
Robinia pseudacacia
Rosa
= Rosa centifolia
Rosa canina
Rosmarinus officinalis
Rottlera tinctoria
= Kamala
= Mallotus philippinensis
Rubia tinctorum
Rubidium chloratum

Rubus fruticosus
Rubus villosus
Rudbeckia hirta
Rumex
= Rumex crispus
Rumex acetosa
Rumex obtusifolius
= Lapathum acutum
Rumex patientia
Rumioinum
Ruta
Ruthenium
Rutin

Sabadilla
Sabal serrulatum
Sabbatia angularis
= Chironia angularis
Sabina
= Juniperus Sabina
Saccharum amylaceum
Saccharum officinarum
Sagittaria sagittifolia
Sal amarum
= Magn. sulf.
Sal carolinum verum
Sal Glauberi
= Natrium sulfuricum
Sal Weissenburg
Salamandra maculata
Salamandra nach Gruner
Salipyrinum
Salix alba
Salix nigra
Salix purpurea
Salolum
Salvia officinalis
Saliva sclarea
Sambucus canadensis
Sambucus ebulus
Sambucus nigra
Sanguinaria
= S. canadensis
Sanguinarinum
Sanguinarium nitricum
Sanguis draconis
Sanguisorba officinalis
Sanicula europaea
Santalum album
Santalum rubrum
Santoninum
Sapo domesticus
Sapo medicatus
Saponaria
= S. officinalis
Saponinum
Saraca indica
= Jonesia Asoka
Sarothamnus scoparius
= Spartium scoparium
= Genista scoparia
Sarracenia purpurea
Sarsaparilla
= Smilax media
Sassafras
Saxifraga
= S. granulata
Saturega hortensis
Scabiosa arvensis
= Knautia arvensis
Scabiosa Succisa
= Succisa pratensis
Scarlatinum
Scammonium
Schiefer
Schinus Molle
Scilla
= Squilla
Scirpus lacustris
Scirrhinum
Scolopendrium
= Asplenium Scolopendrium
Scopolamin
= Hyoscinum
Scopolamin chloricum
Scopolamin hydrobromicum
Scopolamin hydrochloricum
Scopolamin inaktiv
Scopolamin purum
Scopolia atropoides
= Scopolia carniolica
= Hyoscyamus Scopolia
Scopolia japonica
Scordium
= Teucrium Scordium
Scorpio europaeus
Scrophularia nodosa
Scutellaria lateriflora
Scutellarinum
Secale cereale
Secale cornutum
Sedum acre
Sedum album
Sedum alpestre
= Sedum repens
Sedum repens
= S. Alpestre
Sedum telephium
Selenium
Selinum carvifolium
Sempervivum tectorum
Senecio aureus
Senecio fuchsii
Senecio gracilis
Senecio Jacobaea
Senecio vulgaris
Senecioninum
Senega
Senna
Sepia
Serpentaria
= Aristolochia Serpentooria
Serpyllum
= Thymus Serp.
Serum anguillae
= Aalserum
Siegesbeckia orientalis
Silica marina
Silicea
Silicea colloidale
Silicium
Siliqua dulcis
= Ceratonia Siliqua
Silphion
= Thapsia silphium
Silphium laciniatum
Silybum marianum
= Carduus marianus
Simaruba
= S. amara
= S. glauca
Simulo
= Capparis coriacea
Sinapis alba
Sinapis nigra
Sisymbrium officinale
= Erysimum officinale
Sium latifolium
Skookum chuck
Skorodit
Smilax China
Smilax medica
= Sarsaparilla
Solaninum
Solanum arrebenta
Solanum carolinense
Solanum dulcamara
= Dulcamara

Solanum lycopersicum
Solanum mammosum
Solanum nigrum
Solanum oleraceum
Solanum pseudocapsicum
Solanum tuberosum aegrotans
Solanum vesicarium
= Physalis Alkekengi
Solanum villosum
Solidago virga aurea
Solutio salina
Sophora japonica
Sorbus aucuparia
Sparteinum muriaticum
Sparteinum sulfuricum
Spartium scoparium
= Sarothamnus scoparius
= Genista scoparia
Spenglers Immun-Körper
Spigelia
= Sp. Anthelmia
Spigelia marylandica
Spilanthes oleracea
Spinacea oleracea
Spiraea ulmaria
= Filipendula Ulmaria
Spiranthes autumnalis
Spiritus nitrico-aethereus
= Nitri spiritus dulcis
Spongia
Spongia pulvis
Squilla
= Scilla
Stachys Betonica
= Betonica
Stachys recta
Stannum
Stannum chloratum
Stannum jodatum
Stannum sulfuratum
Stannum sulfuricum oxydatum
Staphisagria
Stellaria media
= Alsine media
Sterculia acuminata
= Kola
Stibium (s. Antimonium)
Sticta
= Sticta pulmonacea
= Lobaria pulmon.
Stigmata maydis
Stillingia silvatica
Stillinginum
Stramonium
= Datura Stramonium
Strontium bromatum
Strontium carbonicum
Strontium chloratum
= Str. muriaticum
Strontium jodatum
Strontium muriaticum
= Str. chloratum
Strontium nitricum
Strophanthinum
Strophanthus
= Str. gratus
Strophantus Kombé
Streptococcin
Strychninum aceticum
Strychninum arsenicicum
Strychninum arsenicosum
Strychninum ferri-citricum
Strychninum hydrochloricum
Strychninum jodatum
Strychninum nitricum
Strychninum phosphoricum
Strychninum purum
Strychninum sulfuricum
Strychnos malaccensis
= Hoang Nan
Strychnos Nux vomica e cortice
= Angustura spuria
Stryphnodendron
Succinum
Succisa pratensis
= Scabiosa Succisa
Sulfanilharnstoff
Sulfonalum
Sulfur
Sulfur carboneum
Sulfur colloidale
Sulfur depuratum
Sulfur jodatum
Sulfur jodatum
cum Amyloparatum
Sulfur praecipitatum
= Lac sulfuris
Sulfur stibiatum aurantiacum
= Antimonium sulfuratum
aurantiacum
Sulfur stibiatum rubrum
= Kermes minerale
Sulfuris acidum
Sulfuris spiritus
= Tinctura sulfuris
Sumbulus moschatus
= Euryangium Sumbulus
Sweertia chirata
= Chirata indica
Symphoricarpus racemosus
Symphytum
= S. officinale
Syphilitin
= Syphilinum
= Luesinum
Syringa vulgaris
Syzygium jambolanum

Tabacum
Tabacum fumans
Tagetes
Tamarindus
Tamarix
= Myricaria germanica
Tamus communis
Tanacetum balsamita
Tanacetum vulgare
Tanninum
= Acid Tannicum
Tarantula
= T. fasciiventris Duf.
= Tarantula hispanica
Tarantula cubensis
Taraxacum
= T. officinale
Tartarus depuratus
Tartarus boraxatus
Tartarus crudus
Tartarus emeticus
= Tart. stibiatus
= Antiminonum tartaricum
Tartarus natronatus
Tartarus stibiatus
= Antimonum tartaricum
Taxus baccata
Tela aranea
Tellurium
Terebinthina
= Ol. Terebinthinae
Terpinum hydratum
Terpinolum
Terra de Sienna
Testa ovorum
Testes siccati
Teucrium botrys
Teucrium Chamaedrys
= Chamaedrys
Teucrium marum
= Marum verum
Teucrium scordium
= Scordium

Teucrium scorodonia
Thalattin
= Aqua marina
Thalictrum Cornuti
Thallium aceticum
Thallium jodatum
Thallium metallicum
Thallium sulfuricum
Thapsia
Thapsia silphium
= Silphion
Thaspium aureum
= Zizia aurea
Thea chinensis
= Camellia Thea
Theobroma cacao
= Cacao
Theobromino-natrium salicylicum
Theridion curassavicum
Thevetia neriifolia
Thiosinamin
Thiosolpinum
= Tinct. sulfuris thioterpenica
Thlaspi Bursa pastoris
= Capsella Bursa pastrois
Thlaspi arvense
Thuja
Thymolum
Thymus
= Gland Thymi sicc.
Thymus serpyllum
= Serpyllum
Thymus vulgaris
Thyreoidinum
= Glandula Thyreoidea
Tilia europaea
Tinctura acris sine Kali
= Causticum Hahnemanni
Tinctura Calcii caustici Segini
= Calc. caust. Seg.
Tinctura sepiae
Tinctura sulfuris thioterpenica
= Thiosolpinum
Tinus laurifolius
= Viburn. Tinus
Titanium metallicum
Titanium oxydatum
= Acid titanic.
Toluidin
Tonca
= Dipterix odorata
Tormentilla
= Potentilla Tormentilla
Tradescantia diuretica
Tribulus terrestris
Trichosanthes dioica
Trifolium arvense
Trifolium pratense
Trifolium repens
Trillinum
Trillium pendulum
Triosteum perfoliatum
Triticum repens
Tropaeolum
= Tr. majus
Trypsinum
Tuberculinum Koch
Tuberculinum bovinum
Tuberculinum Burnett
Tuberculinum Denys
Tuberculinum Heath
= Bacillinum
Tuberculinum Klebs
Tuberculinum Marmorek
Tuberculinum novum Kochii
Tuberculinum Rest
Tuberculinum Spengler
Tuberculocidin
Turnera aphrodisiaca
= Damiana
Turpethum minerale
= Merc. sulfuric. bas.
Tussilago farfara
= Farfara
Tussilago Petasites
= Petasites
Typha latifolia

Ulmaria filipendula
= Spirea Ulmaria
Ulmus campestris
Ulmus fulva
Umbellularia californica
= Oreodaphne californica
Umckaloabo
Uragoga ipecacuanha
= Ipecacuanha
Urari (Urara)
= Curare
Urea nitrica
Urea pura
Ureae acidum
= Acidum uricum
Urotropin
Ursonum
Urtica
Urtica dioica
Usnea barbata
Ustilago Maydis
Uva ursi
Uzara

Vaccininum
Vaccinium myrtillus
= Myrtillus
Valeriana
= V. officinale
Vanadium
Vanilla
Variola bovina
Variolinum
Veratrinum
Veratrinum sulf.
Veratrum
Veratrum viride
Verbascum
= V. thapsiforme
Verbena hastata
Verbena officinalis
Verbena uriticaefolia
Verbeninum
Veronica
= V. officinalis
Veronica Beccabunga
Vespa crabro
= Crabro vespa
Viburnum odoratissimum
Viburnum Opulus
Virburnum
Viburnum prunifolium
Virburnum tinus
= T. laurifolius
Vicia faba
Vinca minor
Vincetoxicum
= V. officinale
Viola odorata
Viola tricolor
= Jacea
Vipera berus
= Vipera torva
Vipera Redii
= Vipera Aspis
Vipera torua
= Vipera Berus
Viscum album
Viscum quercinum
= Loranthus europaeus

Vitis vinifera
Vulpis fel
= Fel vulpis
Vulpis hepar
= Hepar vulpis
Vulpis pulmo

Wintera aromatica
Wolfram metallicum
Wormia excelsa
Wyethia helenoides

Xanthinum
Xanthium spinosum
Xanthoxylon fraxineum
Xylosteum
= Lonicera Xylosteum

Yagè
= Banisteria Yagè
Yerba santa
= Eriodictyon californica
Yohimbinum
= Y. hydrochloricum
Yucca filamentosa

Zea Mays
Zincum
Zincum met. colloidale
Zincum aceticum
Zincum arsenicosum
Zincum bromatum
Zincum carbonicum
Zincum chloratum
Zincum cyanatum
Zincum ferrocyanatum
Zincum fluoratum
Zincum jodatum
Zincum lacticum
Zincum muriaticum
Zincum nitricum
Zincum oxydatum
Zincum phosphoratum
Zincum phosphoricum
Zincum picrinicum
Zincum salicylicum
Zincum sozojodolicum
Zincum sulfuricum
Zincum valerianicum
Zingiber
Zizia aurea
= Thaspium aureum

11. Tabellen

11. Tabellen

11.1. Arzneimittel-Tabelle

Löslichkeits- und Tropfen-Tabelle

1. Löslichkeit

Die Angaben beziehen sich auf die Löslichkeit von 1 Gew.-Teil des betreffenden Mittels in den angegebenen Gew.-Teilen des angegebenen Lösungsmittels – bei Zimmertemperatur[1]). In Klammern wurden in der Spalte „Wasser" einige Angaben über die Löslichkeit in siedendem Wasser hinzugefügt. Die Angaben über die Tropfen entsprechen der Tropfentabelle (Anlage IV) des DAB 7 – soweit dort aufgeführt. „Die Angaben beziehen sich auf Raumtemperatur und einen Tropfenzähler, bei dem 20 frei aus dem senkrecht gehaltenen Tropfenzähler fallende Tropfen destilliertes Wasser von 20° 1,00 (± 0,10) wiegen." Sonstige Angaben entsprechen denen der Tropfentabelle nach F. Eschbaum, die sich auf den Normal-Tropfenzähler des DAB 6 mit einer Abtropffläche von 3 mm Durchmesser beziehen.

Das DAB 9 kennt keine Tropfentabelle mehr, definiert allerdings auf S. 25 einen Normaltropfenzähler:
20 Tropfen H_2O (T = 20 ± 1 °C) wiegen 1,000 ± 0,05 g (Abtropfgeschwindigkeit: 1 Tropfen/Sekunde).

Beachte: Bei den verschiedenartigen Tropfflaschensorten ergeben sich z. T. ganz erhebliche Abweichungen (Münzel, Galenisches Praktikum, Birkhäuser Verlag, Basel).

Merke: Das Tropfengewicht von Lösungen fester und gasförmiger (nicht aber flüssiger) Stoffe ist in der Praxis dem des reinen Lösungsmittels gleichzusetzen! Das gilt auch für starkkonzentrierte Lösungen!

1 g Aqua dest. = 1 ml	= 20 Tropfen
1 g Fluidextrakt, durchschnittlich	= 40 Tropfen
1 g Öl (ätherisches und fettes)	= 40–50 Tropfen
1 g Tinktur	= 50–60 Tropfen

Abkürzungsverzeichnis

Löslichkeit

abs.	= absolutus	m	= mischbar
ac	= Aceton	Öl	= fettes Öl
Bl	= Benzol	sch	= schwer
Bn	= Benzin	s sch	= sehr schwer löslich
Chl	= Chloroform	tlw	= teilweise
Gl	= Glycerin	tr	= trübe
l	= löslich	wl	= wenig löslich
ll	= leicht löslich	z	= zersetzt sich
lll	= sehr leicht löslich	0	= unlöslich, fast unlöslich
langs.	= langsam	–	= keine Angaben

[1]) Es bedeutet also z. B. „Löslichkeit in Weingeist 10": „1 Gew.-Teil des betr. Mittels löst sich in 10 Gew.-Teilen Weingeist".

Arzneimittel	Löslichkeit in: Wasser	Weingeist	Äther	sonstigen Lösungsmitteln	1 g = Tropfen
Abasin	sch	l	l	–	
Acedicon	4	–	0	l Chl	
Acetanilidum	230	3,5	15	8 Chl	
	(22)				
Acetarsol	1500	s sch	–	–	
Acetonum	m	m	m	m Chl; Bn	60
Acetum	–	–	–	–	24
Acetum aromaticum	–	–	–	–	36
Acidum aceticum	m	m	m	m Chl. Gl	57
Acidum aceticum dilutum	–	–	–	–	33
Acidum acetylosalicylicum	300	5	20	l Chl	
	(100)				
Acidum agaricinicum	sch	180	sch		
Acidum arsenicosum	55	sch	0	–	
	(15)				
Acidum ascorbicum	ll	1	0	l Methanol sch Aceton	
Acidum benzoicum	370	3	3	4,5 Chl, 85 Gl	
Acidum boricum	22	25	0	7,5 Gl	
	(4)				
Acidum chinicum	2	sch	–	–	
Acidum chromicum	l	z	–	–	
Acidum cinnamylicum	sch	l	–	–	
Acidum citricum	0,6	1,5	50	l Gl	
Acidum diaethylbarbituricum	170	8	40	75 Chl	
	(17)				
Acidum folicum	0	–	–	–	
Acidum formicum	m	m	–	–	25
Acidum formicum anhydricum	m	–	m	–	38
Acidum gallicum	85	6	72	12 Gl	
Acidum hydrobromicum	–	–	–	–	21
Acidum hydrochloricum	–	–	–	–	20
Acidum hydrochloricum dilut.	–	–	–	–	20
Acidum isopropyl-bromallyl-barbituricum	0	–	–	–	
Acidum jod-oxychinolin-sulfonicum	sch	sch	0	–	
Acidum lacticum	m	m	–	–	36
Acidum nicotinicum	wl	wl 96%	–	sch Chl	
Acidum nitricum	–	–	–	–	21
Acidum nitricum fumans	–	–	–	–	30
Acidum oleinicum	0	m	m	m Chl., Öl	
Acidum paraaminosalicylicum	sch		0	–	
Acidum phenylaethyl-barbituricum	1110	10	15	40 Chl	
	(40)				
Acidum phenylchinolincarbonicum	0	200	75	–	
Acidum phosphoricum	m	m	–	–	20
Acidum phosphoricum concentratum	m	m	–	–	19
Acidum picronitricum	83	9	40	52 Chl	
Acidum salicylicum	500	ll	ll	10 Ol. Ricini, 70 Chl, 100 Gl	
	(15)				
Acidum sulfuricum	–	–	–	–	26
Acidum sulfuricum dilut.	–	–	–	–	19
Acidum tannicum	1	2	0	l Gl	
Acidum tartaricum	1	4	250	–	
Acidum trichloraceticum	lll	lll	lll	–	
Acidum valerianicum	30	m	m	m Chl	57
Aconitinum	4500	40	70	5 Chl, 6 Bn	
Acrolum amygdalicum	ll	lll	ll	lll Ac	
Adalin®	sch	l	l	–	
Adeps Lanae anhydricus	–	wl abs	ll	ll Chl, Ac	
Adeps solidus	0	–	ll	ll Bn	
Adeps suillus	–	sch 96%	ll	ll Chl, Bn	
Adrenalin-Lösung	–	–	–	–	20
Adrenalinum	s sch	0	0	0 Chl, Ac	
Aerugo	tlw	–	–	–	
Aether	15	m	–	m Chl, Bl, Bn, Öl	88
Aether aceticus	0	m	m	–	35
Aether bromatus	0	m	m	–	63
Aether chloratus	0	m	m	–	

Arzneimittel	Löslichkeit in: Wasser	Weingeist	Äther	sonstigen Lösungsmitteln	1 g = Tropfen
Aether jodatus	sch	m	m	–	
Aethylenum chloratum	sch	m	m		
Aethylmorphinum hydrochloricum	12	25	–	–	
Agar Agar	Quellung	–	–	–	
Airol®	0	0	0	–	
Albargin®	l	0	0	–	
Album Ovi siccatum	langs.	0	0	–	
Alcohol absolutus	m	m	m	m Chl	65
Alcohol amylicus	–	–	–	–	59
Alcohol cetylicus	–	–	–	–	
Alcohol cetylstearylicus	0	l	ll	l Bn	
Alcoholes Lanae	0	wl	l	l Chl	
Alcohol isopropylicus	m	m	m	–	
Alcohol methylicus	–	–	–	–	57
Alcohol trichlorisobutylicus	–	–	–	–	
Aloe	tlw		sch	ll Alkal, Eisessig, Gl	
Alumen	9	0	0	2,5 Gl	
Alumen ustum	30	–	–	–	
Aluminium acetico-tartaricum	2	0	0	–	
Aluminium sulfuricum	2	0	0	–	
Alypin hydrochloricum	ll	l	sch	–	
Alypin nitricum	ll	l	sch	–	
Ammoniacum	tlw	tlw	tlw	–	
Ammonium benzoicum	5	30	0	10 Gl	
Ammonium bituminosulfonicum = A. sulfoichthyolicum	m	tlw	tlw	m Gl	
Ammonium bromatum	1,5	13	800	–	
Ammonium carbonicum	5 (z)	tlw	–	7 Gl	
Ammonium chloratum	3 (1,5)	60	0	5 Gl	
Ammonium jodatum	0,6	9	–	1,5 Gl	
Ammonium nitricum	0,5	20	0	–	
Ammonium persulfuricum	l	–	–	–	
Ammonium phosphoricum	4	0	0	–	
Ammonium rhodanatum	l	l	–	–	
Ammonium salicylicum	l	sch	0	–	
Amylenum hydratum	8	ll	ll	–	63
Amylium nitrosum	sch	ll	ll	–	67
Amylium salicylicum	0	3	l	–	
Amyla	(Ver-kleister.)	0	0	–	
Amylum Maidis	,,	0	0	–	
Amylum Marantae	,,	0	0	–	
Amylum Oryzae	,,	0	0	–	
Amylum Solani	,,	0	0	–	
Anaesthesin®	2500	8	4	50 Öl sch Gl	
Aneurinchloridhydrochlorid	ll	sch	–	–	
Aneurinnitrat	35 (3)	0	–	–	
Anillinum	35	ll	ll	–	34
Anillinum sulfuricum	ll	sch	sch	–	
Anthrarobinum	0 (l)	10	sch	–	
Anthrasol	0	l	ll	–	
Antipyrin®	1	10	80	1,5 Chl	
Apomorphinum hydrochloricum	50	40	0	–	
Aqua Amygdalarum amararum	–	–	–	–	39
Aqua Amygdalae amarae diluta	–	–	–	–	21
Aqua cosmetica „Kummerfeld"	–	–	–	–	
Aqua destillata	–	–	–	–	20
Aqua Menthae piperitae	–	–	–	–	24
Aqua phenolata	–	–	–	–	26
Arecolinum hydrobromicum	0,5	ll	sch	–	
Argentum colloidale	–	–	–	–	
Argentum nitricum	0,5	14	0	–	
Argentum proteinicum	l	0	0	–	
Arsazetin®	10	–	–	–	
Asa foetida	tlw	tlw	tlw	–	
Ascaridol	sch	m	m	–	43
Aspidinolfilicinum oleo solutum	0	sch	l	l Chl	
Aspirin®	300	5	20	–	
Atophan®	0	200	75	–	
Atropinum	500	8	60	2 Chl	

11

Arzneimittel	Löslichkeit in: Wasser	Weingeist	Äther	sonstigen Lösungsmitteln	1 g = Tropfen
Atropinum methylobromatum	II	sch	–	–	
Atropinum sulfuricum	II	3	sch	2 Gl	
Auro-Natrium chloratum	2	–	–	–	
Balsamum canadense	0	tlw	tlw	I Chl, Bl	
Balsamum Copaivae	0	II	II	II Chl	38
Balsamum peruvianum	0	II	II	II Chl, Bn	32
Barium chloratum	3	sch	0	I Gl	
Barium nitricum	12,5	0	0	–	
Barium oxydatum hydricum	20	0	0	–	
Barium sulfuratum	I	0	0	–	
Barium sulfuricum	0	0	0	–	
Benzaldehyd	300	m	m	–	
Benzaldehydcyanhydrin	0	II	II	–	
Benzinum Petrolei	0	m	m	m Bl, Chl, Öl, CS_2	86
Benzoe	–	II	tlw	–	
Benzolum	0	m	m	m Aceton, Chl, Bn	50
Benzonaphtholum	10 000	250	sch	–	
Benzylum benzoicum	0	I	I	I Chl, Öl	
Bismutum-β-naphtholicum	0	sch	0	–	
Bismutum nitricum	z	0	0	–	
Bismutum oxychloratum	0	0	0	–	
Bismutum oxyjodatum	0	0	0	–	
Bismutum oxyjodogallicum	0	0	0	–	
Bismutum subcarbonicum	0	0	0	–	
Bismutum subgallicum	0	0	0	–	
Bismutum subnitricum	0	0	0	–	
Bismutum subsalicylicum	0	0	0	–	
Bismutum tannicum	0	0	0	–	
Bismutum tribromphenylicum	0	0	0	–	
Borax	I	0	0	2 Gl	
Bromoformium	sch	m	m	–	37
Bromum	30	m	m	–	38
Bromural®	415	II	II	–	
Butylchloralum hydratum	30	II	II	–	
Cadmium sulfuricum	2	0	0	–	
Calcaria chlorata	tlw	–	–	–	
Calcaria saccharata	10	0	0	–	
Calcaria usta	sch	0	0	–	
Calciferol	0	I	II	II Chl, Ae	
Calcium bromatum	II	II	–	–	
Calcium carbonicum	0	0	0	–	
Calcium chloratum	2	5	–	–	
Calcium citricum	sch	0	0	–	
Calcium gluconicum	30	0	0	–	
Calcium glycerino-phosphoricum	40	0	0	–	
Calcium hypophosphorosum	8	0	0	30 Gl	
Calcium jodatum	II	II	–	–	
Calcium lacticum	20	sch	0	–	
Calcium nitricum	II	–	–	–	
Calcium pantothenicum	II	sch	–	I Gl	
Calcium sulfuratum	sch	0	0	–	
Calcium sulfuricum	500	0	0	–	
Camphora	600	III	0,4	0,25 Chl, 4 Öl	
Camphora monobromata	sch	15	–	I Chl, I Öl	
Carbo Ligni pulveratus	0	0	0	–	
Carboneum sulfuratum	–	–	–	–	48
Carboneum tetrachloratum	0	m	m	m Bn	
Cardiazol	II	II	I	–	
Cerium oxalicum	0	0	0	–	
Cerussa	0	0	0	–	
Chinidinum sulfuricum	100	10	sch	–	
Chininum	s sch	2 96%	–	2 Chl	
Chininum bisulfuricum	11	32	0	–	
Chininum dihydrobromicum	I	I	0	–	
Chininum ferro-citricum	I	0	0	–	
Chininum glycerinophosphoricum	300	40	0	I Gl	
Chininum hydrobromicum	50	5	0	–	
Chininum hydrochloricum	25	3	0	–	
Chininum salicylicum	230	20	0	–	

Arzneimittel	Löslichkeit in: Wasser	Weingeist	Äther	sonstigen Lösungsmitteln	1 g = Tropfen
Chininum sulfuricum	650 (35)	86	–	38 Gl	
Chininum tannicum	sch	sch	sch	40 Gl	
Chininum valerianicum	100	5	0	–	
Chloratum formamidatum	30	2,5	0	–	
Chloralum hydratum	III	III	III	I Gl, I Öl	
Chloramin	8,5	10	0	–	
Chloramphenicol	sch	II	–	II Ac	
Chloroformium	200	m	m	m Bl, Bn, I Öl	58
Cholecalciferol-Cholesterin	0	wl	II	II Chl, Ac	
Cholinum bitartaricum	III		s sch	0 Chl, Bn	
Cholinum chloratum	III	III	s sch	0 Chl, Bn	
Chrysarobinum	sch	300	120	20 Chl, 30 Bl	
Cignolin	0	I	II	II Bl	
Citrophen	40	sch	0	–	
Cocainum hydrochloricum	II	I	0	–	
Codeinum	130 (17)	I	25	I Chl	
Codeinum phosphoricum	3,2	sch	0	–	
Coffeinum	60	50	550	9 Chl	
Coffeinum citricum	32	22	0	–	
Coffeinum-Natrium benzoicum	2	50	0	–	
Coffeinum-Natrium salicylicum	2	50	0	–	
Colchicinum	25	2	sch	I Chl	
Coniinum	100	II	II	I Öl	
Coniinum hydrobromicum	II	II	0	–	
Cortisonum aceticum	0	sch	s sch	II Chl	
Cotarninium chloratum	II	II	0	–	
Cresolum crudum	sch	m	m	–	
Creta praeparata	0	0	0	–	
Cumarinum	400	II	II	–	
Cuprum aluminatum	16	0	0	–	
Cuprum sulfuricum	3 (1)	0	0	7,5 Methylalkohol, 3,3 Gl	
Cyanocobalaminum	wl	wl	0	Chl, Ac	
Dermatol®	0	0	0	–	
Desoxycorticosteronum aceticum	0	wl	wl	II Chl	
Dextrinum	1	0	0	–	
Diacetylmorphinum hydrochloricum	3	25	0	–	
Diäthylstilboestrolum	–	II	II	II Chl, Ac	
Diäthylstilboestrolum dipropionicum	0	wl	II	II Chl, Ac	
Dichlor-diphenyl-trichloraethanum (DDT)	0	(II)	II	II Chl, Ac	
Digitoxin	0	wl	–	–	
Dihydro-oxycodeinum hydrochloricum	6	60	–	–	
Dihydrostreptomycin sulfuricum	II	0 abs	–	–	
Dilaudid hydrochloricum	I	I	0	–	
Dimethylamino-phenyldimethylpyrazolonum	20	2	sch	1,5 Ch	
Dimethylcarbaminoyl-oxyphenyl-trimethyl-ammonium bromatum	III	II	–	II Chl	
Dimethylcarbaminoyl-oxyphenyl-trimethylammonium methylsulfuricum	III	II	–	–	
Dionin®	12	15	–	–	
Diphenylaminum	0	II	II	–	
Diphenylhydantoin	0	wl	sch	sch Chl	
Diuretin®	II	0	0	–	
Dulcin®	800	25	–	I Öl	
Elixir e Succo Liquiritiae	–	–	–	–	36
Emetinum hydrochloricum	8	II	0	–	
Ephedrin hydrochloricum	4	9	0	–	
Ephetonin®	3,5	II	0	–	
Eucalyptolum	0	II	II	II Öl	
Euchinin®	sch	I	I	I Chl	
Eupaverin®	sch	60	0	–	
Euphorbium	tlw	tlw	tlw	–	
Extractum Belladonnae	tr	–	–	–	
Extractum Hamamelidis fluidum	–	–	–	–	48

Arzneimittel	Löslichkeit in: Wasser	Weingeist	Äther	sonstigen Lösungsmitteln	1 g = Tropfen
Extractum Hydrastis fluidum	–	–	–	–	53
Extractum Hyoscyami	tr	–	–	–	
Extractum Opii	ll	–	–	–	
Extractum Secalis cornuti	l	–	–	–	
Extractum Secalis cornuti fluidum	–	–	–	–	34
Extractum Stramonii	tr	–	–	–	
Extractum Strychni	tr	–	–	–	
Extractum Thymi fluidum	–	–	–	–	48
Fel Tauri depuratum siccum	l	l	–	–	
Ferrum chloratum	1	l	–	–	
Ferrum glycerinophosphoricum	l	l	0	–	
Ferrum lacticum	40 (20)	sch	0	–	
Ferrum oxydatum cum Saccharo	20	0	0	–	
Ferrum phosphoricum oxydatum	0	0	0	–	
Ferrum pyrophosphoricum	s sch	0	0	–	
Ferrum sesquichloratum cristall.	ll	ll	ll	–	
Ferrum sulfuricum	2	0	0	–	
Filmaronöl®	0	sch	l	l Chl	
Formaldehyd solutus	m	m	–	–	33
Gelatina alba	Quellung (15)	0	0	–	
Glycerinmonostearat	–	sch	l	ll Chl	
Glycerinum	m	m	0	–	24
Glycerinum anhydricum	m	m	0	–	23
Glycocoll	ll	sch	0	–	
Guajacolum carbonicum	0	60	18	1 Chl, l Bl	
Guajacolum liquidum	60	ll	ll	l Chl	
Gummi arabicum	ll	0	0	–	
Haematoxilinum	sch	l	sch	–	
Heliotropinum	sch	ll	ll	–	
Helmitol®	10	0	0	–	
Hexachlorcyclohexanum	0	l (ll)	ll	ll Chl, Ac	
Hexamethylentetraminum	1,5	18	sch	15 Chl	
Hexobarbital	s sch	l	l	l Chl	
Histaminum dihydrochloricum	ll	ll	–	–	
Homatropinum hydrobromicum	7	31	sch	sch Chl	
Hydrargyrum bichloratum	15 (3)	3	17	20 Gl	
Hydrargyrum bijodatum	sch	250	110	l Chl	
Hydrargyrum chloratum	0	0	0	–	
Hydrargyrum nitricum oxydatum	z	–	–	–	
Hydrargyrum nitricum oxydulatum	z	–	–	–	
Hydrargyrum oleinicum	0	sch	sch	–	
Hydrargyrum oxycyanatum	19	–	–	–	
Hydrargyrum oxydatum	0	0	0	–	
Hydrargyrum praecipitatum album	0	0	0	–	
Hydrargyrum sozojodolicum	0	0	0	–	
Hydrargyrum sulfuratum rubrum	0	0	0	–	
Hydrargyrum sulfuricum	sch	0	0	–	
Hydrargyrum tannicum oxydulatum	0	0	0	–	
Hydrastininium chloratum	l	l	sch	sch Chl	
Hydrastinum hydrochloricum	l	l	0	–	
Hydrochinonum	18	l	l	–	
Hydrogenium peroxydatum solutum	m	m	0	–	20
Hydrogenium peroxydatum solutum concentratum	–	–	–	–	20
Hydroxylaminum hydrochloricum	1	15	0	–	
Hyoscyaminum	280	ll	48	ll Chl	
Isonicotinoylhydrazinum	ll	wl	s sch	s sch Chl	
Istizin®	sch	sch	sch	–	
Jodoformium	943	70	10	25 Chl, 100 Gl 22 Oleum Olivarum	
Jodum	4000	10	l	l Chl	
Jodum trichloratum	5	l	l	–	
Jothion	79	ll	ll	20 Gl, 2 Öl	
Kali causticum fusum	1	ll	0	–	
Kalium aceticum	0,5	2	0	–	
Kalium bicarbonicum	4	1200	0	–	
Kalium bromatum	2	200	0	5 Gl	

Arzneimittel	Löslichkeit in: Wasser	Weingeist	Äther	sonstigen Lösungsmitteln	1 g = Tropfen
Kalium carbonicum	1	0	0	–	
Kalium chloratum	3	0	0	–	
Kalium chloricum	15 (2)	130	0	–	
Kalium citricum	0,5	0	0	–	
Kalium cyanatum	II	sch	0	–	
Kalium dichromicum	8	0	0	–	
Kalium ferricyanatum	2,5 (1,5)	0	0	–	
Kalium hypophosphorosum	0,5	7	0	–	
Kalium jodatum	0,75	12	0	2,5 Gl	
Kalium jodicum	13	–	–	–	
Kalium nitricum	3,5 (0,4)	0	0	–	
Kalium nitrosum	II	sch	0	–	
Kalium oxalicum	3	–	0	–	
Kalium permanganicum	16 (3,5)	z	0	–	
Kalium phosphoricum siccatum	II	0	0	–	
Kalium rhodanatum	II	I	0	–	
Kalium sozojodolicum	sch	0	0	–	
Kalium sulfoguajacolicum	8	350	0	–	
Kalium sulfuratum	2	z	0	–	
Kalium sulfuricum	10 (5)	0	0	–	
Kalium tartaricum	0,7	sch	0	–	
Kreosotum	sch (1)	I	I	m Bl, Bn, CS_2	38
Kreosotum carbonicum	0	II	II	II Öl	
Lactoflavin	s sch	0	–	0 Ac	
Laevulose	0,4 (0,2)	20	–	–	
Lecithinum ex Ovo	0	I	I	I Öl	
Lenigallol	0	sch	sch	–	
Liquor Aluminii acetici	–	–	–	–	21
Liquor Aluminii acetico-tartarici	–	–	–	–	26
Liquor Ammonii acetici	–	–	–	–	23
Liquor Ammonii anisatus	–	–	–	–	54
Liquor Ammonii caustici	–	–	–	–	23
Liquor Ferri sesquichlorati	–	–	–	–	17
Liquor Kali caustici	–	–	–	–	18
Liquor Kalii acetici	–	–	–	–	21
Liquor Kalii arsenicosi	–	–	–	–	33
Liquor Natri caustici	–	–	–	–	17
Liquor Plumbi subacetici	–	–	–	–	20
Lithium bromatum	I	I	0	–	
Lithium carbonicum	80	sch	0	–	
Lithium jodatum	I	I	0	–	
Lobelinum hydrochloricum	40	10	–	II Chl	
Lugol'sche Lösung	–	–	–	–	24
Luminal®	1110 (40)	10	15	40 Chl	
Luminal-Natrium®	II	sch	0	–	
Magnesia usta	0	0	0	–	
Magnesium carbonicum	0	0	0	–	
Magnesium chloratum	0,6	I	0	–	
Magnesium lacticum	3	0	0	–	
Magnesium phosphoricum	350	0	0	–	
Magnesium salicylicum	II	II	0	–	
Magnesium sulfuricum siccatum	3	0	0	–	
Manganum chloratum	1	I	0	–	
Mastix	0	tlw	II	tlw Chl	
Mentholum	sch	III	III	III Chl, II Öl	
Methamphetaminhydrochlorid	1	3	–	7 Chl	
Methioninum	I (II)	sch	0	–	
Methylenum caeruleum	I	sch	–	–	
Methylium salicylicum	sch	II	II	II Öl	
Methylnaphthochinon	0	wl	I	II Chl, Ac	
Methylphenobarbital	s sch	I	I	I Chl	
Methylsulfonalum	450	I	I	–	
Methyltestosteron	0	II	wl	II Chl	
Methylthiouracil	s sch (150)	sch	0	0 Chl	
Migraenin	2	I	0	0	

11

Arzneimittel	Löslichkeit in: Wasser	Weingeist	Äther	sonstigen Lösungsmitteln	1 g = Tropfen
Monochlorphenolum (p)	sch	II	II	–	
Morphinum hydrochloricum	25	50	0	–	
Mucilago Gummi arabici	–	–	–	–	19
Myrrha	tlw	tlw	tlw	–	
Naphthalinum	1000	20	II	–	
α-Naphtholum	sch	I	I	I Chl	
β-Naphtholum	1000 (75)	I	I	I Chl, warm. Öl	
Natrium aceticum	1	30	0	–	
Natrium benzoicum	2	45	0	–	
Natrium bicarbonicum	12 (z)	sch	0	–	
Natrium biphosphoricum	2	0	0	–	
Natrium bromatum	1,2	12	0	–	
Natrium carbonicum	1,5 (0,3)	sch	0	–	
Natrium causticum fusum	0,5	I	0	–	
Natrium chloratum	3	0	0	–	
Natrium citricum neutrale	II	sch	0	–	
Natrium diaethylbarbituricum	4	sch	0	–	
Natrium formicicum	I	0	0	–	
Natrium hypophosphorosum	I	I	0	–	
Natrium jodatum	0,6	3	0	–	
Natrium kakodylicum	II	sch	0	–	
Natriumlactat-Lösung	–	–	–	–	24
Natrium nitricum	1,2	50	0	–	
Natrium nitroprussicum	2,5	0	0	–	
Natrium nitrosum	1,5	sch	0	–	
Natrium perboricum	50	–	–	–	
Natrium phenylaethylbarbituricum	II	sch	0	–	
Natrium phosphoricum	6	0	0	–	
Natrium pyrophosphoricum	12	0	0	–	
Natrium salicylicum	III	6	0	–	
Natrium sozojodolicum	12	–	0	–	
Natrium sulfuricum siccatum	6 (0,6)	0	0	–	
Natrium sulfurosum	2	sch	–	–	
Natrium tartaricum	2	sch	–	–	
Natrium thiosulfuricum	1	0	0	–	
Neohexal®	0,8	sch	–	–	
Nicotinoylamidum	II	wl 96%	–	sch Chl	
Nicotinoyldiaethylamidum	III	I	I	I Chl, Ac	37
Nipagin M®	500	2,5	II	50 Öl	
Nipasol M®	2500	2	II	II Chl	
Nitrobenzolum	–	I	I	–	34
Noctal® (Ac. isopropyl-bromallyl-barbituricum)	sch	I	sch	–	
Noradrenalinum bitartaricum	II	sch	0	–	
Noradrenalinum hydrochloricum	III	I	–	–	
Novalgin®	II	I	–	–	
Novocainum hydrochloricum	1	8	–	–	
Oestradiolum	0	II	–	wl Chl, Öle	
Oestradiolum benzoicum	0	I	1	II Chl, Ac	
Oestronum	0	sch 96%	–	I Chl, Ac	
Oleum Amygdalarum	0	0	II	–	41
Oleum Anisi	sch	m	m	–	41
Oleum Arachidis	–	sch	m	–	48
Oleum Aurantii Pericarpii	sch	II	II	–	51
Oleum Bergamottae	sch	II	II	–	48
Oleum Cacao	–	–	III	III Chl, Bn	
Oleum camphoratum	tlw	tlw	II	–	45
Oleum camphoratum forte	–	–	–	–	42
Oleum Carvi	sch	m	m	–	48
Oleum Caryophylli	sch	II	m	–	43
Oleum Chamomillae	sch	II	II	–	
Oleum Chenopodii anthelminthici	sch	II	II	–	49
Oleum Chloroformii	0	tlw	II	–	
Oleum Cinnamomi	sch	II	m	–	39
Oleum Citri	sch	m	m	–	53
Oleum Crotonis	0	I	II	–	45
Oleum Eucalypti	sch	m	m	–	53
Oleum Foeniculi	sch	m	m	–	46

Arzneimittel	Löslichkeit in: Wasser	Weingeist	Äther	sonstigen Lösungsmitteln	1 g = Tropfen
Oleum Jecoris	0	sch	m	–	43
Oleum Jecoris Hippoglossi	–	sch	m	–	46
Oleum Juniperi	sch	m	m	–	54
Oleum Lavandulae	sch	m	m	–	53
Oleum Lini	–	–	m	–	42
Oleum Menthae piperitae	0	m	m	–	52
Oleum Olivarum	–	–	m	–	48
Oleum Petrae	0	sch	II	–	
Oleum Pini pumilionis	sch	II	II	–	
Oleum Ricini	0	m	m	–	40
Oleum Rosae	sch	tlw	II	–	50
Oleum Rosmarini	0	II	II	–	51
Oleum Sinapis	sch	II	m	–	43
Oleum Terebinthinae	sch	II	II	–	53
Oleum Terebinthinae rectificatum	–	m	m	–	54
Oleum oleinicum	0	s sch	III	III Öl	46
Oxyphenyl-methylamino-aethanolum tartaricum	2	sch	–	–	
Pantocain®	7	7	0	30 Chl	
Pantocain nitricum	100	II	0	–	
Pantopon	40	2,5	0	–	
Papaverinum hydrochloricum	40	sch	–	–	
Paracodin bitartaricum®	5	sch	0	0	
Paracodin hydrochloricum®	II	sch	0	–	
Paraffinum durum	0	0	1	–	
Paraffinum perliquidum	0	0	m	–	50
Paraffinum subliquidum	0	0	m	I Chl, Öl	50
Paraldehyd	10	m	m	–	57
Pellidol®	0	I	I	I Vaselin., Ol. Vaselini	
Penicillin-G-Kalium	III	1 abs	0	0 Chl	
Penicillin-G-Natrium	III	1 abs	0	0 Chl	
Pepsinum	II	0	0	I Gl	
Peptonum siccum sine Sale	I	0	0	–	
Percain	II	II	0	–	
Pethidin hydrochlorid	1	2	–	3 Chl	
Phanodorm®	0	5	20	–	
Phanodorm-Calcium®	200	–	0	–	
Phenacetinum	1400	16	–	–	
Phenolphthaleinum	sch	12	0	–	
Phenolum	12	III	I	III Chl, II Gl	
Phenolum liquefactum	12	m	I	–	37
Phenyldimethylpyrazolonum	1	10	80	1,5 Chl	
Phenyldimethylpyrazolonum cum Coffeino citrico	2	I	0	–	
Phenyldimethylpyrazolonum salicylicum	250 (40)	II	II	II Chl	
Phenylhydrazinum hydrochloricum	20	50	0	–	
Phenylum salicylicum	–	10	0,3	II Chl	
Phosphorus solutus	–	–	–	II Öl	
Physiostigminum salicylicum	90	12	0	–	
Physostigminum sulfuricum	I	3	0	–	
Picrotoxinum	150	10	–	I Chl	
Pilocarpinum hydrochloricum	III	3	sch	sch Chl	
Piperacinum	I	I	0	–	
Pix betulina	tlw	II (abs.)	tlw	II Chl	
Pix Juniperi	tlw	tlw	II	II Chl	
Pix liquida	tlw	II (abs.)	⊥	–	36
Pix Lithanthracis	tlw	tlw	tlw	II Chl	
Plumbum aceticum	2,3	27	0	–	
Podophyllinum	0	10	–	–	
Polyaethylenglycola	III	III 96%	0	III Chl, Ac	
Polyäthylenglycol-400-stearat	0	II	II	II Chl	
Polyaethylenglycol-Sorbitanum oleinicum	II	m	–	m Chl	39
Procain-Penicillin-G	250	100 abs	–	–	
Progesteronum	0	I	II	II Chl	

Arzneimittel	Löslichkeit in: Wasser	Weingeist	Äther	sonstigen Lösungsmitteln	1 g = Tropfen
Prominal®	sch	I	0	–	
Prontalbin®	200	30	s sch	II Aceton	
Propylthiouracil	sch (100)	60	0	0 Chl	
Pyramidon®	20	2	sch	1,5 Chl	
Pyridoxinhydrochloricum	II	sch	–	–	
Pyrogallolum	1,7	1,5	1,5	–	
Reserpin	0	s sch	s sch	sch Chl	
Resina Pini	0	II	II	II Aceton	
Resorcinum	III	III	II	II Gl, 22 Ol. Oliv.	
Rivanol®	15	120	0	–	
Rutin	s sch (400)	sch	0	0 Chl	
Saccharin®	400	40	100	–	
Saccharin solubile®	1,5	I	0	–	
Saccharum	0,5	170	0	–	
Saccharum amylaceum	1,5	60	0	–	
Saccharum Lactis	5 (1)	sch	0	–	
Sal Carolinum factitium	II	0	0	–	
Salipyrin®	250	II	II	II Chl	
Santoninum	sch	44	–	4 Chl, 4 Öl	
Sapo domesticus	II	II	0	–	
Sapo kalinus	II	II	0	–	
Scopolaminum hydrobromicum	II	–	sch	–	
Sirupus simplex	–	–	–	–	18
Sorbit	III	I	–	s sch Chl, Ac	
Sparteinum sulfuricum	2	5	0	–	
Spiritus	m	m	m	–	60
Spiritus 96%	m	m	m	–	63
Spiritus 80%	–	–	–	–	58
Spiritus 45%	–	–	–	–	47
Spiritus aethereus	–	–	–	–	65
Spiritus Aetheris nitrosi	–	–	–	–	59
Spiritus camphoratus	–	–	–	–	54
Spiritus dilutus	m	m	m	–	56
Spiritus e Vino	–	–	–	–	49
Spiritus saponatus	–	–	–	–	50
Spiritus Sinapis	–	–	–	–	57
Stannum chloratum	z	0	0	–	
Stibium sulfuratum aurantiacum	0	0	0	–	
Stibium sulfuratum nigrum	0	0	0	–	
Streptomycinum sulfuricum	III	0 abs	–	–	
Strontium bromatum	II	II	0	–	
Strontium chloratum	2	I	0	–	
Strontium sulfuratum	sch	0	0	–	
Strophanthinum	100	I	0	–	
Strychninum nitricum	90 (5)	70	0	60 Gl	
Subcutin	50	3,5	0	–	
Succus Liquiritiae	II	tlw	0	–	
Sulfaguanidin	s sch (10)	wl	–	–	
Sulfanilthiocarbamidum	s sch	sch	–	II Ac	
Sulfathiazol	s sch (40)	100	0	0 Chl	
Sulfisomidin	sch (60)	wl	s sch	s sch Chl	
Sulfonalum	500 (10)	60	100	4 Gl	
Sulfur depuratum	0	0	0	II CS_2	
Sulfur jodatum	0	z	z	I Gl, CS_2	
Sulfur praecipitatum	0	0	0	II CS_2	
Sulfur sublimatum	0	0	0	II CS_2	
Tannigen®	sch	70	100	–	
Tannismut®	0	0	0	–	
Tannoform®	0	II	0	–	
Targesin®	II	0	0	–	
Tartarus boraxatus	1	0	0	–	
Tartarus depuratus	220	0	0	–	
Tartarus natronatus	1,4	0	0	–	

Arzneimittel	Löslichkeit in: Wasser	Weingeist	Äther	sonstigen Lösungsmitteln	1 g = Tropfen
Tartarus stibiatus	17 (3)	3	0	–	
Terebinthina	0	ll	ll	ll Chl, Aceton, Ac. acetic.	
Terpinum hydratum	280 (32)	10	100	–	
Testosteronum	0	ll	wl	ll Chl, Ac	
Testosteronproprionat	0	ll	ll	ll Chl, Ac	
Tetracyclinhydrochlorid	10	100 96%	0	0 Chl	
Theobromino-natrium-aceticum	ll	0	0	–	
Theiobromino-natrium salicylicum	ll	sch	0	–	
Theobrominum	1600 (150)	sch	sch	sch Gl	
Theophyllin-Aethylendiaminum	5	0 96%	0	–	
Theophyllinum	200	100	3500	–	
Thigenol	ll	tlw	0	ll Gl	
Thymolum	1100	ll	ll	l Bl, Chl, äther. Öle	
Thymolum bijodatum	–	–	–	–	
Tinctura Absinthii	–	–	–	–	54
Tinctura Aconiti	–	–	–	–	54
Tinctura Aloes	–	–	–	–	60
Tinctura Aloes composita	–	–	–	–	54
Tinctura amara	–	–	–	–	54
Tinctura anticholerica	–	–	–	–	56
Tinctura Arnicae	–	–	–	–	55
Tinctura aromatica	–	–	–	–	54
Tinctura Aurantii	–	–	–	–	56
Tinctura Belladonnae	–	–	–	–	54
Tinctura Benzoes	–	–	–	–	60
Tinctura Cantharidum	–	–	–	–	60
Tinctura Capsici	–	–	–	–	60
Tinctura carminativa	–	–	–	–	50
Tinctura Chinae	–	–	–	–	54
Tinctura Chinae comp.	–	–	–	–	56
Tinctura Colchici	–	–	–	–	54
Tinctura Digitalis	–	–	–	–	57
Tinctura Gentianae	–	–	–	–	54
Tinctura Hyoscyami	–	–	–	–	54
Tinctura Ipecacuanhae	–	–	–	–	56
Tinctura Jodi	–	–	–	–	64
Tinctura Lobeliae	–	–	–	–	54
Tinctura Myrrhae	–	–	–	–	60
Tinctura Opii	–	–	–	–	45
Tinctura Ratanhiae	–	–	–	–	54
Tinctura Rhei aquosa	–	–	–	–	28
Tinctura Rhei vinosa	–	–	–	–	30
Tinctura Scillae	–	–	–	–	54
Tinctura Secalis cornuti	–	–	–	–	54
Tinctura Stramonii Seminis	–	–	–	–	54
Tinctura Strophanthi	–	–	–	–	54
Tinctura Strychni	–	–	–	–	54
Tinctura Valerianae	–	–	–	–	57
Tinctura Valerianae aetherea	–	–	–	–	63
Tinctura Veratri	–	–	–	–	54
α-Tocopherolum aceticum	0	l	l	–	47
Trypaflavin	l	100	0	–	
Tumenol-Ammonium	l	tlw	tlw	–	
Urea pura	l	5	sch	–	
Urethanum	l	0,6	l	1,5 Chl	
Vanillinum	100	ll	8	l Chl, 25 Gl	
Veramon	ll	l	l	–	
Veratrinum	–	4	10	2 Chl	
Veronal®	170 (17)	8	40	75 Chl	
Veronal-Natrium®	4	sch	0	–	
Vinum Chinae	–	–	–	–	30
Vinum Pepsini	–	–	–	–	36
Vioform®	0	sch	sch	–	
Vitamin B_1	ll	ll	–	–	
Xeroform®	0	0	0	–	

11

Arzneimittel	Löslichkeit in: Wasser	Weingeist	Äther	sonstigen Lösungsmitteln	1 g = Tropfen
Yohimbinum hydrochloricum	100	I	–	–	
Zincum aceticum	3	36	0	–	
Zincum chloratum	0,5	II	II	2 Gl	
Zincum lacticum	60	–	0	–	
Zincum oxydatum	0	0	0	–	
Zincum permanganicum	I	0	0	–	
Zincum salicylicum	25	4	36	–	
Zincum sozojodolicum	25	3	0	–	
Zincum sulfophenolicum	2	5	0	–	
Zincum sulfuricum	1	0	0	3 Gl	
Zincum valerianicum	90	40	0	–	

11.2. Höchstmengen-Tabellen

Höchstmengen nach DAB 6–9 sowie ErgB. 6 und DAC 79/86

Eine Höchstmengen-Tabelle für Arzneispezialitäten, die Betäubungsmittel enthalten, folgt in Kapitel 11.3.

Die Spalten „Einzelhöchstgaben (EHG)" und „Tageshöchstgaben (THG)" enthalten zunächst die Höchstgaben des DAB. Die außerdem genannten Zahlen sind nur als Richtlinien anzusehen. Es handelt sich dabei um Höchstgaben, die im DAB 6 oder 7 oder im ErgB. 6 enthalten waren oder auf Angaben von Herstellerfirmen zurückgehen (in Klammern).

Das DAB 9 gibt für eine Reihe von Arzneimitteln Höchstgaben an, die für diese Arzneimittel gelten, wenn sie rezepturmäßig verordnet werden. Die Höchstgaben beziehen sich, soweit nichts anderes angegeben, ausschließlich auf die orale Anwendung der Arzneimittel beim Erwachsenen und sind nicht geeignet zur Umrechnung auf Kinder. Ein der Mengenangabe beigefügtes Ausrufezeichen (!) **und** die Wiederholung der Mengenangabe in Worten geben die Absicht der Überschreitung der Höchstgabe eindeutig zu erkennen und gestatten dem Apotheker die Anfertigung (DAB 9, S. 370).

Arzneimittel		EHG	THG
Acedicon		(0,005)	(0,015)
Acetanilidum	DAB 6	0,5	1,5
Acetum Colchici	ErgB. 6	2,0	4,0
Acetum Scillae	ErgB. 6	2,0	6,0
Acidum acetylaminooxyphenyl-arsonicum	DAB 7	0,5	1,0
Ac. agaricinicum	DAB 6	0,1	–
Ac. arsenicosum	DAB 7	0,005	0,015
Ac. butyl-bromallylbarbituricum	DAB 7	–	0,6
Ac. diaethylbarbituricum	DAB 7	–	1,0
Ac. hydrocyanicum dilutum	ErgB. 6	0,1	0,3
Ac. isopropyl-bromallyl-barbituricum (z. B. Noctal)	DAB 7	0,4	0,8
Ac. methyl-cyclohexenylmethyl-barbituricum (z. B. Evipan)	DAB 7	0,75	1,5
Ac. methyl-phenyl-aethyl-barbituricum (z. B. Prominal)	DAB 7	0,4	0,8
Ac. phenylaethylbarbituricum (z. B. Luminal)	DAB 7	0,4	0,8
Aconitinum	ErgB. 6	0,0002	0,0006
Adrenalin	DAB 7	0,001	
Adrenalin, bei intravenöser und intramuskulärer Verabreichung	DAB 7	0,00015	
Adrenalin-Lösung (1 : 1000)	DAB 7	1,0	
Adrenalin-Lösung bei intravenöser und intramuskulärer Verabreichung	DAB 7	0,15 ml	
Aethylenum chloratum	ErgB. 6	1,0	3,0
Aethylmorphinum hydrochloricum (z. B. Dionin)	DAB 9	0,1	0,3
Agaricinum	DAB 6	0,1	–
Amobarbital-Na	DAB 9	–	1,2
Amphetamin-sulfat	DAB 9	0,006	0,03
Amylenum hydratum	DAB 6	4,0	8,0
Amylum nitrosum	DAB 6	0,2	0,5
Antifebrin	DAB 6	0,5	1,5
Apomorphinum hydrochloricum	DAB 7	0,02	0,06
Aqua Amygdalarum amararum	DAB 6	2,0	6,0
Argentum nitricum	DAB 6	0,03	0,1
Arsacetin	DAB 6	0,2	–
Arsenum jodatum	ErgB. 6	0,025	0,04
Ascaridol	DAB 7	0,6	0,6

Arzneimittel		EHG	THG
Aspidinolfilicinum oleo solutum (z. B. Filmaronöl)	DAB 6	20,0	20,0
Atropinum	DAB 6	0,001	0,003
Atropinum methylobromatum	ErgB. 6	0,001	0,003
Atropinum sulfuricum	DAB 9	0,005	0,01
Auro-Natrium chloratum	ErgB. 6	0,05	0,2
Barbital	DAB 9	–	1,0
Barium nitricum	ErgB. 6	0,2	0,4
Belladonna Extrakt	DAB 9	0,05	0,15
Benzonaphtholum	ErgB. 6	0,5	2,0
Bismutum-β-naphtholicum	ErgB. 6	0,75	4,0
Bromoformium	DAB 6	0,5	1,5
Brucinum	DAB 6	0,1	0,2
Butobarbital	DAB 9	–	0,8
Butylaminobenzoyl-dimethylamin-aethanolum hydrochloricum (z. B. Pantocain)	DAB 7	0,02	0,04
Butylchloralum hydratum	ErgB. 6	2,0	4,0
Cadmium sulfuricum	ErgB. 6	0,1	0,2
Calciferolum	DAB 7	–	0,015
Gabe für 3 Monate	DAB 8	0,03	–
Calcium cyclohexenyl-aethyl-barbituricum (z. B. Phanodorm Calcium)	DAB 8	0,4	1,2
Cantharides	ErgB. 6	0,05	0,15
Carboneum tetrachloratum	ErgB. 6	4,0	4,0
Cerium oxalicum	ErgB. 6	0,2	0,6
Chinidinum sulfuricum	DAB 9	0,4	4,0
Chinidinum sulfuricum, bei intravenöser Verabreichung	DAB 7	0,3	0,9
Chinolinum	ErgB. 6	0,75	1,5
Chloralum formamidatum	ErgB. 6	4,0	8,0
Chloralum hydratum	DAB 8	2,0	6,0
Chloroformium (zum Einnehmen)	DAB 7	0,5	1,5
Chloroformium e Chloralo hydrato	ErgB. 6	0,5	1,5
Cholecalciferol-Cholesterinum (Gabe für 3 Monate)	DAB 8	0,03	
Citrophen	ErgB. 6	1,0	3,0
Cliradon	DAB 6	(0,04)	(0,14)
Cocainum hydrochloricum	DAB 8	0,05	0,15
Codeinum	DAB 9	0,1	0,3
Codeinum hydrochloricum	ErgB. 6	0,1	0,3
Codeinum phosphoricum	DAB 9	0,1	0,3
Colchicinum	DAB 9	0,002	0,006
Coniinum	ErgB. 6	0,003	0,01
Coniinum hydrobromicum	ErgB. 6	0,005	0,015
Cortex Yohimbehe	ErgB. 6	3,0	10,0
Cuprum aceticum	ErgB. 6	0,1	0,3
Cuprum oxydatum	ErgB. 6	0,3	0,8
Cuprum sulfuricum ammoniatum	ErgB. 6	0,1	0,4
Curare	ErgB. 6	0,02	0,06
Cyclobarbital-Calcium	DAB 9	–	1,2
Dextrometorphanhydrobromid	DAB 9	0,05	0,15
Dicodid	DAB 7	0,015	0,05
Digitoxinum	DAB 7	–	0,001
Dihydrocodeinonum bitartaricum (z. B. Dicodid)	DAB 7	0,015	0,05
Dihydrocodeinum bitartaricum (z. B. Paracodin)	DAB 9	0,05	0,15
Dilaudid		0,004	0,012
Dimethylcarbaminoyl-oxyphenyl-trimethylammonium bromatum (z. B. Prostigmin)			
Bei oraler Verabreichung		0,016	0,048
Dimethylcarbaminoyl-oxyphenyl-trimethylammonium methylsulfuricum			
Bei parenteraler Verabreichung		0,001	0,005
Dionin		0,1	0,3
Diphenylhydantoinum		0,3	1,0
Diphenhydramin-hydrochlorid	DAB 9	–	0,2
Dolantin		0,15	0,5
Dromoran		(0,006)	(0,02)
Duboisinum sulfuricum		0,0015	0,003
Elastonon		(0,02)	(0,04)
Emetinum hydrochloricum	DAB 9	0,05	0,1
Ephedrin und seine Salze	DAB 9	0,1	0,3
Ephedrinum hydrochloricum		0,05	0,15
Ephetonin		0,05	0,15
Ergocalciferol (Gabe für 3 Monate)	DAB 8	0,15 g	–
Ergotamintartrat	DAB 8	0,002	0,006
Eucupin		0,25	0,75
Eucupin bihydrochloricum		0,3	0,9
Eukodal		0,015	0,1
Eupaverin		0,15	0,5

Arzneimittel		EHG	THG
Evipan		0,75	1,5
Extractum Aconiti Tuberis		0,02	0,06
Extr. Adonidis fluidum		1,0	3,0
Extr. Belladonnae		0,05	0,15
Extr. Belladonnae spissum		0,05	0,15
Extr. Calabar		0,02	0,06
Extr. Cannabis indicae		0,1	0,3
Extr. Chelidonii		0,5	1,5
Extr. Colocynthidis		0,05	0,15
Extr. Colocynthidis compositum		0,2	0,5
Extr. Conii		0,05	0,2
Extr. Filicis		10,0	10,0
Extr. Hyoscyami		0,15	0,5
Extr. Hyoscyami spissum		0,15	0,5
Extr. Opii	DAB 8	0,075	0,25
Extr. Secalis cornuti		0,5	1,5
Extr. Stramonii		0,05	1,15
Extr. Strychni		0,05	0,1
Filmaronöl		20,0	20,0
Flores Convallariae		0,5	1,5
Folia Belladonnae		0,2	0,6
Fol. Digitalis		0,2	1,0
Fol. Hyoscyami		0,4	1,2
Fol. Stramonii		0,2	0,6
Fol. Toxicodendri		0,05	0,15
Fruct. Colocynthidis		0,3	1,0
Fruct. Colocynthidis praeparati		0,3	1,0
Fungus Laricis		0,5	–
Glandulae Thyreodeae siccatae		0,5	1,0
Guajacolum liquidum		0,5	2,5
Guajacolum valerianicum		1,0	3,0
Gutti		0,3	1,0
Herba Adonidis vernalis		1,0	3,0
Herba Conii		0,3	1,5
Herba Convallariae		0,5	1,5
Herba Lobeliae		0,1	0,3
Herba Stramonii recens		1,0	3,0
Hexobarbital	DAB 9	–	1,5
Histaminum dihydrochloricum		0,001	–
Homatropinum hydrobromicum	DAB 6	0,001	0,003
Homatropinum hydrobromicum (Höchstkonzent. 1%)	DAB 9	–	–
Hydrargyrum bichloratum		0,02	0,06
Hydrargyrum bijodatum		0,02	0,06
Hydrargyrum chloratum (für Einspritzungen)		0,01	–
Hydrargyrum cyanatum		0,01	0,03
Hydrargyrum jodatum		0,02	0,06
Hydrargyrum nitricum oxydulatum et oxydatum		0,02	0,06
Hydrargyrum oxycyanatum		0,01	0,03
Hydrargyrum oxydatum		0,02	0,06
Hydrargyrum oxydatum via humida paratum		0,02	0,06
Hydrargyrum salicylicum		0,15	–
Hydrargyrum sozojodolicum		0,05	0,1
Hydrargyrum sulfuricum		0,02	0,06
Hydrargyrum tannicum oxydulatum		0,05	0,1
Hydrastinum chlorat. = Hydrastinum hydrochloricum		–	–
Hydrastinum hydrochloricum	DAB 6	0,1	0,3
Hydrocodonhydrogentartrat	DAB 9	0,015	0,05
Hydromorphonhydrochlorid	DAB 9	0,005	0,015
Hyoscyamin sulfat	DAB 9	0,005	0,01
Hyoscyaminum		0,001	0,003
Isoniazid	DAB 9	–	1,5
Isonicotinoylhydrazinum	DAB 9	–	1,5
Jodum trichloratum		0,03	0,06
Kalium chromicum flavum		0,03	0,06
Kalium cyanatum		0,03	0,1
Kalium jodatum	DAB 9	2,0	6,0
Kreosotum		0,5	1,5
Liquor Kalii arsenicosi		0,5	1,5
Lethium carbonicum	DAB 8	–	1,8
Lobelinum hydrochloricum		0,02	0,1
Luminal		0,4	0,8
Luminal-Natrium		0,5	1,0
Medinal		–	1,0
Methadonhydrochlorid	DAB 8	0,015	0,045
Methamphetaminhydrochlorid	DAB 9	0,006	0,03

Arzneimittel	EHG	THG
Methylphenobarbital DAB 8	–	0,8
Methyl-phenyl-piperidino-carbonoyl-aethanolum hydrochloricum	0,15	0,5
Methylsulfonalum	1,0	2,0
Methylthiouracilum	0,15	0,5
Monochlorphenolum (para)	0,1	0,2
Morphinum hydrochloricum DAB 9	0,03	0,1
Narcophin	0,03	0,1
Natrium acetylarsanilicum	0,2	–
Natrium diaethylbarbituricum	–	1,0
Natrium jodatum DAB 9	2,0	6,0
Natrium nitrosum	0,3	1,0
Natrium nitrosum, bei subkutaner Verabreichung	0,1	0,5
Natrium phenylaethylbarbituricum	0,5	1,0
Natrium-Stibium-bis-brenzkatechin-disulfonicum	0,1	0,3
Neostigminbromid DAB 9	0,03	0,09
Nitroglycerinum solutum	0,1	0,4
Noradrenalinum bitartaricum	0,001	–
Noradrenalinum bitartaricum, bei intravenöser und intramuskulärer Verabreichung	0,00025	
Noradrenalinum hydrochloricum	0,001	–
Noradrenalinum hydrochloricum, bei intravenöser und intramuskulärer Verabreichung	0,00025	–
Novalgin	0,6	1,8
Oleum Cantharidis	0,15	0,5
Ol. Chenopodii anthelminthici	0,5	1,0
Ol. Crotonis	0,05	0,15
Ol. Jecoris Hippoglossi	–	1,0
Ol. Rutae	0,2	0,8
Ol. Sabinae	0,2	0,5
Opium titratum DAB 9	0,15	0,5
Optochin und Optochin hydrochloricum	0,3	1,0
Orexin-Tannat	0,5	1,5
Oxycodonhydrochlorid DAB 9	0,015	0,1
Oxymel Scillae	6,0	15,0
Oxyphenyl-methylamino-aethanolum tartaricum (z. B. Sympatol)	0,15	–
Palfium	(0,015)	(0,08)
Pantocain hydrochloricum	0,02	–
Pantopon	0,03	0,1
Papaverinum	0,15	0,5
Papaverinum hydrochloricum DAB 9	0,2	0,6
Papaverinum hydrochloricum, bei intravenöser Verabreichung	0,05	0,15
Paracetamol DAB 9	1,0	4,0
Paracodin	0,05	0,15
Paraldehyd DAB 9	5,0	15,0
Pelletierinum tannicum	1,0	–
Pentobarbital DAB 9	–	0,4
Pentobarbital-Natrium DAB 9	–	0,4
Pervitin	0,015	0,03
Pethidin-HCl DAB 9	0,15	0,5
Phanodorm, Phanodorm-Calcium	0,4	1,2
Phenobarbital DAB 9	–	0,8
Phenyl-methylamino-propanum hydrochloricum	0,015	0,03
Phenytoin DAB 9	–	1,0
Phosphorus	0,001	0,003
Phosphorus solutus	0,2	0,6
Physostigminum salicylicum DAB 9	0,001	0,003
Physostigminum sulfuricum DAB 9	0,001	0,003
Picrotoxinum	0,005	0,01
Pilocarpinnitrat DAB 9	0,02	0,04
Pilocarpinum hydrochloricum DAB 9	0,02	0,04
Pilulae asiaticae (0,001 g Acidum arsenicosum je Pille)	5 Stück	15 Stück
Plumbum aceticum	0,1	0,3
Plumbum jodatum	0,3	1,2
Podophyllinum	0,1	0,3
l-Polamidon, Polamidon-C	(0,0075)	
Propylthiouracilum DAB 8	0,1	0,3
Radix Belladonnae	0,2	0,6
Reserpin DAB 8	–	0,003
Rhizoma Hellebori	0,2	1,0
Santoninum	0,1	0,3
Scopolaminum hydrobromicum DAB 9	0,001	0,003

Arzneimittel	EHG	THG
Scopolaminum hydrochloricum	0,001	0,003
Secobarbital-Na ... DAB 9	–	0,5
Semen Calabar	0,2	0,6
Sem. Stramonii	0,2	0,6
Sem. Strophanthi kombé	0,05	0,15
Sem. Strychni	0,1	0,2
Sirupus Codeini	30,0	100,0
Sparteinum sulfuricum	0,2	0,6
Stibium sulfuratum nigrum laevigatum	1,0	3,0
Strophanthinum, bei intravenöser Verabreichung	0,0005	0,001
Strychninum nitricum	0,005	0,01
Sulfonalum	1,0	2,0
Suprarenin (siehe Adrenalin)		
Tartarus stibiatus	0,1	0,3
Tetracainhydrochlorid: Höchstkonzentrationen ... DAB 9	–	–
Theobromino-natrium aceticum	1,0	4,0
Theophyllinum	0,5	1,5
Theophyllin-Aethylendiaminum	0,5	1,5
Theophyllin-Aethylendiaminum, bei intravenöser Verabreichung	0,25	0,75
Tinctura Aconiti	0,2	0,6
Tct. Adonidis	5,0	15,0
Tct. Belladonnae	1,0	3,0
Tct. Cannabis indicae	1,0	3,0
Tct. Cantharidum	0,5	1,5
Tct. Colchici	2,0	6,0
Tct. Colocynthidis	1,0	3,0
Tct. Convallariae	1,5	5,0
Tct. Digitalis	1,5	5,0
Tct. Gelsemii	1,0	3,0
Tct. Hyoscyami	1,5	3,0
Tct. Jodi	0,2	0,6
Tct. Lobeliae	1,0	3,0
Tct. Opii ... DAB 9	1,5	5,0
Tct. Stramonii Seminis	1,0	3,0
Tct. Strophanthi	0,5	1,5
Tct. Strychni	1,0	2,0
Tct. Toxicodendri	0,5	1,5
Tubera Aconiti	0,02	0,06
Veratrinum	0,002	0,005
Vinum stibiatum	1,5	5,0
Vioform	0,3	1,0
Vitamin A ... DAB 9	–	50 000 I.E.
Vitamin A und seine Zubereitungen ... DAB 9	–	50 000 I.E.
Yohimbinum hydrochloricum	0,03	0,1
Zincum lacticum	0,1	0,3
Zincum valerianicum	0,1	0,3

11.3. Verschreibung von Betäubungsmitteln

11.3.1. Betäubungsmittel

Tageshöchstabgabemengen nach BtMVV §§ 2–4 und Maximaldosen für den erwachsenen Menschen nach DAB, Anhang E.

Siehe auch Kap. 6.6.6., Text der BtMVV.

Betäubungsmittel	Tageshöchstabgabemenge (THM) in mg pro Patient bzw. Tier sowie als Praxisbedarf auf Verschreibung durch Arzt (A), Zahnarzt (Z) oder Tierarzt (T)	THM kann als „Menge ärztlich/-tierärztlich begründet" erhöht werden auf ... mg (gilt nicht für Praxisbedarf) § 4 (2)	Maximaldosis für den erwachsenen Menschen nach DAB 8 in mg. In Klammern andere Quellen. pro dosi	pro die
Acedicon (Thebacon)				
A, Z, T	200	–	(5)	(15)
Amphetamin				
A, Z	200	–	6	30
T	1 000	–	–	–
Cafilon (Phenmetrazin-8-chlor-theophyllinat)				
A, Z, T	600	–	–	–
Cesametic (Nabilon)				
A	36	–	–	–
Z, T	–	–	–	–
Cliradon (Cetobemidon)				
A	100	400	(40)	(140)
T	100	200		
Z	100	–	–	–
Cocain				
A (für Patienten nicht mehr verschreibbar)	–	–	–	–
A (für Praxis) zu Eingriffen am Auge, Kehlkopf, Ohr, Rachen oder an der Nase				
a) als Lösung bis zu 20%	1 000	–	–	–
b) als Augentablette oder als Salbe bis zu 2%	1 000	–	–	–
T (nur für Praxisbedarf) zu Eingriffen am Huf, an den Klauen oder am Auge				
a) als Lösung bis zu 20%	1 000	–	–	–
b) als Salbe bis zu 2%	1 000	–	–	–
c) als Augentablette	1 000	–	–	–
Dicodid (Hydrocodon)				
A, Z, T	200	–	15	50
Dilaudid (auch mit Atropin) (Hydromorphon)				
A	30	120	5	15
T	30	60	–	–
Z	30	–	5	15

Betäubungsmittel	THM (mg)	THM Erhöhung auf ... (mg)	Maximaldosen (mg) pro dosi	pro die
Dipidolor (Piritramid)				
A	220	880	–	–
T	220	440	–	–
Z	220	–	–	–
Dolantin, Dolantin „Spezial", Psyquil comp (Pethidin)				
A	1 000	4 000	150	500
T	1 000	2 000	–	–
Z	1 000	–	150	500
Dromoran (Levorphanol)				
A	30	120	(6)	(20)
T	30	60	–	–
Z	30	–	–	–
Erantin Dextropropoxyphen				
A	1 500	6 000	–	–
T	1 500	3 000	–	–
Z	1 500	–	–	–
Eubine, Eukodal, Scophedal (Oxycodon)				
(Eubine) A	200	800	15	100
T	300	600		
Z	200	–	15	100
Fentanyl, auch Hypnorm (vet.) und Thalamonal				
A, für Praxis zur Prämedikation und Anästhesie (einschl. Neuroleptanalgesie + Intensivstation)	10	–	–	–
T für Praxis (wie vorher) und zur Immobilisierung	10	–	–	–
Z Praxis	5	–	–	–
zur Prämedikation +	–	–	–	–
Anästhesie	–	–	–	–
und Neuroleptanalgesie	–	–	–	–
Fortral (Pentazocin)				
A	700	2 800	–	–
T	1 000	2 000	–	–
Z	700	–	–	–
Gödecke-Tilidin (Inj.-Lösung)				
mg A	1 050	2 100	–	(400)
T	1 050	2 100	–	–
Z	1 050	–	–	(400)
Immobilon (Etorphin)				
A, Z	–	–	–	–
T für Praxis zur Immobilisierung	30	–	–	–
Jetrium, Palfium (D-Moramid)				
A	100	400	(15)	(80)
T	100	200	–	–
Z	100	–	(15)	(80)

Betäubungsmittel	THM (mg)	THM Erhöhung auf ... (mg)	Maximaldosen (mg) pro dosi	pro die
Methaqualon				
A, T, Z	6 000			
Morphin				
A	200	800	30	100
Z	200	–	30	100
T	500	1 000		
(Für andere Morphinzubereitungen gelten die gleichen Mengen, desgleichen für Morphin enthaltende Zubereitungen anderer Provenienz)				
A	200	2 000	s. Kap. 11.3.2.	
Opium (auf 10% Morphin eingestelltes)				
A	2 000	8 000	150	500
Z	2 000	–	150	500
T	12 000	24 000		
Opiumtinktur (simpl.)				
A	20 000	80 000	1 500	5 000
Z	20 000	–	1 500	5 000
T	120 000	240 000		
Opiumextrakt (20% Morphin)				
A	1 000	4 000	75	250
Z	1 000	–	75	250
T	6 000	12 000		
Panagesic (Pentazocin)				
A	700	2 800	–	–
Z	700	–	–	–
T	1 000	2 000	–	–
Pantopon (als Beispiel für auf 50% Morphin eingestellte Opiumzubereitung)				
A	400	1 600	(30)	(100)
Z	400	–	(30)	(100)
T	3 000	6 000	–	–
Pentobarbital (Neodorm, Praecicalm, Repocal)				
A, Z für Praxis	2 500	–	–	–
zur Prämedikation und Anästhesie	2 500	–	–	–
T für Praxis wie oben und zum Einschläfern	40 000	–	–	–
Pervitin (Methamphetamin)				
A, Z	100	–	6	30
T	100	–	–	–
Phenmetrazin				
A, T, Z	600	–	–	–
l-Polamidon l-Polamidon C (Levomethadon)				
A	60	240	(7,5)	–
Z	60	–	(7,5)	–
T	250	500	–	–

Betäubungsmittel	THM (mg)	THM Erhöhung auf ... (mg)	Maximaldosen (mg) pro dosi	pro die
l-Polamivet T Levomethadon	250	500	–	–
Psyquil cps. (enthält Pethidin; siehe Dolantin)				
Rapifen (Alfentanil) A, Z, T (Praxis)	30	–	–	–
Ritalin (mit 10 mg Methylphenidat) A, Z, T	200	–	–	–
Scophedal (SEE) (enthält Oxycodon; siehe Eubine)				
Suppolosal (enthält Pethidin; siehe Dolantin)				
Temgesic (Buprenorphin)				
A	4	16	–	–
Z	4	–	–	–
T	4	8	–	–
Ticarda (Normethadon) A, Z, T	200	–	–	–
Valoron (Tilidin)				
A	1 050	4 200	–	(400)
T	1 050	2 100	–	–
Z	1 050	–	–	(400)

11.3.2. Überschreitung der Höchstmengen bei Betäubungsmitteln

Die 1. BtM-Rechts-AeVO vom 6. August 1984 erlaubte in besonders schweren Fällen die Verschreibung bis zur 10fachen Höchstmenge von Morphin, also 2 g pro Tag, wenn der Patient in Dauerbehandlung des Arztes steht.

Allerdings darf eine Verschreibung über die 10fache Höchstmenge an Morphin nur zur oralen Anwendung als Lösung bis zu einem Gehalt von 4 vom Hundert unter Zusatz von mindestens 0,05 vom Hundert Chininhydrochlorid und 1 vom Hundert Carboxymethylcellulose-Natrium erfolgen (d. h. also 50 ml mit 2 g Morphin); die Lösung ist mit einer Gebrauchsanweisung zu versehen, aus der hervorgeht, daß die Lösung „nur zur oralen Anwendung" bestimmt und in welchem Zeitrhythmus sie einzunehmen ist. Diese Lösung wiederum darf für einen Bedarf von 3 Tagen verschrieben werden, d. h. also maximal 150 ml mit 6 g Morphin.

Die 2. BtM-Rechts-AeVO vom 23. Juli 1986 gestattet die Überschreitung der Höchstmengen einiger Stoffe und verlangt als weitere Angaben auf dem Rezept:

- „Menge ärztlich begründet",
- Angabe, für wieviele Tage verschrieben wird.

Verschrieben werden kann gemäß folgender Tabelle von einem Arzt für einen Patienten:

Stoff	Einfache Tageshöchstmenge	Verordnungsfähige Tageshöchstmenge	Höchstmenge bis 7 Tage
Dilaudid	30 mg	60 mg	60 mg
Dolantin	1000 mg	2000 mg	2000 mg
Eukodal	200 mg	400 mg	400 mg
Fortal	700 mg	1400 mg	1400 mg
Jetrium	100 mg	200 mg	200 mg
Morphin-HCl in Ampullen	200 mg	400 mg	400 mg
L-Polamidon	60 mg	120 mg	120 mg
Temgesic	10 mg	20 mg	20 mg
Opiumextrakt	1000 mg	2000 mg	2000 mg
Opiumtinktur	2000 mg	4000 mg	4000 mg
Opium titratum	2000 mg	4000 mg	4000 mg
MST-Retardtabletten	200 mg	1000 mg	7000 mg
Morphin als orale Lösung	200 mg	2000 mg	14000 mg
Opium ∅ = D1	20000 mg = 20 g	40000 mg = 40 g	40000 mg = 40 g
Opium D2	200 g	400 g	400 g
Opium D3–D5	BtM-Rezept	BtM-Rezept	BtM-Rezept

Opium D6 und höhere Potenzen und Papaver somniferum ab D4 sind nicht mehr verschreibungspflichtig (vgl. DAZ **126**, Hefte 29/30/32 [1986]).

Sachwortverzeichnis

Der Pharma-Werker

Ein Lehr- und Lernbuch

Von W. Grube, J. Hufnagel, W. Klingelhöller, Th. Liske, E. Schönduve und W. Toporski

Aus dem Vorwort:

Nach wie vor liegt der Schwerpunkt des „Pharma-Werker" auf der Unterweisung betrieblicher Mitarbeiter. Damit ist – anders als früher – nicht mehr nur der eingewiesene oder angelernte Mitarbeiter gemeint. Auch der Pharmakant, der in seiner Ausbildung ja eher ein Übersichtswissen mit weiter Fächerung erfährt, erhält hier konkrete Informationen für seine praktische Tätigkeit. Darüber hinaus ist aber der „Pharma-Werker" in seiner neuen Auflage bewußt so gestaltet, daß er auch andere Zielgruppen, die an Informationen über betriebliche Vorgänge interessiert sind, anspricht.

Inhalt:

Allgemeine Grundlagen: Arzneimittel – früher und heute · Präparatekunde, Wirkgruppen · Arzneiformen · Entwicklung und Produktion eines Arzneimittels · Arzneimittel und Qualität · Unfallverhütung in der pharmazeutischen Industrie

Arzneimittelherstellung: Flüssigkeiten · Injektionslösungen (Ampullen) · Aseptische Herstellung · Salben · Zäpfchen (Suppositorien) · Puder · Kapseln · Tabletten · Dragées und Lacktabletten · Pellets · Maßeinheiten und Prüfmethoden

Arzneimittelverpackung: Packmittel · Verpacken von Arzneimitteln · Qualitätssicherung bei der Verpackung von Arzneimitteln

Wirtschafts- und Betriebskunde: Die Pharma-Industrie · Der Mensch in der Arbeitswelt · Entlohnung der betrieblichen Arbeit

Literaturhinweise / Quellennachweis · Fachwörterverzeichnis · Stichwörterverzeichnis

3., völlig neu bearbeitete Auflage 1983 · Taschenbuchformat 11,7 × 23,5 cm, 148 Seiten, 116 Abbildungen, brosch., Preis: 34,– DM.

Englische Ausgabe (1978): 38,– DM, spanische Ausgabe (1977): 38,– DM.

Lexikon der Hilfsstoffe

für Pharmazie, Kosmetik und angrenzende Gebiete

Von H. P. Fiedler

Das Lexikon der Hilfsstoffe ist ein Nachschlagewerk, das dem Fachmann oder den sonst Interessierten die Möglichkeit bietet, sich über bekannte oder neu bekannt gewordene Hilfsstoffe, deren chemische, physikalische und biologische Eigenschaften, ihren Nachweis oder Bestimmung usw. zu informieren.
Um die Benutzung und Auswertung des Lexikons zu erleichtern bzw. zu steigern, wurde es für zweckmäßig erachtet, die Definition für die verschiedenen Eigenschaften von Hilfsstoffen und für verschiedene Begriffe, die für die Beurteilung eines Hilfsstoffes von Bedeutung sein können, aufzuführen. Dem Lexikon vorangestellt sind eine wesentlich differenzierte Hilfsstoff-Übersicht, die die einzelnen Gruppen von Hilfsstoffen zu erfassen bemüht ist und die möglicherweise das Auffinden eines geeigneten Hilfsstoffes erleichtern soll, ferner in Tabellen zusammengestellte Daten, Kennziffern usw. Besonderer Wert wurde darauf gelegt, den Verwendern des Lexikons – ebenfalls in Form einer Tabelle – auch die jetzt schon häufig verwendeten Hilfsstoff-Bezeichnungen des CTFA-Dictionary bzw. die darüber hinaus für die Informationen interessanten Chemical Abstracts Registry Numbers anzubieten; beide Kennzeichnungen werden im Schriftum zunehmend verwendet.

Aus dem Inhalt:
Allgemeine Hinweise · Abkürzungen · SI-Einheiten · Temperatur-Umwandlung · Siedebereiche von Lösungsmitteln · Möglichkeiten der Applikation von Wirkstoffen und/oder Medikamenten · Hilfsstoff-Übersicht · Hilfsstoffe, deren CTFA-Bezeichnungen bzw. Merck-Index-, CAS- bzw. RD-Numbers · Farbstoffe für kosmetische Mittel · Tenside, die für die Herstellung pharmazeutischer und/oder kosmetischer Präparate verwendet werden · HLB-Werte der wichtigsten Hilfsstoffe · MAK-Werte · Lexikonteil (Band 1: A–K / Band 2: L–Z) · Herstellungsverzeichnis von Fluorchlor-Kohlenwasserstoffen · Herstellerverzeichnis

1981, Format 17 × 24 cm, Umfang des 2bändigen Werkes 1080 Seiten, Linsoneinband, Preis: 245,– DM.

EDITIO CANTOR · D-7960 AULENDORF

ROTE LISTE®

Verzeichnis von Fertigarzneimitteln der Mitglieder des Bundesverbandes der Pharmazeutischen Industrie e.V.

Herausgeber: Bundesverband der Pharmazeutischen Industrie e.V., Frankfurt a. M.

Die ROTE LISTE® ist nach Indikations- und Stoffgruppen gegliedert. In 87 Hauptgruppen ist das Arzneimittelangebot ausschließlich der Mitgliedsfirmen des Bundesverbandes der Pharmazeutischen Industrie e.V. nach funktionsähnlichen Fertigarzneimitteln zusammengefaßt. Damit wird dem Benutzer neben einem Gesamtüberblick der Vergleich der aufgeführten Präparate aus pharmakologisch-therapeutischer und preislicher Sicht ermöglicht.

Format 17,5 × 21,0 cm, ca. 2000 Seiten, Kunststoffeinband, jährliche Erscheinungsweise. Preise werden bei Neuerscheinen jeweils festgelegt.

GRÜNE LISTE

Verzeichnis diätetischer und diätgeeigneter Lebensmittel

Herausgeber: Bundesverband der Diätetischen Lebensmittelindustrie e.V., Bad Homburg v. d. H.

Es soll Aufgabe der „Grünen Liste" sein, dem Arzt und seinen Ernährungsfachkräften einen Überblick über die Lebensmittel zu geben, die mit Hinweisen auf einen diätetischen Zweck im Verkehr sind; sie wird ihm im Einzelfall der täglichen Praxis durch die Zusammenfassung der Lebensmittel nach Indikation und schließlich durch vergleichbare detaillierte Angaben über jedes einzelne Präparat Auswahl und Empfehlung weitestgehend erleichtern.

Taschenbuchformat 11 × 20,5 cm, ca. 400 Seiten, Snolin-Broschur, erscheint alle drei Jahre. Preise werden bei Neuerscheinen jeweils festgelegt.

Der Hustensaft, der Husten löst:

Bisolvon-Linctus®

Seine dokumentierte Wirkung und gute Verträglichkeit macht Ihnen die Empfehlung leicht.

Der Wirkstoff von Bisolvon – das Bromhexin – ist eine, der indischen Heilpflanze 'Adhatoda vasica Nees' nachempfundene, und von der Thomae-Forschung weiterentwickelte Verbindung mit stark sekretlösenden Eigenschaften.

Bisolvon-Linctus wirkt im gesamten Respirationstrakt von den Stirnhöhlen über die Nase, den Rachen, den Kehlkopf und die Luftröhre – bis hinunter in die Bronchien.

- löst zähes Sekret
- normalisiert die Sekretbildung
- befreit die Atmung

Bisolvon-Linctus ist gut verträglich – für die ganze Familie.

Thoma

Bisolvon-Linctus® Dr. Karl Thomae GmbH, Biberach an der Ris
Zusammensetzung: 5ml (= 1 Teelöffel) enthalten:
Bromhexinhydrochlorid 4mg sowie 2g Sorbit entsprechend 34kJ (0,17BE).
Der Saft enthält 4,7 Vol.-% Alkohol.
Anwendungsgebiete: Alle Formen der Bronchitis einschließlich Tracheitis.

Darreichungsform und Packungsgrößen: Originalpackung mit 87ml Sa DM 7,50, Originalpackung mit 180ml Saft DM 13,85, Klinikpackung. – Prei änderung vorbehalten. **Eigenschaften:** Bisolvon-Linctus verflüssigt zähen ur gestauten Bronchialschleim. Die dadurch erzielte Verbesserung der Expektor tion führt zur Erleichterung der Atmung. **Dosierung:** Soweit nicht anders ve ordnet, Dosierung pro Tag: Erwachsene 3 x 1 - 2 Teelöffel. Kinder über 6 Jah 3 x 1 Teelöffel. Kinder 2 - 6 Jahre 3 x 1/2 Teelöffel